什么是上药？

《玉皇心印经》曰："上药三品，神与气精。"

真正的中华道医真诀：

引德开道，调理自身的神与精气。

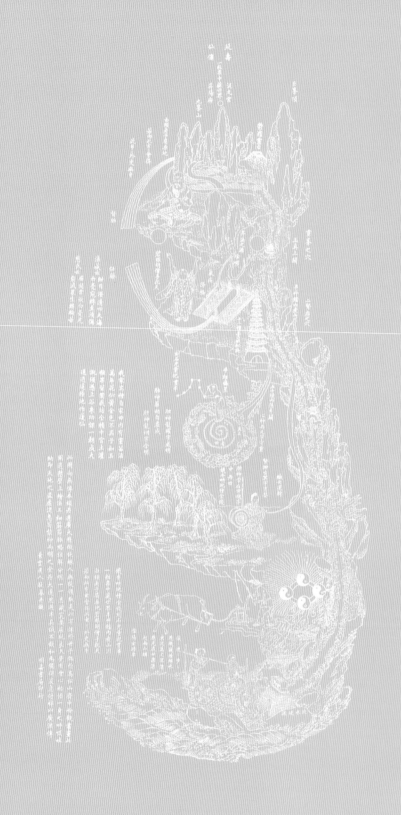

郑圆明　主编

上药真诀

——中华道医精粹

上

华夏出版社
HUAXIA PUBLISHING HOUSE

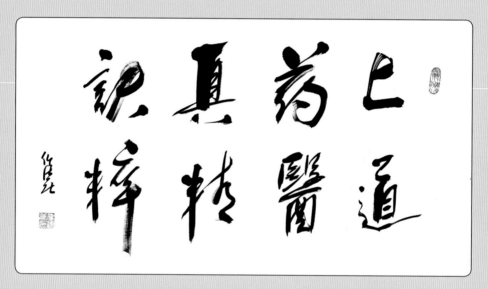

上道真读
药医精粹

中国道教协会原会长任法融题辞

序 言

本书为什么要用"上药真诀"作为书名？

因为我们玉皇祖庭——江西玉皇古宫的根本经典《高上玉皇心印经》的开篇首句，即为"上药三品，神与气精"。

这里的"上药"，是对应"下药"而言。所谓"下药"应该是指中医药里的各种植物类药物，当然也包括少量矿物类、动物类药物。

我们为什么要编写本书？很多年前就有道友、信众、医过的患者以及对医道的爱好者，不断在说，师父出本关于道医的书吧，给大家在某一些时候有所启迪。

起初，我有些反感，主要是因为：一、他们并不了解修行人的思想，修行人怕太多沾染俗间法。二、真正修行人对于宣传如仇敌，因为"道"在低处，明知自己算不上大家，明知自己只是有祖师爷的加持，调理了一些别人不治的病人，也明知这几年通过一些病案以及一些感应，和先辈们的传承有了一些经验而已……

这些真的不敢贪功。就像有时候与某些人交谈时谈到，八卦相数，不是谁现在发明的，只是现代谁发现了而已；音乐疗法也不是谁现在发明的，也只是现在谁发现了而已。近年来，一些人打着道医的旗号开学办班，一些部门也在发"道医"之类的证书，一些懂点中医的都摇身一变，穿身道服或唐装，也变成为了"道医"！

"道医"一下子成了热门"行业"，现在世间流传一句话：西医治不好找中医，中医治不好找道医。

什么是真正的道医？我们认为，道医是以道家道教的哲理为指导，以三品上药"神与气精"为主要内涵而调理与提升身心生命状态与层次的一种特殊的理论与实践，是历代道家道教界的道长经过多年的修炼而提炼出来的有关人类生命健康、长寿的一个特殊医学派别。

几千年来，"医道同源"，"医道不分"。道教、道教医学与世间普通中医有着深刻的关系。历代道长们研究道医既是出于自身养生长寿以及修炼成道之需要，也是出于济世利人以及积功累德之愿念。道医为世间普通中医的创立提供了内证的方法，道医为提升世间中医药的不断发展予以了理论指导，道医是隐匿在世间中医体系背后的一个内在医学体系。中医药学里的重要人物，多为道家道教的高道人士，诸如神农、扁鹊、葛洪、华佗、陶弘景、孙思邈、王冰、杨上善、李时珍等等，是他们为中医药学的创立与发展做出了重要贡献。

能够认识与运用"神与气精"上药，方可领悟道医。对高深的领域，古圣先贤都只是"述而不做"，贫道何德何能敢编写著述？近几年，正本清源，这句话，总是出现……

也许机缘到了，贫道及弟子们精心辑录了中国历代道籍与古典珍贵医籍中，真正有关"上药"的理论与实践的典籍一百多种，近一百万字，认真地按当代古籍整理方法进行了新式标点校勘。我们希望大家通过本书，能够辨别清楚当前社会上的各种"假道医"、"伪道医"，从而认识到什么是"真医道"以及"道医"。我们希望为"中华道医"能够正本清源，为当代各界人士学习与研究"中华道医"提供一批珍贵的资料与理论的指导。

在这本书的整理以及编写过程中，有国内多名道教学者与专家指导参与，是大家的共同努力推动了这本书的问世，在此表示深深的感谢！正本清源，福田长存，各位，功德无量！在此圆明再次低头稽首！

全真龙门派十九代玄裔大法师

江西玉皇古宫住持

道医传承人郑圆明道长

二〇一六年 六月 十六日

丙申年 乙未月 壬寅日

目 录

（上 册）

绪 论

玉皇本行

　　高上玉皇本行集经　/3

　　高上玉皇满愿宝忏　/22

第一编 **通说**

摄生养性

　　抱朴子养生论　/55

　　养性延命录　/56

　　洞真西王母宝神起居经　/73

　　枕中记　/83

　　保生铭　/104

　　存神炼气铭　/105

　　孙真人摄养论　/106

　　唐太古妙应孙真人福寿论　/109

　　千金方选　/111

　　禁　经　/143

　　太清道林摄生论　/175

　　太上保真养生论　/191

　　上清三真旨要玉诀　/193

　　上清太极真人撰所施行秘要经　/203

摄生纂录 /206

保生要录 /222

混俗颐生录 /229

三元延寿参赞书 /241

长生诠经 /294

太清导引养生经 /314

养生咏玄集 /325

四气摄生图 /343

彭祖摄生养性论 /359

显道经 /361

道生旨 /368

养生辨疑诀 /373

下元歌 /375

第二编 修真

诸经旨要

黄素内法 /379

八朝三元内礼隐法 /379

内除罪籍 /380

三元隐谢解秽内法 /380

大帝开结经法 /381

祝太一帝君法 /381

慎忌法 /382

帝君捕神祝 /382

遏邪大祝 /382

三天正法祝魔神 /383

思三台厌恶法 /384

帝一烧香祝 /384

魂胎受馨祝 /384

理发祝 /385

大帝隐祝 /385

厌恶梦咒 /386

挥神内咒 /386

太帝寝神灭鬼除凶咒 /386

又灭鬼除恶咒 /387

澡秽除凶七房祝法 /387

除六天隐咒 /387

太帝制魂伐尸神咒 /388

太帝辟梦神咒 /389

三元八节朝隐祝 /389

杂 法 /390

诸类咒诀 /392

行持要领

老君明照法叙事誓法附 /401

明照法 /405

宝照法 /406

摩照法 /406

拂童法 /407

神枕法并叙 /407

神杖法 /408

帝君明灯内观求仙上法 /409

按天庭法 /410

服雾法 /411

守 一 /411

三一诀 /412

玄门大论三一诀并叙 /413

金阙帝君五斗三元真一经口诀 /417

守五斗真一经口诀 /418

三一九宫法 /420

四宫雌一内神宝名玉诀 /424

金阙帝君三元真一经诀 /425

八道命籍 /429

八道秘言 /430

太上曲素五行秘符 /432

玉珮金珰黄衣童附 /434

流金火铃振威大祝附 /437

符图事法

九真行事诀 /440

升玄行事诀 /442

方诸洞房行事诀 /444

五神行事诀 /445

二十四神行事诀 /446

五辰行事诀 /447

回元行事诀 /448

五帝杂修行乘龙图 /450

太上隐书八景飞经八法 /452

太上丹景道精隐地八术 /456

太清玉霞紫映观上法 /458

存玄白法 /459

三素云法 /460

五岳真形图 /461

洞玄灵宝三部八景二十四住图 /473

五称符二十四真图 /486

元览人鸟山形图 /487

安守魂神

说魂魄　/490

拘三魂法　/492

制七魄法　/493

对日存三魂法　/494

朝礼九天魂魄求仙上法　/495

魂精法　/495

上清飞步七星魂魄法　/496

思神诀　/496

存身神法　/498

受生天魂法　/499

精　神　/500

入室思赤子法　/501

上清元始谱录太真玉诀　/503

论庚申存童子去玄灵诀凡五法　/506

三尸篇　/513

日用方术

导引杂说　/524

神炁养形说　/525

将摄保命篇　/526

明　补　/526

禁　忌　/527

方　便　/527

化身坐忘法　/528

胎息法　/529

影　人　/529

服紫霄法　/529

至言总 /530

玄鉴导引法 /534

按摩法 /536

食气法 /536

食气绝谷法 /537

摄生月令 /538

沐 浴 /543

沐浴七事获七福 /545

沐浴吉日 /546

栉沐浴 /548

解秽并叙 /549

朝 礼 /550

太素真人隐朝礼愿上仙法 /551

朝 极 /551

朝玉晨君 /553

朝青童君 /553

隐朝胎元法 /554

朝礼九天魂魄帝君求仙上法 /554

朝太素三元君 /555

秘要法诀

序事第一 /557

性情第二 /557

明正一箓第三 /558

避忌第四 /559

殗秽忌第五 /560

解秽汤方第六 出《真诰》 /560

旦夕烧香第七 /561

旦夕卫灵神咒第八 /561

朝真仪第九 /562

入靖法第十 /564

烧香法第十一 /564

存思诀第十二 /564

叩齿诀第十三 /565

临目诀第十四 /565

稽首诀第十五 /565

再拜诀第十六 /566

诚惶诚恐诀第十七 /566

明二人同奉第十八 /566

本命日第十九 /567

入室对席第二十 /567

制三尸日第二十一 /567

常存识己形第二十二 /568

寝卧时祝第二十三 /568

服日月光芒第二十四 /570

孟先生诀第二十五 /570

恶梦吉梦祝第二十六 /571

明耳目诀第二十七 /572

青牛道士存日月诀第二十八 /572

栾巴口诀第二十九 /572

服食忌第三十 /573

（中 册）

第三编 守一

守一至真

太平经圣君秘旨 /577

上清神宝洞房真诀上经 /580

金阙帝君三元真一经 /584

洞真太上八素真经占候入定妙诀 /587

上玄高真延寿赤书 /592

玄珠心镜注 /601

第四编 存神

存思身神

太清中黄真经 /621

混元八景真经 /639

黄庭内景五脏六腑补泻图 /666

上清黄庭五脏六腑真人玉轴经 /681

上清黄庭养神经 /689

黄庭遁甲缘身经 /695

渊源道妙洞真继篇 /701

太上洞玄灵宝素灵真符 /726

太清真人络命诀 /750

太上除三尸九虫保生经 /755

三十九真法 /771

存思三洞法 /791

老君存思图十八篇 /793

思修九宫法 /802

太一帝君太丹隐书 /808

镇神养生内思飞仙上法 /814

三九素语玉精真诀存思法 /817

紫书存思元父玄母诀 /819

紫书存思九天真女法 /821

第五编 服气

服气导引

元气论 /825

服气精义论 /840

胎息根旨要诀 /856

尹真人服元气术 /857

服元气法 /859

中山玉柜服气经 /860

服五方灵气法 /867

谷神妙气诀 /869

辨杂呼神名 /871

三一服气法 /872

服三气法 /872

延陵君炼气法 /873

太清王老口传法 /874

太清调气经 /885

太上老君养生诀 /896

太上养生胎息气经 /899

高上玉皇胎息经 /905

胎息经注 /905

胎息精微论 /907

胎息秘要歌诀 /911

庄周气诀解 /914

嵩山太无先生气经 /916

延陵先生集新旧服气经　/927

太清服气口诀　/941

神仙食炁金匮妙录　/945

太清经断谷法　/955

太初元气接要保生之论　/964

气法要妙至诀　/967

老子说五厨经注　/974

五厨经气法　/977

胎息抱一歌　/980

真气还元铭　/982

诸真圣胎神用诀　/992

幼真先生服内元炁诀　/1003

上清司命茅真君修行指迷诀　/1012

（下　册）

第六编　道枢

至游玄览

玄轴篇　/1019

五化篇　/1022

坐忘篇　/1025

集要篇　/1029

碎金篇　/1030

容成篇　/1031

阴符篇　/1032

西升篇　/1036

内德篇　/1037

玄纲篇　/1038

玉芝篇　/1039

周天篇　/1049

黄帝问篇　/1050

轩辕问篇　/1051

百问篇　/1053

虚白问篇　/1063

真诰篇　/1065

黄庭篇　/1069

太极篇　/1075

火候篇　/1076

水火篇　/1076

坎离篇　/1077

甲庚篇　/1078

昆仑篇　/1080

服气篇　/1081

服雾篇　/1081

内景篇　/1082

外景篇　/1086

神景篇　/1089

颐生篇　/1090

平都篇　/1092

炼精篇　/1095

纯阳篇　/1096

华阳篇　/1097

观天篇　/1100

观空篇　/1101

太清篇　/1102

金丹篇　/1103

泥金篇　/1104

金碧篇 /1108

还金篇 /1111

还元篇 /1112

玉壶篇 /1114

大丹篇 /1115

归根复命

指玄篇 /1119

归根篇 /1121

鸿蒙篇 /1122

呼吸篇 /1124

枕中篇 /1125

内想篇 /1126

心镜篇 /1126

胎息篇 /1130

圣胎篇 /1132

元气篇 /1135

血脉篇 /1136

调气篇 /1137

灵源篇 /1139

中源篇 /1140

中黄篇 /1141

运火篇 /1146

混元篇 /1147

契真篇 /1153

修真篇 /1156

悟真篇 /1157

洞真篇 /1160

崇真篇 /1161

返真篇　/1162

修真指玄篇　/1164

真一内丹篇　/1170

还丹参同篇　/1171

金丹明镜篇　/1173

大还金丹篇　/1176

金书玉鉴篇　/1176

修真要诀篇　/1180

修炼金丹篇　/1182

金液还丹内篇　/1184

金丹泥金篇　/1186

金玄八素篇　/1190

金碧龙虎篇　/1194

九转金丹篇　/1195

肘后三成篇　/1203

准易系辞篇　/1208

日月玄枢篇　/1214

九真玉书篇　/1217

金液龙虎篇　/1220

太白还丹篇　/1222

太清养生篇　/1226

上清金碧篇　/1239

金虎铅汞篇　/1241

参同会真

铅汞五行篇　/1249

真一篇　/1250

正一篇　/1252

二关篇　/1253

三元篇 /1253

三住篇 /1255

四神篇 /1255

五戒篇 /1257

五行篇 /1257

七神篇 /1258

七返篇 /1259

八琼篇 /1260

九仙篇 /1261

参同契篇 /1266

众妙篇 /1302

大还丹篇 /1317

入药镜篇 /1322

会真篇 /1330

传道篇 /1345

灵宝篇 /1367

第七编 道医

成仙秘方五十种 /1383

黄帝外经 /1402

奇经八脉考 /1469

绪论

玉皇本行

高上玉皇本行集经

清微天宫神通品第一

　　尔时，元始天尊在清微天中玉京金阙七宝玄苑玉皇宫殿，升光明座，与无央数众宣说灵宝清净真一不二法门。是时玉皇尊帝，与诸真圣、飞天大圣、无极神王、灵童玉女九千万人，清斋建节，侍在侧焉。于时玉帝知时欲至，即于会前举六通力，放大光明，遍照诸天，无极梵刹一切境界，皆大震动；十方无极一切世界，俱同琉璃玻璃，无有隔碍；十方来众，并乘五色琼轮琅舆碧辇、九色玄龙、十绝羽盖，麟舞凤唱，啸歌嗷嗷，灵妃散花，金童扬烟，赞咏洞章，浮空而来。是时梵天一切金仙、大乘菩萨、四众八部，承斯光照，皆乘金碧九霞流景飞云玉舆，庆霄四会，三辰吐芳，飞香八奏，旋绕道前，雨众妙花，如云而下，遍覆会前。是时其光遍照诸天，下烛下方无极世界，同玄都境。凡彼人间，上近九天，通接交连，至亲至迩。凡彼下方无极世界，山陵坡坂，沟涧溪谷，缅平如掌，六合至迩，三境非遥。天宝台殿，星罗人间，琼瑰罗列，朗耀云衢，七宝栏楯，以界道路，玉树仙花，茜灿珠实，景秀丹田，芝草绵覆。时彼下方，皆见诸天。钧天妙乐，随光旋转，自然振响。又复皆见鸾啸凤唱，飞鸣应节，龙戏麟盘，翔舞天端。诸天宝花，零乱散落，遍满道路。是时凡圣骇异，幽暗开光，天人悦庆，踊跃欢忻，凡夫学士，尽得飞升，仰观劫仞宝台，俯眄紫云弥罗。是诸世界一切人民，咸臻道炁^[1]，白首面皱，皆得化度，绀发朱颜、少壮幼稚，转得形容，光泽美好，苦恼痊平，普蒙解脱，安乐快然。天下歌谣，欣国太平。当尔之时，神风遐著，万炁扬津，天震地裂，枯骨更生，沉尸飞魄，皆起复形，酆都铁围、长夜九幽，即时破坏，地狱苦魂，化生诸天，三恶道苦，一时解脱。时诸罪辈，以斯光力，得生十方诸大天宫。

　　尔时，玉皇即分其身，遍于十方诸大天宫，令诸天宫自然化现，白玉为京，黄金为阙，七宝玄苑大光明殿具光明座，幢节幡盖，异宝奇花，遍布是处。尔时，玉皇即以所分之身，遍于是处，白玉京中黄金阙内，七宝玄苑大光明殿光明座上，普为十方演说清净解脱之道。时化玉帝，各以无量天真大圣、妙行真人、灵妃玉女侍列左右。是诸玉女颜容姝妙，端丽奇特，天珍异宝，庄严身相，言音清彻，众所乐闻。如是诸女，其身复出微妙解脱自然之香。是香芬馥，周遍诸天极妙乐土诸大地一切福处。六道一切众生闻是香者，普蒙开度。所谓天道、人道、魔道、地狱道、饿鬼道、畜生道。若诸天道，一切天人或有能闻是此香者，五衰四相，永得除灭，转增天福。若诸人道，王臣兆庶或有能闻是此香者，即得人天长寿之乐，身或灭度，乃得脱壳尸解之道。若诸魔道，一切诸魔或有能闻是此香者，安处天宫，斗战之苦，各得休息。若诸地狱道，一切众生或有能闻是此香者，离地狱苦，得净土乐。若诸饿鬼道，一切饿鬼等或有能闻是此香者，即得饱满，无饥渴恼。若诸畜生道，一切畜生或有能闻是此香者，脱畜生苦，得智慧乐。

　　尔时，诸生天罪众，既得生是胜天宫已，缘承慈光摄受之故，便得觉悟，各各明了罪福因缘，与诸眷属作天伎乐，来诣帝前。是诸众等，各各含悲，俱发声言，前后经千劫万劫，不见三光，常处黑暗三恶道中，

---

　　[1]因《正统道藏》底本"炁"、"气"均有出现，均未做统一修改。

多受苦恼。伏蒙玉帝方便放光，悯救我等，皆生天上。是诸恶业，悉皆灭尽，无诸系滞，皆得往生。仰朝玉帝，各到道场。是诸生天一切罪众，说是语已，稽首复位。

尔时，玉帝出大妙音，普告十方诸天圣众：汝等谛听，此诸罪辈，旷劫以来，纵无明性，造十恶业，六尘遍染，三业萦缠，肆意任心，曾无觉悟。阴罪阳过，日积月深，背道违真，顺邪弃正，举心运念，动结愆尤。遂使命过之后，身落三涂，不得解脱。若非今日遇是法筵，何由出离？

尔时，诸天化身玉帝，即以神通，不动其所，移接天人，皆令得至清微天宫玉清圣境元始会下，是诸众等，不觉不知。是时天尊众会，见是十方玉帝化身，普皆来集天尊会前，如无边明镜，照诸影像，互相容入。时诸大众，稽首瞻仰。玉帝化身，圣中最尊，增长清信，益加志乐，心无退转，起大坚固。时诸天人迩得生天，忽睹天尊，胜会道场，清净第一，无为功德之所庄严，踊跃欢喜，一时作礼，叹未曾有。

尔时，十方诸化玉帝，俱复一体，从法座起，北向长跪。天尊言曰：往昔去世，有国名号光严妙乐，其国王者名曰净德。时王有后，名宝月光。其王无嗣，尝因一日作是思惟，我今将老，而无太子，身或崩殁，社稷九庙，委付何人。作是念已，即便敕下，诏诸道众于诸宫殿，依诸科教，悬诸幡盖，清净严洁，广陈供养，六时行道，遍祷真圣。已经半载，不退初心。忽夜宝月光皇后梦太上道君与诸至真，金姿玉质，清净之俦，驾五色龙舆，拥耀景旌，荫明霞盖。是时太上道君安坐龙舆，抱一婴儿，身诸毛孔放百亿光，照诸宫殿，作百宝色，幢节前道，浮空而来。是时皇后心生欢喜，恭敬接礼，长跪道前，白道君言：今王无嗣，愿乞此子为社稷主，伏愿慈悲，哀悯听许。

尔时，道君答皇后言：愿特赐汝。是时皇后礼谢道君，而乃收之。皇后收已，便从梦归，觉而有孕。怀胎一年，于丙午岁正月九日午时诞于王宫。当生之时，身宝光焰，充满王国，色相妙好，观者无厌。幼而敏慧，长而慈仁，于其国中所有库藏、一切财宝，尽将散施穷乏困苦、鳏寡孤独、无所依怙、饥馑癃残一切众生，仁爱和逊，歌谣有道，化及遐方，天下仰从，归仁太子，父王加庆。当尔之后，王忽告崩，太子治政，俯念浮生，告敕大臣，嗣位有道，遂舍其国，于普明香严山中修道，功成超度。过是劫已，历八百劫，身常舍其国，为群生故，割爱学道。于此后经八百劫，行药治病，拯救众生，令其安乐。此劫尽已，又历八百劫，广行方便，启诸道藏，演说灵章，恢宣正化，敷扬神功，助国救人，自幽及显。过此已后，再历八百劫，亡身殒命，行忍辱故，舍己血肉。如是修行三千二百劫，始证金仙，号曰清净自然觉王如来，教诸菩萨，顿悟大乘正宗，渐入虚无妙道。如是修行，又经亿劫，始证玉帝。说是语已，法筵清众异口同声，叹未曾有。

尔时，众中有一玉女，名曰夜光，从座而起，严整衣冠，从容雅步，长跪道前，白天尊言：臣宿昔何幸，仰侍御前，亲奉供养，已经亿劫。三清境界，金阙玉京，寂淡逍遥，快乐自在，嬉游圣域，餐听法音，未尝见此希有之事。不审向来光内所现十方诸天变现圣境，皆有玉帝应化法身，天真大圣、妙行真人、灵妃玉女以为侍卫。是诸玉女相貌端严，形体姝妙，出众妙香，无与等者。复蒙玉帝神通移接，今皆普集在清微天，未审今此玉女以何因缘，得证如是无上色身。恩惟圣慈，示以未悟。

尔时，天尊谓夜光玉女言：汝固初入圣流，虽有智慧，未能明了。此诸玉女乃自往昔无量劫中，修诸妙行，具解脱门，同清净信，同清净解，同清净念，同清净行，同清净身，同清净心，同清净意，同清净果，同清净报，同大慈心，同大悲心，覆护众生，如母抚念，爱于赤子，奉戒专一，冥心大道，清斋弘誓，千万劫中，尊奉玉帝。此诸玉女，非实是女，皆天至真，为度群生，现玉女身。是故身色、神通、智慧，隐显变化，与帝同焉。

尔时，夜光闻是说已，心得开悟，稽首欢喜，默然复位。尔时，高虚清明天主与诸天眷属，驭八景鸾舆，荫九光宝盖，奏玄歌妙乐，咏无量洞章，散天宝花，喷天真香，飞步游空，来诣道前。承天尊玉帝威神之力，是诸宝花即于空中化一宝盖，荫覆大众，无不周遍。是时高虚清明天主见此希有，稽首长跪，白天尊玉帝言：贱臣懈怠，后会法筵，今日吉庆，兴此法桥，幽显圣凡，普沾圣泽，放大光明，现希有相，上照诸天，四梵六欲一切乐土，诸真圣众睹此光明，悉皆云集，下照下方无极世界，同玄都境，近接九天，灵风奏乐，宫商相和，激朗云庭，皆成洞章。一切众生，咸臻道化，酆都铁围、长夜九幽、一切地狱受苦众生，尽承光力，皆生诸天，得受快乐。今日所散天宝奇花，旋结成盖，遍覆大众，尽承斯光，威神之力，臣等千劫良因，九天运会，皇道荡荡，正法兴隆，今日大吉，咸仰玄功。是时高虚清明天主以偈赞玉帝曰：

金阙玄穹主，高上玉皇尊。妙相冠诸天，慈光烛三界。

真圣妙道师，天人依仗师。大乘垂法语，真一指迷途。

功德若虚空，赞扬无穷尽。

是穹苍主，浩劫之尊，妙见妙知，无等无伦，湛寂真静，杳亡杳存，上圣上灵，大神通、光明藏、大丈夫，开化人天，教道无穷，大慈大悲，流焕法轮，为度群生，是号玉皇。穹苍真老，妙圆清净，智慧辩才，至道至尊，开度众生，故放是光。

尔时，高虚清明天主说偈赞叹已，天尊普告四众云：是帝身即道身也，非常体也。是无量功德之身，是清净自然之身，是神明坚固不坏真空无上法身。威灵恢廓，名声周遍，无幽不开，神奇堂堂，难可称焉。是帝非有为功德之所熏修，而帝昔虽下生人间，多劫行化，示大神通而身清净，未尝不在金阙，分身变化，应现随方，利济群生，超升道岸，普垂教法，开悟后人，依按奉行，登真成道。以斯功德之所庄严，是故光明常充诸天，神智妙达，莫可度量。是身光明，皆具妙号，所谓大神通光、大慈悲光、大喜舍光、大忍辱光、大平等光、大柔和光、大自在光、大利益光、大如意光、大智慧光、大吉祥光、大解脱光、大归依光、大功德光、大圆满光、大无碍光、无能胜光。是故汝等欲见是帝，乃不可得者，缘以汝等尚于身口，不舍结习，烦恼行业，由是障故，不能得睹是帝慈颜。吾今为汝时会众等，宣示断障之法，汝等大众宜各奉行。时诸大众不胜喜跃，各于至尊几前，稽首作礼，俱欲愿闻。

天尊言曰：断障之法，当生大悲，无起疑惑，无起贪嗔，无起淫欲，无起嫉妒，无起杀害，无起凡情，无起凡思，无起昏垢，无起声色，无起是非，无起憎爱，无起分别，无起高慢，无起执著。凝神澄虑，万神调伏，心若太虚，内外贞白，无所不容，无所不纳。无令外邪乱其至道，牵失真宗，败其灵根，盗其至宝，致尔万劫永堕凡流，透入俗网，万魔来攻，百千万劫，不闻妙法，鬼神执诛，从生入死。是故汝等应当志心，善护真宗，无令丧失。如前所说如是诸障，汝等各各当除断之，身得清净，超度诸难。是名道宝，持法栋梁。更当修奉是此经典，如近是帝，生尊重心，注想尊容，称扬尊号，然后汝等得睹慈颜，咸蒙护度，普闻妙法，亲奉供养，永无流转。是时四众闻已欢喜，叹未曾有。

太上大光明圆满大神咒品 _{第二}

尔时，天地始祖五老上帝，稽首长跪，白天尊言：伏闻高上玉皇慈念苍生，普放神光，照烛法界，六凡四圣普叨道荫。窃以凡夫短景，劫运将终，正道宜行，以济兆民，使修真之子，有期轻举，末代烝民，俱获寿考。自昔《元始洞玄灵宝赤书玉篇真文》，生于元始之先、空洞之中，天地未根，日月未光，幽幽冥冥，无祖无宗，无气无象，无色无名，无形无绪，无音无声，混沌太无，灵文庵蔼，乍存乍亡。二仪待之以分，太阳待之以明。灵图革运，玄象推迁，乘机应会，于是存焉。玉帝授臣灵宝秘篆、大不可思议神咒，故天地得之而分判，三景得之而发光，灵文郁秀，洞映上清，发乎始青之天，而色无定方，支势曲折，不可寻详。元始炼之于洞阳之馆，冶之于流火之庭，鲜其正文，莹发光芒，洞阳炁赤，故号赤书。灵图既焕，万帝朝真，飞空步虚，旋行上宫，烧香散花，口咏灵章。是时天降十二玄瑞，地发二十四应，上庆九天之灵奥，赞三天之宝明，神风既鼓，皇道咸畅。元始登命，太真按笔，玉妃拂筵，铸金为简，刻书玉篇，五老掌录，秘九天灵都之馆。玉女典香，太华执巾，玉童侍卫，玉陛朝轩，九天上书，非鬼神所闻。故天宝之以致浮，地秘之以致安，五帝掌之以得镇，三光乘之以高明，上圣奉之以致神，高尊赏之以致真，五岳从之以得灵，天子得之以致治，国祚享之以太平。实灵文之妙德，乃天地之玄根。威灵恢廓，普加无穷，荡荡大化，为神明之宗。其量莫测，巍巍乎太空，明真有格，今当以行。是时元始革运，玄象开图，灵文郁秀，神表五方，分判天地，开化万灵。此太宗之业，可得暂披于灵韫乎？今皇道敷畅，泽被十方，仰观劫运，真风宜行。臣私心实欲使云荫八遐，风洒兰林，寒条仰希华阳之繁，朽骸蒙受灵澳之津。仰对元慈，下伸丹恳，惟愿哀悯俯念苍生，不审《灵宝玉篇真文》可得见授，下教于未闻者乎？

于是，元始天尊抚几高抗，凝真遐想，观时已至，普谓时会一切真圣，论定阴阳，推数劫会，移较河源，检录天度，选择种人，指拈太无，啸朗九玄，念无开听于陈辞，有若闭碍求真之路。

是时，五老上帝启问不已，良久，元始天尊乃垂眄眦之容，慨尔叹曰：微乎深哉！子今所叩，岂不远乎。此元始灵宝之玄根，空洞自然之真文，生天立地，开化神明，施镇五岳，安国康民。灵宝玄妙，为万物之尊，天发玄瑞，灵应自然。今三天鳌运，六天道行，杂法开化，当有三万六千种道以择来者之心。此法运讫，三龙之后，庚子之年，杂气普消，诸天庆会，吾真道乃行。今且可相付，当录于上绾，未得行于下世。玄科有禁，不得便传。子可诣灵都紫微上宫，听天音于金格，取俯仰于神王，然后当使得备天文，以总御元始之天也。

于是，五老上帝与诸真圣，清香执戒，徘徊云路，啸命十天，上诣上清太玄玉都寒灵丹殿紫微上宫，受俯仰之格，乃知天真贵重，难可即闻。还乃更诣元始道前，谘以禁戒之仪，逊谢不逮。是时天尊慈颜悯喻，灵关廓开，登命五老上帝开洞阳之馆，披九光八色之韫、云锦之囊，出《元始灵宝赤书玉篇真文》，金书玉篆，微妙秘密，运御乾坤大光明圆满大神咒玉章，以付五老上帝及诸真圣，使依玄科，按法以传。

是时，东方安宝华林青灵始老苍帝所受神咒诰命：

东方九炁，始皇青天，碧霞郁垒，中有老人，总校图箓，摄炁举仙。

二十四字青帝秘文，书于九天元台，主召九天上帝，校神仙图箓。

岁星辅肝，角亢镇真。氐房心尾，四景回旋。箕主七辰，正斗明轮。承炁捕非，扫除灾群。

三十二字秘文，书于紫微宫东华殿，主召星官，正天分度。

东山神咒，摄召九天。赤书符命，制会酆山。束魔送鬼，所诛无蠲。悉诣木宫，敢有稽延。

三十二字秘文，书于东华玄灵之馆，主摄鬼魔，正九天炁。

下制东河，溟海水神，大劫洪灾，蛟龙负身。水府开道，通径百千。上帝赤文，风火无间。

三十二字秘文，书于九天东北玉阙丹台，主摄东海水帝，大劫洪灾，召蛟龙及水神事。此《东方九炁灵宝玉篇真文》合一百二十字。皆太上无上大光明圆满大神咒空洞自然之书，一名《生神保真洞玄章》，一名《东山神咒》，一名《青帝八威策文》。

上[1]玉皇诰命，以锡东方安宝华林青灵始老苍帝九炁天君，令统御东方诸天诸地、日月星宿、名山灵洞、水府泉宫上圣高尊、真仙圣众、一切威灵，符命所临，如诰奉行。

南方梵宝昌阳丹灵真老赤帝所受神咒诰命：

南方丹天，赤帝玉堂。中有大神，号曰赤皇。上炎流烟，三炁勃光。神仙受命，应会太阳。

三十二字赤帝秘文，书于九天洞阳之馆，主召九天神仙，图箓金名。

荧惑辅心，井鬼守房。柳星张翼，抗御四乡。轸总七宿，回转天常。召运促会，正道驿行。

三十二字秘文，书于三炁丹台，题于西南正阳，主召星官，明度数，正天分。

赤文命灵，北摄酆山。束送魔宗，斩灭邪根。符教所讨，明列罪原。南山神咒，威伏八方。群妖灭爽，万试摧亡。

四十字秘文，书于西南阳正玉阙，主制北酆，正鬼炁。

---

[1]原文为"右"，现通改为"上"，此后不加说明。

南河水帝，太伯龙王。神咒流行，普扫不祥。洪水飞灾，上召蛟龙。开除水径，千道万通。敢有干试，摄送火宫。赤书所告，莫有不从。

四十八字秘文，书于西南阳正西阙，主摄南海水帝，大运交期，洪水四出，召蛟龙及水神事。此《南方三炁灵宝玉篇真文》，合一百五十二字。皆太上无上大光圆满大神咒空洞自然之书，一名《南云通天宝灵经》，一名《九天无上之上咒》，一名《赤帝八威策文》。

上玉皇诰命，以锡南方梵宝昌阳丹灵真老赤帝三炁天君，令统御南方诸天诸地、日月星宿、名山灵洞、水府泉宫上圣高尊、真仙圣众、一切威灵，符命所临，如诰奉行。

中央宝劫洞清玉宝元灵元老黄帝所受神咒诰命：

中央总灵，黄上天元。始生五老，中皇高尊。摄炁监真，总领群仙。典录玄图，宿简玉文。催运上炁，普告万神。

四十字黄帝秘文，书于太玄玉宝玄台，主召神仙，玉简宿名，总归仙炁。

镇星辅脾，回度北元。魁豹主非，截邪斩根。魑魈魑魅，扫秽除氛。魕正玄斗，明度天关。九天符命，金马驿传。

四十字秘文，书于玄都玉台，主摄星官，正天度数。

敕摄北帝，遏塞鬼门，翦除不祥，莫有当前。

十六字秘文，书于玄都玉台，主摄北帝，正天气，检鬼精。

中山神咒，召龙上云，制会黄河，九水河源。不得怠纵，善恶悉分。千妖万奸，上对帝君。敢有干试，太阳激愤。赤书玉字，宣告普闻。

四十八字秘文，书于玄都玉台四壁，以摄中海水帝四泉之水、洪灾涌溢之数，主召水神，止蛟龙事。此《中央一炁灵宝玉篇真文》，合一百四十四字。皆太上无上大光明圆满大神咒空洞自然之书，一名《宝劫洞清九天灵书》，一名《黄天大神咒》，一名《黄帝八威策文》。

上玉皇诰命，以锡中央宝劫洞清玉宝元灵元老黄帝一炁天君，令统御中央皇天后土、日月星宿、名山灵洞、水府泉宫上圣高尊、真仙圣众、一切威灵，符命所临，如诰奉行。

西方七宝金门皓灵皇老白帝所受神咒诰命：

西方素天，白帝七门。金灵皓映，太华流氛。白石峨峨，七炁氤氲。上有始生，皇老大神。总领肺炁，主校九天。检定图录，制召上仙。

四十八字白帝秘文，书于九天素灵宫北轩之上，主召仙炁，举仙道也。

太白检肺，奎娄守魂。胃昴毕觜，主制七关。参总斗魁，受符北元。

二十四字秘文，书于金阙玄窗，主摄白帝星官，正明天度。

赤书玉字，九天正文。摄召万炁，普归帝君。

十六字秘文，书于九天金阙三图之馆，以摄六天鬼炁。

西山神咒，八威七传。符水上龙，召山送云。在所校录，同到帝门。辅卫上真，斩灭邪源。若有不祥，截以金关。赤书符命，风火驿传。

四十八字秘文，书于九天金阙三图之馆，主摄西海水帝，制水中万怪，恶毒之精，召云龙，以防水旱之灾也。此《西方七炁灵宝玉篇真文》，合一百三十六字。皆太上无上光明圆满大神咒空洞自然之书，一名《金真宝明洞微篇》，一名《西山神阮》，一名《白帝八威召龙文》。

上玉皇诰命，以锡西方七宝金门皓灵皇老白帝七炁天君，令统御西方诸天诸地、日月星宿、名山灵洞、水府泉宫上圣高尊、真仙圣众、一切威灵，符命所临，如诰奉行。

北方洞阴朔单郁绝五灵玄老黑帝所受神咒诰命：

北方玄天，五炁徘徊。中有黑帝，双皇太微。总领符命，仙炼八威。青裙羽襦，龙文凤衣。上帝所举，制到玉阶。

四十字黑帝秘文，书于郁单无量玄元紫微台北轩之内，主召诸真人神仙图箓。

北辰辅肾，斗牛卫扉。女虚危室，豁落四开。璧总七星，执凶纠非。却灾扫秽，明道动辉。

三十二字秘文，书于天心北元玄斗中，主摄北方星官，正天炁也。

北山神咒，激阳起雷。流铃焕落，玃天镇威。北酆所部，万妖灭摧。

二十四字秘文，书于北方洞阴朔单郁绝元台，主摄天魔北帝，制伏恶神万鬼事。

九河倾讫，鸟母群飞。蛟龙通道，水陌洞开。赤文玉书，驿龙风驰。

二十四字秘文，书于洞阴朔单郁绝元台，以摄北海水帝，制水中万精，主召蛟龙，兴云致雨以负身。此《北方五炁灵宝玉篇真文》，合一百二十字。皆太上无上大光明圆满大神咒空洞自然之书，一名《本命紫微元神生真宝明文》。一名《北山神咒》，一名《黑帝八威制天文》。

上玉皇诰命，以锡北方洞阴朔单郁绝五灵玄老黑帝五炁天君，令统御北方诸天诸地、日月星宿、名山灵洞、水府泉宫上圣高尊、真仙圣众、一切威灵，符命所临，如诰奉行。

道言：是大神咒者，元始之妙言，玉皇之真诰，上清自然之灵书，九天始生之玄札，空洞之灵章，上圣之秘语，玉晨之尊典，成天立地，开张万真，安神镇灵，成生兆民，匡御运度，保天长存。上制天机，中检五灵，下策地祇，啸命河源，运役阴阳，召神使仙。此至真之妙文，神应自然，致天高澄，令地固安，保镇五岳育，万品存焉。玉帝昔授五老上帝，是时五老跪捧其章，秘题灵都之馆，天真皇人昔书其文，掌之于上清真境太玄玉都寒灵丹殿紫微上宫，累经劫运，而其文保固天根，无有毁沦，与运推迁。是大神咒混之不浊，秽之愈清，毁之不灭，灭之极明。大有之文，天真所尊，自光真名，帝图刻简，昭示来生。斯文隐秘，不得窥闻，有得之子，保万炁长存，勤行修奉，克致神仙。

玉皇功德品 第三

尔时，玉虚上帝白天尊言：惟愿慈悲，愿为四众帝释等，及四梵天王、一切诸天、一切诸仙，及未来一切众生持是经人，说利益事。

尔时，天尊告玉虚上帝言：快哉斯问，不亦善乎。汝以慈悲，悯念众生，故请问于我。天尊言曰：若有三界十方无量国土，及国王大臣，或兵戈并起，疫气大行，水旱虫蝗、凶灾饥馑，是其国君、后妃、太子、宰辅、大臣，当发慈悲，为其黎庶，遍敕国内州县镇宰，令诸道流清净严洁于其观内，设大斋醮，六时行道，为转此经，当得国土清平，五谷丰熟，黎庶安泰。若复有人，入诸山林，遇毒恶兽，但能存想，一念真经，山神卫护，猛兽自退，终不害己。若入江入海，采宝求珍，值遇恶风，如法持念是此真经，风浪顿止，安稳达岸。若在军阵，戈戟既接，两刃相交，存心默念是此真经，是诸恶贼悉自退散。若在牢狱，枷锁之中，净心定虑，存念真经，冤枉自伸，即得解脱。若为邪精鬼贼众苦所加，如法持念是此真经，众邪远避，自然除愈。若人为求嗣息，如法尊重，持念此经，帝敕天曹明检丹籍，九品之内，四果仙人，运应数合，谪降下生，为其作子，才辩明慧，人中尊贵。若妇人临难之月，如法持念是此真经，即得母子平安，生福德男女，人所爱敬。若为求官进职，爵禄亨达，贵遇人君，如法持念是此真经，即得职务迁转，子孙荣贵，世世不绝。若人欲求资财殷富，如法奉持是此真经，即得财宝充溢，衣食自然，庆流子孙，传之万世。若人被诸恶星之所照临，困苦床枕，如法持念是此真经，是诸恶星，返降吉祥。若人命过，应入地狱，注名恶籍，父母师长、夫妻男女，当为亡人持念真经，或安置道场，幡花供养，即得亡者鬼籍尽除，神生净土，同苦罪众，咸蒙护度，承斯胜利，皆生天上。又此经所在之处，常有十天至真大圣、无极飞天神王侍卫供养。持是经人，当得自称为正一真人。是人在处，自得十方至真至圣、金刚力士潜护其人，如护己身。若出若入，游行之处，百邪避路，魔鬼殄除，精灵伏藏，一切灾殃，不能侵近。是持经人，命欲终时，更不见诸地狱恶相，即见天宫一切玉女持幢下迎，而生天上。如天福尽，下生人间，即得千生、万生中常为国王、大臣、圣贤庆会，国土清平，人民乐业，常得宿性通明，遵奉大道，展转修持，至登道岸。是持经人，获福如是。又若有持是经人，若雨下时起大悲心，如法向空，念此经三卷一遍，其雨所沾，面所向方，一切众生、五逆十恶、一切重罪，悉皆消灭；一切重病，便得痊愈。是诸众生，命终之后，不堕地狱，神生净土，莲花化生，何况持是经者。又若有持是经人，若行于道路，值大风起吹，是持经之人触身之尘，是尘所沾，一切众生一切恶业悉皆灭尽，更不堕三恶道，当生天上。故知持经功德，不可思议。是持经人，若在江在河，在海沐浴其身，是水所沾，其中众生，鱼鳖鼋鼍、一切水族，是诸众罪，悉得除灭。尽此一报之身，命过之后，更不受胎卵湿化一切等身。是持经人，口出一切语言，或善或恶，一切天魔外道闻者，皆是清净法音。是持经人，若遇诸神庙，能为其神诵咏是经，是诸鬼神得闻是经，即脱鬼趣，登真仙道，恭敬是人，如奉是帝。若人在世，不孝父母，不敬三宝，杀生偷盗，邪淫妄语，作种种极重罪业，将命终时，若有道心正信众生，于其亡者未气断时，起大悲心，于其头边念帝尊号，或一七、二七、三七、四七，乃至百遍、千遍，是其亡者生前所造诸不善业，悉得消灭，更不堕诸恶趣，神升九天，何况受持是此经者。又若复有人，自从往劫，乃至今身，轮转人天，漂沉世域，积千愆万过在于己身，若遇是持经人影暂映其身，如为帝光之所摄受，或与同语，或闻其声，如奉帝言，道语之所慰谕，彼人罪障，永得除灭。又若持是经人，造作长幡，书帝名号于其幡上，悬诸长竿，或在观宇，或在家庭，是幡被诸风吹，所持方面，一切众生，皆沾胜利，一切恶业，悉得除灭。又若有持是经人，书帝名号在一切有声物上，或钟或磬、铃铎铙钹，一切道具法事之属，或以道场，或以戏击，或被风触，是声出时，或远或近，一切众生，闻是声已，所有罪障，悉得清净。又若有持是经人，了悟生死，深入山林，修真学道，或时登临，上山顾望，目所及处，山林溪谷，含生品类，有形无形，胎卵湿化，动植飞潜，种种诸类，所有罪业，永得除灭，身心清净，命终生天，何况受持是此经者。当知是人即是道藏，功德身也。

尔时，天尊谓玉虚上帝言：今我略说，未尽其妙。若广说之，凡流邪见，疑惑不信。是经功德，穷劫难言。尔时，玉虚上帝闻是说已，心生欢喜，不胜踊跃，瞻仰慈颜，稽首赞叹，而作颂曰：

九天之上，谓之大罗，玉京金阙，云层峨峨。中有天帝，仁慈惠和。至道无敌，降伏众魔。天宝灵符，玉律金科，神仙亿万，幢幡众多。闻者罪灭，永出爱河。是号玉皇，穹苍真老，妙圆清净，智慧辩才，至道至尊，三界师，混元祖，无能胜主，四生慈父，高天上圣，大慈仁者，十号圆满，万德周身。无量度人，拔生死苦。

尔时，玉虚上帝说是颂及十号已，是诸天众，异口同音，叹未曾有。

天真护持品第四

尔时，昊天上帝闻说经法，从座而起，长跪帝前，白言玉帝，愿为大众及诸人天持是经人，说利益事。

尔时，玉皇尊帝兴方便意，开利益门，宣玉匮科，传灵宝法，告于昊天上帝言：汝今谛听，当为汝说受持功德，扶危拔苦，利益存亡，神妙之事。众真稽首，俱发声言：弟子等，今日幸闻湛然常住之法，莫不上福三界诸天，下消三涂毒害。惟愿慈悲，悯臣等故，演斯妙义。

玉帝告曰：若有众生，孝养父母，恭敬三宝，竭忠于君，不杀不盗，不淫不妒，不嗔不恨，不骄不诈，奉戒持斋，冥心大道，生尊重心，持诵是经，我即敕下周流沙界，遍传十方无极世界。

我敕东方东华帝君青骑神仙兵马，无央数众，悉令下降，覆护受持是此经者。

我敕东南扶桑大帝与其部众神仙兵马，无央数众，悉令下降，覆护受持是此经者。

我敕南方朱陵大帝赤骑、神仙兵马，无央数众，悉令下降，覆护受持是此经者。

我敕西南太华元老与其部众神仙兵马，无央数众，悉令下降，覆护受持是此经者。

我敕西方皓灵皇老白骑神仙兵马，无央数众，悉令下降，覆护受持是此经者。

我敕西北皇天上帝与其部众神仙兵马，无央数众，悉令下降，覆护受持是此经者。

我敕北方紫微帝君黑骑神仙兵马，无央数众，悉令下降，覆护受持是此经者。

我敕东北冲虚天君与其部众神仙兵马，无央数众，悉令下降，覆护受持是此经者。

我敕中央天皇大帝、昆仑苍老黄骑神仙兵马，无央数众，悉令下降，覆护受持是此经者。

我敕上方来和天君、名山大洞神仙兵马，无央数众，悉令下降，覆护受持是此经者。

我敕下方一切金仙、四众八部及诸眷属，悉令下降，覆护受持是此经者。

我敕十方飞天神王、飞天大神、三官四圣、二曜九星、北斗南斗、东西中斗、二十八宿周天众星、金刚力士、神王等众、各与部众、悉令下降，覆护受持是此经者。

我敕降魔力士、四天门王、五岳四渎及余诸山、四海九江、十二河源、山林川泽一切主者、令与眷属、覆护受持是此经者。诸险恶处，令得安稳。

我敕所在一切土地灵官并沟渠等一切诸大力鬼王，皆令覆护受持是此经者。

令众魔外道，悉皆慑伏，潜形遁迹，高飞海外，远避他方，如是山林设计廊庙血食之宾、一切鬼神、当自消灭；五方行病瘟疫鬼帅、诸饿鬼神并风王水怪、孽龙妖神、土精木魅、尽自消灭；五须六耗、梦寐乖常、野道咒诅蛊毒之类，皆自消灭。心欲愿者，一切如意，皆得满足。是持经人，或不依科教，未能修斋，未具净戒，以能信受尊重，景慕是此经典，并同修斋、护净戒者。是人功德，坦然无碍，自在逍遥，号人中圣，德惠长新，同诸真人。

尔时，昊天上帝闻是说已，即于帝前乃为歌曰：

大哉至道，无形无名。渺渺亿劫，黄道开清。神清朗耀，九魂吐精。玉虚澄辉，太霞高明。玉皇开化，溥度天人。三元道养，二象慞生。巧树故根，已枯复荣。蠢动蜎息，长生化形。怀胎含孕，俱得生成。亡者命过，魂归三清，魄受炼度，南宫飞升。今日大吉，皆得光明。五帝鉴映，普告万灵。天地神祇，及诸河源。五岳四渎，及诸名山。洞玄洞虚，洞空洞仙。无极大圣，至真尊神。无穷无极，普监度生。恶根断绝，玄都记名。众真班列，咸帝听言。经是帝敕，保诵持人。至度道岸，无使灾侵。我奉帝命，一切咸听。

尔时，昊天上帝说是歌已，告大众言：此玉皇妙法语，诸圣秘密言，路绝道断，微妙难思，巍巍大范，为神明之宗，保镇国土，拔度生死。

尔时，昊天上帝说是语时，法筵清众，咸仰道言，溥得开悟。于是天尊而说偈曰：

玉帝功德大，玄理极幽深。生于浩劫前，运化于古今。我今说妙经，悯念诸有情。此诚极妙法，功德中功德。名号最上乘，无比为第一。大光明王尊，威德圣希有。能破暴恶魔，皆令心降伏；能灭极重罪，皆令得清净。若人闻是经，或闻是帝名，稽首生恭敬，一切罪消灭。十恶四重罪，五逆害父母，信心一称名，随声尽消灭。保护人天众，四相与五衰。三涂极重苦，人间见厄难。凶年饥馑丧，毒药及厌魅，刑狱与冤家，军阵斗战苦，山林恶道中，虎豹豺狼等，江海毒龙类，迅雷风雨雹，水火及盗贼，蛊毒所中心，失志发狂乱，蛇蝎毒恶虫，邪魔凶怪神，伺求人便者，由持是真经，普皆自散灭。恶病久沉绵，梦寐亦不安，非理欲残命，殄灭不为殃。缘遇是经故，安稳得自在。所有希求愿，财宝及富贵，以此经功德，如意皆称遂。神威自在仙，众德十一曜，三十二天主，二十八宿王，灵妃玉女等，天神及地祇，三界虚空神，江海诸龙王，水火及风神，宫殿与宅舍，山林树木众，沟渠井泉神，由持是经故，一切皆拥护。衣食常自然，子孙居富贵。出言人希闻，所至皆恭敬。若为求男女，持诵此真经，帝诏下天曹，落籍天仙人，谪降生其家，为其作男女。显贵人崇重，七祖尽升仙。光大庆其门，延及父母亲。吉祥常炽盛，灾障不能侵。是故我今说，大众宜谛听。慈悲度一切，皆令达上清。

于是天尊普告四众：凡人持念此经，受持帝号，皆道根深重，宿有善缘。此经尊妙，普度天人。但精心恭奉，家国安宁，保命度灾，扫诸不祥。天子王侯得奉之者，致国太平，凶寇自夷，边域不争。兆民歌唱，普天兴隆。运推数周，正道当行。有得之者，天真妙重，秘之秘之。

报应神验品第五

尔时，慈悲度厄真人、寻声救苦真人、济生度死真人、万福护身真人，俱从座起，越班而出，俱白天尊言：若诸世末凡夫，虽宿有善缘，得遇是经，被诸邪障之汙，本末疑惑，不信是经功德。如是之人，见在过去，于诸地狱得何罪报？惟愿圣慈，说其报应恶趣之苦。

是时天尊谓四真人云：若诸世间，刚强暴恶不善众生，终日竟夜，对诸道像，无恭敬心，出诽谤语，是罪当堕五无间狱。若得值遇是持经人，设诸方便，诱引劝谕，如是之人，暂灭恶心，信向是经，彼人罪业净尽无余。又若有邪见愚执恶人，睹持是经，生诸恶逆，偏眼邪视，乃至起一恶心，发一恶言，谤讟如是持经之人，其罪过是，命终之后，堕大地狱，永无出期，何况世间众生，得遇是经，不生敬仰，秽手汗触，荤口读诵，床榻不净，便将安置，或读是经，讲习俗语，共同戏笑，以为常典。如是之人，命过之后，堕无间狱，永无出期，殃缘九祖，受拷酆都；累及后世，害缠子孙。是人于地狱中，历无量劫，受大苦恼，遇无边圣，累承救拔，罪恶小减。又遇圣人救拔得出，生饿鬼中，历千万劫，不闻浆水之名。鬼报得出，生畜生中。畜生报出，若生人中，更生边夷外道，而复女身，贫寒困苦，癃残百病，受无量苦，人所弃掷，求生不得，求死不得。轻斯经故，获罪如是。又若复有人，初虽信受，后复慢易，善恶童子上奏三官，黑簿添名，青编减算，身殁之后，拘闭幽牢，往复三涂，无由解脱。或于见世受种种病，疥癞痈疽，以为果报，忧悲苦恼，日夜相煎，而身或被横恶所加；或牢狱系锁，非分自害，误食毒药；或被虎狼毒蛇之所噉食，或为冤家之所雠对；或行山林，值遇恶人，被他屠割，推落崖岸；或被邪精魍魉之所残害，或值水火之所焚漂，或被刀兵之所横诛。轻斯经故，横丧天年，获如是果，获如是报。可不悲欤，可不痛欤。故报汝等，依此奉行，勿生邪念。若诸念不生，万缘顿息，尘沙恶业随心消散；一切灾魔，自然殄灭。此经功德，不可思议。是诚无比最上妙法、诸经之王，有大利益。非人勿示。若诸天人、五衰四相，轮回侵逼，能舍除妄想，受持是经，坐招自然，天福益固，身度三界，与道长存。是此经典，无与等、无能胜。是大威德大神咒，能令一切枯槁便生枝叶，花果茂盛，能除众生极重苦恼，能令短命众生而得长寿。此经功德，不可思议，叹莫能尽。若不宿植道本，广种福业，乃至经名尚不得闻，何况得见是经？盖是经依三洞真格，八万劫一传，此清都至真上圣所宝，秘于玉京金阙宸宫，甚为微妙，难可得遇。如宿有仙骨，当为九天真仙之人，得遇斯文，承斯缘故，后当赍金宝，从师告盟受之，方当承机应运，乃可付焉。不得轻泄，敬之慎之。

于是天尊重宣此义，为说偈曰：

设使江河水，波浪能生莲，慈乌毛能白，如经故难遇。设使龟生毛，堪采为衣服，夜月能消冰，如经故难遇。设使蚊蠓足，堪构为舟桥，能载一切重，如经故难遇。设使黄口雀，能衔诸泰[1]山，掷之他方界，如经故难遇。设使一叶舟，力能载昆仑，浮渡于大海，如经故难遇。设使诸水蛭，口能生巨齿，其大如象牙，如经故难遇。设使蓬蒿叶，能覆无央界，荫芘无央众，如经故难遇。设使乌枭类，同树一巢栖，衔食共相饲，如经故难遇。设使兔生角，堪用为梯磴，上穷有顶天，如经故难遇。设使鼷鼠等，缘于兔角梯，至天能食月，如经故难遇。设使驴颜唇，色如苹婆果，复能作歌舞，如经故难遇。设使蝇虫等，能饮钟石酒，迷

---

[1] 原文为"太"。

荒而沉醉，如经故难遇。

　　尔时，天尊宣说偈已，普告四众：是故持是经人，名功德身，一切有情，被其荫故。持是经人，名神通身，一切吉祥，咸臻集故。持是经人，名清净身，是诸恶业，不能侵故。持是经人，名威德身，天魔异道，不能摄故。持是经人，名无等身，上帝谣唱，万神敬故。持是经人，名坚固身，恶劫大难，不能损故。持是经人，名道藏身，口出语言，鬼神仰故。持是经人，名慈悲身，六道众生，赖其善故。持是经人，名大道身，出入所在，无怖畏故。持是经人，名良医身，善行妙法，安乐人故。持是经人，名光明身，常为帝光，所摄受故。持是经人，名自在身，天宫妙境，神能游故。持经功德，说不可尽。又若道士至人，能结坛诵经，著新净衣，于夜半后，阒寂独处清净室中，叩齿九通，东向端坐，诵咏是经。于是时也，太真御几，玉妃拂筵，万神班列，诸天临轩，三界侍卫，五帝司迎。然后闭目静思，存想是经，不觉身处五云之内，俄见其身光明赫奕，上升天宫，众真下迎，心有所请，一切应奉；仙丹妙宝，随意自得。故当依科闭心，奉行此经，乃至三世金仙、十方大圣，皆从此经依按修奉，故顿得超证无上妙道。是此帝也，诸佛之师，众圣之王。是故凡夫值遇是经，致以五帝辅翼，召使神仙，御役神宫，运道阴阳，千真敬仰，万神慑伏，百邪避路，群魔束形，命过之后，即得南宫受炼，飞步上清，逍遥自在，与道长存。又设复世间众生，曾闻是经，心常渴仰，能于家中择清净处，画帝尊像，日夜虔虔，晨昏济济，香花灯果，尊重供养，称名瞻礼，是人当得三十种上妙功德：

　　一者诸仙赞重，二者先亡生天，三者宿殃解脱，四者所往通达，五者无盗贼事，六者所求遂心，七者除水火厄，八者横事潜消，九者夜梦吉祥，十者疾病不临，十一者智慧聪明，十二者人见欢喜，十三者衣食丰盛，十四者子孙荣贵，十五者六亲见喜，十六者门族和睦，十七者除三恶报，十八者转女成男，十九者形容端严，二十者为国大臣，二十一者生为帝王，二十二者鬼神钦仰，二十三者得宿命通，二十四者诸神护念，二十五者九族受荫，二十六者处世长年，二十七者有情赖善，二十八者魔王保迎，二十九者决超三界，三十者白日上升。

尔时，天尊复告四众：此经功德，能碎铁围诸山，竭苦海水，破大地狱，拔重罪苦，降暴恶魔，护诸国土，能灭一切恶鬼，能除一切重病，能解一切恶毒，能离一切恶人，能伏一切毒兽，能摧一切邪道，一切诸天，皆令降伏。其余功德，说不可尽。

尔时，道场大众、金仙菩萨、真圣眷属闻是说已，欢喜踊跃，稽首敬礼，而作颂曰：

大哉至道，无宗上真。上度诸天，下济幽魂。上无师祖，惟道为身。丹台紫府，金阙玉京，秘此妙法，溥福含灵。灭我万罪，增我遐龄。万神朝礼，魔王保迎。功德昌盛，黄箓书名。渺渺亿劫，使我长存。

于是众等说是颂毕，稽首皈依，奉辞而退。

（底本出处《正统道藏》洞真部本文类。）

高上玉皇满愿宝忏

序　教

忏　仪

斋戒事帝，冀肸蚃以潜通；馨香感神，仗氤氲而上达。恭运道香、德香、慧香、无为香、清静香、自然香、妙洞真香、超三界香、三境真香，满琼楼玉京，遍周天法界，普伸供养。

说经教主元始天尊抱送玉帝道君天尊、流演圣教降生天尊、诸天化身玉皇大天尊、玄穹高上帝，帝父光严妙乐国王，帝母宝月光皇后，清静自然觉王如来高虚清明天主帝君。经筵启问玉虚上帝，昊天上帝，三世金仙大乘菩萨，十方至圣无量帝君，天地始祖五老上帝，寻声救苦、慈悲度厄、济生度死、万福护身四大真人，夜光玉女、一切元君，天真皇人一切大仙，北极佑圣真君玄天上帝，三天扶教辅元大法天师，九天开化主宰灵应帝君，演正警化纯阳孚佑帝君，应感妙通慈济朱真人，洞玄惠世玉蟾白真人，大慈永元普济显灵广佑罗真君，清微、灵宝、道德、正一诸阶演法垂文授受诸大祖师真人仙众，雷霆诸司天将、法箓吏兵，飞天大圣无极神王妙行真人，灵妃玉女、十方三界、诸天地水诸大真人，一时会中、无量圣众，悉伏真香，普同供养。

臣今奏为某府某县某处居，奉道臣某入意所伸凡悃，干冒天威，仰望洪慈，俯从丹祷。以今恭逢谷旦，式展刍忱，香花罗列以归依，灯果广陈而供养，恭望暂离帝阙，款驻凡筵。俯察精虔，鉴苹蘩之报谢；洞矜恳切，副草芥之微诚。恭对天慈，宣扬忏法。道场众等人各运心长跪礼忏如法。

具箓职臣某领录奉大道弟子某等谨虔诚上启，三清至真，玉皇尊帝，帝父帝母，至圣至真，三宝三界，一切真灵。

臣等恭闻七宝玄苑，玉皇殿宫，演今本行之因缘，言昔往时之胜事。国王净德敕祷太子而未传，皇后月光梦感道君而抱送，幼而敏慧，长而仁慈，舍国以付大臣，入山而修至道，证成玉帝，号曰金仙。大圣大慈，大悲大愿，昔未曾有，叹莫能穷。臣等下情无任恳祝赞扬之至，普与过往祖先、见存眷属、尘寰品汇、长夜幽魂，倾倒虔恭，皈依敬礼，称扬名号，著想尊容，如教奉行，依经祝愿。

众讃玉诰曰：

太上弥罗无上天。妙有玄真境，渺渺紫金阙。太微玉清宫，无极无上圣。廓落发光明，寂寂浩无宗。玄范总十方，湛寂真常道。恢漠大神通，玉皇大天尊玄穹高上帝各一拜。

臣等志心归命礼，愿举六通力放大光明，玉皇大天尊、玄穹高上帝。

臣等志心归命礼，愿分身十方诸大天宫，玉皇大天尊、玄穹高上帝。

臣等志心归命礼，愿大光明殿升光明座，玉皇大天尊、玄穹高上帝。

臣等志心归命礼，愿演说清静解脱之道，玉皇大天尊、玄穹高上帝。

臣等志心归命礼，愿出大妙音普告十方，玉皇大天尊、玄穹高上帝。

臣等志心归命礼，愿神通不动移接天人，玉皇大天尊、玄穹高上帝。

臣等志心归命礼，愿拯救众生令得安乐，玉皇大天尊、玄穹高上帝。

臣等志心归命礼，愿广行方便助国救人，玉皇大天尊、玄穹高上帝。

臣等志心归命礼，愿启诸道藏演说灵章，玉皇大天尊、玄穹高上帝。

臣等志心归命礼，愿恢宣正化敷扬神功，玉皇大天尊、玄穹高上帝。

臣等志心归命礼，愿教诸菩萨顿悟大乘，玉皇大天尊、玄穹高上帝。

臣等志心归命礼，愿覆护众生爱于赤子，玉皇大天尊、玄穹高上帝。

臣等志心归命礼，愿为度群生现玉女身，玉皇大天尊、玄穹高上帝。

臣等志心归命礼，愿现希有相上照诸天，玉皇大天尊、玄穹高上帝。

臣等志心归命礼，愿开化人天教道无穷，玉皇大天尊、玄穹高上帝。

臣等志心归命礼，愿大慈大悲流焕法轮，玉皇大天尊、玄穹高上帝。

臣等志心归命礼，愿多劫行化示大神通，玉皇大天尊、玄穹高上帝。

臣等志心归命礼，愿应现随方利济群生，玉皇大天尊、玄穹高上帝。

臣等志心归命礼，愿普垂教法开悟，玉皇大天尊、玄穹高上帝。

臣等志心归命礼，愿慈念苍生普放神光，玉皇大天尊、玄穹高上帝。

臣等志心归命礼，愿生天立地开化神明，玉皇大天尊、玄穹高上帝。

臣等志心归命礼，愿施镇五岳安国康民，玉皇大天尊、玄穹高上帝。

臣等志心归命礼，愿惟愿慈悲说利益事，玉皇大天尊、玄穹高上帝。

臣等志心归命礼，愿无量度人拔生死苦，玉皇大天尊、玄穹高上帝。

臣等志心归命礼，愿兴方便意开利益门，玉皇大天尊、玄穹高上帝。

臣等志心归命礼，愿宣玉匮科传灵宝法，玉皇大天尊、玄穹高上帝。

臣等志心归命礼，愿扶危拔苦利益存亡，玉皇大天尊、玄穹高上帝。

臣等志心归命礼，愿上福诸天下消毒害，玉皇大天尊、玄穹高上帝。

臣等志心归命礼，愿愍臣等故演斯妙义，玉皇大天尊、玄穹高上帝。

臣等志心归命礼，愿遍传十方覆护受持，玉皇大天尊、玄穹高上帝。

臣等志心归命礼，愿保镇国土拔度生死，玉皇大天尊、玄穹高上帝。

臣等志心归命礼，愿生浩劫前运化古今，玉皇大天尊、玄穹高上帝。

臣等志心归命礼，愿今说妙经悯念有情，玉皇大天尊、玄穹高上帝。

臣等志心归命礼，愿保护天人四相五衰，玉皇大天尊、玄穹高上帝。

臣等志心归命礼，愿破大地狱拔重罪苦，玉皇大天尊、玄穹高上帝。

臣等志心归命礼，愿降暴恶魔护诸国土，玉皇大天尊、玄穹高上帝。

众讃玉诰一遍毕，各一拜

臣等皈神皈身皈命，玉皇大天尊、玄穹高上帝，重念弟子某等旷劫受恩，累生蒙化，恨以愚迷之性格染成深重之愆，尤敢不悔。陈庸力精虔之恳请，以干原赦。仰遵教典以皈依，方祈断障以除愆。惟冀消灾而集福，随心满愿，证圣成真。容陈忏法之宣行，首望真灵之降鉴。庶蒙哀悯，即遂原除。伏愿世若琉璃，九色琼轮之辐辏；仙乘金碧，十绝羽盖之飞扬。灵风奏乐以相和，宝花成盖而遍覆。鸾啸凤唱，龙戏麟盘，普皆翔下于天端，时悉光临于凡界。俾天人之悦庆，获罪咎之蠲除。倘副所求，曷胜至愿。臣与弟子某等志心稽首，礼谢无上至真三宝。

赞 叹

伏以斋戒事帝，冀肸蚃以潜通；馨香感神，仗氤氲而上达。恭运道香、德香、慧香、无为香、清静香、自然香、妙洞真香、超三界香、三境真香，满琼楼玉京，遍周天法界，普伸供养。

说经教主元始天尊、抱送玉帝道君天尊、流演圣教道德天尊、诸天化身玉皇大天尊玄穹高上帝，帝父光严妙乐国王，帝母宝月光皇后，清净自然觉王如来高虚清明天主帝君。经筵启问玉虚上帝，昊天上帝，五老上帝，三元三官大帝，北极四圣真君，南辰北斗、周天列曜、拱极群真，三世金仙大乘菩萨，十方至圣无量帝君，寻声救苦真人，慈悲度厄真人，济生度死真人，万福护身真人，妙行真人，夜光玉女、灵妃玉女、一切元君，天真皇人一切大仙，三天扶教辅元大法天师真君，九天开化司禄宏仁帝君，演正警化纯阳孚佑帝君，清微教主紫虚保仙元君，灵宝、道德、正一、全真诸派演法垂文授道阐教宣科度人师尊、一切仙众，雷霆诸司天将、法箓印令官君，十方飞天神王，五岳真君，地水圣众、城隍瘟火社令等神，三界四府万灵、十方应感列圣。悉仗真香，普同供养。恭望天慈，俯垂降鉴。臣谨奏为入意愿冀感通，曲从所祷，以今恭逢谷旦，式展刍忱，香花罗列以皈依，灯果广陈而供养，恭望暂离帝阙，款驻凡筵。俯察精虔，鉴苹蘩之报谢；洞矜恳祷，副草芥之微诚。恭对皇灵，宣扬忏法。举道场众等人各运心长跪礼忏如法。

具箓职臣某领录奉大道弟子某等谨谨虔诚上启，三清至真，玉皇尊帝，帝父帝母，至圣至真，三宝三界，一切真灵。

臣等恭闻：紫金金阙，白玉玉京，应住妙有之境中，高处玄真之天上。功成道备，妙相卓冠于诸天；心广体胖，慈光遍烛于三界。大垂法语，直指迷途，位极无等无伦，帝尊至玄至妙。天人依仗，真圣宗师，大圣大慈，大悲大愿。昔未曾有，叹莫能穷。臣某等下情无任恳祝赞扬之至，普与过去祖先、见存眷属、尘寰品汇、长夜幽魂，倾倒虔恭，皈依敬礼，称扬名号，著想尊容，如教奉行，依经祝愿。

众讳玉帝诰一遍人各一拜。

臣等志心归命礼，愿稽首赞叹大神通光，玉皇大天尊、玄穹高上帝。

臣等志心归命礼，愿稽首赞叹大慈悲光，玉皇大天尊、玄穹高上帝。

臣等志心归命礼，愿稽首赞叹大喜舍光，玉皇大天尊、玄穹高上帝。

臣等志心归命礼，愿稽首赞叹大忍辱光，玉皇大天尊、玄穹高上帝。

臣等志心归命礼，愿稽首赞叹大平等光，玉皇大天尊、玄穹高上帝。

臣等志心归命礼，愿稽首赞叹大柔和光，玉皇大天尊、玄穹高上帝。

臣等志心归命礼，愿稽首赞叹大自在光，玉皇大天尊、玄穹高上帝。

臣等志心归命礼，愿稽首赞叹大利益光，玉皇大天尊、玄穹高上帝。

臣等志心归命礼，愿稽首赞叹大如意光，玉皇大天尊、玄穹高上帝。

臣等志心归命礼，愿稽首赞叹大智慧光，玉皇大天尊、玄穹高上帝。

臣等志心归命礼，愿稽首赞叹大吉祥光，玉皇大天尊、玄穹高上帝。

臣等志心归命礼，愿稽首赞叹大解脱光，玉皇大天尊、玄穹高上帝。

臣等志心归命礼，愿稽首赞叹大皈依光，玉皇大天尊、玄穹高上帝。

臣等志心归命礼，愿稽首赞叹大功德光，玉皇大天尊、玄穹高上帝。

臣等志心归命礼，愿稽首赞叹大圆满光，玉皇大天尊、玄穹高上帝。

臣等志心归命礼，愿稽首赞叹大无碍光，玉皇大天尊、玄穹高上帝。

臣等志心归命礼，愿稽首赞叹无能胜光，玉皇大天尊、玄穹高上帝。

臣等志心归命礼，愿稽首赞叹穹苍真老，玉皇大天尊、玄穹高上帝。

臣等志心归命礼，愿稽首赞叹妙圆清静，玉皇大天尊、玄穹高上帝。

臣等志心归命礼，愿稽首赞叹智慧辩才，玉皇大天尊、玄穹高上帝。

臣等志心归命礼，愿稽首赞叹至道至尊，玉皇大天尊、玄穹高上帝。

臣等志心归命礼，愿稽首赞叹三界师混元祖，玉皇大天尊、玄穹高上帝。

臣等志心归命礼，愿稽首赞叹无能胜主，玉皇大天尊、玄穹高上帝。

臣等志心归命礼，愿稽首赞叹四生慈父，玉皇大天尊、玄穹高上帝。

臣等志心归命礼，愿稽首赞叹高天上圣，玉皇大天尊、玄穹高上帝。

臣等志心归命礼，愿稽首赞叹大慈仁者，玉皇大天尊、玄穹高上帝。

臣等志心归命礼，愿稽首赞叹金阙玄穹主，玉皇大天尊、玄穹高上帝。

臣等志心归命礼，愿稽首赞叹高上玉皇尊，玉皇大天尊、玄穹高上帝。

臣等志心归命礼，愿稽首赞叹妙相冠诸天，玉皇大天尊、玄穹高上帝。

臣等志心归命礼，愿稽首赞叹慈光烛三界，玉皇大天尊、玄穹高上帝。

臣等志心归命礼，愿稽首赞叹真圣妙道师，玉皇大天尊、玄穹高上帝。

臣等志心归命礼，愿稽首赞叹天人依仗师，玉皇大天尊、玄穹高上帝。

臣等志心归命礼，愿稽首赞叹大乘垂法语，玉皇大天尊、玄穹高上帝。

臣等志心归命礼，愿稽首赞叹真一指迷途，玉皇大天尊、玄穹高上帝。

臣等志心归命礼，愿稽首赞叹功德若虚空，玉皇大天尊、玄穹高上帝。

臣等志心归命礼，愿稽首赞叹称扬无穷尽，玉皇大天尊、玄穹高上帝。

众諪玉诰一遍各一拜。

臣等志心皈神，皈身皈命，玉皇大天尊、玄穹高上帝。重念弟子某等稽首慈颜，倾心妙法。当尽凡诚而有感，固思圣德以无穷。称十七光，句句仰朝于上帝；礼一十号，声声皈命于天尊。虽能异口而莫知，岂可同音而得见。极而曰道，大则为天，庶随典教以修行，爰按经言而赞述。妙知妙见，无等无伦。伏愿身赞十名，满籍之罪名即落；口宣一善，在心之众善皆生。今日咸仰于玄功，法筵普叨于道荫，仁爱和逊，智慧辩才。随而增长以从心，渐可圆成而满愿。利益十方三界，拯提六道四生。与诸有情，成无上道。臣等志心稽首，礼谢无上至真三宝。

皈 依

伏以斋戒事帝，冀肸蚃以潜通；馨香感神，仗氤氲而上达。臣等恭运道香、德香、慧香、无为香、清净香、自然香、妙洞真香、超三界香、三境真香，满琼楼玉京，遍周天法界，普伸供养。

说经教主元始天尊、抱送玉帝道君天尊、流演圣教道德天尊、诸天化身玉皇大天尊玄穹高上帝，帝父光严妙乐国王，帝母宝月光皇后，清静自然觉王如来高虚清明天主帝君。经筵启问玉虚上帝，昊天上帝、五老上帝，慈悲度厄真人，寻声救苦真人，济生度死真人，万福护身真人，妙行真人，夜光玉女、灵妃玉女、一切元君，三世金仙大乘菩萨，十方至圣无量帝君，三元三官大帝，北极四圣真君，南辰北斗、周天列曜、拱极群真，天真皇人一切大仙，三天扶教辅元大法天师真君，九天开化司禄宏仁帝君，演正警化纯阳孚佑帝君，清微教主紫，虚保仙元君，灵宝、道德、正一、全真诸派演法垂文传道授业阐教度人一切道德师尊仙众，雷霆诸司天将、法箓印令官君，十方飞天神王、天丁力士、诸仙兵马，五岳真君，地水圣众、城隍瘟火社令等神，三界万灵，十方真宰。法筵应感，一切真仙。悉仗真香，普同供养，恭望洪慈，俯垂降鉴。臣谨奏为入意愿冀感通，曲从所祷。以今恭逢谷旦，式展刍忱，香花罗列以皈依，灯果广陈而供养。恭望暂离帝阙，款驻凡筵。俯察精虔，鉴苹蘩之报谢；洞矜恳祷，副草芥之微忱。仰对元慈，宣扬忏法。举道场众等人各运心长跪礼忏如法。

具箓职臣某领录奉大道弟子某等谨谨虔诚再拜，上奏三清至真，玉皇尊帝，帝父帝母，至圣至真，三宝三界，一切真灵。

臣等恭闻：清微天上，太玄玉都，知时至举六神通、分法身遍十方界。无边明镜，照诸影会于天尊；广大妙音，告十方谛于罪辈。巍巍无上，荡荡难名，明兹本行胜因，表以放光瑞相。大威德圣光明王尊，大圣大慈，大悲大愿，昔未曾有，叹莫能穷。臣某等下情无任恳祝赞扬之至，普与过往祖先、见存眷属、尘寰品汇、长夜幽魂，倾倒虔恭，皈依敬礼，称扬名号，著想尊容，如教奉行，依经祝愿。

众讽玉帝诰一遍人各一拜。

臣等志心归命礼，愿皆得往生仰朝玉帝。玉皇大天尊、玄穹高上帝。

臣等志心归命礼，愿普皆来集天尊会前，玉皇大天尊、玄穹高上帝。

臣等志心归命礼，愿稽首瞻仰玉帝化身，玉皇大天尊、玄穹高上帝。

臣等志心归命礼，愿得睹天尊胜会道场，玉皇大天尊、玄穹高上帝。

臣等志心归命礼，愿踊跃欢喜一时作礼，玉皇大天尊、玄穹高上帝。

臣等志心归命礼，愿依诸科教悬诸旛盖，玉皇大天尊、玄穹高上帝。

臣等志心归命礼，愿清静严洁广陈供养，玉皇大天尊、玄穹高上帝。

臣等志心归命礼，愿六时行道遍祷真圣，玉皇大天尊、玄穹高上帝。

臣等志心归命礼，愿异口同声叹未曾有，玉皇大天尊、玄穹高上帝。

臣等志心归命礼，愿仰侍御前亲奉供养，玉皇大天尊、玄穹高上帝。

臣等志心归命礼，愿奉戒专一冥心大道，玉皇大天尊、玄穹高上帝。

臣等志心归命礼，愿千万劫中尊奉玉帝，玉皇大天尊、玄穹高上帝。

臣等志心归命礼，愿修奉经典如近是帝，玉皇大天尊、玄穹高上帝。

臣等志心归命礼，愿生尊重心著想尊容，玉皇大天尊、玄穹高上帝。

臣等志心归命礼，愿称扬名号得睹慈颜，玉皇大天尊、玄穹高上帝。

臣等志心归命礼，愿闻已欢喜叹未曾有，玉皇大天尊、玄穹高上帝。

臣等志心归命礼，愿安置道场幡花供养，玉皇大天尊、玄穹高上帝。

臣等志心归命礼，愿起大悲心念帝尊号，玉皇大天尊、玄穹高上帝。

臣等志心归命礼，愿造作长幡书帝名号，玉皇大天尊、玄穹高上帝。

臣等志心归命礼，愿书帝名号有声物上，玉皇大天尊、玄穹高上帝。

臣等志心归命礼，愿心生欢喜不胜踊跃，玉皇大天尊、玄穹高上帝。

臣等志心归命礼，愿瞻仰慈颜稽首赞叹，玉皇大天尊、玄穹高上帝。

臣等志心归命礼，愿从座而起长跪帝前，玉皇大天尊、玄穹高上帝。

臣等志心归命礼，愿众真稽首俱发声言，玉皇大天尊、玄穹高上帝。

臣等志心归命礼，愿尊重景慕是此经典，玉皇大天尊、玄穹高上帝。

臣等志心归命礼，愿众真班列咸听帝言，玉皇大天尊、玄穹高上帝。

臣等志心归命礼，愿闻是帝名稽首恭敬，玉皇大天尊、玄穹高上帝。

臣等志心归命礼，愿持念此经受持帝名，玉皇大天尊、玄穹高上帝。

臣等志心归命礼，愿世间众生得遇是经，玉皇大天尊、玄穹高上帝。

臣等志心归命礼，愿舍除妄想受持是经，玉皇大天尊、玄穹高上帝。

臣等志心归命礼，愿宿有仙骨得遇斯文，玉皇大天尊、玄穹高上帝。

臣等志心归命礼，愿著新净衣结坛诵经，玉皇大天尊、玄穹高上帝。

臣等志心归命礼，愿择清净处画帝尊像，玉皇大天尊、玄穹高上帝。

臣等志心归命礼，愿日夜虔虔晨昏济济，玉皇大天尊、玄穹高上帝。

臣等志心归命礼，愿尊重供养称名瞻礼，玉皇大天尊、玄穹高上帝。

臣等志心归命礼，愿稽首皈依奉辞而退，玉皇大天尊、玄穹高上帝。

众讲：

大哉至道，无宗上真。上度诸天，下济幽魂。上无师祖，惟道为身。丹台紫府，金阙玉京。秘此妙法，溥福含灵。灭我万罪，增我遐龄。万神朝礼，魔王保迎。功德昌盛，黄箓书名。渺渺亿劫，使我长存。

臣等志心皈神、皈身皈命，玉皇大天尊、玄穹高上帝。重念臣弟子某等百拜朝天，五体投地，既极赞扬之福力，复伸禳谢之凡忱。宿罪愆深，仰赖皈依于上圣帝，功德大能，令救度于众生，当如典教以宣扬，姑摭经言而祝愿。一朝一礼，同德同心，再三望帝以垂怜专一，露香而叹述，容伸丹恳，俯念苍生。伏愿闭目静思持经，舍除于妄想；存心默念称号，得睹于慈颜。仰朝尽得以延生，踊跃普同而来集。有求皆应，无愿不从。悉令恳祷之昭通，尚赖始终之护佑。保昌运于万纪，得威镇于四夷。道果圆成，善芽增长。臣某与弟子某等志心稽首，礼谢无上虚皇至真三宝。

除 罪

伏以斋戒事帝，冀胁衾以潜通；馨香感神，仗氤氲而上达。臣等恭运道香、德香、慧香、无为香、清静香、自然香、妙洞真香、超三界香、三境真香，满琼楼玉京，遍周天法界，普伸供养。

说经教主元始天尊、抱送玉帝道君天尊、流演圣教道德天尊、诸天化身玉皇大天尊玄穹高上帝，帝父光严妙乐国王，帝母宝月光皇后，清静自然觉王如来高虚清明天主帝君。经筵启问玉虚上帝，昊天上帝，五老上帝，慈悲度厄真人、寻声救苦真人、济生度死真人、万福护身真人、妙行真人、夜光玉女、灵妃玉女、一切元君、三世金仙大乘菩萨、十方至圣无量帝君、三元三官大帝、北极四圣真君、南辰北斗、周天列曜、拱极群真自然大仙天真皇人、三天扶教辅元大法天师真君、九天开化司禄宏仁帝君、演正警化纯阳孚佑帝君、洞玄惠世玉蟾白真人、清微启教紫虚保仙元君、灵宝、道德、正一、全真诸派演法垂文传道授业阐教度人一切道德师尊仙众、雷霆诸司天将、法箓印令官君、十方飞天神王、天丁力士、诸仙兵马、五岳真君，地水圣众、城隍瘟火等神，功曹符使，里域灵官，三界万灵、十方真宰。法筵应感，一切真仙。悉仗真香，普同供养。恭望天慈，俯垂降鉴。臣谨奏为入意愿冀感通，曲从所祷。以今恭逢谷旦，式展勺忱，香花罗列以皈依，灯果广陈而供养。恭望暂离帝阙，款驻凡筵。俯察精虔，鉴苹蘩之报谢；洞矜恳祷，副草芥之微忱。仰对元慈，宣扬忏法。举道场众等人各运心长跪礼忏如法。

具箓职臣某领录奉大道弟子某等谨谨虔诚再拜，上奏三清上圣，玉皇至尊，帝父帝母，至圣至真，三宝三界，一切真灵。

臣等恭闻：光严国内妙乐土中，圣母凝梦于虚无，道君授子于恍惚。慈爱和逊，弗贪万乘之尊荣；忍辱仁柔，不惮亿劫之修累。十号圆满，万德周身，为天主之至尊，证如来之大觉。功高无比，德重难逾，大圣大慈，大悲大愿，昔未曾有，叹莫能穷。臣等下情无任恳祝赞扬之至，普与过往祖先、见存眷属、尘寰品汇、长夜幽魂，倾倒虔恭，皈依敬礼，称扬名号，著想尊容，如教奉行，依经祝愿。

众讃玉帝诰曰：

太上弥罗无上天。妙有玄真境，渺渺紫金阙。太微玉清宫，无极无上圣。廓落发光明，寂寂浩元宗。玄范总十方，湛寂真常道。恢漠大神通，玉皇大天尊、玄穹高上帝人各一拜。

臣等志心归命礼，愿各各明了罪福因缘，玉皇大天尊、玄穹高上帝。

臣等志心归命礼，愿永灭恶心信向是经，玉皇大天尊、玄穹高上帝。

臣等志心归命礼，愿遇无边圣累承救拔，玉皇大天尊、玄穹高上帝。

臣等志心归命礼，愿是诸恶业悉令消灭，玉皇大天尊、玄穹高上帝。

臣等志心归命礼，愿五逆十恶罪消灭，玉皇大天尊、玄穹高上帝。

臣等志心归命礼，愿一切恶业罪消灭，玉皇大天尊、玄穹高上帝。

臣等志心归命礼，愿尘沙恶业罪消灭，玉皇大天尊、玄穹高上帝。

臣等志心归命礼，愿旷劫以来罪消灭，玉皇大天尊、玄穹高上帝。

臣等志心归命礼，愿纵无明性罪消灭，玉皇大天尊、玄穹高上帝。

臣等志心归命礼，愿造十恶业罪消灭，玉皇大天尊、玄穹高上帝。

臣等志心归命礼，愿六尘遍染罪消灭，玉皇大天尊、玄穹高上帝。

臣等志心归命礼，愿三业萦缠罪消灭，玉皇大天尊、玄穹高上帝。

臣等志心归命礼，愿肆意任心罪消灭，玉皇大天尊、玄穹高上帝。

臣等志心归命礼，愿曾无觉悟罪消灭，玉皇大天尊、玄穹高上帝。

臣等志心归命礼，愿日积月探罪消灭，玉皇大天尊、玄穹高上帝。

臣等志心归命礼，愿背道违真罪消灭，玉皇大天尊、玄穹高上帝。

臣等志心归命礼，愿举心运念罪消灭，玉皇大天尊、玄穹高上帝。

臣等志心归命礼，愿顺邪弃正罪消灭，玉皇大天尊、玄穹高上帝。

臣等志心归命礼，愿不孝父母罪消灭，玉皇大天尊、玄穹高上帝。

臣等志心归命礼，愿不敬三宝罪消灭，玉皇大天尊、玄穹高上帝。

臣等志心归命礼，愿杀生偷盗罪消灭，玉皇大天尊、玄穹高上帝。

臣等志心归命礼，愿邪淫妄语罪消灭，玉皇大天尊、玄穹高上帝。

臣等志心归命礼，愿刚强暴恶罪消灭，玉皇大天尊、玄穹高上帝。

臣等志心归命礼，愿无恭敬心罪消灭，玉皇大天尊、玄穹高上帝。

臣等志心归命礼，愿出诽谤语罪消灭，玉皇大天尊、玄穹高上帝。

臣等志心归命礼，愿偏眼邪视罪消灭，玉皇大天尊、玄穹高上帝。

臣等志心归命礼，愿不生敬仰罪消灭，玉皇大天尊、玄穹高上帝。

臣等志心归命礼，愿秽手污触罪消灭，玉皇大天尊、玄穹高上帝。

臣等志心归命礼，愿荤口读诵罪消灭，玉皇大天尊、玄穹高上帝。

臣等志心归命礼，愿床榻不净罪消灭，玉皇大天尊、玄穹高上帝。

臣等志心归命礼，愿讲习俗语罪消灭，玉皇大天尊、玄穹高上帝。

臣等志心归命礼，愿共同戏笑罪消灭，玉皇大天尊、玄穹高上帝。

臣等志心归命礼，愿一切地狱罪消灭，玉皇大天尊、玄穹高上帝。

臣等志心归命礼，愿一切畜生罪消灭，玉皇大天尊、玄穹高上帝。

臣等志心归命礼，愿一切边夷罪消灭，玉皇大天尊、玄穹高上帝。

臣等志心归命礼，愿一切外道罪消灭，玉皇大天尊、玄穹高上帝。

众讳玉帝诰一遍。

臣等志心皈神，皈身皈命玉皇大天尊、玄穹高上帝。重念臣某弟子某等背道违真，从生入死，盖集过尤之积累，端由践履之乖非。无量无边，万目千条之罪障；难思难忆，多生历劫之愆尤。岂敢不藏于悔心，是故当收于纵性。投哀引领，望圣矜怜，悉皆首露以力陈，再不覆藏而自隐。特垂原赦，庶沐慈悲。伏愿三业七情，尽逐称扬而洗涤；十恶五逆，并随跪拜以忏禳。长为无过之后人，更尽未来之末世。离凡睹圣，与道合真。福被于六道三途，惠及于九玄七祖。悉仗玉光之力，举消尘俗之愆。寡悔寡尤，尽善尽美。臣等志心稽首，礼谢无上虚皇正真三宝。

断 障

伏以斋戒事帝，冀肸蚃以潜通；馨香感神，仗氤氲而上达。臣等恭运道香、德香、慧香、无为香、清净香、自然香、妙洞真香、超三界香、三境真香，满琼楼玉京，遍周天法界，普伸供养。

说经教主元始天尊、抱送玉帝道君天尊、流演圣教道德天尊、诸天化身玉皇大天尊玄穹高上帝，帝父光严妙乐国王，帝母宝月光皇后，清净自然觉王如来高虚清明天主帝君。经筵启问玉虚上帝，昊天上帝，五老上帝，慈悲度厄真人，寻声救苦真人，济生度死真人，万福护身真人，妙行真人，夜光玉女、灵妃玉女、一切元君，三世金仙大乘菩萨，十方至圣无量帝君，三元三官大帝，北极四圣真君，南辰北斗、周天列曜、拱极群真自然大仙天真皇人，三天扶教辅元大法天师真君，九天开化司禄宏仁帝君，演正警化纯阳孚佑帝君，洞玄惠世玉蟾白真人，清微启教紫虚保仙元君，灵宝、道德、正一、全真诸派演法垂文传道授业阐教度人一切道德师尊仙众，雷霆诸司天将、法箓印令官君，十方飞天神王、天丁力士、诸仙兵马，五岳真君，地水圣众、城隍瘟火等神，功曹符使，里域灵官，三界万灵，十方真宰。法筵应感，一切真仙。悉仗真香，普同供养。恭望天慈，俯垂降鉴。臣谨奏为入意愿冀感通，曲从所祷。以今恭逢谷旦，式展刍忱。香花罗列以皈依，灯果广陈而供养。恭望暂离帝阙，款驻凡筵。俯察精虔，鉴苹蘩之报谢；洞矜恳祷，副草芥之微诚。仰对元慈，宣扬忏法。举道场众等人各运心长跪礼忏如法。

具箓职臣某领录奉大道弟子某等谨谨虔诚再拜，上奏三清上圣，玉皇至尊，帝父帝母，至圣至真，三宝三界，一切真灵。

臣等恭闻：尊居帝位，高处天宫，分身普现于十方，说法遍及于一切。定而能应，去来自在，以无拘合而可分，变化圆通而莫测，兴方便意，开利益门。济沉迷之苦徒，演清净之妙道。非识可识，自然而然，大圣大慈，大悲大愿，昔未曾有，叹莫能穷。臣等下情无任恳祝赞扬之至，普与过往祖先、见存眷属、尘寰品汇、长夜幽魂，倾倒虔恭，皈依敬礼，称扬名号，著想尊容，如教奉行，依经祝愿。

众讽：

太上弥罗无上天。妙有玄真境，渺渺紫金阙。太微玉清宫，无极无上圣。廓落发光明，寂寂浩无宗。玄范总十方，湛寂真常道。恢漠大神通，玉皇大天尊、玄穹高上帝人各一拜。

臣等志心归命礼，愿无起疑惑无起贪嗔，玉皇大天尊、玄穹高上帝。

臣等志心归命礼，愿无起淫欲无起嫉妒，玉皇大天尊、玄穹高上帝。

臣等志心归命礼，愿无起杀害无起凡情，玉皇大天尊、玄穹高上帝。

臣等志心归命礼，愿无起凡思无起贪妒，玉皇大天尊、玄穹高上帝。

臣等志心归命礼，愿无起声色无起是非，玉皇大天尊、玄穹高上帝。

臣等志心归命礼，愿无起憎爱无起分别，玉皇大天尊、玄穹高上帝。

臣等志心归命礼，愿无起高慢无起执著，玉皇大天尊、玄穹高上帝。

臣等志心归命礼，愿凝神澄虑万神调伏，玉皇大天尊、玄穹高上帝。

臣等志心归命礼，愿心若太虚内外贞白，玉皇大天尊、玄穹高上帝。

臣等志心归命礼，愿无所不容无所不纳，玉皇大天尊、玄穹高上帝。

臣等志心归命礼，愿无令外邪乱其至道，玉皇大天尊、玄穹高上帝。

臣等志心归命礼，愿真宗不失灵根不败，玉皇大天尊、玄穹高上帝。

臣等志心归命礼，愿不堕凡流不入俗网，玉皇大天尊、玄穹高上帝。

臣等志心归命礼，愿万魔不攻得闻妙法，玉皇大天尊，玄穹高上帝。

臣等志心归命礼，愿善护真宗无令丧失，玉皇大天尊、玄穹高上帝。

臣等志心归命礼，愿身得清净超度诸难，玉皇大天尊、玄穹高上帝。

臣等志心归命礼，愿得遇斯文承斯缘故，玉皇大天尊、玄穹高上帝。

臣等志心归命礼，愿舍出结习烦恼行业，玉皇大天尊、玄穹高上帝。

臣等志心归命礼，愿故当依科闭心奉行，玉皇大天尊、玄穹高上帝。

臣等志心归命礼，愿咸蒙护度普闻妙法，玉皇大天尊、玄穹高上帝。

臣等志心归命礼，愿亲奉供养永无流转，玉皇大天尊、玄穹高上帝。

臣等志心归命礼，愿恶根断绝玄都记名，玉皇大天尊、玄穹高上帝。

臣等志心归命礼，愿依此奉行不生邪念，玉皇大天尊、玄穹高上帝。

臣等志心归命礼，愿诸念不生万缘顿息，玉皇大天尊、玄穹高上帝。

臣等志心归命礼，愿无量劫中修诸妙行，玉皇大天尊、玄穹高上帝。

臣等志心归命礼，愿具解脱门同清净信，玉皇大天尊、玄穹高上帝。

臣等志心归命礼，愿同清净解同清净念，玉皇大天尊、玄穹高上帝。

臣等志心归命礼，愿同清净行同清净身，玉皇大天尊、玄穹高上帝。

臣等志心归命礼，愿同清净心同清净意，玉皇大天尊、玄穹高上帝。

臣等志心归命礼，愿同清净果同清净报，玉皇大天尊、玄穹高上帝。

臣等志心归命礼，愿伺大慈心同大悲心，玉皇大天尊、玄穹高上帝。

臣等志心归命礼，愿奉戒专一冥心大道，玉皇大天尊、玄穹高上帝。

臣等志心归命礼，愿一切众生孝养父母，玉皇大天尊、玄穹高上帝。

臣等志心归命礼，愿恭敬三宝竭忠于君，玉皇大天尊、玄穹高上帝。

臣等志心归命礼，愿不杀不盗不淫不妒，玉皇大天尊、玄穹高上帝。

臣等志心归命礼，愿不嗔不恨不骄不诈，玉皇大天尊、玄穹高上帝。

众讳玉帝诰一遍。

臣等志心皈神、皈身皈命，三清至真，玉皇尊帝，帝父帝母，至圣至真，三宝三界，一切真灵。重念臣某弟子某等，碍缘不除，魔障未断。奈何凡人之愚蔽，岂按妙法以能修容。乃外邪败灵根，而盗至宝乱其妙道，入俗网以堕凡流。安能澄虑以凝神，未免缘情而逐境。一真遂丧，万魔来攻，惟仰元尊之垂慈，当宣断障之妙法。爰伸恳告，按典忏陈。伏愿拂拭诸尘，莹彻心珠而晃朗；扫开浮翳，顿使慧目以光明。锡智慧剑而削愆，除烦恼障而录善。凡身清净，道果圆谐。福沾幽显之两途，慧烛圆明之一性。阴霾去而日朗，浮云散而天明。长获逍遥，永无流转。臣等志心稽首，礼谢无上虚皇至真三宝。

消 灾

伏以斋戒事帝，冀肸蚃以潜通；馨香感神，仗氤氲而上达。臣等恭运道香、德香、慧香、无为香、清净香、自然香、妙洞真香、超三界香、三境真香，满琼楼玉京，遍周天法界，普伸供养。说经教主元始天尊、抱送玉帝灵宝天尊、流演圣教降生天尊、诸天化身玉皇大天尊、玄穹高上帝，帝父光严妙乐国王，帝母宝月光皇后，清净自然觉王如来高虚清明天主帝君。经筵启问玉虚上帝，昊天上帝，五老上帝，慈悲度厄真人，寻声救苦真人，济生度死真人，万福护身真人，妙行真人，夜光玉女、灵妃玉女、一切元君，三世金仙大乘菩萨，十方至圣无量帝君，三元三官大帝，北极四圣真君，南辰北斗、周天列曜、拱极群真自然大仙天真皇人，三天扶教辅元大法天师真君，九天开化司禄宏仁帝君，演教警化纯阳孚佑帝君，洞玄惠世玉蟾白真人，清微启教紫虚保仙元君，灵宝、道德、正一、全真诸派演法垂文传道授业阐教度人一切道德师尊仙众，雷霆诸司天将、法箓印令官君，十方飞天神王、天丁力士、诸仙兵马，五岳真君，地水圣众、城隍瘟火等神，功曹符使，里域灵官，三界万灵，十方真宰。法筵应感，一切真仙。悉仗真香，普同供养，恭望天慈，俯垂降鉴。臣谨奏为入意愿冀感通，曲从所祷。以今恭逢谷旦，式展刍忱。香花罗列以皈依，灯果广陈而供养。恭望暂离帝阙，款驻凡筵。俯察精虔，鉴苹蘩之报谢；洞矜恳祷，副草芥之微诚。仰对元慈，宣扬忏法。举道场众等人各运心长跪礼忏如法。

具箓职臣某领录奉大道弟子某等谨谨虔诚，奏启三清上圣，玉皇至尊，帝父帝母，至圣至真，三宝三界，一切真灵。

臣等恭闻：昔为王嗣，苦建玄功，拯度亿万之生灵，修行三千之余劫。谅由圣体，故兹胎脏之胚腪；虽以法身，正本道原而变化。无比第一，名最上乘，玄理极而幽深，帝功德而重大。不坏不灭，杳亡杳存，大圣大慈，大悲大愿，昔未曾有，叹莫能穷。臣等下情无任恳祝赞扬之至，普与过往祖先、见存眷属、尘寰品汇、长夜幽魂，倾倒虔恭，皈依敬礼，称扬名号，著想尊容，如教奉行，依经祝愿。

众诔：

太上弥罗无上天。妙有玄真境，渺渺紫金阙。太微玉清宫，无极无上圣。廓落发光明，寂寂浩无宗。玄范总十方，湛寂真常道。恢漠大神通，玉皇大天尊、玄穹高上帝人各一拜。

臣等志心归命礼，愿苦恼全平普蒙解脱，玉皇大天尊、玄穹高上帝。

臣等志心归命礼，愿山神卫护猛兽自退，玉皇大天尊、玄穹高上帝。

臣等志心归命礼，愿风浪顿止安稳达岸，玉皇大天尊、玄穹高上帝。

臣等志心归命礼，愿是诸恶贼悉自退散，玉皇大天尊、玄穹高上帝。

臣等志心归命礼，愿冤枉自伸枷锁解脱，玉皇大天尊、玄穹高上帝。

臣等志心归命礼，愿众邪远避所苦除愈，玉皇大天尊、玄穹高上帝。

臣等志心归命礼，愿魔鬼殄除精灵伏藏，玉皇大天尊、玄穹高上帝。

臣等志心归命礼，愿一切灾殃不能侵近，玉皇大天尊、玄穹高上帝。

臣等志心归命礼，愿一切重病便得痊愈，玉皇大天尊、玄穹高上帝。

臣等志心归命礼，愿诸恶鬼神尽自消灭，玉皇大天尊、玄穹高上帝。

臣等志心归命礼，愿至度道岸无使灾侵，玉皇大天尊、玄穹高上帝。

臣等志心归命礼，愿保命度灾扫诸不祥，玉皇大天尊、玄穹高上帝。

臣等志心归命礼，愿一切灾魔自然殄灭，玉皇大天尊、玄穹高上帝。

臣等志心归命礼，愿消咒诅蛊毒之灾，玉皇大天尊、玄穹高上帝。

臣等志心归命礼，愿消兵戈并起之灾，玉皇大天尊、玄穹高上帝。

臣等志心归命礼，愿消疫气大行之灾，玉皇大天尊、玄穹高上帝。

臣等志心归命礼，愿消水旱虫蝗之灾，玉皇大天尊、玄穹高上帝。

臣等志心归命礼，愿消凶岁饥馑之灾，玉皇大天尊、玄穹高上帝。

臣等志心归命礼，愿消贫穷困苦之灾，玉皇大天尊、玄穹高上帝。

臣等志心归命礼，愿消种种恶病之灾，玉皇大天尊、玄穹高上帝。

臣等志心归命礼，愿消疥癞痈疽之灾，玉皇大天尊、玄穹高上帝。

臣等志心归命礼，愿消忧悲苦恼之灾，玉皇大天尊、玄穹高上帝。

臣等志心归命礼，愿消日夜相煎之灾，玉皇大天尊、玄穹高上帝。

臣等志心归命礼，愿消横恶所加之灾，玉皇大天尊、玄穹高上帝。

臣等志心归命礼，愿消牢狱系锁之灾，玉皇大天尊、玄穹高上帝。

臣等志心归命礼，愿消非分自害之灾，玉皇大天尊、玄穹高上帝。

臣等志心归命礼，愿消误食毒药之灾，玉皇大天尊、玄穹高上帝。

臣等志心归命礼，愿消虎狼毒蛇之灾，玉皇大天尊、玄穹高上帝。

臣等志心归命礼，愿消冤家雠对之灾，玉皇大天尊、玄穹高上帝。

臣等志心归命礼，愿消值遇恶人之灾，玉皇大天尊、玄穹高上帝。

臣等志心归命礼，愿消被他屠割之灾，玉皇大天尊、玄穹高上帝。

臣等志心归命礼，愿消推落崖岸之灾，玉皇大天尊、玄穹高上帝。

臣等志心归命礼，愿消邪精残害之灾，玉皇大天尊、玄穹高上帝。

臣等志心归命礼，愿消水火漂焚之灾，玉皇大天尊、玄穹高上帝。

臣等志心归命礼，愿消刀兵横诛之灾，玉皇大天尊、玄穹高上帝。

臣等志心归命礼，愿消横丧天年之灾，玉皇大天尊、玄穹高上帝。

众讳玉帝诰一遍。

臣等志心皈神、皈身皈命，玉皇大天尊、玄穹高上帝。重念臣某弟子某等有体有形，无能无善，劫劫难逃乎厄难，生生岂免乎灾愆。各受凡躯，未免管星而随运；矧为人类，不能离数而超缘。天地亦有于否终，日月尚闻于薄蚀。三灾八难，九厄十缠，钟人而人不能安，移岁而岁不能稔。既遵典教，已罄忏禳。伏愿悉获消除，退严星而平舛运；咸蒙护度，回定数而解前缘。洪灾散于万殊，厄会消于一已。余殃以殄，劫运可逃，至道岸无使灾侵，处尘寰动与吉会。并与同居诸眷，更为在世群生。命泰身安，日昌月富。臣等志心稽首，礼谢无上虚皇至真三宝。

集 福

伏以斋戒事帝，冀肸蚃以潜通；馨香感神，仗氤氲而上达。臣等恭运道香、德香、慧香、无为香、清净香、自然香、妙洞真香、超三界香、三境真香，满琼楼玉京，遍周天法界，普伸供养。说经教主元始天尊、抱送玉帝灵宝天尊、流演圣教道德天尊、诸天化身玉皇大天尊玄穹高上帝，帝父光严妙乐国王，帝母宝月光皇后，清净自然觉王如来高虚清明天主帝君。经筵启问玉虚上帝，昊天上帝，五老上帝，慈悲度厄真人，寻声救苦真人，济生度死真人，万福护身真人，妙行真人，夜光玉女、灵妃玉女、一切元君，三世金仙大乘菩萨，十方至圣无量帝君，三元三官大帝，北极四圣真君，南辰北斗、周天列曜、拱极群真自然大仙天真皇人，三天扶教辅元大法天师真君，九天开化司禄宏仁帝君，演教警化纯阳孚佑帝君，洞玄惠世玉蟾白真人，清微启教紫虚保仙元君，灵宝、道德、正一、全真诸派演法垂文传道授业阐教度人一切道德师尊仙众，雷霆诸司天将、法箓印令官君，十方飞天神王、天丁力士、诸仙兵马，五岳真君，地水圣众、城隍瘟火等神，功曹符使，里域灵官，三界万灵，十方真宰。法筵应感，一切真仙。悉仗真香，普同供养。恭望天慈，俯垂降鉴。臣谨奏为入意愿冀感通，曲从所祷。以今恭逢谷旦，式展刍忱，香花罗列以皈依，灯果广陈而供养。恭望暂离帝阙，款驻凡筵。俯察精虔，鉴苹蘩之报谢；洞矜恳祷，副草芥之微诚。仰对元慈，宣扬忏法。举道场众等人各运心长跪礼忏如法。

具箓职臣某领录奉大道弟子某等谨虔诚再拜，奏启三清上圣，玉皇至尊，帝父帝母，至圣至真，三宝三界，一切真灵。

臣等恭闻：尊居无上北极真空。是身，清净之道身；本行，难行之苦行。济幽拯显，宣正化而扬神功；助国救人，施财宝而舍血肉。启诸道藏，演说灵章，教菩萨之大乘，悟金仙之妙道。为慈悲父，诚大丈夫，大圣大慈，大悲大愿，昔未曾有，叹莫能穷。臣等下情无任恳祝赞扬之至，普与过往祖先、见存眷属、尘寰品汇、长夜幽魂，倾倒虔恭，皈依敬礼，称扬名号，著想尊容，如教奉行，依经祝愿。

众诔：

太上弥罗无上天。妙有玄真境，渺渺紫金阙。太微玉清宫，无极无上圣。廓落发光明，寂寂浩无宗。玄范总十方，湛寂真常道。恢漠大神通，玉皇大天尊、玄穹高上帝人各一拜。

臣等志心归命礼，愿安乐快然神风遏著，玉皇大天尊、玄穹高上帝。

臣等志心归命礼，愿妇人临难母子平安，玉皇大天尊、玄穹高上帝。

臣等志心归命礼，愿才辩明慧人中尊贵，玉皇大天尊、玄穹高上帝。

臣等志心归命礼，愿贵遇人君职务迁转，玉皇大天尊、玄穹高上帝。

臣等志心归命礼，愿财宝充溢衣食自然，玉皇大天尊、玄穹高上帝。

臣等志心归命礼，愿庆流子孙传之万世，玉皇大天尊、玄穹高上帝。

臣等志心归命礼，愿五谷丰熟黎庶安泰，玉皇大天尊、玄穹高上帝。

臣等志心归命礼，愿是诸恶星返降吉祥，玉皇大天尊、玄穹高上帝。

臣等志心归命礼，愿是人功德坦然无碍，玉皇大天尊、玄穹高上帝。

臣等志心归命礼，愿殄灭凶殃安稳自在，玉皇大天尊、玄穹高上帝。

臣等志心归命礼，愿出言希闻所至恭敬，玉皇大天尊、玄穹高上帝。

臣等志心归命礼，愿显贵崇重光大其门，玉皇大天尊、玄穹高上帝。

臣等志心归命礼，愿吉祥炽盛灾障不侵，玉皇大天尊、玄穹高上帝。

臣等志心归命礼，愿道根深重宿有善缘，玉皇大天尊、玄穹高上帝。

臣等志心归命礼，愿宿植道种广种福业，玉皇大天尊、玄穹高上帝。

臣等志心归命礼，愿仙丹妙宝随意自得，玉皇大天尊、玄穹高上帝。

臣等志心归命礼，愿坐招自然天福益固，玉皇大天尊、玄穹高上帝。

臣等志心归命礼，愿神生净土莲花化生，玉皇大天尊、玄穹高上帝。

臣等志心归命礼，愿天珍异宝庄严身相，玉皇大天尊、玄穹高上帝。

臣等志心归命礼，愿善言童子上奏三官，玉皇大天尊、玄穹高上帝。

臣等志心归命礼，愿黑簿除名青编注算，玉皇大天尊、玄穹高上帝。

臣等志心归命礼，愿诸仙赞重先亡生天，玉皇大天尊、玄穹高上帝。

臣等志心归命礼，愿宿映解脱所往通达，玉皇大天尊、玄穹高上帝。

臣等志心归命礼，愿无贼盗事所求遂心，玉皇大天尊、玄穹高上帝。

臣等志心归命礼，愿除水火厄横事潜消，玉皇大天尊、玄穹高上帝。

臣等志心归命礼，愿夜梦吉祥疾病不临，玉皇大天尊、玄穹高上帝。

臣等志心归命礼，愿智慧聪明人见欢喜，玉皇大天尊、玄穹高上帝。

臣等志心归命礼，愿衣食丰盛子孙荣贵，玉皇大天尊、玄穹高上帝。

臣等志心归命礼，愿六亲见喜门族和睦，玉皇大天尊、玄穹高上帝。

臣等志心归命礼，愿除三恶报转女成男，玉皇大天尊、玄穹高上帝。

臣等志心归命礼，愿形容端严为国大臣，玉皇大天尊、玄穹高上帝。

臣等志心归命礼，愿生逢大道鬼神钦仰，玉皇大天尊、玄穹高上帝。

臣等志心归命橙，愿得宿命通诸神护念，玉皇大天尊、玄穹高上帝。

臣等志心归命礼，愿九族受应处世长年，玉皇大天尊、玄穹高上帝。

臣等志心归命礼，愿有情赖善魔王保迎，玉皇大天尊、玄穹高上帝。

臣等志心归命礼，愿决超三界白日上升，玉皇大天尊、玄穹高上帝。

众讳玉帝诰一遍。

臣等志心皈神、皈身皈命，玉皇大天尊、玄穹高上帝。重念臣某弟子某等轮转尘寰，漂沉世域，不修善本之因果，宁有福缘之集臻。福力崇高，必是仙徒，而乃可善念圆熟，即非天人而不能。既未及处于仙乡，岂能得生于天界。以干敷锡，特致祈求。爰按妙典之载言，故谓持经而后得。露香恳请，望帝仁慈。伏愿惠泽雾沾，尽覃一门之殊庆；仁风瑞扇，广布万国之宏休。百祥来介而昌隆，五福敛锡而康义。恩垂旷荡，泽沛庞洪，谅蒙慈悯以消灾，必冀哀怜而赦罪。均享绵长之福，咸跻仁寿之乡。不异玄中，如居尘外。臣等志心稽首，礼谢无上虚皇正真三宝。

成　真

伏以斋戒事帝，冀胏夅以潜通；馨香感神，仗氲氲而上达。臣等恭运道香、德香、慧香、无为香、清净香、自然香、妙洞真香、超三界香、三境真香，满琼楼玉京，遍周天法界，普伸供养。

说经教主元始天尊、抱送玉帝道君天尊、流演圣教道德天尊、诸天化身玉皇大天尊玄穹高上帝，帝父光严妙乐国王，帝母宝月光皇后，清净自然觉王如来高虚清明天主帝君。经筵启问玉虚上帝，昊天上帝，五老上帝，慈悲度厄真人，寻声救苦真人，济生度死真人，万福护身真人，妙行真人，夜光玉女、灵妃玉女、一切元君，三世金仙大乘菩萨，十方至圣无量帝君，三元三官大帝，北极四圣真君，南辰北斗、周天列宿、拱极群真自然大仙天真皇人，三天扶教辅元大法天师真君，九天开化司禄宏仁帝君，演教警化纯阳孚佑帝君，洞玄惠世玉蟾白真人，清微启教紫虚保仙元君，灵宝、道德、正一、全真诸派演法垂文传道授业阐教度人一切道德师尊仙众，雷霆诸司天将、法箓印令官君，十方飞天神王、天丁力士、诸仙兵马，五岳真君，地水圣众、城隍瘟火等神，功曹符使，里域灵官，三界万灵，十方真宰。法筵应感，一切真仙。悉伏真香，普同供养。恭望天慈，俯垂降鉴。臣谨奏为入意愿冀感通，曲从所祷。以今恭逢谷旦，式展刍忱。香花罗列以皈依，灯果广陈而供养。恭望暂离帝阙，款驻凡筵。俯察精虔，鉴苹蘩之报谢；洞矜恳祷，副草芥之微诚。仰对元慈，宣扬忏法。举道场众等人各运心长跪礼忏如法。

具箓职臣某领箓奉大道弟子某等谨虔诚再拜，奏启三清上圣，玉皇至尊，帝父帝母，至圣至真，三宝三界，一切真灵。

臣等恭闻光明座上，元始会前，亲探不二之法门，默显具六之神力。妙圆清净，周赞十号以度人；智慧辩才，故称四生之慈父。上灵上圣，至道至尊。是帝身，即道身；为法体，非常体。混元圣祖，三界尊师，大圣大慈，大悲大愿。昔未曾有，叹莫能穷。臣等下情无任恳祝赞扬之至，普与过往祖先、见存眷属、尘寰品汇、长夜幽魂，倾倒虔恭，皈依敬礼，称扬名号，著想尊容，如教奉行，依经祝愿。

众讳：

太上弥罗无上天。妙有玄真境，渺渺紫金阙。太微玉清宫，无极无上圣。廓落发光明，寂寂浩无宗。玄范总十方，湛寂真常道。恢漠大神通，玉皇大天尊、玄穹高上帝人各一拜。

臣等志心归命礼，愿绀发朱颜转得形容，玉皇大天尊、玄穹高上帝。

臣等志心归命礼，愿少壮幼稚光泽美好，玉皇大天尊、玄穹高上帝。

臣等志心归命礼，愿得生十方诸大天宫，玉皇大天尊、玄穹高上帝。

臣等志心归命礼，愿嬉游圣域餐听法音，玉皇大天尊、玄穹高上帝。

臣等志心归命礼，愿依按奉行登真成道，玉皇大天尊、玄穹高上帝。

臣等志心归命礼，愿勤行修奉克致神仙，玉皇大天尊、玄穹高上帝。

臣等志心归命礼，愿一切玉女持幢下迎，玉皇大天尊、玄穹高上帝。

臣等志心归命礼，愿获宿命通遵奉大道，玉皇大天尊、玄穹高上帝。

臣等志心归命礼，愿展转修行至登道岸，玉皇大天尊、玄穹高上帝。

臣等志心归命礼，愿修真学道了悟生死，玉皇大天尊、玄穹高上帝。

臣等志心归命礼，愿自在逍遥号人中圣，玉皇大天尊、玄穹高上帝。

臣等志心归命礼，愿德慧长新同诸真人，玉皇大天尊、玄穹高上帝。

臣等志心归命礼，愿得为九天真仙之人，玉皇大天尊、玄穹高上帝。

臣等志心归命礼，愿太真御几玉妃拂筵，玉皇大天尊、玄穹高上帝。

臣等志心归命礼，愿万神班列诸天临坛，玉皇大天尊、玄穹高上帝。

臣等志心归命礼，愿三界侍卫五帝司迎，玉皇大天尊、玄穹高上帝。

臣等志心归命礼，愿身处五云光明赫奕，玉皇大天尊、玄穹高上帝。

臣等志心归命礼，愿上升天宫众真下迎，玉皇大天尊、玄穹高上帝。

臣等志心归命礼，愿顿得超证无上妙道，玉皇大天尊、玄穹高上帝。

臣等志心归命礼，愿五帝辅翼召使神仙，玉皇大天尊、玄穹高上帝。

臣等志心归命礼，愿御役神官运道阴阳，玉皇大天尊、玄穹高上帝。

臣等志心归命礼，愿千灵敬仰万神慑伏，玉皇大天尊、玄穹高上帝。

臣等志心归命礼，愿百邪避路群魔束形，玉皇大天尊、玄穹高上帝。

臣等志心归命礼，愿逍遥自在与道长存，玉皇大天尊、玄穹高上帝。

臣等志心归命礼，愿证功德身一切有情被其应护，玉皇大天尊、玄穹高上帝。

臣等志心归命礼，愿证神通身一切吉祥咸臻集故，玉皇大天尊、玄穹高上帝。

臣等志心归命礼，愿证清净身是诸恶业皆不能侵，玉皇大天尊、玄穹高上帝。

臣等志心归命礼，愿证威德身天魔异道皆不能摄，玉皇大天尊、玄穹高上帝。

臣等志心归命礼，愿证无等身上帝谣唱万神敬护，玉皇大天尊、玄穹高上帝。

臣等志心归命礼，愿证坚固身恶劫大难不能损害，玉皇大天尊、玄穹高上帝。

臣等志心归命礼，愿证道藏身口出语言鬼神钦仰，玉皇大天尊、玄穹高上帝。

臣等志心归命礼，愿证慈悲身六道众生赖其善力，玉皇大天尊、玄穹高上帝。

臣等志心归命礼，愿证大道身出入所在无诸恐怖，玉皇大天尊、玄穹高上帝。

臣等志心归命礼，愿证良医身善行妙法安乐于人，玉皇大天尊、玄穹高上帝。

臣等志心归命礼，愿证光明身常为帝光之所摄受，玉皇大天尊、玄穹高上帝。

臣等志心归命礼，愿证自在身天宫妙境神常能游，玉皇大天尊、玄穹高上帝。

众讳，玉帝诰，一遍

臣等志心皈神、皈身皈命，玉皇大天尊，玄穹高上帝。重念臣某弟子某等求道未勤，修真有怠，再观本行之经教，深贵能持之学人。凡读是经，可得真人之睿号；倘集其奥，获蒙仙道之圆成。敢叠伸礼拜之恭，庶可沐简穰之降。一心发念，众口宣扬，特祈断障以消愆，故究造玄而入妙。爰伸禳谢，以丐提携。伏愿道炁咸臻，超沉尸而起飞魄；天福益固，游圣域而听法音。神超八极以逍遥，身处五云而赫奕。克成道果，不复凡身。三界侍卫而司迎，千灵敬仰而慑伏。上及过往祖祢，下同见在师资，俱入妙门，同登道岸。某等志心稽首，礼谢无上虚皇正真三宝。

结 意

伏以斋戒事帝，冀肸蚃以潜通；馨香感神，仗氤氲而上达。臣等恭运道香、德香、慧香、无为香、清净香、自然香、妙洞真香、超三界香、三境真香，满琼楼玉京，遍周天法界，普伸供养。

说经教主元始天尊、抱送玉帝道君天尊、流演圣教道德天尊、诸天化身玉皇大天尊玄穹高上帝，帝父光严妙乐国王，帝母宝月光皇后，清净自然觉王如来高虚清明天主帝君。经筵启问玉虚上帝，昊天上帝，五老上帝，慈悲度厄真人，寻声救苦真人，济生度死真人，万福护身真人，妙行真人，夜光玉女、灵妃玉女、一切元君，三世金仙大乘菩萨，十方至圣无量帝君，三元三官大帝，北极四圣真君，南辰北斗、周天列宿、拱极群真自然大仙天真皇人，三天扶教辅元大法天师真君，九天开化司禄宏仁帝君，演教警化纯阳孚佑帝君，洞玄惠世玉蟾白真人，清微启教紫虚保仙元君，灵宝、道德、正一、全真诸派演法垂文传道授业阐教度人一切道德师尊仙众，雷霆诸司天将、法箓印令官君，十方飞天神王、天丁力士、诸仙兵马，五岳真君，地水圣众、城隍瘟火等神，功曹符使，里域灵官，三界万灵，十方众圣。法筵应感，一切真仙。悉仗真香，普同供养。恭望天慈，俯垂降鉴。臣谨奏为入意愿冀感通，曲从所祷。以今恭逢谷旦，式展刍忱，香花罗列以皈依，灯果广陈而供养。恭望暂离帝阙，款驻凡筵。俯察精虔，鉴苹蘩之报谢；洞矜恳祷，副草芥之微诚。仰对元慈，宣扬忏法。举道场众等人各运心长跪礼忏如法。

具箓职臣某领箓奉大道弟子某等谨虔诚再拜，奏启三清上圣，玉皇至尊，帝父帝母，至圣至真，三宝三界，一切真灵。

臣等恭闻：妙有真境，弥罗上天，道妙而玄之又玄，位尊而上极无上。湛寂真静，信常拟议之至难；恢漠神通，岂在形容之可尽。巍巍大范，寂寂无宗，为玉皇高上尊，是金阙玄穹主。拔度生死，运化古今，大圣大慈，大悲大愿，昔未曾有，叹莫能穷。臣等下情无任恳祝赞扬之至，普与过往祖先、见存眷属、尘寰品汇、长夜幽魂，倾倒虔恭，皈依敬礼，称扬名号，著想尊容，如教奉行，依经祝愿。

众讽：

太上弥罗无上天。妙有玄真境，渺渺紫金阙。太微玉清宫，无极无上圣。廓落发光明，寂寂浩无宗。玄范总十方，湛寂真常道。恢漠大神通，玉皇大天尊、玄穹高上帝人各一拜。

臣等志心归命礼，愿天下歌谣欣国太平，玉皇大天尊、玄穹高上帝。

臣等志心归命礼，愿长夜九幽即时破坏，玉皇大天尊、玄穹高上帝。

臣等志心归命礼，愿地狱众生化生诸天，玉皇大天尊、玄穹高上帝。

臣等志心归命礼，愿普为十方演说诸法，玉皇大天尊、玄穹高上帝。

臣等志心归命礼，愿颜容姝妙端严奇特，玉皇大天尊、玄穹高上帝。

臣等志心归命礼，愿言音清彻众所乐闻，玉皇大天尊、玄穹高上帝。

臣等志心归命礼，愿闻是香者普蒙开度，玉皇大天尊、玄穹高上帝。

臣等志心归命礼，愿心无退转起大坚固，玉皇大天尊、玄穹高上帝。

臣等志心归命礼，愿是故身色神通智慧，玉皇大天尊、玄穹高上帝。

臣等志心归命礼，愿闻是说已心得开悟，玉皇大天尊、玄穹高上帝。

臣等志心归命礼，愿皆生诸天得受快乐，玉皇大天尊、玄穹高上帝。

臣等志心归命礼，愿普放神光照烛法界，玉皇大天尊、玄穹高上帝。

臣等志心归命礼，愿鬼籍尽除神生净土，玉皇大天尊、玄穹高上帝。

臣等志心归命礼，愿国土清平人民乐业，玉皇大天尊、玄穹高上帝。

臣等志心归命礼，愿身心清净命终生天，玉皇大天尊、玄穹高上帝。

臣等志心归命礼，愿闻者罪灭永出爱河，玉皇大天尊、玄穹高上帝。

臣等志心归命礼，愿朽树故根已枯使荣，玉皇大天尊、玄穹高上帝。

臣等志心归命礼，愿蠢动蜎息长生化形，玉皇大天尊、玄穹高上帝。

臣等志心归命礼，愿亡者命过魂归三清，玉皇大天尊、玄穹高上帝。

臣等志心归命礼，愿所有求愿如意称遂，玉皇大天尊、玄穹高上帝。

臣等志心归命礼，愿衣食自然子孙富贵，玉皇大天尊、玄穹高上帝。

臣等志心归命礼，愿精心恭奉家国安宁，玉皇大天尊、玄穹高上帝。

臣等志心归命礼，愿致国太平凶寇自夷，玉皇大天尊、玄穹高上帝。

臣等志心归命礼，愿运推数周正道常行，玉皇大天尊、玄穹高上帝。

臣等志心归命礼，愿一切枯槁便生枝叶，玉皇大天尊、玄穹高上帝。

臣等志心归命礼，愿南宫受炼飞步上清，玉皇大天尊、玄穹高上帝。

臣等志心归命礼，愿上度诸天下济幽魂，玉皇大天尊、玄穹高上帝。

臣等志心归命礼，愿减我万罪增我遐龄，玉皇大天尊、玄穹高上帝。

臣等志心归命礼，愿功德昌盛黄箓书名，玉皇大天尊、玄穹高上帝。

臣等志心归命礼，愿渺渺亿劫使我长存，玉皇大天尊、玄穹高上帝。

臣等志心归命礼，愿天人衰相永得除灭，玉皇大天尊、玄穹高上帝。

臣等志心归命礼，愿王臣兆庶得长寿乐，玉皇大天尊、玄穹高上帝。

臣等志心归命礼，愿一切诸魔无斗战苦，玉皇大天尊、玄穹高上帝。

臣等志心归命礼，愿一切众生离地狱苦，玉皇大天尊、玄穹高上帝。

臣等志心归命礼，愿一切饿鬼无饥渴恼，玉皇大天尊、玄穹高上帝。

臣等志心归命礼，愿一切畜生得智慧乐，玉皇大天尊、玄穹高上帝。

众讳玉帝诰一遍。

臣等志心皈神、皈身皈命，玉皇大天尊、玄穹高上帝。重念臣某弟子某等洗忏愆瑕，朝修祝愿，谅沐慈悲而相佑，特垂原宥以昭通。得睹慈颜，罪福之缘而明了；普闻妙法，障固之目而断除。消灾集福以成真，赞叹皈依而满愿。实为庆幸，岂匪因缘。庶蒙真境之自明，得俾诸尘之无起。悉令意遂，莫使心违。伏愿江海山林，尽赖帝名之余福；人天风雨，皆沾经力之大恩。庶民乐业以无虞，国土清平而有庆，称心如意，与道合真。财宝充盈而自然，子孙荣贵而丰盛。七祖九玄超度，六亲百眷和昌。永庇含生，普希大宥。臣等志心稽首，礼谢无上虚皇至真三宝。

满 愿

伏以斋戒事帝，冀肸蚃以潜通；馨香感神，仗氤氲而上达。臣等恭运道香、德香、慧香、无为香、清静香、自然香、妙洞真香、超三界香、三境真香，满琼楼玉京，遍周天法界，普伸供养。

说经教主元始天尊、抱送玉帝道君天尊、流演圣教道德天尊、诸天化身玉皇大天尊玄穹高上帝，帝父光严妙乐国王，帝母宝月光皇后，清净自然觉王如来高虚清明天主帝君。经筵启问玉虚上帝，昊天上帝，五老上帝，慈悲度厄真人，寻声救苦真人，济生度死真人，万福护身真人，妙行真人，夜光玉女、灵妃玉女、一切元君，三世金仙大乘菩萨，十方至圣无量帝君，三元三官大帝，北极四圣真君，南辰北斗、周天列曜、拱极群真自然大仙天真皇人，三天扶教辅元大法天师真君，九天开化司禄宏仁帝君，演教警化纯阳孚佑帝君，洞玄惠世玉蟾白真人，清微启教紫虚保仙元君，灵宝、道德、正一、全真诸派演法垂文传道授业阐教度人一切道德师尊仙众，雷霆诸司天将、法箓印令官君，十方飞天神王、天丁力士、诸仙兵马，五岳真君，地水圣众、城隍瘟火等神，功曹符使，里域灵官，三界万灵，十方众圣。法筵应感，一切真仙。悉仗真香，普同供养。恭望天慈，俯垂降鉴。臣谨奏为入意愿冀感通，曲从所祷，以今恭逢谷旦，式展刍忱，香花罗列以皈依，灯果广陈而供养。恭望暂离帝阙，款驻凡筵。俯察精虔，鉴苹蘩之报谢；洞矜恳祷，副草芥之微诚。仰对元慈，宣扬忏法举道场众等人各运心长跪礼忏如法。

具箓职臣某领词奉大道弟子某等谨虔诚再拜，上奏三清上圣，玉皇至尊，帝父帝母，至圣至真，三宝三界，一切真灵。

臣等恭闻：巍巍金阙，渺渺重霄，弘为诸佛之圣师，证作万天之帝主。慈悲一切，故放十七大光明；愍念有情，特示三十种功德。是穹苍主为浩劫，尊每利济于群生，常行化于多劫。普垂教法，周遍名声，大圣大慈，大悲大愿，昔未曾有，叹莫能穷。臣等下情无任恳祝赞扬之至，普与过往祖先、见存眷属、尘寰品汇、长夜幽魂，倾倒虔恭，皈依敬礼，称扬名号，注想尊容，如教奉行，依经祝愿。

众讳：

太上弥罗无上天。妙有玄真境，渺渺紫金阙。太微玉清宫，无极无上圣。廓落发光明，寂寂浩无宗。玄范总十方，湛寂真常道。恢漠大神通，玉皇大天尊、玄穹高上帝人各立拜。

臣等志心归命礼，愿凡夫学士尽得飞升，玉皇大天尊、玄穹高上帝。

臣等志心归命礼，愿一切人民咸臻道炁，玉皇大天尊、玄穹高上帝。

臣等志心归命礼，愿白首面皱皆得化度，玉皇大天尊、玄穹高上帝。

臣等志心归命礼，愿苦恼痊平普蒙解脱，玉皇大天尊、玄穹高上帝。

臣等志心归命礼，愿沉尸飞魄皆起复形，玉皇大天尊、玄穹高上帝。

臣等志心归命礼，愿三恶道苦一时解脱，玉皇大天尊、玄穹高上帝。

臣等志心归命礼，愿六道众生普蒙开度，玉皇大天尊、玄穹高上帝。

臣等志心归命礼，愿无诸系滞皆得往生，玉皇大天尊、玄穹高上帝。

臣等志心归命礼，愿库藏财宝尽将散施，玉皇大天尊、玄穹高上帝。

臣等志心归命礼，愿幽显凡圣普沾圣泽，玉皇大天尊、玄穹高上帝。

臣等志心归命礼，愿睹此光明悉皆云集，玉皇大天尊、玄穹高上帝。

臣等志心归命礼，愿一切众生咸臻道化，玉皇大天尊、玄穹高上帝。

臣等志心归命礼，愿一切地狱尽承光力，玉皇大天尊、玄穹高上帝。

臣等志心归命礼，愿受苦众生皆生诸天，玉皇大天尊、玄穹高上帝。

臣等志心归命礼，愿今日大吉咸仰玄功，玉皇大天尊、玄穹高上帝。

臣等志心归命礼，愿得睹慈颜咸蒙护度，玉皇大天尊、玄穹高上帝。

臣等志心归命礼，愿六凡四圣普叨道荫，玉皇大天尊、玄穹高上帝。

臣等志心归命礼，愿末代烝民俱获寿考，玉皇大天尊、玄穹高上帝。

臣等志心归命礼，愿同苦罪众咸蒙护度，玉皇大天尊、玄穹高上帝。

臣等志心归命礼，愿承斯胜利皆生天上，玉皇大天尊、玄穹高上帝。

臣等志心归命礼，愿一切众生皆沾胜利，玉皇大天尊、玄穹高上帝。

臣等志心归命礼，愿一切恶业悉得消灭，玉皇大天尊、玄穹高上帝。

臣等志心归命礼，愿众魔外道悉皆慑伏，玉皇大天尊、玄穹高上帝。

臣等志心归命礼，愿蛊毒之类皆自消灭，玉皇大天尊、玄穹高上帝。

臣等志心归命礼，愿心欲愿者一切如意，玉皇大天尊、玄穹高上帝。

臣等志心归命礼，愿玉皇开化溥度天人，玉皇大天尊、玄穹高上帝。

臣等志心归命礼，愿怀胎含孕俱得生成，玉皇大天尊、玄穹高上帝。

臣等志心归命礼，愿无穷无极普监度生，玉皇大天尊、玄穹高上帝。

臣等志心归命礼，愿今日大吉皆得光明，玉皇大天尊、玄穹高上帝。

臣等志心归命礼，愿说是语时溥得开悟，玉皇大天尊、玄穹高上帝。

臣等志心归命礼，愿法筵清众咸仰道言，玉皇大天尊、玄穹高上帝。

臣等志心归命礼，愿此经尊妙普度天人，玉皇大天尊、玄穹高上帝。

臣等志心归命礼，愿兆民歌唱普天兴隆，玉皇大天尊、玄穹高上帝。

臣等志心归命礼，愿短命众生各得长寿，玉皇大天尊、玄穹高上帝。

臣等志心归命礼，愿心有所请一切应奉，玉皇大天尊、玄穹高上帝。

臣等志心归命礼，愿秘此妙法溥福含灵，玉皇大天尊、玄穹高上帝。

众诔玉帝诰一遍。

臣等志心皈神、皈身皈命，玉皇大天尊、玄穹高上帝。重念臣某弟子某等人各有心，众宁无愿。岂有其心之可一，惟无所愿之不同。各有所求，或务济民而利物；岂无要者，欲求证道以成真。坠苦常欲于升迁，贫穷惟思于富贵，必待其满而后释。然仰惟妙道之垂慈，能遂众生之所欲。用敢饭命，求乞从人。伏愿俯察凡忱，尚赖随机而赴感。特垂天听，悉令应念以从心。先祈保国以保民；次冀利他而利己。为幽为显，亘古亘今，见存眷属以咸宁，过往祖先而普度。福利九幽破坏，功沾长夜光明。并与群生，同依众善。臣等志心稽首，礼谢无上虚皇正真三宝。

回 向

  人情有恪，作善降之百祥；帝念无私，惟天祐于一德。向来臣法众等，恭对大道，御前拜礼，《太上洞玄灵宝高上玉皇满愿宝忏》一部，计终十卷。以兹功德，专为奉道弟子某悔过消灾延生集庆。伏愿凡情通感，上帝鉴观。障断罪除，心愿悉臻于满足，灾消福集，玄功获遂于圆成。与诸有情，证无上道，皈依三宝，回向九清，为上因缘，志心称念：大圣元始天尊，上清灵宝天尊，太上道德天尊，玉皇宥过天尊。无量不可思议功德。

     （底本出处《正统道藏》洞真部威仪类。）

第一编

通说

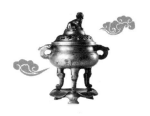

摄生养性

抱朴子养生论

抱朴子曰：一人之身，一国之象也。胸腹之设，犹宫室也。肢体之位，犹郊境也。骨节之分，犹百官也。腠理之间，犹四衢也。神犹君也，血犹臣也，炁犹民也，故至人能治其身，亦如明主能治其国。夫爱其民，所以安其国。爱其气，所以全其身。民弊国亡，气衰身谢。是以至人上士，乃施药于未病之前，不追修于既败之后。故知生难保而易散，气难清而易浊。若能审机权，可以制嗜欲，保全性命。且夫善养生者，先除六害，然后可以延驻于百年。何者是耶？一曰薄名利，二曰禁声色，三曰廉货财，四曰损滋味，五曰除佞妄，六曰去沮嫉。六者不除，修养之道徒设尔。盖缘未见其益，虽心希妙道，口念真经，咀嚼英华，呼吸景象，不能补其短促。诚缘舍其本而忘其末，深可诫哉。所以保和全真者，乃少思、少念、少笑、少言、少喜、少怒、少乐、少愁、少好、少恶、少事、少机。夫多思则神散，多念则心劳，多笑则脏腑上翻，多言则气海虚脱，多喜则膀胱纳客风，多怒则腠理奔血，多乐则心神邪荡，多愁则头鬓憔枯，多好则志气倾溢，多恶则精爽奔腾，多事则筋脉干急，多机则智虑沉迷。斯乃伐人之生甚于斤斧，损人之命猛于豺狼。无久坐，无久行，无久视，无久听。不饥勿强食，不渴勿强饮。不饥强食则脾劳，不渴强饮则胃胀。

体欲常劳，食欲常少。劳勿过极，少勿至饥。冬朝勿空心，夏夜勿饱食。早起不在鸡鸣前，晚起不在日出后，心内澄则真神守其位，气内定则邪物去其身。行欺诈则神悲，行争竞则神沮。轻侮于人当减算，杀害于物必伤年。行一善则魂神乐，构一恶则魄神欢，魄神乐死，魂神好生。常以宽泰自居，恬愉自守，则身形安静，灾害不干。生录必书其名，死籍必削其咎。养生之理，尽于此矣。至于炼还丹以补脑，化金液以留神，斯乃上真之妙道，盖非食谷啖血者，越分而修之。万人之中，得者殊少，深可诫焉。

老君曰：存吾此道，上士全修延寿命，中士半修无灾病，下士时修免夭横，愚者失道挨其性。其斯之谓欤。

（底本出处《正统道藏》洞神部方法类。）

养性延命录

序

夫禀气含灵，唯人为贵人所贵者，盖贵为生。生者神之本，形者神之具。神大用则竭，形大劳则毙。若能游心虚静，息虑无为，服元气于子后，时导引于闲室，摄养无亏，兼饵良药，则百年耆寿，是常分也。如恣意以耽声色，役智而图富贵，得丧恒切于怀，躁挠未能自遣，不拘礼度，饮食无节，如斯之流，宁免夭伤之患也。

余因止观微暇，聊复披览《养生要集》。其集乃钱彦、张湛道林之徒，翟平、黄山之辈，咸是好事英奇，志在宝育，或鸠集仙经真人寿考之规，或得采彭铿老君长龄之术，上自农黄以来，下及魏晋之际，但有益于养生及招损于后患，诸本先皆记录，今略取要法，删弃繁芜，类聚篇题，分为上下两卷，卷有三篇，号为《养性延命录》，拟补助于有缘，冀凭缘以济物耳。或云此书孙思邈所集。

教诫篇第一

《神农经》曰：食谷者，智慧聪明。食石者，肥泽不老。谓炼五石也。食芝者，延年不死。食元气者，地不能埋，天不能杀。是故食药者，与天相异，日月并列。

《混元道经》曰：谷神不死，河上公曰：谷，养也，能养神则不死。神为五脏之神。肝藏魂，肺藏魄，心藏神，肾藏精，脾藏志。五脏尽伤，则五神去。是谓玄牝。言不死之道，在于玄牝。玄，天也，天于人为鼻。牝，地也，地于人为口。天食人以五气，从鼻入藏于心。五气清微，为精神、聪明、音声、五性。其鬼曰魂。魂者，雄也。出入人鼻，与天通故鼻为玄也。地食人以五味，从口入藏于胃。五味浊滞，为形骸、骨肉、血脉、六情。其鬼曰魄。魄者，雌也。出入于口，与地通，故口为牝也。玄牝之门，是谓天地根。根，原也。言鼻口之门，乃是天地之元气，所从往来也。绵绵若存，鼻口呼吸喘息，当绵绵微妙，若可存，复若无有也。用之不勤。用气当宽舒，不当急疾、勤劳。

《混元道德经》曰：出生谓情欲出于五内，魂定魄静，故生也。入死谓情欲入于胸臆，精散神惑，故死也。生之徒十有三，死之徒十有三。言生死之类，各十有三，谓之九窍而四关也。其生也，目不妄视，耳不妄听，鼻不妄嗅，口不妄言，手不妄持，足不妄行，精不妄施。其死也，反是。人之生也，动皆之死地十有三。人欲求生，动作反之，十有三之死地。夫何故？以其求生之厚也。所以动之死地者，以其求求生之活之太厚也。远道反天，妄行失纪。

盖闻善摄生者，陆行不遇兕虎，入军不被甲兵。兕无所投其角，虎无所措其爪，兵无所容其刃。夫何故？以其无死地。以其不犯上十有三之死地也。

《庄子·养生篇》曰：吾生也有涯，向秀曰：生之所禀一各有极也。而智也无涯。嵇康曰：夫不虑而欲，性之动也。识而发感，智之用也。性动者，遇物而当足，则无余智，从感不求，倦而不已。故世之所患，恒在于智困，不在性动也。以有涯随无涯，殆已；郭象曰：以有限之性寻无趣之智，安得而不困哉。已而为智者，殆而已矣。向秀曰：已困于智矣。又为智以攻之者，又殆矣。

《庄子》曰：达生之情者，不务生之所无以为；向秀曰：生之所无以为者，性表之事也。张湛曰：生理自全，为分外所为，此是以有涯随无涯也。达命之情者，不务智之所无奈何。向秀曰：命尽而死者是。张湛曰：乘生顺之理，穷所禀分，岂智所知何也。

《列子》曰：少不勤行，壮不竞时，长而安贫，老而寡欲，闲心劳形，养生之方也。

《列子》曰：一体之盈虚，消息皆通于天地，应于万类。张湛曰：人与阴阳通气。和之于始，和之于终，静神灭想，生之道也。始终和，则神志不散。

《混元妙真经》曰：人常失道，非道失人。人常去生，非生去人。故养生者，慎勿失道。为道者，慎己失生，使道与生相守，生与道相保。

《黄老经玄示》曰：天道施化，与万物无穷；人道施化，形神消亡。转神施精，精竭故衰。形本生精，精生于神。不以生施，故能与天合德；不与神化，故能与道同式。

《玄示》曰：以形化者，尸解之类。神与形离，二者不俱，遂象飞鸟入海为蛤，而随季秋阴阳之气。以气化者，生可冀也；以形化者，甚可畏也。

严君平《老子指归》曰：游心于虚静，结志于微妙，委虑于无欲，归计于无为，故能达生延命，与道为久。

《大有经》曰：或疑者云，始同起于无外，终受气于阴阳，载形魄于天地，资生长于食息，而有愚有智，有强有弱，有寿有夭，天耶？人耶？解者曰：夫形生愚智，天也。强弱寿夭，人也。天道自然，人道自己。始而胎气充实，生而乳食有余，长而滋味不足，壮而声色有节者，强而寿。始而胎气虚耗，生而乳食不足，长而滋味有余，壮而声色自放者，弱而夭。生长全足，加之导养，年未可量。

《道机》曰：人生而命有长短者，非自然也，皆由将身不谨，饮食过差，淫泆无度，忤逆阴阳，魂神不守，精竭命衰，百病萌生，故不终其寿。

《河图帝视萌》曰：侮天时者凶，顺天时者吉。春夏乐山高处，秋冬居卑深藏，吉利多福，寿考无穷。

《雒书宝予命》曰：古人治病之方，和以醴泉，润以元气，药不辛不苦，甘甜多味，常能服之，津流五脏，系在心肺，终身无患。

《孔子家语》曰：食肉者勇敢而悍，虎狼之类。食气者神明而寿，仙人、灵龟是也。食谷者智慧而夭；人也。不食者不死而神。直任喘息而无思虑。

《传》曰：杂食者，百病妖邪所钟，所食愈少，心愈开，年愈益；所食愈多，心愈塞，年愈损焉。

太史公司马谈曰：夫神者，生之本；形者，生之具也。神大用则竭，形大劳则毙。神形早衰，欲与天地长久，非所闻也。故人所以生者，神也。神之所托者，形也。神形离别则死，死者不可复生，离者不可复返，故乃圣人重之。夫养生之道，有都领大归，未能具其会者，但思每与俗反，则暗践胜辙，获过半之功矣。有心之徒，可不察欤。

《小有经》曰：少思、少念、少欲、少事、少语、少笑、少愁、少乐、少喜、少怒、少好、少恶，行此十二少，养生之都契也。多思则神殆，多念则志散，多欲则损志，多事则形疲，多语则气争，多笑则伤藏，多愁则心慑，多乐则意溢，多喜则忘错昏乱，多怒则百脉不定，多好则专迷不治，多恶则憔煎无欢，此十二多不除，丧生之本也。无多者，几乎真人大计。奢懒者寿，悭勤者夭，放散劬吝之异也。田夫寿，膏粱夭，嗜欲少多之验也。处士少疾，游子多患，事务繁简之殊也。故俗人竞利，道士罕营。

胡昭曰：目不欲视不正之色，耳不欲听丑秽之言，鼻不欲向膻腥之气，口不欲尝毒刺之味，心不欲谋欺诈之事，此辱神损寿。又居常而叹息，晨夜而吟啸，干正来邪也。夫常人不得无欲，又复不得无事，但当和心少念，静身损虑，先去乱神犯性，此则啬神之一术也。

《黄庭经》曰：玉池清水灌灵根，审能修之可长存，名曰饮食自然。自然者，则是华池。华池者，口中唾也。呼吸如法，咽之则不饥也。

《老君尹氏内解》曰：唾者，凑为醴泉，聚为玉浆，流为华池，散为精浮，降为甘露。故口为华池，中有醴泉，漱而咽之，溉藏润身，流利百脉，化养万神、支节、毛发，宗之而生也。

《中经》曰：静者寿，躁者夭。静而不能养减寿，躁而能养延年。然静易御，躁难将，尽顺养之宜者，则静亦可养，躁亦可养。

韩融元长曰：酒者，五谷之华，味之至也，亦能损人。然美物难将而易过，养性所宜慎之。

邵仲湛曰：五谷充肌体而不能益寿，百药疗疾延年而不甘口。甘口充肌者，俗人所珍；苦口延年者，道士之所宝。

《素问》曰：黄帝问岐伯曰：余闻上古之人，春秋皆百岁而动作不衰；谓血气犹盛也。今时之人，年始半百动作皆衰者，时世异耶？将人之失耶？岐伯曰：上古之人，其知道者，法则阴阳，和于术数，房中交接之法。饮食有节，起居有度，不妄动作。故能与神俱尽，终其天命，寿过百岁。今时之人则不然，以酒为浆，以妄为常，醉以入房，以欲竭其精，以好散其真，不知持满，不时御神，务快其心，游于阴阳，生治起居，无节无度，故半百而衰也。

老君曰：人生大期，百年为限，节护之者，可至千岁。如膏之用，小炷与大耳。众人大言而我小语，众人多烦而我少记，众人悖暴而我不怒，不以人事累意，不修仕禄之业，淡然无为，神气自满，以为不死之药，天下莫我知也。无谓幽冥，天知人情。无谓暗昧，神见人形。心言小语，鬼闻人声。犯禁满千，地收人形。人为阳善，吉人报之。人为阴善，鬼神报之。人为阳恶，贼人治之。人为阴恶，鬼神治之。故天不欺人依以影，地不欺人依以响。

老君曰：人修善积德而遇其凶祸者，受先人之余殃也；犯禁为恶而遇其福者，蒙先人之余殃也。

《名医叙病论》曰：世人不终耆寿，咸多夭殁者，皆由不自爱惜，忿争尽意，邀名射利，聚毒攻神，内伤骨髓，外贬筋肉，血气将无，经脉便壅，肉理空疏，唯招蛊疾，正气日衰，邪气日盛矣。不异举沧波以注熛火，颓华岭而断涓流，语其易也，甚于兹矣。

彭祖曰：道不在烦，但能不思衣，不思食，不思声，不思色，不思胜，不思负，不思失，不思得，不思荣，不思辱，心不劳，形不极，常导引纳气胎息尔，可得千岁。欲长生无限者，当服上药。

仲长统曰：荡六情五性，有心而不以之思，有口而不以之言，有体而不以之安，安之而能迁，乐之而不爱，以之图之，不知日之益也，不知物之易也。其彭祖、老聃庶几，不然彼何为与人者同类，而与人者异寿？

陈纪元方曰：百病横夭，多由饮食。饮食之患，过于声色。声色可绝之踰年，饮食不可废之一日。为益亦多，为患亦切。多则切伤，少则增益。

张湛云：凡脱贵势者，虽不中邪，精神内伤，身必死亡。非妖祸外侵，直由冰炭内煎，则自崩伤中呕血也。始富后贫，虽不中邪，皮焦筋出，委辟为挛。贫富之于人利害，犹于权势，故病疹损于形骸而已。动胜寒，静胜热，能动能静，所以长生。精气清静，乃与道合。

《庄子》曰：真人其寝不梦。

《慎子》云：昼无事者，夜不梦。

张道人年百数十，甚翘壮也。云：养性之道，莫久行、久坐、久卧、久视、久听，莫强食饮，莫大沉醉，莫大愁忧，莫大哀思，此所谓能中和。能中和者，必久寿也。

《仙经》曰：我命在我不在天。但愚人不能知此。道为生命之要，所以致百病风邪者，皆由恣意极情，不知自惜，故虚损生也。譬如枯朽之木，遇风即折；将崩之岸，值水先颓。今若不能服药，但知爱精节情，亦得一二百年寿也。

张湛《养生集·叙》曰：养生大要，一曰啬神，二曰爱气，三曰养形，四曰导引，五曰言语，六曰饮食，七曰房室，八曰反俗，九曰医药，十曰禁忌。

过此已往，义可略焉。

青牛道士言：人不欲使乐，乐人不寿。但当莫强健为力所不任。举重引强，掘地苦作，倦而不息，以致筋骨疲竭耳。然于劳苦胜于逸乐也。能从朝至暮，常有所为，使之不息乃快，但觉极当息，息复为之。此与导引无异也。夫流水不腐，户枢不朽者，以其劳动数故也。饱食不用坐与卧，欲得行步，务作以散之。不尔，使人得积聚不消之疾，及手足痹蹶，面目黧皯，必损年寿也。

皇甫隆问青牛道士，青牛道士姓封，字君达。其养性法则可施用。大略云：体欲常劳，食欲常少，劳无过极，少无过虚，去肥浓，节咸酸，减思虑，捐喜怒，除驰逐，慎房室。武帝行之有效。

彭祖曰：人之受气，虽不知方术，但养之得理，常寿之一百二十岁。不得此者，皆伤之也。小复晓道，可得二百四十岁，复微加药物，可得四百八十岁。嵇康亦云：导养得理，上可寿千岁，下可寿百年。

彭祖曰：养寿之法，但莫伤之而已。夫冬温夏凉，不失四时之和，所以适身也。

彭祖曰：重衣厚褥，体不劳苦，以致风寒之疾。厚味脯腊，醉饱厌饫，以致聚结之病。美色妖丽，嫔妾盈房，以致虚损之祸。淫声哀音，怡心悦耳，以致荒耽之惑。驰骋游观，弋猎原野，以致发狂之失。谋得战胜，兼弱取乱，以致骄逸之败。盖圣贤或失其理也。然养生之具，譬犹水火不可失适，反为害耳。

彭祖曰：人不知道，径服药损伤，血气不足，肉理空疏，髓脑不实，内已先病，故为外物所犯，风寒酒色，以发之耳。若本充实，岂有病乎！

仙人曰：罪莫大于淫，祸莫大于贪，咎莫大于谮。此三者，祸之车，小则危身，大则危家。若欲延年少病者，诚勿施精命夭残，勿大温消骨髓，勿大寒伤肌肉，勿咳唾失肥液，勿卒呼惊魂魄，勿久泣神悲戚，勿恚怒神不乐，勿念内志恍惚。能行此道，可以长生。

食诫篇第二

真人曰：虽常服药物，而不知养性之术，亦难以长生也。养性之道，不欲饱食便卧及终日久坐，皆损寿也。人欲小劳，但莫至疲及强所不能堪胜耳。人食毕，当行步踌躇，有所修为为快也。故流水不腐，户枢不朽蠹，以其劳动数故也。故人不要夜食，食毕但当行中庭如数里可佳。饱食即卧生百病，不消成积聚也。食欲少而数，不欲顿多难消，常如饱中饥，饥中饱。故养性者，先饥乃食，先渴而饮。恐觉饥乃食，食必多盛；渴乃饮，饮必过。食毕当行，行毕使人以粉摩腹，数百过，大益也。

青牛道士言：食不欲过饱，故道士先饥而食也。饮不欲过多，故道士先渴而饮也。食毕行数百步，中益也。暮食毕行五里许乃卧，令人除病。凡食，先欲得食热食，次食温暖食，次冷食。食热暖食讫，如无冷食者，即吃冷水一两咽，甚妙。若能恒记，即是养性之要法也。凡食，欲得先微吸取气，咽一两咽乃食，主无病。

真人言：热食伤骨，冷食伤藏，热物灼唇，冷物痛齿。食讫跳蹰长生。饱食勿大语。大饮则血脉闭，大醉则神散。春宜食辛，夏宜食酸，秋宜食苦，冬宜食咸，此皆助五脏，益血气，辟诸病。食酸咸甜苦，即不得过分食。春不食肝，夏不食心，秋不食肺，冬不食肾，四季不食脾，如能不食此五脏，尤顺天理。燕不可食，入水为蛟蛇所吞，亦不宜杀之。饱食讫即卧成病背疼。饮酒不欲多，多即吐，吐不佳。醉卧不可当风，亦不可用扇，皆损人。白蜜勿合李子同食，伤五内。醉不可强食，令人发痈疽、生疮。醉饱交接，小者令人面皯、咳嗽，不幸伤绝藏脉，损命。凡食，欲得恒温暖，宜入易消，胜于习冷。凡食，皆熟胜于生，少胜于多。饱食走马成心痴。饮水勿忽咽之，成气病及水癖。人食酪，勿食酢，变为血痰及尿血。食热食汗出，勿洗面，令人失颜色，面如虫行。食热食讫，勿以醋浆漱口，令人口臭及血齿。马汗息及马毛入食中，亦能害人。鸡、兔、犬肉，不可合食。烂茅屋上水滴浸者脯，名曰郁脯，食之损人。久饥不得饱食，饱食成癖病。饱食夜卧失覆，多霍乱死。时病新瘥，勿食生鱼，成痢不止。食生鱼，勿食乳酪，变成虫。食兔肉，勿食干姜，成霍乱。人食肉，不用取上头最肥者，必众人先目之，食者变成结气及疰疠，食皆然。空腹勿食生果，令人膈上热，骨蒸，作痈疖。铜器盖食，汗出落食中，食之发疮肉疽。触寒未解食热食，亦作刺风。饮酒热未解，勿以冷水洗面，令人面发疮。饱食勿沐发，沐发令人作头风。荞麦和猪肉食，不过三顿成热风。干脯勿置秫米瓮中，食之闭气。干脯火烧不动，出火始动，擘之筋缕相交者，食之患人或杀人。羊肼中有肉如珠子者，名羊悬筋，食之患癫痫。诸湿食不见形影者，食之成痓，腹胀。暴疾后不周饮酒，膈上变热。新病瘥[1]不用食生枣、羊肉、生菜，损颜色，终身不复，多致死，膈上热蒸。凡食热脂饼物，不用饮冷醋、浆水，善失声若咽。生葱白合蜜食，害人。切忌干脯得水自动，杀人。曝肉作脯，不肯燥勿食。羊肝，勿合椒食，伤人心。胡瓜合羊肉食之发热。多酒食肉，名曰痴脂，忧狂无恒。食良药、五谷充悦者，名曰中士，犹虑疾苦。食气，保精存神，名曰上士，与天同年。

杂诫忌禳害祈善篇第三

久视伤血，久外伤气，久立伤骨，久行伤筋，久坐伤肉。凡远思强健伤人，忧志悲哀伤人，喜乐过差伤人，忿怒不解伤人，汲汲所愿伤人，戚戚所患伤人，寒热失节伤人，阴阳不交伤人。凡交须依导引诸术。若能避众伤之事而复阴阳之术，则是不死之道。大乐气飞扬，大愁气不通。用精令人气力乏，多视令人目盲，多睡令人心烦，贪美食令人泄痢。俗人但知贪于五味，不知元气可饮。圣人知五味之生病，故不贪，知元气可服，故闭口不言，精气自应也。唾不咽则海不润，海不润则津液乏，是知服元气，饮醴泉，乃延年之本也。

沐浴无常不吉。夫妇同沐浴不吉，新沐浴及醉饱，远行归还，大疲倦，并不可行房室之事，生病，切慎之。丈夫勿头北卧，令人六神不安，多愁忘。勿跂井，今古大忌。若见十步地墙，勿顺墙坐卧，被风吹，发癫痫疾。勿怒目久视日月，失目明。凡大汗忽脱衣，不慎多患偏风，半身不遂。新沐浴了，不得露头当风，不幸得大风刺风疾。触寒来，勿临面火上，成痫，起风眩。凡汗，勿跂床悬脚，久成血痹，足重，腰疼。凡脚汗，勿入水，作骨痹，亦作遁疰。久忍小便，膝冷兼成冷痹。凡食热物汗出，勿荡风，发痊头痛，令人目涩，饶睡。凡欲眠，勿歌咏，不祥。起眠讫，勿大语，损人气。凡飞鸟投人，不可食焉，若开口及毛下有疮，

---

[1]原文为"病差"，均改为"病瘥"。

并不可食之。凡热泔洗头，冷水濯，成头风。凡人卧，头边勿安火炉，令人头重、目赤、鼻干。凡卧讫，头边勿安灯，令人六神不安。冬日温足冻脑，春秋脑足俱冻，此乃圣人之常法也。凡新哭泣讫便食，即成气病。夜卧勿覆头，妇人勿跂灶坐，大忌。凡若唾不用远，远即成肺病，令人手重、背疼、咳嗽。凡人魇，勿点灯照，定魇死，暗唤之即吉，亦不可近前及急唤。凡人卧勿开口，久成消渴，并失血色。凡旦起勿以冷水开目洗面，令人目涩，失明，饶泪。凡行途中触热，逢河勿洗面，生乌奸。人睡讫忽觉，勿饮水更卧，成水痹。凡时病新汗解，勿饮冷水，损人心腹，不平复。凡空腹不可见闻臭尸，气入鼻令人成病。凡欲见死尸，皆须先饮酒及咬蒜辟毒气。凡小儿不用令指月，两耳后生疮欲断，名月蚀疮，捣虾蟆末传即瘥[1]，并别余疮并不生。凡产妇不可见狐臭人，能令产妇著肿。凡人卧不用于窗櫺下，令人六神不安。凡卧，春夏欲得头向东，秋冬头向西，有所利益。凡丈夫饥欲得坐小便，饱则立小便，令人无病。凡人睡，欲得屈膝侧卧，益人气力。凡卧欲得数转侧，微语笑，欲令至少语，莫令声高大。春欲得瞑卧早起，夏秋欲得侵夜卧早起，冬欲得早卧晏起，皆有所益。虽云早起莫在鸡鸣前，晏起莫在日出后。冬日天地闭，阳气藏，人不欲劳作汗出，发泄阳气，损人。新沐欲讫，勿当风结髻，勿以湿头卧，使人患头风，眩闷，发颓，面肿，齿痛，耳聋。湿衣及汗衣，皆不可久著，令发疮及患风瘙痒。

老君曰：正月旦中庭向寅地，再拜咒曰：某甲年年受大道之恩，太清玄门愿还某甲去岁之年。男女皆三通自咒。常行此道，延年。玄女有清神之法，淮南崇祠宠之规，咸欲体合真灵，护卫真生者。仙经秘要，常存念心中有气大如鸡子，内赤外黄，辟众邪延年也。欲却众邪百鬼，常存念为炎火如斗，煌煌光明，则百邪不敢干人，可入瘟疫之中。暮卧，常存作赤气在外，白气在内，以覆身，辟众邪鬼魅。老君曰：凡人求道，勿犯五逆六不祥，有犯者凶。大小便向西一逆，向北二逆，向日三逆，向月四逆，仰视天及星辰五逆。夜起裸形一不祥，旦起嗔恚二不祥，向

---

[1]原文为"即差"，均改为"即瘥"。

灶骂詈三不祥，以足向火四不祥，夫妻昼合五不祥，盗毁师父六不祥。凡人旦起恒言善事，天与之福，勿言奈何歌啸，名曰请祸。慎勿上床卧歌凶，始卧伏床凶，饮食伏床凶，以匙箸击盘上凶。司阴之神在人口左，人有阴祸，司阴白之于天，天则考人魂魄。司杀之神在人口右，人有恶言，司杀白之于司命，司命记之，罪满即杀。二神监口，唯向人求非，安可不慎言？舌者身之兵，善恶由之而生，故道家所忌。食玉泉者，令人延年，除百病。玉泉者，口中唾也。鸡鸣、平旦、日中、日晡、黄昏、夜半时，一日一夕，凡七漱玉泉食之，每食辄满口咽之，延年。发，血之穷。齿，骨之穷。爪，筋之穷。千过梳发发不白，朝夕啄齿齿不龋，爪不数截筋不替。人常数欲照镜，谓之存形，形与神相存，此其意也。若矜容颜色自爱玩，不如勿照。凡人常以正月一日、二月二日、三月三日、四月八日、五月一日、六月二十七日、七月十一日、八月八日、九月二十一日、十月十四日、十一月十一日、十二月三十日，但常以此日取枸杞菜，煮作汤沐浴，令人光泽，不病，不老。月蚀宜救，活人除殃。活万人与天同功。天不好杀，圣人则之。不好杀者，是助天地长养，故招胜福。善梦可说，恶梦默之，则养性延年也。

服气疗病篇第四

《元阳经》曰：常以鼻纳气，含而漱满，舌料唇齿咽之，一日一夜得千咽甚佳。当少饮食，饮食多则气逆，百脉闭，百脉闭则气不行，气不行则生病。

《玄示》曰：志者，气之帅也。气者，体之充也。善者遂其生，恶者丧其形。故行气之法，少食自节，动其形，和其气血，因轻而止之，勿过失，突复而还之，其状若咽，正体端形，心意专一，固守中外，上下俱闭，神周形骸调畅，四溢修守，关元满而足实，因之而众邪自出。

彭祖曰：常闭气纳息，从平旦至日中，乃跪坐拭目，摩搦身体，舐唇咽唾，服气数十，乃起行言笑。其偶有疲倦不安，便导引闭气，以攻所患，必存其身，头面九窍，五脏四肢，至于发端，皆令所在。觉其气云行体中，起于鼻口，下达十指末，则澄和真神，不须针药灸刺。凡行气欲除百病，随所在作念之。头痛念头，足痛念足，和气往攻之，从时至时，便自消矣。时气中冷，可闭气以取汗，汗出辄周身则解矣。行气闭气，虽是治身之要，然当先达解其理，又宜空虚不可饱满。若气有结滞，不得空流，或致发疮，譬如泉源不可壅遏。若食生鱼、生菜、肥肉，及喜怒忧患不除而以行气，令人发上气。凡欲学行气，皆当以渐。

刘君安曰：食生吐死，可以长存，谓鼻纳气为生，口吐气为死也。凡人不能服气，从朝至暮，常习不息，徐而舒之，常令鼻纳口吐，所谓吐故纳新也。

《服气经》曰：道者，气也。保气则得道，得道则长存。神者，精也。保精则神明，神明则长生。精者，血脉之川流，守骨之灵神也。精去则骨枯，骨枯则死矣。是以为道，务宝其精，从夜半至日中为生气，从日中后至夜半为死气，常以生气时正僵卧，瞑目握固，握固者，如婴儿之拳手，以四指押拇指也。闭气不息，于心中数至二百，乃口吐气出之，日增息。如此身神具，五脏安，能闭气至二百五十，华盖明，华盖，眉也。耳目聪明，举身无病，邪不干人也。凡行气，以鼻纳气，以口吐气，微而引之，名曰长息。纳气有一，吐气有六。纳气一者谓吸也。吐气有六者，谓吹、呼、唏、呵、嘘、呬，皆出气也。凡人之息，一呼一吸，元有此数。欲为长息吐气之法，时寒可吹，时温可呼。委曲治病，吹以去风，呼以去热，唏以去烦，呵以下气，嘘以散滞，呬以解极。凡人极者，则多嘘呬。道家行气，率不欲嘘呬。嘘呬者，长息之心也，此男女俱存法，法出于《仙经》。行气者，先除鼻中毛，所谓通神之路。若天露恶风、猛寒大热时，勿取气。

《明医论》云：疾之所起，自生五劳，五劳既用，二脏先损，心肾受邪，腑脏俱病。五劳者，一曰志劳，二曰思劳，三曰心劳，四曰忧劳，五曰疲劳。五劳则生六极，一曰气极，二曰血极，三曰筋极，四曰骨极，五曰精极，六曰髓极。六极即为七伤，七伤故变为七痛，七痛为病，令人邪气多，正气少，忽忽喜忘，悲伤不乐，饮食不生，肌肤颜色无泽，发白枯槁。甚者令人得大风偏枯，筋缩，四肢拘急，挛缩，百关隔塞，赢瘦短气，腰脚疼痛，此由早娶用精过差，血气不足，极劳之所致也。凡病之来，不离于五脏，事须识根，不识者勿为之耳。心脏病者，体有冷热，呼吹二气出之。肺脏病者，胸背胀满，嘘气出之。脾脏病者，体上游风，习习身痒、疼闷，唏气出之。肝脏病者，眼疼，愁忧不乐，呵气出之。已上十二种调气法，依常以鼻引气，口中吐气，当令气声逐字吹、呼、嘘、呵、唏、呬吐之。若患者依此法，皆须恭敬用心为之，无有不瘥[1]愈病，长生要术。

导引按摩篇第五

《导引经》云：清旦未起，先啄齿二七，闭目握固，漱满唾，三咽气，寻闭不息自极，极乃徐徐出气，满三止；便起狼踞鸱顾，左右自摇，亦不息自极，复三；便起下床，握固不息，顿踵三还，上一手，下一手，亦不息自极三；又叉手项上，左右自了捩，不息复三；又伸两足及叉手前却，自极复三。皆当朝暮为之，能数尤善。

平旦以两手掌相摩令热，熨眼三过，次又以指搔目四眦，令人目明。按经文拘魂门，制魄户，名曰握固，与魂魄安门户也。此固精明目留年还白之法，若能终日握之，邪气百毒不得入。握固法：屈大拇指于四小指下，把之。积习不止，眼中亦不复开。一说云：令人不遭魔魅。

《内解》云：一曰精，二曰唾，三曰泪，四曰涕，五曰汗，六曰溺，皆所以损人也。但为损者，有轻重耳。人能终日不涕唾，随有漱满咽之。若恒含枣核咽之，令人爱气生津液，此大要也。谓取津液，非咽核也。

常每旦啄齿三十六通，能至三百弥佳，令人齿坚不痛。次则以舌搅漱口中津液，满口咽之，三过止。次摩指少阳令热，以熨目，满二七止，令人目明。

---

[1]原文为"不差"，均改为"不瘥"。

每旦初起，以两手又两耳极上下，热挼之二七止，令人耳不聋。次又啄齿漱玉泉三咽，缩鼻闭气，右手从头上引左耳二七，复以左手从头上引右耳二七止，令人延年不聋。次又引两鬓发举之一七，则总取发，两手向上，极势台上一七，令人血气通，头不白。

又法，摩手令热，以摩面从上至下，去邪气，令人面上有光彩。又法，摩手令热，雷摩身体，从上至下，名曰干浴，令人胜风寒，时气热，头痛，百病皆除。

夜欲卧时，常以两手揩摩身体，名曰干浴，辟风邪。峻坐，以左手托头，仰右手，向头上尽势托，以身并手，振动三，右手托头，振动亦三，除人睡闷。

平旦日未出前，面向南峻坐，两手托胜，尽势振动三，令人面有光泽。

平旦起未梳洗前，峻坐，以左手握右手于左胜上，前却尽势挼左胜三。又以右手握左手于右胜上，前却授右胜亦三。次又叉两手向前，尽势推三次，叉两手向胸前，以两肘向前，尽势三次，直引左臂，拳曲右臂，如挽一斛五斗弓势，尽力为之，右手挽弓势亦然。次以右手托地，左手仰托天尽势，右亦如然。次拳两手向前筑，各三七。次拳左手尽势，向背上握指三，右手亦如之。疗背膊臂肘劳气，数为之弥佳。

平旦便转讫，以一长柱杖策腋，垂左脚于床前，徐峻，尽势掣左脚五七，右亦如之。疗脚气，疼闷，腰肾间冷气，冷痹及膝冷脚冷，并主之。日夕三掣弥佳。勿大饱及忍小便。掣如无杖，但遣所掣脚不著地，手扶一物亦得。

晨夕以梳梳头满一千梳，大去头风，令人发不白。梳讫，以盐花及生麻油搓头顶上，弥佳。如有神明膏，搓之甚佳。

旦欲梳洗时，叩齿一百六十，随有津液便咽之。讫，以水漱口，又更以盐末揩齿，即含取微酢、清浆半小合许熟漱，取盐汤吐洗两目。讫，闭目以冷水洗面，必不得遣冷水入眼中，此法齿得坚净，目明无泪，永无䘌齿。

平旦洗面时漱口讫，咽一两咽冷水，令人心明争，去胸臆中热。

谯国华佗，善养生，弟子广陵吴普、彭城樊阿，受术于佗。佗语普曰：人体欲得劳动，但不当使极耳。人身常摇动，则谷气消，血脉流通，病不生，譬犹户枢不朽是也。古之仙者及汉时有道士君倩，为导引之术，作熊经鸱顾，引挽腰体，动诸关节，以求难老也。吾有一术，名曰五禽戏：一曰虎，二曰鹿，三曰熊，四曰猿，五曰鸟，亦以除疾，兼利手足，以常导引。体中不快，因起作一禽之戏，遣微汗出即止，以粉涂身，即身体轻便，腹中思食。吴普行之，年九十余岁，耳目聪明，牙齿坚完，吃食如少壮也。

虎戏者，四肢距地，前三踯，却二踯，长引腰，侧脚，仰天，即返距行，前却，各七过也。

鹿戏者，四肢距地，引项反顾，左三右二，伸左右脚，伸缩亦三亦二也。

熊戏者，正仰，以两手抱膝下，举头，左擗地七，右亦七，蹲地，以手左右托地。

猿戏者，攀物自悬，伸缩身体，上下一七，以脚拘物自悬，左右七，手钩却立，按头各七。

鸟戏者，双立手，翘一足，伸两臂，扬眉，用力各二七，坐伸脚，手挽足趾各七，缩伸二臂各七也。

夫五禽戏法，任力为之，以汗出为度。有汗，以粉徐身，消谷气，益气力，除百病，能存行之者，必得延年。

又有法：安坐，未食前，自按摩。

以两手相叉，伸臂股，导引诸脉，胜如汤药。正坐，仰天呼出，饮食醉饱之气立销。夏天为之，令人凉，不热。

御女损益篇第六

道以精为宝，施之则生人，留之则生身，生身则求度在仙位，生人则功遂而身退，功遂而身退，则陷欲以为剧。何死妄施而废弃，损不觉多，故疲劳而命堕。天地有阴阳，阴阳人所贵，贵之合于道，但当慎无费。

彭祖曰：上士别床，中士异被。服药千裹，不如独卧。色使目盲，声使耳聋，味使口爽，苟能节宣其道，适抑扬其通塞者，可以增寿。

一日之忌，暮食无饱。夜饱食眠，损一日之寿。一月之忌，暮饮无醉。夜醉卧，损一月之寿。一岁之忌，暮须远内。一交损一岁之寿，养之不复，终身之忌。暮须护气。暮卧习闭口，开口失气，又邪从口入。

采女问彭祖曰：人年六十，当闭精守一，为可尔否？彭祖曰：不然。男不欲无女，无女则意动，意动则神劳，神劳则损寿。若念真正，无可思而大佳，然而万无一焉。有强郁闭之，难持易失，使人漏精尿浊，以致鬼交之病。

又欲令气未感动，阳道垂弱。欲以御女者，先摇动令其强起，但徐徐接之，令得阴气，阴气推之，须臾自强，强而用之，务令迟疏。精动而正，闭精缓息，瞑目偃卧，导引身体，更复可御他女。欲一动则辄易人，易人可长生。若御一女，阴气既微，为益亦少。又阳道法火，阴道法水，水能制火；阴亦消阳，久用不止，阴气吸阳，阳则转损，所得不补所失。但能御十二女子而复不泄者、令人老有美色。若御九十三女而不泄者，年万岁。凡精少则病，精尽则死。不可不忍，不可不慎。数交而时一泄，精气随长，不能使人虚损。若数交接则泻精，精不得长益，则行精尽矣。在家所以数数交接者，一动不泻则赢得一泻之精，减即不能数交接。但一月辄再泻精，精气亦自然生长，但迟微不能速起，不如数交接不泻之速也。采女者，少得道，知养性，年一百七十岁，视如十五。殷王奉事之年，问道于彭祖也。

彭祖曰：奸淫所以使人不寿者，非是鬼神所为也，直由用意俗猥，精动欲泄，务副彼心，竭力无厌，不以相生，反以相害，或惊狂消渴，或癫痴恶疮，为失精之故。但施泻辄导引，以补其处。不尔，血脉髓脑日损，风湿犯之，则生疾病，由俗人不知补泻之宜故也。

彭祖曰：凡男不可无女，女不可无男。若孤独而思交接者，损人寿，生百病，鬼魅因之共交，失精而一当百。若欲求子，令子长命，贤明富贵，取月宿日施精大佳。月宿日，直录之于后。

天老曰：人生俱含五常，形法复同，而有尊卑贵贱者，皆由父母合八星阴阳，阴阳不得其时中也。不合宿，或得其时，人中上也。不合宿，不得其时，则为凡夫矣。合宿交会者，非生子富贵，亦利己身，大吉之兆。八星者，室、参、井、鬼、柳、张、心、斗。月宿在此星可以合阴阳，求子。月二日、三日、五日、九日、二十日，此是王相生气日，交会各五倍，血气不伤，令人无病。仍以王相日，半夜后，鸡鸣前，徐徐弄玉泉，饮玉浆戏之。若合用春甲寅、乙卯，夏丙午、丁未，秋庚申、辛酉，冬壬子、癸亥，与上件月宿日合者，尤益佳。若欲求子，待女人月经绝后一日、三日、五日择中王王日，以气生时，夜半之后乃施精，有子皆男，必有寿贤明。其王相日，谓春甲乙、夏丙丁、秋庚辛、冬壬癸。

凡养生，要在于爱精。若能一月再施精，一岁二十四气施精，皆得寿百二十岁。若加药饵，则可长生。所患人年少时不知道，知道亦不能信行，至老乃始知道，便以晚矣，病难养也。虽晚而能自保，犹得延年益寿。若少壮而能行道者，仙可冀矣。

《仙经》曰：男女俱仙之道，深内勿动精，思脐中赤色大如鸣子，乃徐徐出入，精动便退，一旦一夕可数十为之，令人益寿。男女各息意共存之，唯须猛念。

道人刘京云：春三日一施精，夏及秋一月再施精，冬常闭精勿施。夫天道，冬藏其阳，人能法之，故得长生。冬一施，当春百。

蒯道人言：人年六十便当都绝房内。若能接而不施精者，可御女耳。若自度不办者，都远之为上。服药百种，不如此事可得久年也。

《道林》云：命本者，生命之根本。决在此道，虽服大药及呼吸导引，备修万道，而不知命之根本。根本者，如树木，但有繁枝茂叶而无根本，不得久活也。命本者，房中之事也。故圣人云：欲得长生，当由所生。房中之事，能生人能煞人。譬如水火，知用之者，可以养生，不能用之者，立可死矣。交接尤禁醉饱，大忌，损人百倍。欲小便忍之以交接，令人得淋病，或小便难，茎中痛，小腹强。大恚怒后交接，令人发痈疽。

《道机》：房中禁忌，日月晦朔，上下弦望，日月蚀，大风恶雨，地动，雷电，霹雳，大寒暑。春夏秋冬节变之日，送迎五日之中，不行阴阳，本命行年月日忌禁之尤重。阴阳交错不可合，损血气，泻正纳邪，所伤正气甚矣，戒之。新沐头，新行疲倦，大喜怒，皆不可行房室。

彭祖曰：消息之情，不可不知也。又须当避大寒、大热、大风、大雨、大雪、日月蚀、地动、雷震，此是天忌也。醉饱、喜怒忧愁、悲哀恐惧，此人忌也。山川神祇、社稷井灶之处，此为地忌也，既避此三忌。又有吉日，春甲乙、夏丙丁、秋庚辛、冬壬癸，四季之月戊己，皆王相之日也。宜用嘉会，令人长生，有子必寿。其犯此忌，既致疾，生子亦凶夭短命。

老子曰：还精补脑，可得不老矣。

《子都经》曰：施泻之法，须当弱入强出？何谓弱入强出？纳玉茎于琴弦麦齿之间，及洪大便出之，弱纳之，是谓弱入强出。消息之，令满八十动，则阳数备，即为妙也。

老子曰：弱入强出，知生之术。强入弱出，良命乃卒，此之谓也。

（底本出处《正统道藏》洞神部方法类。）

洞真西王母宝神起居经

夜卧觉，旦将起常更，又急闭两目，叩齿九通，咽液三过毕，反舌向喉中，乃摇头动项七过，以手按鼻孔边，左右上下数十过，毕，微祝曰：

九天上帝，三元保婴，太上运华，玉室发精，七门召神，九房受明，耳聪目彻，通真达灵，天中之岳，和炁调平，骄女云仪，眼童英明，玄窗朗朗，百轩零零，保和上元，徘徊金庭，五脏曜华，耳目常生，神台郁峙，柱梁不倾，七魄澡练，三魂黄宁，太上携手，与我共并，五老混合，无英辅营，万凶消灭，所愿必成，日月守门，心徊景星，仙皇所告，万神敬听。

卧觉辄按祝，常如此勿忘也。真道虽成，故常行焉。此太上西王母宝神起居玉经上法也。令人耳目聪明，强识豁朗，鼻中调平，不生涕秽，四卿八彻，面有童颜，制魂录魄，却辟万魔。此是真人起居之妙道也。所以名之为起居者，起居常当行之。

又以两手摩拭面目，令小热以为常，每欲数之也。阿母云：人之将老，面皱先从两目下始，又人之体衰炁少者，先从两鼻间也。谓此二处是皱衰之户牖，炁力之关津，故起居常行此法，以辟皱衰，而炁力常保康和也。

西王母宝生无死玉经

无死玉经曰：手披华庭侧，迁延和天真，上入神涧房，玉谷填天山，内源玄灵见，万魔自灭身，长生永无死，玉籍反帝君，由兆和天真，按此幽山源。

天真在两眉间，眉内之两角也，天真在一分下耳，是引灵之上房也。

山源在鼻下人中之上本侧，在鼻下小入孔谷中也，是塞灭万魔之门户也。

华庭在两眉之下，对眉下之中央，是彻视之津梁也。

旦将起，暮将卧，更急闭两目，以舌反向喉中，咽液三过，急以手按此三处各九过，阴按之，勿举手也。以为常，令人长生无死，降灵彻视，塞灭万鬼之道。手按既毕，微咒曰：

太上虚皇，开散玉庭，金房煌朗，翠台郁青，我摄三道，灭鬼生灵，我能无死，亦能无生，长生自在，回老反婴，魂魄受练，五神安宁，回飙车轮，北谒玉清，上升太元，与日合并，遂为真人，帝君合冥，三元所告，万神敬听。

昔楚庄公时，市长宋原甫者，有善心，常自扫除一市中。久时乃有一乞食人，入市经年，且乞高歌，歌辞曰：天庭生金华，内源障阴邪，玉谷参玄卿，琼炁互扶罗，天真立日上，飞药吐灵砂，清晨按天马，徊驾神玄家，仙人来入室，又以灭百魔。临去，又题市门如此。楚一市人无解，而原甫意中志悟，疑是仙人，但不解其歌旨耳。遂乃叩头谘请，久久不已，乞人告曰：吾实真人也，此言是昆仑西王母宝生无死之曲，知者使人不死。遂授原甫要法施行密诀，积二十年，原甫白日升天，今在玄洲，位为仙卿。楚市乞人，是南岳真人赤松子矣。时分形散景，假适尘浊，游眺嚣秽，招迎真会也。

《清虚真人裴君说神宝经》曰：求道要先令目清耳聪，为事主也。且耳目是寻真之梯级，综灵之门户，得失系之而立，存亡须之而办也。今抄经相示，可施用也。

《消魔上篇》曰：耳欲得数按抑其左右，亦令无数，所谓营治城郭，名书帝籍。鼻亦欲数按其左右，惟令无数耳，所谓灌溉中岳，名书帝箓。

此二条出方丈台昭灵李夫人口诀，九月十二日夜喻之。

道曰，常以手按两眉后小空中三过，又以手心及指摩两目下权上，以手捉耳行三十过，摩唯令数无时节也。毕，辄以手逆乘额三九过，从眉中始，乃上行入发际中，口傍咽液，多少无数也。如常行，目日清明，一年可夜书。亦可于人中密为之，勿语其状。

眉后小空中，为上元六合之府，主化生眼晖，和莹精光，长珠彻童，保练目神，是真人坐起之上道也。一名曰真人常居内经。真人嚓曰：子欲夜书，当修常居矣。真人所以能旁观四达，八遐照朗者，实常居之数明也。

目下权上，是决明保室归婴至道，以手捉耳行，深明映之术也。于是理关血散，皱班不生，目华玄映，和精神盈矣。夫人之将老，鲜不先始于耳目也。又老形也，亦发始于目际之左右也。以手乘额上，内存赤子、日月双明，上元欢喜，三九始周，数毕乃止。此谓乎朝三元固肫坚发之道也。头四面，两手乘之，顺发就结，惟令多也。于是头血流散，风湿不凝也。都毕，以手按目四眦二九，觉令见光分明，是验眼神之道，久为之，得见百灵。

石景子经曰：常能以手掩口鼻，临目微炁，久许时，手中生液，追以摩面目。常行之，使人体香。

《太上三天关玉经》曰：常欲手按目近鼻之两眦，闭炁为之，炁通辄止，吐而后始。常行之，眼能洞观。

上二条，南岳魏夫人所出。

《丹字紫书三五顺行经》曰：坐常欲闭目内视，存见五脏肠胃。久行之，自得分明了了也。

《太素丹景经》曰：一面之上，常欲得两手摩拭之，使炁热，高下随形，皆使极匝人，面有光泽，皱班不生，行之五年，色如少女。所谓山川行气，常盈不没。

《丹景经》曰：先当摩拭两手令热，然后以拭面目毕，又顺手摩发，如理栉之状，两臂亦更互以手摩之，使发不白，脉不浮升。

《大洞真经精景按摩篇》曰：卧起，常平炁正坐，先叉两手，乃度以掩项后，因仰面视上，与项争，使项与两手争也，为之三四止，使人精和血通，风炁不入，能久行之，不死不病。毕，又屈动身体，伸手四极，反张侧掣，宣摇百关，为之各三。卧起先以手巾若厚帛，拭项中四面及耳后，使圆匝热，温温然也。顺发摩头，若栉理之无在也。良久，摩两手以治面目。久行之，使人目明，而邪气不干，形体不垢臈，去秽也。都毕，而咽液三十过，以导内液。

上一条，出《大洞精景经》中。

西王母反胎按摩玉经

养生之道，以耳目为主。杂视则目暗，广忧则耳闭，此二病从身中来而结病，非外客之假祸也。所谓闻道之难也，非闻道之难，行道难也；非行道之难，而终道难矣。若夫耳目乱想，不遣艰难，虽复足蹑仙阁，手攀龙轩，犹无益也。

反胎按摩，常以阳日，用一日为阳，二日为阴。每阳日之旦，阳日之夜，夜卧觉，旦将起，急更闭目，向本命之方，以两手掌先相摩切，令小热，各左右试按两目，就耳门下，令两掌俱交会于项中九过。又存两目中各有紫赤黄三色云炁，各下入两耳中，良久，阴咒曰：

眼童三云，两目真君，英明注精，开通帝神，太玄云仪，玉灵敷篇，保利双阙，启彻九门，百节应响，徊液泥丸，身升玉宫，列为上真。咒毕，因咽液三过。既毕，乃开目。以为常，阳日坐起常可行此，不必旦暮也。行之三年，耳目聪明。

理发，常向本命，既栉发之始，而阴咒曰：

太帝散灵，五老反神，泥丸玄华，保精长存，左拘隐月，右引日根，六合清练，百神受恩。毕。常行之，使人头脑不痛。

《太极经》曰：理发，欲向玉池，既栉发之始，而微祝曰：

泥丸玄华，保精长存，左为隐月，右为日根，六合清练，百神受恩。祝毕，咽液三过。能常行之，使发不落而日生。当数易栉，栉之取多而不使痛，亦可令侍者栉取多也。于是血液不滞，发根常坚。

上二条，安九华所告令施用。

坐卧，常欲鼻孔向本命，饮食亦然。若不得向本命，常向东北及西北，亦佳也。此二处，是天地魂魄之门津也。又卧起，常自左右摇动身体数十过。毕，又两手据后面，举头向天，左右自摇动项中二十过。毕，平坐，举两手托天，良久毕。又摩两掌，以自拭目傍，至两耳，又良久毕，阴咒曰：

前拚后指，天帝上客，左眄右顾，长生大度，仰头喘息，太一相极，却月龙堰，司命同辂，饮食胎元，交关昆仑，回倒双跽，真人同志。咒毕，辄引炁闭之。存脐中赤炁大如綖，出脐外，入鼻中，如此三过，按摩之道都毕。使人百关通利，长生不病。

紫度炎光内视中方曰：常欲闭目而卧，安身微炁，使如卧状，令并人不觉也。乃内视远听四方，令我耳目注万里之外，久行之，尔自见万里之外事，精心为之，乃见百万里外事也。人耳中亦常闻金玉之音，丝竹之声，此妙法也。

四方者，总其言耳，当先起一方，而内法视听，初为之，实无仿佛，久久诚自入妙。

大洞真经高上内章遏邪大咒上法曰：每当经危险之路，鬼庙之间，意中诸有疑难之处，心将有微忌，敕敕所经履者，乃当先反舌内向，咽液三过毕，以左手第三指摄两鼻孔下人中之本，鼻中嵛孔之内际也，三十六过，即以手急按，勿举指计数也。鼻中嵛之际，名曰山源。山源者，一名鬼井，一名神池，一名邪根，一名魂台也。摄毕，因叩齿七通毕，又进手心以掩鼻，于是临目，乃微祝曰：

朱鸟陵天，神威内张，山源四填，鬼井逃亡，神池吐炁，邪根伏藏，魂台四明，琼房玲琅，玉真巍峨，在镇明堂，手晖紫霞，头建晨光，执咏洞经，三十九章，中有辟邪龙虎，截兵斩缸，猛狩奔牛，衔刀吞镶，揭山玃天，神雀毒龙，六领吐火，啖鬼之王，电猪雷父，掣星流横，枭礚骏灼，逆风横行，大禽罗察，皆在我傍，吐火万丈，以除不祥，群精启道，封落山乡，千神百灵，并手叩颡，泽尉捧灯，为我烧香，所在所经，万神奉迎。毕，又叩齿三通，乃开目，徐去左手也。手按山源则鬼井闭门，手抟神池则邪根散分，手按卧魂台则玉真守阙。于是感激灵根，天兽来卫，千精震伏，莫干我炁，此自然之理，使忽尔而然也。

鼻下山源，是一身疰津，真邪之通府，不真者所以生邪炁，为真者所以遏万邪，在我运摄之耳。故吉凶兆焉。明堂中，亦一身之文也，死生之形府，七魄元室，三魂灵宅，存其神可以眇乎内观，废其道所以致乎朽烂。故由我御，慎顺其卫生，而无悔咎定焉。

上四条，出大洞真经高上首章。

大灵真人曰：风病之所生，生于丘坟阴湿，三泉壅滞，是故地官以水炁相激，多作风痹。风痹之重者举体不援，轻者半身，或失手足也。若常梦在东北及西北经按故居，或身见灵床处所者，正欲与冢炁相接耳。墓之东北为征绝命，西北为九厄，此皆冢讼之凶地。若梦见亡者于其间，益见验也。若每遇此梦者，卧觉当正向上三啄齿，而祝之曰：

太元上玄，九都紫天，理魂护命，高素真人，我受上法，受教太玄，长生久视，身飞体仙，冢墓永安，鬼讼塞间，魂魄和悦，恶炁不烟，游魅魍魉，敢干我神，北帝折制，收炁入渊，得箓上皇，名书帝前。如此者再祝，又叩齿三通，则不复梦冢墓及家死鬼也。此北帝秘咒也，有心好事者，皆可行之。若经常得恶梦不祥者，皆可按此法，于是鬼炁灭也，邪鬼散形也。

手臂不援者，沈风毒炁在脉中，结附痹骨使之然耳，自宜针灸，针灸则愈。又宜按北帝曲折之祝，若行之百过，疾立消除也。先以一手徐徐按摩疾处，良久毕，乃卧，目内视，咽液三过，叩齿三通，正心微咒曰：

太上四玄，五华六庭，三魂七魄，天关地精，神府荣卫，天胎上明，四肢百神，九节万灵，受箓玉晨，刊书玉城，玉女侍身，玉童护命，永齐二景，飞仙上清，长与日月，年俱受倾，超腾升仙，得整太平，流风结痾，注鬼五龙，魍魉冢气，阴气相迴，陵我四肢，干我盛衰，太上天丁，龙虎曜威，斩鬼不祥，风邪即摧，考注匿讼，百毒隐非，使我复常，日月同晖，考注见犯，北鬼收摧，如干明上，威章付魁。

《太上铭淳散华经》上按摩法：常以生炁时，咽液二七过毕，按体所痛处，向王祝曰：

左玄右玄，三神合真，左黄右黄，六华相当，风炁恶疾，伏匿四方，玉液流泽，上下宣通，内遣水火，外辟不祥，长生神仙，身常休强。毕，又咽液二七过。常如此，则无疾。又当急按所痛处三十一过也。

上一条，十月二十二日沧浪云林宫右英王夫人所出。

《消魔上灵经》曰：若体中不宁，当反舌塞喉，漱津咽液无数，须臾，不宁之痾自即除也。当时亦常觉体中宽软也。

上一条，出消魔上灵叙中。

梦寐不真，魄协邪炁，如校其心，欲伺我神之间伏也。每遇恶梦，但向北启太上大道君，具言其状，不过四五，则自消绝也。

上青童口诀。

日夜遇恶梦非好，觉当即反枕，更枕而祝曰：

太和玉女，侍真卫魂，六宫金童，来卫生门，化恶反善，上书三元，使我长生，乘景驾云。毕，咽液九过，叩齿七通而卧。如此四五，亦自都绝消。此咒亦反恶梦，而为吉祥也。

上十一月十三日夜右英夫人所出。

夫玄象灵枢，达观所适，冲心秀虚，浪神味标，咀吸太和，体炁萧寥，于是琼振奏响，万籁冥招矣。夫炁者，神明之器匠，清浊之宗渊，处玄则天清，在人则身存。夫生无亏盈，盖顺乎摄御之间也。欲服六炁，常以向晓向寅丑之际，因以天时造始，必以方面此之时也。太霞剖晖，丹阳诞光，灵景启晨，朱精发明之始也，先存日如鸡子，在泥丸中，毕，乃吐出一炁，存炁为黑色，名之尸炁也。次吐二炁，存炁为白色，名之为故炁，吐三炁，存炁为苍色，名之为死炁也。思以其色吐炁良久也，凡出三色，合吐六炁也。毕，又徐徐纳引，取黄炁四过，存炁从泥丸日中来下，四过毕，辄咽液三过，为之三毕。乃又存在泥丸中，下从耳中出，当我口前，令去面九寸，临目仿佛如见之。复乘日纳引，取赤炁七过，七过毕，复咽液三过止。乃起坐，动摇四肢，俯仰屈伸，令关脉调畅，都毕也。存咽液，皆令青色。夜亦可存月在泥丸中，如存日法。如存月，当以月一日夜半，至十五日住。从十六日至三十日，是月炁衰损，天胎亏缩，不可以夜存月也。此法至妙，能行之者仙，所以吐纳胎元，漱吸明真。时呼召五咽，以得自然，魂还绝宅，魄归泥丸，所以长生也。岂同采幽谷之阴炁，求奔马之灵神，步海以求济，策毛车于火山哉。可不慎欤，可不慎欤。

上西王母叙诀。

乙丑岁兴宁三年七月四日夜，司命东卿君来降，侍从七人入户。其〔一〕人执华旛，一名十绝灵幡，一人带环章囊，其三人捧白牙箱，箱中似有书也。其一人握流金火铃。侍人并朱衣。司命君形甚少于二弟，著青锦绣裙，紫毛帔，中芙蓉冠，二弟并同来侍立，命座乃坐耳。言语良久。七月六日夜，司命君又降喻书曰：若必范玄秉象，清靖罕时，遂拔群幽藻，戢翼高栖，感味上契，渊渟岳峙，萧寥玉篇，玩宝神生，遗放俗恋，调弹清灵，澄景虚中，五道发明，色绝化浪，欲与淡并，空同冥衢，无视无听，尔乃远齐妙真，重起玄觉，明德内圆，灵摽外定矣。终能策云轷以赴霄，书司命之丹篆耳。若情散万念，为生不固，炁随尘波，心不真舍，适足劳身神于林岫，实有误于来学也。其道微而易寻，其道艰而难得乎。

月五日夜半，存日象在心中，日从口入也。使照一心之内，与日共光，相合会毕，当觉心暖，霞晖映验，良久，乃祝曰：太明育精，内炼丹心，光晖合映，神真来身。毕，咽液九过。到十五日、二十五日、二十九日，复作如上。使人开明听察，百关解彻，面生玉光，体有金液。行之五年，太一遣保车来迎，上登太霄。行之惟欲数，不必此数日作也。

上一条，出《消魔经》中，南岳赤君内法。

又曰：临食上，勿道死事，勿露食物，来众邪炁。

又曰：数澡浴，要至甲子当沐，不尔当以几月日旦，使人通灵。浴不患数，患人不能耳。荡炼尸臭，而真炁来入。

上玄师魏夫人所敕使施用。

《太上九变十化易新经》曰：若履掩秽，及者不盛处，当先澡浴，与解形以除之。其法用竹叶十两，桃皮削取白四两，以清水一斛二斗，于釜中煮之，未及沸出，适寒温，以浴形，即万淹除也。既以除淹，又辟湿痹疮痒之疾。且竹虚素而内白，桃即却邪而折秽，故用此二物，以消形中之滓浊也。天人下游既反，未尝不用此水以荡也。至于世间符水祝漱外舍之近术，皆莫比于此方也。若浴者益佳，但不用此水以沐耳。炼尸之素浆，正宜以浴耳，真奇秘也。

上玄垄羽宫紫微王夫人敕令用之。

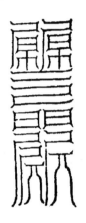

开日旦，向王，朱书，再拜服之。祝曰：

五神开心，彻听绝音，三魂摄精，尽守丹心，使我勿忘，五脏远寻。先拜，拜毕祝，祝毕乃服符，服毕咽液五过，叩齿五通，勿令人见。若不用开日，以月旦、月十五日、二十七日，一月三服，一年使验至，秘符也。

太虚真人口诀：以春乙卯日、夏丙午日、秋庚申日、冬壬子日，冥卧时，先捣朱砂、雄黄，雌黄三分物，细捣之，以绵裹之，使如枣大。临卧时，以塞两耳中。此销三尸炼七魄之妙道秘法也。勿令人知者。明日，日中时，以东流水沐浴，沐浴毕，更整饰床席，易著衣服，浣故者，更弊履，澡洗之。都毕，又扫洒于寝床下，通令所住一室净洁，更安枕卧，向上闭炁，握固良久，而微祝曰：

天道有常，改易故新，上帝吉日，沐浴为真，三炁消尸，朱黄安魂，宝炼七魄，与我相亲。祝毕。此道是消炼尸秽之上法，改易新形之要诀也。四时唯各取一日为之。

太虚真人曰：先师见教，以五达之日，日出三四丈许，正立向日，存三魂神正与日光俱入心，平正内彻中良久，闭炁三息，咽液三过，微祝曰：

太阳散晖，垂光紫青，来入我身，照我五形，所却鬼试，心使平正，内撤九炁，外通胎命，飞仙上清，玉箓已定。咒毕，以手拭目二七，叩齿二七。都毕。此法使人三魂凝明，丹心方正，万邪藏伏，心试不行，真要道也。子常行之，诸以五达日，向日趣令嚏也，若不得嚏者，以软物向日引导鼻中，亦即嚏也。嚏即咒曰：

天光来进，六胎上通，三魂守神，七魄不亡，承日鸣嚏，与日同形，飞仙玉清，位为真公。祝毕，拭目二七。是内精上交日光，三魂发明于内，使人心开神解，百精流传于内府也。若非五达日者，可不须尔也。

以五达之日，北向五再拜，正心呼上真皇君、皇君夫人名字，三过毕，叩齿五通毕，解巾长跪，谨启五星日月上皇高真道君、三十二天帝、玉清太上上清上皇上帝大道圣君几前，因自陈七祖父母以下，及一身千罪万过，上世以来，乞得解脱，三官告下天帝，使罪名离释，消除黑简，乞赐得五星之真，俱奔华晨，上登上清，交行玉门。

正月六日中时，二月一日晡时，三月七日夜半，四月九日食时，五月十五夜半，六月三日中时，七月七日夜半，八月四日中时，九月二日平旦，十月一日平旦，十一月六日夜半，十二月二日夜半。

上记五达吉日也。

服日月精法：

月朔旦，日出高二丈许，遥望见日，便握固，禹步东向三步，以口逆到取日精二七合，食咽十四日，可将二人入温病家，他病终不能著，所将从人轻，常卧之，令老寿。

月生三日，月出于庚上，两手握固，西南行，向月禹步三步，以口遥饮月精二七，十四咽之，终年无疾病，亦可入死家。日月照瑕秽。此二条，食日饮月精，皆消除万疾。

（底本出处《正统道藏》正一部。）

枕中记

夫治身者不以忧畏，朋友远之；治家者不以忧畏，臣仆侮之；治国者不以忧畏，邻境叛之；治天下者不以忧畏，道德去之。故忧畏者，生死之门，礼教之主，存亡之由，祸福之本，吉凶之元也。是故士无忧畏，则身名不立；农无忧畏，则稼穑不滋；工无忧畏，则规矩不设；商无忧畏，则货殖不盈；子无忧畏，则孝敬不笃；父无忧畏，则慈爱不著；臣无忧畏，则勋庸不达；君无忧畏，则社稷不安。故养性者，失其忧畏则心乱而不理，形躁而不宁，神散而气越，志荡而意昏，应生者死，应存者亡，应成者败，应吉者凶。夫忧畏者，其犹水火，不可暂忘也。人无忧畏，子弟为勍敌，妻妾为寇仇。是故太上畏道，其次畏天，其次畏物，其次畏人，其次畏身。故忧于身者，不拘于人；畏于己者，不制于彼；慎于小者，不惧于大；戒于近者，不悔于远。能知此者，水行蛟龙不能害，陆行虎兕不能伤，五兵不能及，疾病不能侵，谗贼不能谤，毒螫不能加，善知此者，万事毕矣。

夫百病横生，年命横夭，多由饮食。饮食之患，过于声色。声色可绝之逾年，饮食不可废之一日。为益亦多，为患亦切。且滋味百品，或气势相伐，触其禁忌，更成酖毒，缓者积年成病，急者灾患而卒至也。

凡夏至后迄秋分，勿食一切肥腻饼臛之属，此与酒浆瓜果相妨，当时未必即病，入秋节变多诸暴下，皆由涉夏取冷太过，饮食不节故也。而或者以病至之日便谓得病之初，不知其所来之渐矣。欲自知慎者，当慎之于微也。夫养生者，当少思、少念、少欲、少事、少语、少笑、少愁、少乐、少喜、少怒、少好、少恶。行此十二少者，养生之都契也。

多思则神殆，多念则志散，多欲则损智，多事则形劳，多语则气争，多笑则伤藏，多愁则心慑，多乐则意溢，多喜则忘错昏乱，多怒则百脉不定，多好则专迷不治，多恶则憔悴无欢。此十二多者，丧生之本也。唯无少无多者，几乎道也。故处士少疾，游子多患，事务繁简之殊也；田夫寿高，贵命年夭，嗜欲少多之验也。故俗人竞利，道士罕营。

夫常人不可无欲，又复不可无事，但和心约念，靖躬损思虑，则渐渐自息耳。

封君达云：体欲常劳，食欲常少。劳勿过极，少勿至虚。常去肥酰，节咸酸，减思虑，损喜怒，除驰逐，慎房室。春夏施写，秋冬藏精。又鱼脍生肉诸腥冷之物，此多损人，速宜断之，弥大善也。心常志善，不欲谋欺诈事，此大辱神损寿。

彭祖曰：重衣厚褥，体不堪苦，以致风寒之疾；厚味脯腊，醉饱餍饫，以致疝结之病；美色妖丽，媚妾盈房，以致虚损之祸；淫声哀音，怡心悦耳，以致荒妷之惑；驰骋游观，弋猎原野，以致发狂之失；谋得战胜，兼弱取乱，以致骄逸之败。斯盖圣人戒其失理，不可不思以自勖也。养生之道，勿久行、久坐、久听、久视，不强食，不强饮，亦不可忧思愁哀，饥乃食，渴乃饮。食已行数百步，大益人。夜勿食，若食即行五六里无病。

常须日夕有所营为，不住为佳，不可至疲极，不得太安无所为也。故曰：流水不腐，户枢不蠹，以其劳动不息也。

想尔曰：勿与人争曲直，当减人寿算也。若身不宁，当反舌塞喉，漱津咽唾无数，须臾即愈。

道士有疾闭目内视，心使生火以烧身令尽，存之使精如仿佛即愈。若有痛处，皆存其火烧之，秘验也。

禁　忌

凡甲寅、庚申日，是尸鬼竞乱，精神躁秽之日也，不得与夫妻同席、言语、面会，必当清冷沐浴，不寝警备也。其日可宜遣欲。

凡服食药物，不欲食蒜、石榴、猪肝、犬肉、猪肉，房中都绝为上。服神药勿向北方，大忌。亥子日不可唾，忘精失气，减损人年命。

凡入山日未至山百步，先却行百步反足乃登山，山精不敢犯人，众邪伏走，百毒藏匿。凡服食忌血味，使三尸不去。

凡求仙必不用，见死人尸大凶。又忌三月一月之中不得与女人同处，大凶。

避　忌

勿以冬甲子夜眠卧。

凡求仙忌十败：一勿好淫，二勿为阴贼凶恶，三勿酒醉，四勿秽慢不净，五勿食父母本命肉，六勿食己本命肉，七勿食一切肉，八勿食荤腻五辛，九勿杀一切昆虫众生，十勿北向大小便，仰视三光。勿北向解脱衣裳，勿北向骂詈犯破毁，勿犯日月星辰，勿以八节日行威罚，勿以朔晦日怒，勿以六甲日食鳞甲之物，勿以丙申日食鸡肉，勿以丙午日食雉肉，勿以乙卯日大醉，勿以二月九日食鱼，勿以三月三日食五脏肉及百草心，勿以四月八日杀伐草木，勿以五月五日见血，勿以六月六日起土，勿以七月七日思念恶事，勿以八月八日市诸附足之物，勿以九月九日起床席，勿以十月五日罚责人，勿以十一月十一日沐浴，勿以十二月晦日内三日不斋烧香念道。此忌法，天人大禁，三官告察。以是日乃为重罪矣，或令人三魂相疾，七魂流竞，或胎神所憎，三宫受恶之时也。是以恶梦交其丹心，狡魅乘其未阙，精液解犯，神真恍惚，流变多禁。真识忌术，子能奉修则为仙才，不奉天禁则为伤败。

天官大神忌食生血，忌烧六畜毛，忌烧蒜皮及诸薰菜，皆伐乱胎元，臭伤婴神。慎之！

凡学道之士，勿传衣及履屐巾褐，大凶。勿吊丧临尸经秽污。若有崇奉六天及事山川魔神者，勿居其室，弗飡其馔，勿著其衣，勿冠其巾。盖避其尸秽之下气，远其邪风之往来。

凡学道之士，勿抱婴儿，仙家大忌。

八节日，勿杂处，所以专精求妙，忌履秽污，常须薰香数沐浴。违之者凋败，慎之者飞升。

夫阴丹内御房中之卫，黄道赤气交接之益，七九朝精吐纳之要，六一回丹雌雄之法，虽获仙名而上清不以比德，虽均致化而太上不以为贵，此秽仙浊真，固不得视乎玉闳者矣。且夫险巇履冰，多见倒车之败，纵有全者，臭乱之地仙耳。

夫建志内学养神求仙者，当数沐浴致灵气也。

夫学道者，每事欲密，泄一言一事，辄减一算。算，三日也。

夫朝拜别作净衣，不可他杂。出入静户，并以水漱口。烧香时出户勿反顾。

凡咽液者常闭目内视。凡书章符当北向，勿杂笔砚，必先烧香。

凡耳中忽闻叫唤啼呼及濑水雷声鼓鸣，若鼻中闻臭气血腥者，并凶征也。急烧香沐浴斋戒三日，守三元帝君，求乞救护。行阴德，为人不能为，行人不能行，矜孤悯穷，扶危拯倾，即众恶自灭。

凡买药物，勿与人争贵贱，可从长者佳人买之，勿令多口嫉妒人见之。

夫喜怒损志，哀戚损性，荣华惑德，阴阳竭精，皆学道之大忌，仙法之所疾也。理护衣被，使有常人常烧香，使泠然不杂也。

夫习真者都无情欲之感、男女之想也。若丹白存于胸中则真不感应，灵女、上尊不降矣。纵有得者，不过在于主者耳。阴气所接，永不可以修至道。吾昔常恨此，赖改之速耳。故知真道不可对求，要言不可偶听也。诚之哉！诚之哉！

导引法

常以两手摩拭面上，令人面有光泽，斑皱不生。行之五年，色如少女。

卧起平气正坐，先叉手掩项上，因仰面视上，使项与两手争为之，三四止，使人精和血通，风气不入，能久之不病。讫，又屈动身体四极，反张侧掣，宣摇百关，各为之三。

卧起先以手巾若厚帛拭项中四面及耳后周匝，热温温然也。顺发摩项良久，摩两手以治面目，久久令人目明，邪气不干。都毕，咽液三十过，以导内液。又欲数按耳左右令无数，令耳不聋鼻不窒尔。

常以生气时咽液三七遍，闭目内视。讫，按体所痛处，每坐常闭目内视，存见五脏六腑[1]，久行之，自得分明了了。常以手按两目近鼻两眦，闭气为之，气通乃止，周而复始，常行之洞视千里。常以手按两眉后小穴中三九过，又以手心及指摩两目颧上，以手旋耳三十过，皆无数时节也。毕，以手逆乘额三九过，从眉中始，乃上行入发际中。口傍咽液无数也，常行之，令人眼目清明，一年可夜书。亦可人中密为之，勿语其状，善矣。

行气法

凡欲求仙，大法有三：一曰保精，二曰行气，三曰服饵也。凡此三事，亦附浅至深，不遇至人，不涉勤苦，亦不可卒知之也。然保精之术，近有百法，行气亦有数千条，服饵之方略有十种，皆以勤劳不绝为务。故行气可以治百病，可以去瘟疫，可以禁蛇兽，可以止疮血，可以居水中，可以辟饥渴，可以延年命。其大要者，胎息而已。胎息者，不复以口鼻嘘吸也，如在胞胎之中，则道成矣。

夫善用气者，嘘水，水为之逆流；嘘火，火为之灭炎；嘘虫豹，虫豹为之伏；嘘金疮，疼血则止。闻有毒虫所中，虽不见其人，便遥为嘘咒我手，男左女右，彼虽万里之外，皆即愈也。又中恶卒病，但吞之，三九之病亦登时瘥之。但人性多躁，少能安静以思其道耳。

凡行气之道，其法当在密室闭户，安床软席，枕高二寸半。正身偃卧，瞑目闭气，息于胸膈，以鸿毛著鼻口上而毛不动，经三百息，耳无所闻，目无所见，心无所思，当以渐除之耳。若食生冷、五辛、鱼肉及喜怒忧恚而行气者，非止无益，更增气病，上气嗽逆。不能顿闭之，稍稍学之。

---

[1] 原文为"五藏六府"，均改为"五脏六腑"。

初起于三息、五息、七息、九息而一舒气，寻更嗡之。能十二息不舒气，是小通也。百二十息不舒气，是大通也。百二十息不舒气，可以除病，随病所在念之，头痛念头，足痛念足，欲令其愈，和气攻之，从时至时便自销矣。此治身之大要也。凡行气常以夜半之后生气时闭气，以心中数之，令耳不闻。恐有误乱，以手下筹，能至于千，即去仙不远矣。

凡吐气，常令入多出少，常以鼻入口吐。若天大雾、恶风、猛寒，勿行气也，但闭之，此谓要妙。

彭祖曰：至道不烦，但不思念一切，则心常不劳。又复导引、行气、不息，直尔可得千岁。更服金丹上药，可以毕天不朽。

清斋休粮，存日月在口中，昼存日，夜存月令。

食宜篇

思仙问曰：夫修养之士，何物所宜食之充饥得不伤损矣？真人曰：酸咸甘苦食之，各归其时，春夏秋冬顺之，勿逆其藏。所食大过，成疾亦深。节戒作方，延益无限。其伤损之事，前已具言；延益之宜，今为子说。无令脱略，子宜志之。

《八素》云：春宜食辛，辛能散也。夏宜食咸，咸能润也。长夏宜食酸，酸能收也。秋宜食苦，苦能坚也。冬宜食甘肥，甘能缓中而长肌肉，肥能密理而补中。皆益五脏而散邪气矣。此四时之味，随所宜加之，食皆能益藏而除于邪，养生之道，可不移矣。

《礼记·内则》云：凡和春多酸，夏多苦，秋多辛，冬多咸，调以滑甘。注云：多其时味以养其气也。经曰：春无食酸，夏无食苦。四时各减时味者，谓气壮也。减其时味以杀盛气，《内则》所云多其时味，恐气虚羸，故多其时味以养其气也。《内则》云：春宜羔豚膳膏芗，春为木王。膏芗，牛膏也。牛中央土畜，木克土，木盛则土休废，用休废之膏，以节其气，故用牛膏芗也。夏宜腒鱐所留切膳膏臊，膳，干雉也。鱐，干鱼也。臊，犬膏也。犬属西方金也。夏属南方火，火克金，火盛则金休废，故用犬膏，臊以节气也，秋宜犊麛膳膏膻膏腥，鸡也。鸡属东方木，秋属西方金，金克木，金盛则木休废，故用鸡膏腥也。冬宜鲜羽膳膏膻。膏膻，羊也。羊属南方火，冬属北方水，水克火，水盛则火休废，故用休废膏膻也。郑云：彼羔豚物，生而肥。犊麛物，盛而充。腒鱐膜呼早切，热而干。鱼雁水涸而性定。此八物得四时之气，尤为人食之不胜。是以用休废之脂膏煎和善之也。凡牛宜稌，羊宜黍，豕宜稷，犬宜粱，鱼宜苽，言其气味相成也。

《周礼·天官》云：凡食齐眡音视春时，饭宜温也。羹齐眡夏时，羹宜热也。酱齐眡秋时，酱宜冻也。饮齐眡冬时。饮宜寒也。

《太素》云：肝色青，宜食甘。粳米饭、牛肉、枣，皆甘。心色赤，宜食酸。麻、犬肉、李，皆酸。脾色黄，宜食咸。大豆、猪肉、栗，皆咸。肺色白，宜食苦。麦、羊肉、杏，皆苦。肾色黑，宜食辛。黄黍、鸡肉、桃，皆辛。

又肝病者，宜食麻、麦、犬肉、李、韭。心病者，宜食麦、羊肉、杏、薤。脾病者，宜食粳米、牛肉、枣、葵。肺病者，宜食黄黍、鸡肉、桃、葱。肾病者，宜食大豆、黄黍、猪肉、栗、藿。

是故谨和五味，则骨正筋柔，气血以流，腠理以密。如是则气骨以精。谨道如法，长有天命。

羊肉大热，羊头肉平，主风眩，瘦疾。羊肚，主补胃虚损，小便数，止虚汗。羊乳酪，补肺利大肠。羊肾，补虚弱，益髓。

犬肉，温。主补五脏劳伤。久服，益气力，厚肠胃，实下焦，填骨髓。不可炙食。

牛肉，平。牛乳，甘寒。主补虚羸，止渴。牛酪，主寒热，止渴，除胸中热。牛酥，寒。淘胸其客气，利大小肠。

鹿头肉，主消渴及多梦。鹿肉，主补中，益气力。鹿蹄肉，主骨髓中疼痛。鹿久食令人耐寒。

獐肉，补五脏。从八月到十一月食，胜羊肉。

驴肉，主风狂，忧愁不乐，能安心气。

貒肉，主久水胀垂死，作羹食之大效。

豹肉，温酸。主强筋骨志性。

獐肉，平。食之肥下焦，强胃气，能食。

雄鸡肉，酸温。主下气，去狂邪，安五脏、肠中消渴。

乌雄鸡肉，甘温。主补中，止痛，除心腹恶气。

乌雌鸡肉，味平甘。主除风寒湿痹，五缓六急，安胎及乳痈。

雁肉，味甘平。主益气，轻身。久服长发，耐老不饥。

白鸭肉，平。主补虚羸，消毒热，和脏腑，利水道。黑鸭不可食。

野鸭肉，味咸寒。主补中益气，和脏腑，除客热，消食。九月后好食，消腹中虫，平胃气，调中，轻身。可长食之，胜家鸭。

鹑，温。补五脏，益中续气，实筋骨，耐寒暑，消结实。长食令人不厌，四月已后，八月已前不中食。

干枣，味甘，辛温。主心腹邪气，安中，养脾气，助十二经脉，通九窍，补少津液，大惊强志。久服轻身，延年不饥，成仙。

栗，味咸，温。主益气，厚肠胃，补肾，令人耐饥。生食，治腰脚，不宜蒸食。

柿，味甘寒。补虚劳不足。干者厚肠胃，健脾气，消宿血。红柿，至补肺气，续经络气。

橘子，味酸寒。主下气，开胸膈痰疾结气，止渴。久服，除口臭，轻身长年。皮陈久者良。

乌梅，味苦，平。主下气，除烦热，安心神，肢体疼痛，偏枯不仁，止下痢，好睡，口干。

梾，寒。益心气，补中焦不足。

樱桃，平。主调中，益脾气。多食无损，令人好颜色，美志性。

蒲桃，味甘平。主益气，倍力强志，耐饥寒，去肠间水，调中。久服之，轻身延年。

林檎，温。主止消渴，好睡，不可多食。

覆盆子，味甘平。主益气轻身，令人发不白。

甘蔗，味甘平。主益气，补脾气，利大肠，止渴。

豆蔻，味辛温。主温中，止呕吐，口臭。

莲子，寒。主五脏不足，伤中气绝，利益十二经脉、二十五络，益血气，食之心欢，止渴，去热，补中，养神，除百病。久服轻身，耐老延年。

藕，寒，主补中，益气力，养精神，除目病，久服轻身，耐老不饥，延年。

鸡头实，主补中，愈百病，益子精，强志，明目。

菱实，平。主安中，补藏，令人不饥。

芋，平。主宽缓腹胃，除死肌，令人悦泽。

椹，寒。主补五脏，明耳目，利关节，通血脉，益精神。久食不饥，变白发。

枸杞，味苦寒。主五内邪气热中，消胸胁气，除客热风痹，坚筋骨，强阴，利大小肠，补虚损，明目，益精气。久服轻身，耐寒暑。

葵，味甘寒。宜脾。久食利骨气，为百菜主。

竹笋，味甘寒。主消渴，利水道，益气力，不可久食。

苜蓿，味苦寒。利五脏，轻身，去脾胃邪气诸热毒。不可久食，瘦人。

荠，味甘温。主利肝脏，和中，明目。服丹石人，不可多食。

蔓菁，味苦温。主消食下气，利五脏，轻身益气。

萝卜，寒。利五脏，轻身，益气。根，消食下气，除五脏中风，炼五脏中恶气，服之令人白净，细肌理，美颜色，制面毒。

白苣，味苦寒。主补筋力，利五脏，通经脉，令人齿白，聪明，少睡。

葱白，味辛，温平。冬月食之甚益人，不可多食，虚人。葱青叶，温，归肉。除肝邪，安中，利五脏，益目精，杀百药毒。

薤，味苦辛。宜心，归骨。除寒热，去水气，温中，散结气，轻身耐老。学道人长服之，通神安魂，益气力，续筋骨。

韭味辛酸，温。归心，宜肝。可久食，安五脏，不利病人。

荏子，味辛。主咳逆，下气，温中，补髓。叶调中，却臭气。

紫苏，下气，除寒中。

薄荷，味苦，平。却肾气，解劳乏。新病人不宜食。

荆芥，味苦温。辟邪气，除劳。不宜久食。

兰香，温。主消食，去停水，散毒气。

茼蒿，味辛平。主安心气，养脾胃，消饮食。不可频食。

香薷，味辛温。散水肿，止霍乱，去热风。不可多食。

苦菜，味苦寒。主五脏邪气。久服安心，益气，少卧。轻身不老，耐饥。

蓝菜，平。主填骨髓，利五脏，调六腑，理经络结气，明耳目，使人骨健少睡，益心力。久食大益人。

生姜，温。去痰下气，去胸中臭气，通神明，散烦闷，开胃口。

水芹，寒。养神益力，令人肥健，杀百药毒。

白蒿今青蒿也，味辛。主补中益气，养五脏，长毛发，令黑。久服轻身不老。

小蓟根，味甘温。主养精保气，令人肥泽。

野苣，寒。久食轻身，少睡，调十二经脉，利五脏虚热气。长食，甚益人。

马芹，温。主心腹满，下气消食，能调味，甘香美。

决明，平。主明目，轻身，利五脏。

牛蒡，寒。主去热风，头面烦满，四肢不遂，通十二经脉。久服轻身。

菠薐，寒。主利五脏，通肠胃。服丹石人食之甚良。

朱茸达，平。主补中下气，利五脏。

白黍米，味甘，辛温。宜肺，主补中益气。

秔米，味甘，辛苦。主心烦，止渴，益气，断下利，平胃气，长肌肉。

仓粳米，主补中益气，坚筋骨，通血脉。炊饭水浸令酸，食之，缓五脏六腑气。

白粱米，味甘寒。除胸中客热移易五脏六腑，续筋骨，可长食之。

粟米，味咸寒。主养肾气，去骨痹热中，益气力。陈者止利，压丹石毒。

胡麻，味甘。主益力气，长肌肉，填骨髓，坚筋骨，治金疮，止痛。久服轻身长年。

绿豆，味甘酸。主虚赢，补五内虚乏，益气，安精神，行十二经脉。食之脾厚肚宽，可长食之。

大麦，味咸寒。宜心，主消渴，除烦热，益气调中。久食，头不白。

穬麦，味甘寒。主轻身，除热。久食令人多力健行。五谷之中穬麦为上。

小麦，味甘寒。主养肝气，去寒热，止渴烦，补中益气，和五脏，调经络。

薏苡仁，味甘温。主筋急拘挛，久风湿痹，下气。久服，轻身益气，除筋骨中邪气，利肠胃，消水肿，令人能食。

稗米，味甘平。主益气，补中，利脾胃气。

白豆，平。补五脏，益中，助十二经脉，可长食之。

饴糖，味甘温。主补虚乏，益心力，止渴，治喉咽痛，除唾血。

月宜篇

思仙问曰：尝闻月宿所宜食者，愿赐其法。

真人曰：每月宿下，各有所宜之物，人若择而食之，亦可除其疾疹矣。今传于子，亦可晓示将来。

《养生论》云：正月卯日食鲷鱼，使人无瘟病。二月春分食龟，使人不蛔，子孙蕃息。三月宿毕食鲔鱼，使人不随美色，多气力。送迎各二日。

春三月食犬肉，又先酸麦，无齿病，因甲乙以具。

四月宿毕食鸡，使人目明。

五月夏至食鸣鹍，送迎各二日，食鸥枭，送迎十日。

六月宿房食野雉，使人阳多遂子孙矣。

夏三月食鸡雉及苦先麦，食之无瘅病，因丙丁以具。

七月食蠹，使人宜子孙，送迎各二日。蠹，木蝎也。

八月秋分食蠹，使人无病淫，众人畏之，送迎二日。

九月宿建星食雁，使人不病瘅。得良辰，美筋骨，送迎二日。

秋三月食马肉及辛，食之无寒病，因庚辛以具。

十月宿营室食诸鸟，使人烁心，益寿美色，送迎二日。

十一月冬至食兔，令人不蛔，利足不僵。

十二月腊夜，令人持椒卧井傍，无与人言，内椒井中，除瘟病。

冬三月食彘及咸，食之无足病，因壬癸以具。常以其月不尽三月，夕半食者无饱。

唯有守真一，可以一切不畏也。

饵药法

按诸服食之方，凡有千数，但费词难领。今采余经见效者数十条，以补不逮。其神丹大药，及未有效者，此不论之。

夫欲服食，先草，次木，次石，此将药之大较，所谓精粗相代，阶浅以至深也。

凡人从少及长，体习五谷，不可一朝而遣。凡药为益迟微，无充饥之验，唯积之不已，方令骨髓填实，则五谷居然而自断也。五谷之中，大麦为上，盛冬不死，故可食也。次橡子，非果非谷，而最益人，服食未能断谷，啖之，为佳，无气而受气，无味而受味，消饮而止痢，令人强健不极。次有枣、栗，亦佳。

断谷常饵法

茯苓末五斤　　生栗末五斤　　胡麻九蒸九曝，属末五斤

上三味。先以水一石煮肥大干枣五斗，令减半出，研滤令皮核极净。更以水一斗，别洗取皮核中甜味，令尽。以微火煎如稠糖，下之，令冷，和药捣一万杵，密封，稍稍饵以当食，不食不废服大药。

又　法

取天门冬，去心、皮。末，服方寸匕，日三。无问人间山中，常勿

废之，久久益善。亦酿酒服之，治症瘕、积聚、风、癫狂，去三虫伏尸，除疢湿痹，轻令益气，令人不饥。百日则还年却老，能早服益善。常于好地多种薯蓣，蒸食当谷，大佳。

服药兼茯苓以当诸食法

取茯苓五斤，净治，捣，下筛。白蜜三升，和之，纳铜器中，重釜煮之，数回转。非铜器，好瓷器亦佳。蜜干出，捣三万杵，旦服三十丸，如梧桐子，日三服。百日百病除，二百日夜书，二年使鬼，四年玉女来侍。

凡合仙药，先斋戒三日，煎药于幽隐处，勿使人畜见之，唯作药者身自临之，以木盖器上，勿露之，火唯净木，用心伺候，欲多作任意。药成，纳密器中，勿泄之，万岁不败。

又 法

取胡麻三斗，黄黑无在，精治择，釜中微火熬之，令香，细捣为末，下筛。白蜜三升，和令调，煎之，如茯苓法，捣三万杵。旦服，丸如梧桐子三十丸，尽一剂，肠化为筋。

此二方与世方少异。若年少者当饵茯苓，若年过四十当服胡麻。

凡茯苓治少，胡麻养老，亦可二物并合，倍用蜜共煎为丸。老少并治，不必别作也。

长生服饵大法

凡服食先服草木药，大觉得力，然后服石药。药有逆顺，所谓差之毫毛，失之千里也。然后可服丹，不相害也。

服油法

凡欲饵神药及云母，当先服之。麻油一斗，薤白三斤，切之，纳油中，微火煎之，令薤黑焦去滓，合酒。温服半升，日再或三合。百日血脉充盛，一年后乃可服药。

服巨胜法

胡麻二斗　大豆一斗

上各熬令香，取豆黄合捣筛。服五合，日三，浆送亦可，蜜和，服鸡子大一枚。日四，渐自不饥，然后服四镇，可以补虚劳耳。

饵云母法

本草云：云母，上品药，味甘，无毒，平，主下气，坚肌，益精，去身死皮肌，中风寒热邪气，明目，安五脏，耐寒暑，久服志高不老，延年神仙。生齐云山及琅琊北定山石间，二月采。泽泻为之使，畏蝉甲及露水。

云母有八种，各有异名，向日视之，乃别。色黄白而多青者，名云英，宜春服之，令人身轻入水，不寒，增寿四千年。色青黄煌煌而多赤者，名云珠，宜夏服之，令人身轻耐寒暑，增寿三千年。色如冰雪，乍黄乍白者，名雪沙，季夏服之，身轻生光，耐风寒，增寿二千年。色黄白晶晶者，名云光，宜秋服之，坚筋骨，通经脉，增寿一千年。色青白而多黑者，名磷石，宜冬服之，身轻，入火不灼。五色备者，名云母，四时可服。杂黑而强肌者，生铜铁间，名地塚不可服，伐人命。赤色而重厚者，名阳起石，是五云之根，别入药用，不可服。

凡云母，厚一寸，有千八百重，杂以砂土埋，第一精者，盆中阴地岁月便自生长。

炼　法

薄擘去砂土，以东流水渍数日，乃槌破而擘之。讫，又以水淘汰百许过，极令净，乃随迟速用之。

若迟用者，当以五月久茅屋漏水于白瓦器中渍之，百日漉出。若有水垢不净者，更以东流水淘汰数过，漉令燥，其浮泛细者亦别器盛之。八月中，以新布两人各持一头，亦可系竹竿头，于山野净草上拂取露，绞取汁，随拂汁足淹云母乃止，不足更取渍也，以渍云母五六十日以外，乃可取用，著温暖处，勿令寒凉。欲为粉者，便漉取令燥，作熟皮囊盛，急击以手挼之，从旦至中，碎靡靡出，以绢筛取，余滓更挼，取尽上。犹不大细，以指攞看，当见炅炅者，更于大木盆中少水溲和泥。良久，以水淘汁，细绢漉取，余滓又研淘，取尽止，清澄之。亦可挼竟以纱葛粗筛，乃于白燥盆中研之，绢漉如法亦善。亦可先研，以绢漉澄，令燥，仍用皮囊挼，细绢筛之。亦可露水渍之，百日出，令燥，捣，以囊于水中漉取汁，澄干治之。凡如此法，成粉令极细如面，指攞弥得光明，佳也。若犹不精，可以露水煮粉如沸点，燥乃更曰捣，重绢筛之。

若速用者，取淘竟者薄擘，绢囊盛，纳沸汤里，出，浮寒水中。又纳汤，又浮水，如此十过，当一易水，令冷，候视软出，曝干，韦囊中挼之，使成粉。

服云母方

取云母一斤，五色具者，细擘之，以久茅屋溜水若秋百草上露，以溃之百日，内韦囊中盛，挺之，绢筛，著竹筒中，塞口，悬瓻下，白沙一石填上，蒸之一日一夜，气达去之，纳黍稻米一石，一日。又云：一宿一日，气达又去，更纳新黍、稻米一石，一日气达去之，乃出，以白蜜一升合和于铜器中，汤上煎之。合可丸，丸如麻子。以星宿出时一服二丸，服三五十日。如梧桐子三丸，常以鸡鸣服一丸。三十日，身轻目明。五十日，腹中痒。七十日，三虫伏尸皆去。八十日，皮肤光泽。九十日，入水火不烧濡。百日，易以筋骨。三百日，走及奔马。一年，为真人。又云：年七十已上四百日，已后乃得仙。此是用一斤法，多者益之，一云用二斤，一云三斤。

又　法

取桂十斤，削取三斤，捣，下筛。葱白茎四斤，熟捣，布绞取汁，以和桂屑，纳生竹筒中，木盖密口，悬蒸。黍米五斗下，米熟为水，又纳云母粉一斤，一日复化为水。服一橡斗许，日三服。三十日，貌如童子。

又　法

取云母粉一斤，硝石白者一斤，捣筛之，白蜜三升，合搅，纳生竹筒中，漆固口，埋北垣下。三十日出之，盛铜器中，稍稍似水，若酒水。服之二十日身光，三十日露不著身，五十日火不能害，百日之后便成仙人。

消玉法

取美玉一斤，细末之，纳云母水中，十日消，可服半斤。诸石屑内中皆消，不但是玉。

又 法

取云母粉一斤，硝石一斤，合捣如泥，纳瓶中，漆固口，埋湿地，入三尺亦可。悬井中十日化为水。服一橡斗，日三，稍加之。却老还少，身形光泽。余试之，三法已验。

服雄黄法

本草云：雄黄味苦，甘平大温，有毒。主治寒热鼠瘘、恶疮疽痔、死肌、疥虫䘌疮、目痛、鼻中息肉及绝筋破骨百节中大风、积聚癖气、中恶腹痛、鬼注，杀精物恶鬼邪气百虫毒，胜五兵煞，诸蛇虫毒，悦泽人面。练食之，轻身，神仙饵之皆飞入脑中，胜鬼神，延年益寿，保中不饥。昔抱朴子及陶隐居在江左之日，雄黄与金同价，将合大药，求索无处。自古诸仙圣等皆慨此物不足，以所学道不以时成，况此二贤耶！龆年志道，壮乃知方，亦渴兹药，遂一年问息心于服饵矣。余至贞观年中游峨嵋山，市得武都雄黄四十余斤，颗立奇大，光色焌烂，近古所无，自非圣德所加，可能致此物？见此药已觉四体轻飘飘然，有凌云之气，余忻逢圣代，属此神物，惟同志者速宜将之！

仙经曰：诸石之中，惟丹砂、雄黄为上。炼治之法兼服不难，宜可营之。此乃度世要药，未及大丹，其余服饵皆不出此。夫其醉饱者，莫能信之。

饵雄黄法

取雄黄末之，飞取花，蒸之数日，白蜜丸之。服如弹丸，日三，稍减之。去三虫，长生也。炼松脂和之，甚佳。亦可多作，不限一二斤也。土釜飞之。

又 法

取雄黄末，以清酒和蒸之，次用白蜜成丸。服雄黄，虎狼百毒不敢近，入水辟蛟龙，辟五兵，一切蛊毒祅魅皆不能加，心开目明，甚有威武。

又 法

取雄黄、水银等分，合捣相得，纳铜器中，蒸之三日三夜，当化为水。若未化，更蒸之，数上下出之，炭火煴之，数上下当作紫色。白蜜丸之，服如麻子三丸，日三，至千日通神。

又 法

取雄黄水和以炼松脂，作服如小豆大二枚。十日三虫下，二十日百病愈，百日能便通神。抱朴子曰：雄黄当得武都山所出者纯而无杂，其色赤如鸡冠而光明晔晔者，乃可用耳。其但纯黄似雌黄色无光明者，不任作仙药，为可合治病药耳。饵服之法，或以蒸煮之，或酒饵，或以消石化为水乃凝之，或以猪胴裹蒸之于赤土下，或以松脂和之，或以三物炼之引之，而布巾如冰，服之皆令人长生，百病除，三尸下，瘢痕灭，白发黑，堕齿生，千日则玉女来侍，可得役使以致行厨。又玉女常以黄玉为志，大如黍米在鼻上是真玉女也，无志者是鬼试人。余先服之，已具见之矣。

真人授魏夫人谷仙丸一名制虫丸

夫学仙道者，宜先服之，填骨补筋，驻年还白，体生异光，久服神仙。昔者，右真人郭少金以方授介象，又授刘根、张陵等数人，并按而服之，遂皆致神仙。凡合药当在别室净洁处，不合杂人多目临视，亦宜沐浴斋戒三日，乃可捣治之。

甘草六两 炙丹砂三两，精明者研之 大黄五两，锦文者 干地黄七两 五味子五两 白木三两 人参五两半，坚重者 茯苓四两 当归三两半 天门冬四两 木防己一两 茯苓三两 细辛二两 决明子二两。

上十四味，并令得精新上药，无用陈久。先各细捣筛乃秤散，取两数定乃入白，以次先纳甘草捣一千杵，次纳丹砂又千杵，如此以次尽十四种，合一万四千杵，毕，乃下白蜜和调。治毕，又捣万六千杵，都合三万杵，药成，盛之密器。后食服如梧桐子十丸，宁从少起，亦可服三十丸。此药内养，减病无毒，无所禁忌。食一年，乃大得其益，无责旦夕之急效也。俗中女子服之，令多子而无伤。

《三元真一经》云：涓子告苏林曰：必欲作地上真人，须先服食，去三尸，杀灭谷虫。虫有三名，伐人三命。一名青姑，伐人眼命，是故目暗面皱，口臭齿落，由青姑之气穿凿泥丸故也；二名白姑，伐人五脏，是故心毫气少，多忘荒闷，由白姑之兵贯穿六腑之液故也；三名血尸，伐人胃命，是故腹输烦满，骨枯肉焦，意志不开，所思不固，失食则饥，悲伤忧恸，精诚不感，神爽杂错，由血尸之虫流噬魂胎之阙也。不去三尸而服食者，谷虽断虫犹存，非益也。又所梦非真，颠倒翻错，邪欲不除，都由虫在其内摇动五神故也。欲求真道长生，当先服制虫丸者，即此方是也。如不知此道，求神仙未之有也。

合仙药祭法

凡欲合神药，先斋戒七日，入室沐浴，著粉七日。讫，具药物，必须天晴明及开成除日，若寅日于中庭净地西北向，以药物著地，地安一高机，桃上以枣一升、酒一器、脯一胸，主人再拜，长跪启曰：臣某天真之子，上皇之孙，上天医女，至奉上上太一君左玉房仙官，臣某合药，服之延年，谨设醮再拜。诸饵丹砂、八石、云母、百草丸散，欲延年养生求神仙之法，当祭太一君。不祭者，作药多不成，纵成，服之无益，不能得仙。故祭者，太一临之，或遣玉女来下，神气所加，令药神验，皆斋戒称臣。作丸者，临纳药入臼时祭。作饵者，燃[1]火时祭。作散者，须成乃祭。祭时皆先具诸果药，罗列著太一座间，乃祭，用案南向，用酒五杯，脯五胸，枣二盘。馔祭厚者，用酒五斗，脯五片，枣二斗，烧香再拜，祝曰：

谨请九天真人，高皇太上、天真太一君、地真太一君、太一玉童、太一玉女、华盖火光使者，下临其席，再拜叩头，曰：乞为甲移灾去厄，长生久视，今当合某种药伏愿诸太上老君、太一君临盘共服，黄宫紫盖之下，愿药气无纵无横，无飞无扬，和合冲气，延命遐长，谨奉天神，神药盛明，天师举火，玉女侍傍，分天之气，太一乃临。某再拜上酒毕，乃送辞。当斋三日，勿履秽，然后可祭。祭时不欲令人见知，唯欲清净一处，若不可无人者，夜半子时亦佳，勿使人见之。道家服药一年一祭，不必待合药乃祭，祭余胙唯得行人食之，余人不得食。

---

[1] 原文为"然"。

服药禁忌法

凡服玉，忌酒、五辛、鱼肉。服丹，忌入污秽及见血，视死血尤凶。服丹砂及雄黄，皆忌血食，若不断者，久久令人半身不遂。服松柏，忌猪、犬、盐豉。服天门冬，忌鲤鱼肉。服菖蒲，忌热食。服术，忌桃、李及酒。服黄连，忌猪肉。服胡麻，忌猪、犬。服黄精，忌梅。服地黄，忌犬。

夫血气强盛者，宜早将之，形骸枯悴者，实难救也。此皆众仙秘道，慎勿轻传。苟非其人，不可妄授。神农曰：上药养命，中药养性，下药治病。此之谓也。

仙人养生延年服五灵芝方

五灵芝者，五老之精气也。万物草木皆察天地阴阳之精气，唯松柏受真精气最多，经霜霰而不凋，秋冬不变色，受命延长，千秋万岁。神仙智人商量草木服食功力，总不如松柏，仙人道士参详众方，并不如此五灵芝方。世有道士学仙养生求延年长命及长生者，可依方采掇，合和服之，自古至今，效者非一。若非好道君子，莫传此方。

采松柏法

常以三月四月采新生松柏叶，可长三四寸许，与花蕊及叶一时采取，荫干。干讫，细捣为末。阙文。

蜜为丸，如小豆大。常以每月一日及十五日日未出时，烧香，东向，手持药八十一丸，以酒下之。服一年延十年命，服二年延二十年命。欲得长肌肉，加少大麻、巨胜。心力弱者，加茯苓、人参。此药除百病，壮元气，益五脏六腑，清神明目，少强不衰老，延年益寿，神验。若用七月七日露水丸之，更佳。服药祝曰：

神仙真药、体合自然。服药入腹，天地同年。祝讫服药，断猪肉、五辛。最切慎之！

（底本出处《正统道藏》洞神部方法类。）

保生铭

唐·思邈孙真人述

人若劳于形，百病不能成。饮酒忌大醉，诸疾自不生。
食了行百步，数将手摩肚。睡不苦高枕，唾涕不远顾。
寅丑日剪甲，理发须百度。饱则立小便，饥乃坐漩溺。
行坐莫当风，居处无小隙。向北大小便，一生昏幂幂。
日月固然忌，水火仍畏避。每夜洗脚卧，饱食终无益。
忍辱为上乘，谗言断亲戚。思虑最伤神，喜怒伤和息。
每去鼻中毛，常习不唾地。平明欲起时，下床先左脚，
一日免灾咎，去邪兼辟恶。但能七星步，令人长寿乐。
酸味伤于筋，辛味损正气，苦则损于心，甘则伤其志，
咸多促人寿，不得偏耽嗜。春夏任宣通，秋冬固阳事。
独卧是守真，慎静最为贵。财帛生有分，知足将为利。
强知是大患，少欲终无累。神气自然存，学道须终始。
书于壁户间，将用传君子。

（底本出处《正统道藏》洞神部方法类。）

存神炼气铭

唐·思邈孙真人述

　　夫身为神气之窟宅，神气若存，身康力健，神气若散，身乃死焉。若欲存身，先安神气，即气为神母，神为气子，神气若俱，长生不死。若欲安神，须炼元气，气在身内，神安气海，气海充盈，心安神定，定若不散，身心凝静，静至定俱，身存年永。常住道源，自然成圣。气通神境，神通慧命，命住身存，合于真性，日月齐龄，道成究竟。依铭炼气，欲学此术，先须绝粒，安心气海，存神丹田，摄心静虑，气海若具，自然饱矣。专心修者，百日小成，三年大成。初入五时，后通七候，神灵变化，出没自在，峭壁千里，去住无碍。气若不散，即气海充盈，神静丹田，身心永固，自然回颜驻色，变体成仙，隐显自由，通灵百变，名曰度世，号曰真人，天地齐年，日月同寿。此法不服气，不咽津，不辛苦，要吃但吃，须休即休，自在自由，无阻无碍，五时七候，入胎定观。夫学道之人，入有五时：

　　第一时，心动多静少，思缘万境，取舍无常，忌虑度量，犹如野马，常人心也。

　　第二时，心静少动多，摄动入静，心多散逸，难可制伏，摄之勤策，追道之始。

　　第三时，心动静相半，心静似摄，心常静散相半，用心勤策，渐见调熟。

　　第四时，心静多动少，摄心渐熟，动即摄之，专注一境，失而遽得。

　　第五时，心一向纯静，有事无事，触亦不动，田摄心熟，坚散唯定，从此已后，处显而入七候，任运自得，非关作矣。

第一候，宿疾并销，身轻心畅，停心人内，神静气安，四大适然，六情沉寂，心安悬境，抱一守中，喜悦日新，名为得道。

第二候，超过常限，色返童颜，形悦心安，通灵彻视，移居别郡，拣地而安，邻里知人，勿令旧识。

第三候，延年千载，名曰仙人。游诸名山，飞行自在，青童侍卫，玉女歌扬，腾蹑烟霞，绿云捧足。

第四候，炼身成气，气绕身光，名曰真人，存亡自在，光明自照，昼夜常明，游诸洞宫，诸仙侍立。

第五候，炼气为神，名曰神人。变通自在，作用无穷，力动乾坤，移山竭海。

第六候，炼神合色，名曰至人。神既通灵，色形不定，对机施化，应物现形。

第七候，身超物外，迥出常伦。大道玉皇，共居灵境，圣贤集会，弘演至真，造化通灵，物无不达，修行至此，方到道源。万行休停，名曰究竟。今时之人，学道日浅，曾无一候，何得通灵？理守愚情，保持秽质，四时迁运，形妄色衰，体谢归空，称为得道，谬矣！此胎息定观，是留神驻形之道术，在口诀不书于文，有德至人方遇此法，细详留意，必获无疑。贤达之人，逢斯圣矣！

（底本出处《正统道藏》洞神部方法类。）

孙真人摄养论

正月肾气受病，肺脏气微。宜减咸酸增辛味，助肾补肺，安养胃气。勿冒冰冻，勿极温暖，早起夜卧，以缓形神。勿食生葱，损人津血。勿食生蓼，必为症痼，面起游风。勿食蛰藏之物，减折人寿。勿食虎豹狸肉，令人神魂不安。此月四日，宜拔白发；七日宜静念思真，斋戒增福；

八日宜沐浴，其日忌远行。

二月肾气微，肝当正王。宜减酸增辛，助肾补肝，宜静膈去痰水，小泄皮肤微汗，以散玄冬蕴伏之气。勿食黄花菜、陈醋、苴，发痼疾。勿食大小蒜，令人气壅，关膈不通。勿食葵及鸡子，滞人血气，洏精。勿食兔及狐貉肉，令人神魂不安。此月八日，宜拔白发；九日忌食一切鱼，仙家大畏。十四日不宜远行。仲春气正，宜节酒保全真性。

三月肾气已息，心气渐临，木气正王。宜减甘增辛，补精益气，慎避西风，散体缓形，便性安泰。勿专杀伐，以顺天道。勿食黄花菜、陈醋、苴，发症痼，起瘟疫。勿食生葵，令人气胀，化为水疾。勿食诸脾，脾神当王。勿食鸡子，令人终身昏乱。此月三日，忌食五脏及百草心，食之天地遗殃。六日宜沐浴，十二日宜拔白发，二十七日忌远行，宜斋戒，念静思真。

四月肝脏已病，心脏渐壮。宜增酸减苦，补肾助肝，调胃气。勿暴露星宿，避西北二方风。勿食大蒜，伤神魂，损胆气。勿食生薤，令人多涕唾，发痰水。勿食鸡雉肉，令人生痈疽，逆元气。勿食鳝鱼，害人。此月四日，宜沐浴，拔白发。七日宜安心静虑，斋戒，必有福庆。其日忌远行。

五月肝脏气休，心正王。宜减酸增苦，益肝补肾，固密精气，卧起俱早。每发泄，勿露体星宿下，慎避北风。勿处湿地，以招邪气。勿食薤韭，以为痈痼，伤神损气。勿食马肉及獐鹿肉，令人神气不安。此月五日，宜斋戒，清静。此日忌见一切生血，勿食一切菜。十六日切忌嗜欲，犯之夭寿，伤神。其日忌远行。二十七日宜沐浴，拔白发。

六月肝气微，脾脏独王。宜减苦增咸，节约肥浓，补肝助肾，益筋骨，慎东风，犯之令人手足瘫痪。勿用冷水浸手足。勿食葵，必成水癖。勿食茱萸，令人气壅。此月六日，宜斋戒、沐浴，吉。其日又宜起土兴工。二十四日宜拔白发，其日忌远行。二十七日宜沐浴，念静思真，施阴隲事吉。

七月肝心少气，肺脏独王。宜安宁情性，增咸减辛，助气补筋，以养脾胃。无冒极热，勿恣凉冷，无发大汗。勿食茱萸，令人气壅。勿食猪肉，损人神气。此月勿思恶事，仙家大忌。五日宜沐浴，七日宜绝虑，斋戒。九日谢前愆，求祈新庆。二十八日宜拔白发。二十九日忌远行。

八月心脏气微，肺金用事。宜减苦增辛，助筋补血，以养心肝。无犯邪风，令人骨肉生疮，以为疠痫。勿食小蒜，伤人神气，魂魄不安。勿食猪肚，冬成嗽疾，经年不瘥。勿食鸡雉肉，损人神气。此月四日，勿市鞋履附足之物，仙家大忌。十八日宜斋戒，思念吉事，天人兴福之时。二十日宜拔白发，忌远行，去而不返。又宜沐浴，吉。

九月阳气已衰，阴气大盛，暴风数起，切忌贼邪之风。宜减苦增咸，补肝益肾，助脾资胃。勿冒风霜，无恣醉饱。勿食莼菜，有虫不见。勿食姜蒜，损人神气。勿食经霜生菜及瓜，令人心痛。勿食葵，化为水病。勿食犬肉，减算夭寿。此月九日；宜斋戒。十六日宜沐浴，拔白发。二十七日忌远行，呼为罗网之日。

十月心肺气弱，肾气强盛。宜减辛苦，以养肾脏。无伤筋骨，勿泄皮肤。勿妄针灸，以其血涩，津液不行。勿食生椒，损人血脉。勿食生薤，以增痰水。勿食熊、猪肉、莼菜，衰人颜色。此月一日，宜沐浴。四日、五日勿责罚，仙家大忌。是月十日忌远行，十三日宜拔白发，十五日宜斋戒，静念思真，必获福庆。二十日，切忌远行。

十一月肾脏正王，心肺衰微。宜增苦味绝咸，补理肺胃。勿灸腹背，勿暴温暖，慎避贼邪之风，犯之令人面肿，腰脊强痛。勿食貉肉，伤人神魂。勿食螺蚌蟹鳖，损人元气，长尸虫。勿食经夏醋，发头风，成水病。勿食生菜，令人心痛。此月三日，宜斋戒静念。十日宜拔白发，其日忌远行，不可出，宜念善，天与福去灾。十六日宜沐浴，吉。

十二月土当王，水气不行。宜减甘增苦，补心助肺，调理肾脏。勿冒霜露，勿泄津液及汗。勿食葵，化为水病。勿食薤，多发痰疾。勿食龟鳖。

（底本出处《正统道藏》洞神部方法类。）

唐太古妙应孙真人福寿论

圣人体其道而不为也，贤人知其祸而不欺也，达人断其命而不求也，信人保其信而静守也，仁者守其仁而廉谨也，士人谨其士而谦敬也，凡人昧其理而苟非为也，愚人执其愚而不惮也，小人反其道而终日为也。

福者，造善之积也；祸者，造不善之积也。鬼神，盖不能为人之祸，亦不能致人之福，但人积不善之多而煞其命也。富贵者，以轻势取，为非分也；贫贱者，以佞盗取，为非分也。神而记之，人不知也。夫神记者，明有阴籍之因。又按《黄庭内景》云：夫人有万余神，主身三尸九虫，善恶童子录之奏上，况有阴冥之籍也。愚痴之人，神不足；神有余者，圣人也。亦不可一咎而夺其人命也，亦有爵被人轻谤，及暴见贬黜，削其名籍，遭其横病者，多理辅不法所致也。理辅不正不死者，其寿余禄未尽；正理辅而死者，算尽也。

贫者多寿，富者多促。贫者多寿，以贫穷自困，而常不足，不可罚寿；富者多促，而奢侈有余，所以折其命也，乃天损有余而补不足。亦有贫贱、饥凉、曝露其尸不葬者，心不吉之人也。德不足，是以贫焉；心不足，是以死焉。天虽然不煞，自取其毙也。不合居人间，承天地之覆载，戴日月之照临，此非人者也。故有官爵之非分，车马之非分，妻妾之非分，已上谓之不仁之非分也。有屋宇之非分，粟帛之非分，货易之非分，已上谓之不俭之非分也。则神而记之，三年、五年、十年、二十年不过此，过此，神而追之则死矣。官爵之非分者，崎岖而居之，贿赂而得之，德薄而执其位，躁求而窃其禄，求其躁取而必强，强而取之非分也，即有灾焉、病焉、死焉，神而记之，人不知也。

车马之非分，市马各其价而焉，欲其良水草而不时，鞭勒而过度，奔走而不节，不知驱驰之疲，不知远近之乏，不护险阻之路，畜不能言，天哀力竭，此非分也，神已记之，人不知也。妻妾之非分者，所爱既多，费用必广，淫泆之道，必在骄奢，金翠之有余，兰膏之有弃，恶贱其纹彩，厌饫其珍羞，人为之难，尔为之易，人为之苦，尔为之乐，此非分也，神已记之，人不知也。

童仆之非分者，以良为贱，以是为非，苦不悯之，乐不容之，寒暑不念其勤劳，老病不矜其困惫，鞭挞不问其屈伏，陵辱不问其亲疏，此非分也，神已记之，人不知也。

屋宇之非分者，人不多构其广厦，价不厚而罚其工，人以不义之财，葺其无端之舍，功必至饰，必明斤斧血力，木石劳神，不知环堵之贫、蓬户之陋，此非分也，神已记之，人不知也。

粟帛之非分者，其植也广，其获也劳，其农也负，其利也倍，蓄乎巨廪，动余岁年，盗贼之羁縻，雀鼠之巢穴，及乎困农负债，利陷深冤，此非分也，神已记之，人不知也。

衣食之非分者，纹彩有余，余而更制，箱箧之无限，贫寒之不施，不念保露之凌布素之不足，以致蠹鱼鼠口香黦腐烂，此非分也，神已记之，人不知也。

饮食之非分者，一食而其水陆，一饮而取其弦歌，其食也寡，其费也多，世之糠粃不充，此以膻腻有弃，纵其仆妾，委掷堡涂，此非分也，神而记之，人不知也。

货易之利厚，不为非分，利外克人，此为非分。接得非常之利者，祥也。小人不可以轻而受之，其所鬻者贱，所价者贵，彼之愚而我之贼。贼而得之者，祸也；幸而得之者，灾也；分而得之者，吉也；屈而得之者，福也。

夫人之死，非因依也，非痾瘵也，盖以积不仁之多，造不善之广，神而追之则矣。人若能补其过，悔其咎，布仁惠之恩，垂悯恤之念，德达幽冥，可以存矣，尚不能逃其往负之灾；不然者，其祸日多，其寿日促，金之得盈，福之已竭，且无义之富，血属共之，上之困焉，下之丧焉。如此者，于我如浮云，不足以为富也。

人若奉阴德而不欺者，圣人知之，贤人护之，天乃爱之，人以悦之，

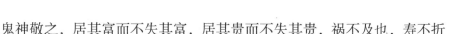

鬼神敬之，居其富而不失其富，居其贵而不失其贵，祸不及也，寿不折矣，攻劫之患去矣，水火之灾除矣，必可保生全天寿矣。

（底本出处《正统道藏》正一部。）

千金方选

论大医习业

凡欲为大医，必须谙《素问》、《甲乙》、《黄帝针经》、《明堂流注》、十二经脉、三部九候、五脏六腑、表里孔穴、《本草》、《药对》，张仲景、王叔和、阮河南、范东阳、张苗、靳邵等诸部经方。又须妙解阴阳禄命、诸家相法，及灼龟五兆、《周易》六壬，并须精熟，如此乃得为大医。若不尔者，如无目夜游，动致颠殒。次须熟读此方，寻思妙理，留意钻研，始可与言于医道者矣。又须涉猎群书，何者？若不读五经，不知有仁义之道；不读三史，不知有古今之事；不读诸子，睹事则不能默而识之；不读《内经》，则不知有慈悲喜舍之德；不读《庄》、《老》，不能任真体运，则吉凶拘忌，触涂而生。至于五行休王、七耀天文，并须探赜。若能具而学之，则于医道无所滞碍，而尽善尽美者矣。

论大医精诚

张湛曰：夫经方之难精，由来尚矣。今病有内同而外异，亦有内异而外同，故五脏六腑之盈虚，血脉荣卫之通塞，固非耳目之所察，必先诊候以审之。而寸口关尺有浮沉弦紧之乱，俞穴流注有高下浅深之差，肌肤筋骨有厚薄刚柔之异，唯用心精微者，始可与言于兹矣。今以至精至微之事，求之于至粗至浅之思，岂不殆哉。若盈而益之，虚而损之，通而彻之，塞而壅之，寒而冷之，热而温之，是重加其疾而望其生，吾见其死矣。故医方卜筮，艺能之难精者也。既非神授，何以得其幽微。世有愚者，读方三年，便谓天下无病可治；及治病三年，乃知天下无方可用。故学者必须博极医源，精勤不倦，不得道听途说，而言医道已了，深自误哉。

凡大医治病，必当安神定志，无欲无求，先发大慈恻隐之心，誓愿普救含灵之苦。若有疾厄来求救者，不得问其贵贱贫富，长幼妍媸，怨亲善友，华夷愚智，普同一等，皆如至亲之想。亦不得瞻前顾后，自虑吉凶，护惜身命。见彼苦恼，若己有之，深心凄怆。勿避崄巇、昼夜寒暑、饥渴疲劳，一心赴救，无作功夫形迹之心。如此可为苍生大医，反此则是含灵巨贼。自古名贤治病，多用生命以济危急，虽曰贱畜贵人，至于爱命，人畜一也。损彼益己，物情同患，况于人乎。夫杀生求生，去生更远。吾今此方，所以不用生命为药者，良由此也。其虻虫、水蛭之属，市有先死者，则市而用之，不在此例。只如鸡卵一物，以其混沌未分，必有大段要急之处，不得已隐忍而用之。能不用者，斯为大哲，亦所不及也。其有患疮痍下痢，臭秽不可瞻视，人所恶见者，但发惭愧、凄怜、忧恤之意，不得起一念蒂芥之心，是吾之志也。

夫大医之体，欲得澄神内视，望之俨然。宽裕汪汪，不皎不昧。省病诊疾，至意深心。详察形候，纤毫勿失。处判针药，无得参差。虽曰病宜速救，要须临事不惑。唯当审谛覃思，不得于性命之上，率尔自逞俊快，邀射名誉，甚不仁矣。又到病家，纵绮罗满目，勿左右顾眄；丝竹凑耳，无得似有所娱；珍羞迭荐，食如无味；醽醁兼陈，看有若无。所以尔者，夫一人向隅，满堂不乐，而况病人苦楚，不离斯须，而医者安然欢娱，傲然自得，兹乃人神之所共耻，至人之所不为，斯盖医之本意也。

夫为医之法，不得多语调笑，谈谑喧哗，道说是非，议论人物，衒耀声名，呰毁诸医，自矜己德。偶然治瘥一病，则昂头戴面，而有自许之貌，谓天下无双，此医人之膏肓也。老君曰：人行阳德，人自报之；人行阴德，鬼神报之。人行阳恶，人自报之；人行阴恶，鬼神害之。寻此二途，阴阳报施，岂诬也哉。所以医人不得恃己所长，专心经略财物，但作救苦之心，于冥运道中，自感多福者耳。又不得以彼富贵，处以珍贵之药，令彼难求，自衒功能，谅非忠恕之道。志存救济，故亦曲碎论之，学者不可耻言之鄙俚也。

论治病略例

夫天布五行，以植万类，人禀五常，以为五脏，经络腑输，阴阳会通，玄冥幽微，变化难极。《易》曰：非天下之至赜，其孰能与于此。观今之医，不念思求经旨，以演其所知，各承家技，始终循旧，省病问疾，务在口给，相对斯须，便处汤药，按寸不及尺，握手不及足，人迎跌阳，三部不参，动数发息，不满五十，短期未知决诊，九候曾无仿佛，明堂阙庭，尽不见察，所谓窥管而已。夫欲视死别生，固亦难矣。此皆医之深戒，病者可不谨以察之，而自防虑也。

古来医人，皆相嫉害。扁鹊为秦太医令李醯所害，即其事也。一医处方，不得使别医和合，脱或私加毒药，令人增疾，渐以致困。如此者非一，特须慎之。宁可不服其药，以任天真，不得使愚医相嫉，贼人性命，甚可哀伤。

夫百病之本，有中风伤寒，寒热温疟，中恶霍乱，大腹水肿，肠澼下痢，大小便不通，贲豚上气，咳逆呕吐，黄疸消渴，留饮癖食，坚积症瘕，惊邪癫痫，鬼疰，喉痹齿痛，耳聋目盲，金疮踒折，痈肿恶疮，痔瘘瘤瘿，男子五劳七伤、虚乏羸瘦，女子带下崩中、血闭阴蚀，虫蛇蛊毒所伤，此皆大略宗兆，其间变动枝叶，各依端绪以取之。又有冷热劳损，伤饱房劳，惊悸恐惧，忧恚休惕；又有产乳落胎，堕下瘀血；又有贪饵五石，以求房中之乐。此皆病之根源，为患生诸枝叶也，不可不知其本末。但尚医说，男女长幼之病，有半与病源相附会者，便可服药也。男子者，众阳所归，常居于燥，阳气游动，强力施泄，便成劳损、损伤之病，亦以众矣。若比之女人，则十倍易治。凡女子十四已上，则有月事，月事来日得风冷湿热，四时之病相协者，皆自说之，不尔与治误相触动，更增困也。处方者，亦应问之。

凡用药，皆随土地所宜。江南岭表，其地暑湿，其人肌肤薄脆，腠理开疏，用药轻省；关中河北，土地刚燥，其人皮肤坚硬，腠理闭塞，用药重复。

世有少盛之人，不避风湿，触犯禁忌，暴竭精液，虽得微疾，皆不可轻以利药下之。一利大重，竭其精液，困滞著床，动经年月也。凡长宿病，宜服利汤，不须尽剂，候利之足则止。病源未除者，于后更合耳。稍有气力堪尽剂，则不论也。病源须服利汤取除者，服利汤后，宜将丸散，时时助之。

凡病服利汤得瘥者，此后慎不中服补汤也。若得补汤，病势还复成也。更重泻之，则其人重受弊也。若初瘥，气力未甚平复者，但消息之；须服药者，当以平药和之。夫常患之人，不妨行走，气力未衰，欲将补益，冷热随宜丸散者，可先服利汤，泻除胸腹中拥积痰实，然后可服补药也。夫极虚劳应服补汤者，不过三剂即止。若治风病应服治风汤者，皆非三五剂可知也。自有滞风洞虚，即服十数剂，乃至百余日可瘥也。故曰：实即泻之，虚则补之。

夫二仪之内，阴阳之中，唯人最贵。人者，禀受天地中和之气，法律礼乐，莫不由人。人始生，先成其精，精成而脑髓生。头圆法天，足方象地，眼目应日月，五脏法五星，六腑法六律，以心为中极。大肠长一丈二尺，以应十二时；小肠长二丈四尺，以应二十四气。身有三百六十五络，以应一岁。人有九窍，以应九州。天有寒暑，人有虚实；天有刑德，人有爱憎；天有阴阳，人有男女；月有大小，人有长短。所以服食五谷不能将节，冷热咸苦更相振触，共为攻击，变成疾病。凡医诊候，固是不易。又问而知之，别病深浅，名曰巧医。仲景曰：凡欲和汤合药，针灸之法，宜应精思，必通十二经脉，辨三百六十孔穴，荣卫气行，知病所在，宜治之法，不可不通。古者上医相色，色脉与形不得相失，黑乘赤者死，赤乘青者生。中医听声，声合五音，火闻水声，烦闷千惊；木闻金声，恐畏相刑。脾者土也，生育万物，回助四傍，善者不见，死则归之。太过则四肢不举，不及则九窍不通。六识闭塞，犹如醉人。四季运转，终而复始。下医诊脉，知病源由，流转移动，四时逆顺，相害相生，审知脏腑之微，此乃为妙也。

论诊候

夫欲理病，先察其源，候其病机，五脏未虚，六腑未竭，血脉未乱，精神未散，服药必活。若病已成，可得半愈。病势已过，命将难全。

夫诊候之法，常以平旦，阴气未动，阳气未散，饮食未进，经脉未盛，络脉调均，气血未乱，精取其脉，知其逆顺，非其时不用也，深察三部九候而明告之。古之善为医者，上医医国，中医医人，下医医病。又曰上医听声，中医察色，下医诊脉。又曰上医医未病之病，中医医欲病之病，下医医已病之病。若不加心用意，于事混淆，即病者难以救矣。

何谓三部？寸关尺也。上部为天，肺也；中部为人，脾也；下部为地，肾也。何谓九候？部各有三，合为九候。上部天，两额动脉，主头角之气也；上部地，两颊动脉，主口齿之气也；上部人，耳前动脉，主耳目之气也。中部天，手太阴，肺之气也；中部地，手阳明，胸中之气也；中部人，手少阴，心之气也。下部天，足厥阴，肝之气也；下部地，足少阴，肾之气也；下部人，足太阴，脾之气也。合为九候。

夫形盛脉细，少气不足以息者死；形瘦脉大，胸中多气者死；形气相得者生；参五不调者病；三部九候皆相失者死。愚医不通三部九候，及四时之经，或用汤药倒错，针灸失度，顺方治病，更增他疾，遂致灭亡。哀哉烝民，枉死者半，可为世无良医，为其解释。经说：地水火风，和合成人。凡人火气不调，举身蒸热；风气不调，全身强直，诸毛孔闭塞；水气不调，身体浮肿，气满喘粗；土气不调，四肢不举，言无音声。火去则身冷，风止则气绝，水竭则无血，土散则身裂。然愚医不思脉道，反治其病，使脏中五行共相克切，如火炽燃，重加其油，不可不慎。凡四气合德，四神安和？一气不调，百病一生。四神动作，四百四病同时俱发。又云：一百一病，不治自愈；一百一病，须治而愈；一百一病，虽治难愈；一百一病，真死不治。

张仲景曰：欲疗诸病，当先以汤荡涤五脏六腑，开通诸脉，治道阴阳，破散邪气，润泽枯朽，悦人皮肤，益人气血。水能净万物，故用汤也。若四肢病久，风冷发动，次当用散，散能逐邪，风气湿痹，表里移走，居无常处者，散当平之。次当用丸，丸药者，能逐风冷，破积聚，消诸坚癖，进饮食，调和荣卫。能参合而行之者，可谓上工。故曰：医者，意也。又曰：不须汗而强汗之者，出其津液，枯竭而死；须汗而不与汗之者，使诸毛孔闭塞，令人闷绝而死。又不须下而强下之者，令人开肠，洞泄不禁而死；须下而不与下之者，使人心内懊浓，胀满烦乱，浮肿而死。又不须灸而强与灸者，令人火邪入腹，干错五脏，重加其烦而死；须灸而不与灸之者，令人冷结重凝，久而弥固，气上冲心，无地消散，病笃而死。

黄帝问曰：淫邪浮衍奈何？岐伯对曰：正邪从外袭内，而未有定舍，及淫于脏，不得定处，与荣卫俱行，而与魂魄飞扬，使人卧不得安而喜梦也。凡气淫于腑，则有余于外，不足于内；气淫于脏，则有余于内，不足于外。问曰：有余不足有形乎？对曰：阴盛则梦涉大水而恐惧，阳盛则梦蹈大火而燔灼，阴阳俱盛则梦相杀毁伤；上盛则梦飞扬，下盛则梦堕坠；甚饱则梦与巢源云梦行，甚饥则梦取巢源云梦卧；肝气盛则梦怒，肺气盛则梦恐惧、哭泣，心气盛则梦喜笑及恐畏，脾气盛则梦歌乐、体重、手足不举，肾气盛则梦腰脊两解而不属。凡此十一盛者，至而泻之立已。厥气客于心，则梦见丘山烟火；客于肺，则梦飞扬，见金铁之器奇物；客于肝，则梦见山林树木；客于脾，则梦见丘陵大泽，坏屋风雨；客于肾，则梦见临渊，没居水中；客于膀胱，则梦见游行；客于胃，则梦见饮食；客于大肠，则梦见田野；客于小肠，则梦见聚邑、街衢；客于胆，则梦见斗讼、自刳；客于阴器，则梦交接斗内；客于项，则梦见斩首；客于胻，则梦见行走而不能前进，及池渠阱窖中居；客于股，则梦见礼节拜跪；客于胞膑，则梦见溲溺便利。凡此十五不足者，至而补之立已。善诊候者，亦可深思此意，乃尽善尽美矣。

《史记》曰：病有六不治：骄恣不论于理，一不治也；轻身重财，二不治也；衣食不能适，三不治也；阴阳并藏气不定，四不治也；形羸不能服药，五不治也；信巫不信医，六不治也。生候尚存，形色未改，病未入腠理，针药及时，能将节调理，委以良医，病无不愈。

论处方

夫疗寒以热药，疗热以寒药，饮食不消以吐下药，鬼疰蛊毒以蛊毒药，痈肿疮瘤以疮瘤药，风湿以风湿药，风劳气冷各随其所宜。雷公云：药有三品，病有三阶。药有甘苦，轻重不同。病有新久，寒温亦异。重热腻滑、咸酢药石饮食等，于风病为治，余病非对；轻冷粗涩、甘苦药草饮食等，于热病为治，余病非对；轻热辛苦淡药饮食等，于冷病为治，余病非对。其大纲略显其源流，自余睹状可知，临事制宜，当识斯要。

《药对》曰：夫众病积聚，皆起于虚，虚生百病。积者，五脏之所积；聚者，六腑之所聚。如斯等疾，多从旧方，不假增损。虚而劳者，其弊万端，宜应随病增减。古之善为医者，皆自采药，审其体性所主，取其时节早晚，早则药势未成，晚则盛势已歇。今之为医，不自采药，且不委节气早晚，只共采取，用以为药，又不知冷热消息、分两多少，徒有疗病之心，永无必愈之效，此实浮惑。聊复审其冷热，记其增损之主耳。虚劳而苦头痛复热，加枸杞、萎蕤；虚而吐，加人参；虚而不安，亦加人参；虚而多梦纷纭，加龙骨；虚而多热，加地黄、牡蛎、地肤子、甘草；虚而冷，加当归、芎藭、干姜；虚而损，加钟乳、棘刺、肉苁蓉、巴戟天；虚而大热，加黄芩、天门冬；虚而多忘，加茯神、远志；虚而惊悸不安，加龙齿、紫石英、沙参、小草，冷则用紫石英、小草，若客热即用沙参、龙齿，不冷不热无用之；虚而口干，加麦门冬、知母；虚而吸吸，加胡麻、覆盆子、柏子仁；虚而多气，兼微咳，加五味子、大枣；虚而身强，腰中不利，加磁石、杜仲；虚而多冷，加桂心、吴茱萸、附子、乌头；虚而小便赤，加黄芩；虚而客热，加地骨皮、白水黄耆；虚而冷，用陇西黄耆；虚而痰复有气，加生姜、半夏、枳实；虚而小肠利，加桑螵蛸、龙骨、鸡肶胵；虚而小肠不利，加茯苓、泽泻；虚而痢白，加厚朴。诸药无有一一历而用之，但据体性冷热，的相主对，聊叙增损之一隅，入处方者宜准此。

养性篇

养性序第一

扁鹊云：黄帝说昼夜漏下水百刻，凡一刻人百三十五息，十刻一千三百五十息，百刻一万三千五百息。人之居世，数息之间。信哉！呜呼！昔人叹逝，何可不为善以自补邪？吾常思一日一夜有十二时，十日十夜百二十时，百日百夜一千二百时，千日千夜一万二千时，万日万夜一十二万时，此为三十年。若长寿者九十年，只得三十六万时。百年之内，斯须之间，数时之活，朝菌蟪蛄，不足为喻焉。可不自摄养，而驰骋六情，孜孜汲汲，追名逐利，千诈万巧，以求虚誉，没齿而无厌。故养性者，知其如此，于名于利，若存若亡；于非名非利，亦若存若亡，所以没身不殆也。余慨时俗之多僻，皆放逸以殒亡。聊因暇日，粗述养性篇，用奖人伦之道，好事君子，与我同志焉。

夫养性者，欲所习以成性，性自为善，不习无不利也。性既自善，内外百病自然不生，祸乱灾害亦无由作，此养性之大经也。善养性者，则治未病之病，是其义也。故养性者，不但饵药餐霞，其在兼于百行；百行周备，虽绝药饵，足以遐年。德行不充，纵服玉液金丹，未能延寿。故老子曰：善摄生者，陆行不遇虎兕，此则道德之指也。岂假服饵而祈遐年哉！圣人所以制药饵者，以救过行之人也。故愚者抱病历年而不修一行，缠疴没齿，终无悔心，此其所以岐和长逝，彭跗永归，良有以也。

稽康曰：养生有五难：名利不去，为一难；喜怒不除，为二难；声色不去，为三难；滋味不绝，为四难；神虑精散，为五难。五者必存，虽心希难老，口诵至言，咀嚼英华，呼吸太阳，不能不回其操、不夭其年也。五者无于胸中，则信顺日跻，道德日全，不祈善而有福，不求寿而自延。此养生之大旨也。然或有服膺仁义，无甚泰之累者，抑亦其亚欤！

黄帝问于岐伯曰：余闻上古之人，春秋皆度百岁，而动作不衰。今时之人，年至半百，而动作皆衰者，时代异邪？将人失之也？岐伯曰：上古之人，其知道者，法则阴阳，和于术数，食有常节，起居有常度，不妄作劳，能形与神俱，而尽终其天年，度百岁乃去。今时之人则不然，以酒为浆，以妄为常，醉以入房，以欲竭其精，以耗散其真，不知持满，不时御神，务快其心，逆于生乐，起居无节，故半百而衰也。夫上古圣人之教也，下皆为之。虚邪贼风，避之有时；恬澹虚无，真气从之；精神守内，病安从来？是以其志闲而少欲，其心安而不惧，其形劳而不倦，气从以顺，各从其欲，皆得所愿。故甘其食，美其服，《素问》作美其食，任其服。乐其俗，高下不相慕，故其民曰朴。是以嗜欲不能劳其目，淫邪不能惑其心，愚智贤不肖，不惧于物，合于道数，故皆能度百岁而动作不衰者，其德全不危也。是以人之寿夭在于撙节，若消息得所，则长生不死；恣其情欲，则命同朝露也。

岐伯曰：人年四十而阴气自半也，起居衰矣；年五十体重，耳目不聪明也；年六十阴痿，气力大衰，九窍不利，下虚上实，涕泣俱出，故曰知之则强，不知则老。同出名异，智者察同，愚者察异；愚者不足，智者有余。有余则耳目聪明，身体轻强，年老复壮，壮者益理。是以圣人为无为之事，乐恬澹之味，能纵欲快志，得虚无之守，故寿命无穷，与天地终。此圣人之治身也。

春三月，此谓发陈。天地俱生，万物以荣。夜卧早起，广步于庭，被发缓形，以使志生。生而勿杀，与而勿夺，赏而勿罚，此春气之应，养生之道也。逆之则伤肝，夏为寒为变，则奉长者少。

夏三月，此谓蕃秀。天地气交，万物华实。夜卧早起，毋厌于日。

使志无怒，使华英成秀，使气得泄，若所爱在外，此夏气之应，养长之道也。逆之则伤心，秋为痎疟，则奉收者少，冬至重病。

秋三月，此谓容平。天气以急，地气以明。早卧早起，与鸡俱兴。使志安宁，以缓秋刑。收敛神气，使秋气平。毋外其志，使肺气清，此秋气之应，养收之道也。逆之则伤肺，冬为飧泄，则奉藏者少。

冬三月，此谓闭藏。水冰地坼，无扰乎阳。早卧晚起，必待日光。使志若伏若匿，若有私意，若已有得，去寒就温，毋泄皮肤，使气亟夺，此冬气之应，养藏之道也。逆之则伤肾，春为痿厥，则奉生者少。

天有四时五行，以生长收藏，以寒暑燥湿风。人有五脏，化为五气，以生喜怒悲忧恐。故喜怒伤气，寒暑伤形；暴怒伤阴，暴喜伤阳。故喜怒不节，寒暑失度，生乃不固。人能依时摄，故得免其夭枉也。仲长统曰：王侯之宫，美女兼千；卿士之家，侍妾数百。昼则以醇酒淋其骨髓，夜则房室输其血气。耳听淫声，目乐邪色，宴内不出，游外不返。"王公得之于上，豪杰驰之于下。及至生产不时，字育太早，或童孺而擅气，或疾病而构精，精气薄恶，血脉不充，既出胞脏，养护无法，又蒸之以绵纩，烁之以五味，胎伤孩病而脆，未及坚刚，复纵情欲，重重相生，病病相孕。国无良医，医无审术，奸佐其间，过谬常有，会有一疾，莫能自免。当今少百岁之人者，岂非所习不纯正也。

抱朴子曰：或问所谓伤之者岂色欲之间乎？答曰：亦何独斯哉。然长生之要，其在房中。上士知之，可以延年除病，其次不以自伐。若年当少壮，而知还阴丹以补脑，采七益于长俗一作谷者，不服药物，不失一二百岁也，但不得仙耳。不得其术者，古人方之于凌杯以盛汤，羽苞之蓄火。又且才所不逮而强思之伤也，力所不胜而强举之伤也，深忧重恚伤也，悲哀憔悴伤也，喜乐过度伤也，汲汲所欲伤也，戚戚所患伤也，久谈言笑伤也，寝息失时伤也，挽弓引弩伤也，沉醉呕吐伤也，饱食即卧伤也，跳走喘乏伤也，欢呼哭泣伤也，阴阳不交伤也。积伤至尽，尽则早亡，尽则非道也。是以养性之士，唾不至远，行不疾步，耳不极听，目不极视，坐不久处，立不至疲，卧不至懵。先寒而衣，先热而解；不欲极饥而食，食不可过饱；不欲极渴而饮，饮不欲过多。饱食过多则结积聚，渴饮过多则成痰澼。不欲甚劳，不欲甚佚，不欲流汗，不欲多唾，不欲奔走车马，不欲极目远望，不欲多啖生冷，不欲饮酒当风，不欲数数沐浴，不欲广志远愿，不得规造异巧。冬不欲极温，夏不欲穷凉；不欲露卧星月，不欲眠中用扇；大寒、大热、大风、大雾皆不欲冒之。五味不欲偏多，故酸多则伤脾，苦多则伤肺，辛多则伤肝，咸多则伤心，甘多则伤肾。此五味克五脏，五行自然之理也。

凡言伤者，亦不即觉也，谓久即损寿耳。是以善摄生者，卧起有四时之早晚，兴居有至和之常制；调利筋骨，有偃仰之方；祛疾闲邪，有吐纳之术；流行荣卫，有补泻之法；节宣劳佚，有与夺之要。忍怒以全阴，抑喜以养阳，然后先服草木以救亏缺，后服金丹以定无穷，养性之理尽于此矣。夫欲快意任怀，自谓达识知命，不泥异端，极性肆力，不劳持久者，闻此言也，虽风之过耳，电之经目，不足喻也。虽身枯于留连之中，气绝于绮纨之际，而甘心焉，亦安可告之以养性之事哉！匪惟不纳，乃谓妖讹也。而望彼信之，所谓以明鉴给朦瞀，以丝竹娱聋夫者也。

魏武与皇甫隆令曰：闻卿年出百岁，而体力不衰，耳目聪明，颜色和悦，此盛事也。所服食、施行、导引，可得闻乎？若有可传，想可密示封内。隆上疏对曰：臣闻天地之性，惟人为贵；人之所贵，莫贵于生。唐荒无始，劫运无穷，人生其间，忽如电过。每一思此，罔然心热。生不再来，逝不可追，何不抑情养性以自保惜？今四海垂定，太平之际，又当须展才布德，当由万年；万年无穷，当由修道；道甚易知，但莫能行。臣常闻道人蒯京已年一百七十八，而甚丁壮。言人当朝朝服食玉泉、琢齿，使人丁壮有颜色，去三虫而坚齿。玉泉者，口中唾也。朝旦未起，早嗽津令满口乃吞之；琢齿二七遍。如此者乃名曰练精。

嵇康云：穰岁多病，饥年少疾。信哉不虚！是以关中土地，俗好俭啬，厨膳肴馐，不过菹酱而已，其人少病而寿；江南岭表，其处饶足，海陆鲑肴，无所不备，土俗多疾而人早夭。北方仕子，游宦至彼，遇其丰赡，以为福佑所臻。是以尊卑长幼，恣口食啖；夜长醉饱，四体热闷，赤露眠卧，宿食不消。未逾菁月，大小皆病。或患霍乱、脚气、胀满，或寒热疟痢，恶核丁肿，或痈疽、痔漏，或偏风猥退，不知医疗，至于死。凡如此者，比肩皆是，惟云不习水土，都不知病之所由。静言思之，可为太息者也。学者先须识此，以自诫慎。

抱朴子曰：一人之身，一国之象也。胸腹之位，犹宫室也；四肢之列，犹郊境也；骨节之分，犹百官也。神犹君也，血犹臣也，气犹民也，知治身则能治国也。夫爱其民，所以安其国；惜其气，所以全其身。民散则国亡，气竭则身死。死者不可生也，亡者不可存也。是以至人消未起之患，治未病之疾，医之于无事之前，不追于既逝之后。夫人难养而易危也，气难清而易浊也，故能审威德所以保社稷，割嗜欲所以固血气，然后真一存焉，三一守焉，百病却焉，年寿延焉。

道林养性第二

真人曰：虽常服饵而不知养性之，亦难以长生也。养性之道，常欲小劳，但莫大疲及强所不能堪耳。且流水不腐，户枢不蠹，以其运动故也。养性之道，莫久行久立，久坐久卧，久视久听。盖以久视伤血，久卧伤气，久立伤骨，久坐伤肉，久行伤筋也。仍莫强食，莫强酒，莫强举重，莫忧思，莫大怒，莫悲愁，莫大惧，莫跳踉，莫多言，莫大笑；勿汲汲于所欲，勿悁悁怀忿恨，皆损寿命。若能不犯者，则得长生也。故善摄生者，常少思、少念、少欲、少事、少语、少笑、少愁、少乐、少喜、少怒、少好、少恶。行此十二少者，养性之都契也。多思则神殆，多念则志散，多欲则志昏，多事则形劳，多语则气乏，多笑则脏伤，多愁则心慑，多乐则意溢，多喜则忘错昏乱，多怒则百脉不定，多好则专迷不理，多恶则憔悴无欢。此十二多不除，则荣卫失度，血气妄行，丧生之本也，惟无多无少者，几于道矣。是知勿外缘者，真人初学道之法也。若能如此者，可居温疫之中无忧疑矣。

既屏外缘，会须守五神肝心脾肺肾，从四正言行坐立。言最不得浮思妄念，心想欲事，恶邪大起。故孔子曰：思无邪也。常当习黄帝内视法，存想思念，令见五脏如悬磬，五色了了分明，勿辍也。仍于每旦初起，面向午，展两手于膝上，心眼观气，上入顶，下达涌泉，旦旦如此，名曰迎气。常以鼻引气，口吐气，小微吐之，不得开口。复欲得出气少，入气多。每欲食，送气入腹，每欲食气为主人也。凡心有所爱，不用深爱；心有所憎，不用深憎，并皆损性伤神。亦不用深赞，亦不用深毁。常须运心，于物平等，如觉偏颇，寻改正之。居贫勿谓常贫，居富莫谓常富，居贫富之中，常须守道，勿以贫富易志改性。识达道理，似不能言，有大功德，勿自矜伐。美药勿离手，善言勿离口，乱想勿经心。常以深心至诚，恭敬于物，慎勿诈善，以悦于人。终身为善，为人所嫌，勿得起恨。事君尽礼，人以为谄，当以道自平其心。道之所在，其德不孤。勿言行善不得善报，以自怨仇。居处勿令心有不足，若有不足，则自抑之，勿令得起。人知止足，天遗其禄。所至之处，勿得多求，多求则心自疲而志苦。若夫人之所以多病，当由不能养性。平康之日，谓言常然，纵情恣欲，心所欲得，则便为之，不拘禁忌，欺罔幽明，无所不作。自言适性，不知过后一一皆为病本。及两手摸空，白汗流出，口唱皇天，无所逮及。皆以生平粗心不能自察，一至于此。但能少时内省身心，则自知见行之中，皆畏诸痾，将知四百四病，身手自造，本非由天。及一朝病发，和缓不救。方更诽谤医药无效，神仙无灵。故有智之人，爱惜性命者，当自思念，深生耻愧，诫勒身心，常修善事也。至于居处，不得绮靡华丽，令人贪婪无厌，乃患害之源。但令雅素净洁，无风雨暑湿为佳；衣服器械，勿用珍玉金宝，增长过失，使人烦恼根深；厨膳勿使脯肉丰盈，常令俭约为佳。然后行作鹅王步，语作含钟声，眠作狮子卧右脚胁著地坐脚也，每日自咏歌云：美食须熟嚼，生食不粗吞。问我居止处，大宅总林村。胎息守五脏，气至骨成仙。又歌曰：日食三个毒，不嚼而自消。锦绣为五脏，身著粪扫袍。

修心既平，又须慎言语。凡言语读诵，常想声在气海中脐下也。每日初入后，勿言语读诵，宁待平旦也。旦起欲专言善事，不欲先计校钱财；又食上不得语，语而食者，常患胸背痛；亦不用寝卧多言笑，寝不得语言者，言五脏如钟磬，不悬则不可发声；行不得语，若欲语须住脚乃语，行语则令人失气。冬至日止可语，不可言。自言曰言，答人曰语。言有人来问，不可不答，自不可发言也。仍勿触冷开口大语为佳。

　　言语既慎，仍节饮食。是以善养性者，先饥而食，先渴而饮；食欲数而少，不欲顿而多，则难消也。常欲令如饱中饥，饥中饱耳。盖饱则伤肺，饥则伤气，咸则伤筋，酸则伤骨。故每学淡食，食当熟嚼，使米脂入腹，勿使酒脂入肠。人之当食，须去烦恼暴数为烦，侵触为恼。如食五味，必不得暴嗔，多令人神惊，夜梦飞扬；每食不用重肉，喜生百病；常须少食肉，多食饭，及少菹菜，并勿食生菜、生米、小豆、陈臭物；勿饮浊酒食面，使塞气孔；勿食生肉伤胃，一切肉惟须煮烂，停冷食之；食毕当漱口数过，令人牙齿不败、口香；热食讫，以冷酢浆漱口者，令人口气常臭，作䘌齿病。又诸热食咸物后，不得饮冷酢浆水，喜失声成尸咽。凡热食汗出，勿当风，发痓头痛，令人目涩多睡。每食讫，以手摩面及腹，令津液通流。食毕当行步踌躇，计使中数里来，行毕使人以粉摩腹上数百遍，则食易消，大益人，令人能饮食，无百病，然后有所修为为快也。饱食即卧，乃生百病，不消成积聚；饱食仰卧，成气痞，作头风。触寒来者，寒未解食热食，成刺风。人不得夜食。又云：夜勿过醉饱食，勿精思为劳苦事，有损。余虚损人，常须日在巳时食讫，则不须饮酒，终身无干呕。勿食父母本命所属肉，令人命不长；勿食自己本命所属肉，令人魂魄飞扬。勿食一切脑，大损人。茅屋漏水堕诸脯肉上，食之成瘕约。暴肉作脯不肯干者，害人；祭神肉无故自动，食之害人；饮食上蜂行住，食之必有毒，害人。腹内有宿病，勿食陵鲤鱼肉，害人。湿食及酒浆临上看视，不见人物影者，勿食之，成卒注；若已食腹胀者，急以药下之。每十日一食葵。葵滑，所以通五脏拥气，又是菜之主，不用合心食之。又饮酒不欲使多，多则速吐之为佳，勿令至醉，即终身百病不除。久饮酒者，腐烂肠胃，渍髓蒸筋，伤神损寿。醉不可以当风，向阳令人发狂；又不可当风卧，不可令人扇凉，皆即得病也；醉不可露卧及卧黍穰中，发癫疮；醉不可强食，或发痈疽，或发瘖，或生疮；醉饱不可以走车马及跳踯；醉不可以接房，醉饱交接，小者面䵟、咳嗽，大者伤绝脏脉损命。凡人饥，欲坐小便，若饱，则立小便，慎之无病。又忍尿不便，膝冷成痹，忍大便不出，成气痔。小便勿努，令两足及膝冷；大便不用呼气及强努，令人腰疼目涩，宜任之佳。凡遇山水坞中出泉者，不可久居，常食作瘿病。又深阴地冷水不可饮，必作疟疾。

饮食以调，时慎脱著。凡人旦起著衣，反者便著之，吉。衣光者当户三振之，曰：殃去，吉。湿衣及汗衣，皆不可久著，令人发疮及风瘙，大汗能易衣佳；不易者急洗之。不尔，令人小便不利。凡大汗勿偏脱衣，喜得偏风半身不遂。春天不可薄衣，令人伤寒霍乱、食不消、头痛。脱著既时，须调寝处。凡人卧，春夏向东，秋冬向西。头勿北卧，及墙北亦勿安床。凡欲眠勿歌咏，不祥起。上床坐，先脱左足。卧勿当舍脊下，卧讫勿留灯烛，令魂魄及六神不安多愁怨。人头边勿安火炉，日久引火气，头重目赤，睛及鼻干。夜卧当耳勿有孔，吹人即耳聋。夏不用露面卧，令人面皮厚，喜成癣，或作面风。冬夜勿覆头，得长寿。凡人眠勿以脚悬踏高处，久成肾水及损房，足冷。人每见十步直墙勿顺墙卧，风利吹人发癫及体重。人汗勿趺床悬脚，久成血痹，两足重，腰疼。又不得昼眠，令人失气。卧勿大语，损人气力。暮卧常习闭口，口开即失气，且邪恶从口入，久而成消渴及失血色。屈膝侧卧，益人气力，胜正偃卧。按孔子不尸卧。故曰睡不厌踧，觉不厌舒。凡人舒睡，则有鬼痛魔邪。凡眠，先卧心，后卧眼。人卧一夜当作五度反覆，常逐更转。凡人夜魇，勿燃灯唤之，定死无疑，暗唤之吉；亦不得近前急唤。夜梦恶不须说，且以水面东方噀之，咒曰：恶梦著草木，好梦成宝玉。即无咎矣。又梦之善恶，并勿说为吉。

衣食寝处皆适，能顺时气者，始尽养生之道。故善摄生者，无犯日月之忌，无失岁时之和。须知一日之忌暮无饱食；一月之忌，晦无大醉；一岁之忌，暮无远行；终身之忌，暮无燃烛行房。暮常护气也。凡气冬至起于涌泉，十一月至膝，十二月至股，正月至腰，名三阳成；二月至膊，三月至项，四月至顶，纯阳用事，阴亦仿此。故四月、十月不得入房，避阴阳纯用事之月也。每冬至日，于北壁下厚铺草而卧，云受元气。每八月一日已后，即微火暖足，勿令下冷无生意，常欲使气在下，不欲泄一于上。春冻未泮，衣欲下厚上薄，养阳收阴，继世长生；养阴收阳，祸则灭门。故云：冬时天地气闭，血气伏藏，人不可作劳出汗，发泄阳气，有损于人也。又云：冬日冻脑，春秋脑足俱冻。此圣人之常法也。

春欲晏卧早起，夏及秋欲侵夜乃卧早起，冬欲早卧而晏起，皆益人。虽云早起，莫在鸡鸣前；虽言晏起，莫在日出后。凡冬月忽有大热之时，夏月忽有大凉之时，皆勿受之。人有患天行时气者，皆由犯此也。即须调气息，使寒热平和，即免患也。每当腊日勿歌舞，犯者必凶。常于正月寅日，烧白发吉。凡寅日剪手甲，午日剪足甲，又烧白发吉。

居处法第三

凡人居止之室，必须周密，勿令有细隙，致有风气得入。小觉有风，勿强忍久坐，必须急急避之；久居不觉，使人中风。古来忽得偏风，四肢不随，或如角弓反张，或失音不语者，皆由忽此耳。身既中风，诸病总集，邪气得便，遭此致卒者，十中有九。是以大须周密，无得轻之。慎焉慎焉！所居之室，勿塞井及水渎，令人聋盲。

凡在家及外行，卒逢大飘风暴雨、震电昏暗、大雾，此皆是诸龙鬼神行动经过所致。宜入室闭户，烧香静坐，心以避之，待过后乃出，不尔损人。或当时虽未苦，于后不佳矣。又阴雾中亦不可远行。

凡家中有经像，行来先拜之，然后拜尊长，每行至则峻坐焉。

凡居家不欲数沐浴，若沐浴必须密室，不得大热，亦不得大冷，皆生百病。冬浴不必汗出霡霂，沐浴后不得触风冷；新沐发讫，勿当风，勿湿萦髻，勿湿头卧，使人头风眩闷，发秃面黑，齿痛耳聋，头生白屑。饥忌浴，饱忌沐。沐讫，须进少许食饮乃出。夜沐发，不食即卧，令人心虚、饶汗、多梦。又夫妻不用同日沐浴，常以晦日浴，朔日沐，吉。凡炊汤经宿，用洗体成癣，洗面无光，洗脚即疼痛，作甀畦疮。热泔洗头，冷水濯之，作头风；饮水沐头，亦作头风时行病。新汗解，勿冷水洗浴，损心包不能复。

凡居家，常戒约内外长幼，有不快即须早道，勿使隐忍以为无苦。过时不知，便为重病，遂成不救。小有不好，即按摩捋捺，令百节通利，泄其邪气。凡人无问有事无事，常须日别蹋脊背四肢一度；头项苦令熟蹋，即风气时行不能侵人。此大要妙，不可具论。

凡人居家及远行，随身常有熟艾一升，备急丸、辟鬼丸、生肌药、甘湿药、丁肿药、水银、大黄、硝硝、甘草、干姜、桂心、蜀椒。不能更蓄余药，此等常不可阙少。及一两卷百一备急药方，并带辟毒蛇、蜂、蝎等药随身也。

凡人自觉十日已上康健，即须灸三数穴以泄风气。每日必须调气补泻，按摩导引为佳。勿以康健便为常然，常须安不忘危，预防诸病也。灸法当须避人神，人神禁忌法在第二十九卷中。凡畜手力细累，春秋皆须与转泻药一度，则不中天行时气也。

按摩法第四

天竺国按摩（此是婆罗门法）

两手相捉纽捩，如洗手法。

两手浅相叉，翻覆向胸。

两手相捉，共按脾；左右同。

以手如挽五石力弓，左右同。

两手相重按脾，徐徐捩身，左右同。

作拳向前筑，左右同。

作拳却顿，此是开胸，左右同。

如拓石法，左右同。

以手反捶背上，左右同。

两手据地，缩身曲脊，向上三举。

两手抱头，宛转脾上，此是抽胁。

大坐斜身偏欹如排山，左右同。

大坐伸两脚，即以一脚向前虚掣，左右同。

两手拒地回顾，此是虎视法，左右同。

立地反拗身三举。

两手急相叉，以脚踏手中，左右同。

起立以脚前后虚踏，左右同。

大坐伸两脚，用当相手勾所伸脚，著膝中，以手按之，左右同。

上十八势，但是老人日别能依此三遍者，一月后百病除，行及奔马，补益延年，能食、眼明、轻健、不复疲乏。

老子按摩法

两手捺䏶，左右掀身二七遍。

两手捻䏶，左右纽肩二七遍。

两手抱头，左右纽腰二七遍。

左右挑头二七遍。

两手托头，三举之。

一手抱头，一手托膝，三折，左右同。

一手托头，一手托膝，从下向上三遍，左右同。

两手攀头下向，三顿足。

两手相捉头上过，左右三遍。

两手相叉，托心前，推却挽三遍。

两手相叉，著心三遍。

曲腕筑肋挽肘，左右亦三遍。

左右挽，前后拔，各三遍。

舒手挽项，左右三遍。

反手著膝，手挽肘，覆手著膝上，左右亦三遍。

手摸肩从上至下使遍，左右同。

两手空拳筑三遍。

两手相叉，反覆搅，各七遍

外振手三遍，内振三遍，覆手振亦三遍。

摩纽指三遍。

两手反摇三遍。

两手反叉，上下纽肘无数，单用十呼。

两手上耸三遍。

两手下顿三遍。

两手相叉头上过，左右申肋十遍。

两手拳反背上，掘脊上下亦三遍。掘，揩之也。

两手反捉，上下直脊三遍。

覆掌搦腕内外振三遍。

覆掌前耸三遍。

覆掌两手相叉，交横三遍。

覆掌横直，即耸三遍。

若有手患冷，从上打至下，得热便休。

舒左脚，右手承之，左手捺脚，耸上至下，直脚三遍。右手捺脚亦尔。

前后捩足三遍。

左捩足，右捩足，各三遍。

前后却捩足三遍。

直脚三遍。

纽胜三遍。

内外振脚三遍。

若有脚患冷者，打热便休。

纽胜以意多少，顿脚三遍。

却直脚三遍。

虎据，左右纽肩三遍。

推天托地，左右三遍。

左右排山、负山拔木各三遍。

舒手直前顿伸手三遍。

舒两手两膝亦各三遍。

舒脚直反顿伸手三遍。

捩内脊、外脊各三遍。

调气法第五

彭祖曰：道不在烦，但能不思衣食，不思声色，不思胜负，不思曲直，不思得失，不思荣辱；心无烦，形勿极，而兼之以导引，行气不已，亦可得长年，千岁不死。凡人不可无思，当以渐遣除之。

彭祖曰：和神导炁养道，当得密室，闭户安床暖席，枕高二寸半。正身偃卧，瞑目，闭气于胸膈中，以鸿毛著鼻上而不动，经三百息，耳无所闻，目无所见，心无所思。如此则寒暑不能侵，蜂虿不能毒，寿三百六十岁，此邻于真人也。

每旦夕旦夕者，是阴阳转换之时。凡旦五更初，暖气至，频频眼闭，是上生气至，名曰阳息而阴消；暮日入后，冷气至，凛凛然，时乃至床坐睡倒，是下生气至，名曰阳消而阴息。旦五更初暖气至，暮日入后冷气至，常出入天地日月、山川河海、人畜草木，一切万物体中，代谢往来，无时休息。进退如昼夜之更迭，如海水之潮夕，是天地消息之道也。面向午，展两手于脚膝上，徐徐按捺肢节，口吐浊气，鼻引清气。凡吐者，去故气，亦名死气；纳者，取新气，亦名生气。故《老子经》云：玄牝之门，天地之根，绵绵若存，时之不勤。言口鼻天地之门可以出纳阴阳死生之气也。良久，徐徐乃以手左托右托、上托下托、前托后托，瞑目张口，叩齿摩眼，押头拔耳，挽发放腰，咳嗽发扬振动也。双作只作，反手为之，然后掣足仰振，数八十九十而止。仰下徐徐定心，作禅观之法，闭目存思，想见空中太和元气，如紫云成盖，五色分明，下入毛际，渐渐入顶，如雨初晴，云入山。透皮入肉，至骨至脑，渐渐下入腹中，四肢五脏皆受其润，如水渗入地，若彻则觉腹中有声汩汩然。意专思存，不得外缘，斯须即觉元气达于气海，须臾则自达于涌泉，则觉身体振动，两脚蜷曲，亦令床坐有声拉拉然，则名一通。一通二通，乃至日别得三通五通，则身体悦怿，面色光辉，鬓毛润泽，耳目精明，令人食美，气力强健，百病皆去，五年十岁，长存不忘。得满千万通，则去仙不远矣。人身虚无，但有游气，气息得理，即百病不生。若消息失宜，即诸痾竞起。善摄养者，须知调气方焉。调气方疗万病大患，百日生眉须，自余者不足言也。

凡调气之法，夜半后日中前，气生得调；日中后夜半前，气死不得调。调气之时则仰卧床，铺厚软，枕高下共身平，舒手展脚，两手握大拇指节，去身四五寸，两脚相去四五寸，数数叩齿，饮玉浆，引气从鼻入腹，足则停止，有力更取。久住气闷，从口细细吐出尽，远从鼻细细引入。出气一准前法。闭口以心中数数，令耳不闻，恐有误乱。兼以手下筹，能至千则去仙不远矣。若天阴雾恶风猛寒，勿取气也，但闭之。

若患寒热，及卒患痛疽，不问日中，疾患未发前一食间即调，如其不得好瘥，明日依式更调之。

若患心冷病，气即呼出；若热病，气即吹出。若肺病即嘘出，若肝病即呵出，若脾病即唏出，若肾病即呬出。夜半后八十一，鸡鸣七十二，平旦六十三，日出五十四，辰时四十五，巳时三十六。欲作此法，先左右导引三百六十遍。

病有四种：一冷痹，二气疾，三邪风，四热毒。若有患者，安心调气，此法无有不瘥也。

凡百病不离五脏，五脏各有八十一种疾，冷热风气计成四百四病，事须识其相类，善以知之。

心脏病者，体冷热。相法：心色赤，患者梦中见人著赤衣，持赤刀杖火来怖人。疗法：用呼吹二气，呼疗冷，吹治热。

肺脏病者，胸背满胀，四肢烦闷。相法：肺色白，患者喜梦见美女美男，诈亲附人，共相抱持，或作父母、兄弟、妻子。疗法：用嘘气出。

肝脏病者，忧愁不乐，悲思，喜头眼疼痛。相法：肝色青，梦见人著青衣，捉青刀杖，或狮子、虎狼来恐怖人。疗法：用呵气出。

脾脏病者，体上游风习习，遍身痛，烦闷。相法：脾色黄，通土色，梦或作小儿击历人邪犹人，或如旋风团圈转。治法：用唏气出。

肾脏病者，体冷阴衰，面目恶瘘。相法：肾色黑，梦见黑衣及兽物捉刀杖相怖治法：用呬气出。

冷病者，用大呼三十遍，细呼十遍。呼法：鼻中引气入，口中吐气出，当令声相逐，呼字而吐之。

热病者，用大吹五十遍，细吹十遍。吹如吹物之吹，当使字气声似字。

肺病者，用大嘘三十遍，细嘘十遍。

肝病者，用大呵三十遍，细呵十遍。

脾病者，用大唏三十遍，细唏十遍。

肾病者，用大呬五十遍，细呬三十遍。

此十二种调气法，若有病依此法恭敬用心，无有不瘥。皆须左右导引三百六十遍，然后乃为之。

服食法第六 论方

论曰：凡人春服小续命汤五剂，及诸补散各一剂；夏大热，则服肾沥汤三剂；秋服黄耆等丸一两剂；冬服药酒两三剂，立春日则止。此法终身常尔，则百病不生矣。俗人见浅，但知钩吻之杀人，不信黄精之益寿；但识五谷之疗饥，不知百药之济命；但解施泻以生育，不能闭固以颐养。故有服饵方焉。

郄惜曰：夫欲服食，当寻性理所宜，审冷暖之适。不可见彼得力，我便服之。初御药皆先草木，次石，是为将药之大较也。所谓精粗相代，阶粗以至精者也。夫人从少至长，体习五谷，卒不可一朝顿遗之。凡服药物为益迟微，则无充饥之验，然积年不已，方能骨髓填实，五谷居然而自断。今人多望朝夕之效，求目下之应，腑脏未充，便以绝粒，谷气始除，药未有用。又将御女，形神与俗无别，以此致弊，胡不怪哉！服饵大体皆有次第，不知其术者，非止交有所损，卒亦不得其力。故服饵大法，必先去三虫。三虫既去，次服草药，好得药力，次服木药，好得力讫，次服石药。依此次第，乃得遂其药性，庶事安稳，可以延龄矣。

去三虫圆方

生地黄汁三斗，东向灶苇火煎三沸，内清漆二升，以荆匕搅之，日移一尺；内真丹三两，复移一尺；内瓜子末三升，复移一尺；内大黄末三两，微火勿令焦，候可丸，丸如梧子大，先食服一丸，日三。浊血下鼻中，三十日诸虫皆下，五十日百病愈，面色有光泽。

又 方

漆二升 大黄六两，末 酒一升半 芜菁子三升，末

上四味，以微火合煎令可丸，如梧子大，先食服三丸，十日浊血下出鼻中，三十日虫皆烂下，五十日身光泽，一年行及奔马，消息四体安稳，乃可服草药。其余法在三虫篇中备述。三虫篇见前第十八卷。

服天门冬方

天门冬，曝干，捣下筛。食后服方寸匕，日三。可至十服，小儿服尤良，与松脂若蜜丸服之益善。惟多弥佳。

又 方

捣取汁，微火煎，取五斗，下白蜜一斗，胡麻炒末二升，合煎，搅勿息手，可丸即止火，下大豆黄末和为饼，径三寸，厚半寸。一服一枚，日三。百日已上得益。此方最上，妙包众方。一法酿酒服。始伤多无苦，多即吐去病也。方见第十四卷中。蒯道人年近二百而少，常告皇甫隆云：但取天门冬，去心皮，切，干之。酒服方寸匕，日三，令人不老。补中益气，愈百病也。天门冬生奉高山谷，在东岳名淫羊食，在中岳名天门冬，在西岳名管松，在南岳名百部，在北岳名无不愈，在原陆山阜名颠棘。虽然处处有之异名，其实一也。在北阴地者佳。取细切，烈日干之，久服令人长生，气力百倍。治虚劳绝伤，年老衰损羸瘦，偏枯不随，风湿不仁，冷痹，心腹积聚，恶疮、痈疽肿、癞疾，重者周身脓坏，鼻柱败烂，服之皮脱虫出，颜色肥白。此无所不治，亦治阴痿耳聋目暗。久服白发黑，齿落生，延年益命，入水不濡。服二百日后，恬泰疾损，拘急者缓，羸劣者强。三百日身轻，三年走及奔马。又三年心腹痼疾皆去。

服地黄方

生地黄五十斤，熟捣绞取汁，澄去滓，微火上煎，减过半，内白蜜五升，枣脂一升，搅令相得，可丸乃止。每服如鸡子一枚，日三。令人肥白。

又　方

地黄十斤，细切，以醇酒二斗，渍三宿。出曝干、反复内渍，取酒尽止。与甘草、巴戟天、厚朴、干漆、覆盆子各一斤，捣下筛，食后酒服方寸匕，日三。加至二匕，使人老者还少，强力，无病延年。

作熟干地黄法

采地黄，去其须、叶及细根，捣绞取汁，以渍肥者，著甑中，土若米无在已盖上，蒸之一时出，曝燥，更内汁中，又蒸，汁尽止，便干之。亦可直切蒸之半日，数以酒洒之，使周匝，至夕出，曝干，可捣蜜丸服之。

种地黄法

先择好地，黄赤色虚软者，深耕之，腊月逆耕冻地弥好。择肥大好地黄根切，长四五分至一二寸许，一斛可种一亩，二三月种之，作畦畔相去一尺，生后随锄壅，数耘之。至九月、十月，视其叶小衰乃掘取，一亩得二十许斛。择取大根，水冷洗，其细根乃剪头尾辈，亦洗取之，日曝令极燥，小膗乃以竹刀切，长寸余许，白茅露甑下蒸之，密盖上，亦可囊盛土填之，从旦至暮，当黑，不尽黑者，明日又择取蒸之。先时已捣其细碎者取汁，铜器煎之如薄饴，遂以地黄内汁中，周匝出，曝干又内，汁尽止。率百斤生者令得一二十斤，取初八月九月中掘者，其根勿令太老，强蒸则不消尽，有筋脉。初以地黄内甑中时，先用铜器承其下，以好酒淋地黄上，令匝，汁后下入器中，取以并和煎汁佳。

黄精膏方

黄精一石，去须毛，洗令净洁，打碎，蒸令好熟，压得汁，复煎去上游水，得一斗。内干姜末三两，桂心末一两，微火煎，看色郁郁然欲黄，便去火，待冷，盛不津器中，酒五合和，服二合，常未食前，日二服。旧皮脱，颜色变光，花色有异，鬓发更改。欲长服者，不须和酒，内生大豆黄，绝谷食之，不饥渴，长生不老。

服乌麻法

取黑皮真檀色者乌麻，随多少，水拌令润，勿过湿，蒸令气遍即出，曝干，如此九蒸九捣，去上皮，未食前和水若酒服二方寸匕，日三。渐渐不饥，绝谷，久服百病不生，常服延年不老。

饵柏实方

柏子仁二升，捣令细，淳酒四升渍，搅如泥，下白蜜二升，枣膏三升，捣令可丸，入干地黄末、白术末各一升，搅和丸如梧子，每服三十丸，日二服。二十日万病皆愈。

饵松子方

七月七日采松子，过时即落不可得。治服方寸匕，日三四。一云一服三合。百日身轻，二百日行五百里，绝谷，服升仙。渴饮水，亦可和脂服之。若丸，如梧桐子大，服十丸。

服松脂方

百炼松脂下筛，以蜜和内筒中，勿令中风。日服如博棋子一枚，博棋长二寸，方一寸。日三，渐渐月别服一斤，不饥延年。亦可淳酒和白蜜如饧，日服一二两至半斤。凡取松脂，老松皮自有聚脂者最第一。其根下有伤折处，不见日月者得之，名曰阴脂，弥良。惟衡山东行五百里有大松，皆三四十围，乃多脂。又法：五月刻大松阳面使向下二十四株，株可得半升，亦煮其老节根处，有脂得用。《仙经》云：常以三月入衡山之阴，取不见日月松脂，炼而饵之，即不召而自来。服之百日，耐寒暑；二百日，五脏补益；服之五年，即见西王母。《仙经》又云：诸石所生三百六十五山，其可食者，满谷阴怀中松脂耳。其谷正从衡山岭直东四百八十里当横揵，正在横岭东北行过其南入谷五十里，穷穴有石城白鹤，其东方有大石四十余丈，状如白松，松下二丈有小穴，东入山有丹砂，可食；其南方阴中有大松，大三十余围，有三十余株不见日月，皆可取服之。

采松脂法

以日入时，破其阴以取其膏，破其阳以取其脂。脂膏等分，食之可以通神灵。凿其阴阳为孔，令方五寸，深五寸，还以皮掩其孔，无令风入，风入则不可服。以春夏时取之，取讫封塞勿泄，以泥涂之。东北行丹砂穴有阴泉水可饮，此弘农车君以元封元年入此山食松脂，十六年复下居长安东市，在上谷牛头谷时往来至秦岭上，年常如三十者。

炼松脂法

松脂七斤，以桑灰汁一石，煮脂三沸，接置冷水中，凝复煮之，凡十遍，脂白矣，可服。今谷在衡州东南攸县界，此松脂与天下松脂不同。

饵茯苓方

茯苓十斤，去皮，酒渍蜜封下。十五日出之，取服如博棋，日三。亦可屑服方寸匕。凡饵茯苓，皆汤煮四五沸，或以水渍六七日。

茯苓酥方

茯苓五斤，灰汁煮十遍，浆水煮十遍，清水煮十遍　松脂五斤，煮如茯苓法，每次煮四十遍　白蜜三斤，煎令沫尽　生天门冬五斤，去心皮，曝干作末　蜡　牛酥各三斤，炼三十遍

上六味，各捣筛，以铜器重汤上，先内酥，次蜡，次蜜，消讫内药，急搅勿住手，务令大均，内瓷器中，蜜封，勿令泄气。先一日不食，欲不食先须吃好美食令极饱，然后绝食，即服二两，二十日后服四两，又二十日后八两，细丸之，以咽中下为度；第二度以四两为初，二十日后八两，又二十日二两；第三度服以八两为初，二十日二两，二十日四两，合一百八十日药成，自后服三丸将补，不服亦得，恒以酥蜜消息之，美酒服一升为佳。合药须取四时王相日，特忌刑、杀、厌及四激休废等日，大凶。此彭祖法。

茯苓膏方《千金翼》名凝灵膏

茯苓净去皮　松脂二十四斤　松子仁　柏子仁各十二斤

上四味，皆依法炼之，松柏仁不炼，捣筛，白蜜二斗四升，内铜器中，汤上微火煎一日一夕，次第下药，搅令相得，微火煎七日七夜止，丸如小枣，每服七丸，日三。欲绝谷，顿服取饱，即得轻身、明目、不老。此方后一本有茯苓酥、杏仁酥、地黄酥三方，然诸本并无。又《千金翼》中已有，今更不添录。

服枸杞根方主养性遐龄

枸杞根切一石，水一石二斗，煮取六斗，澄清，煎取三升，以小麦一斗干净择，内汁中渍一宿，曝二，往返令汁尽，曝干捣末，酒服方寸匕，日二。一年之中，以二月八月各合一剂，终身不老。

枸杞酒方

枸杞根一百二十斤，切，以东流水四石煮一日一夜，取清汁一石，渍麹，一如家酝法。熟取清，贮不津器中，内干地黄末二斤半，桂心、干姜、泽泻、蜀椒末各一升，商陆末二升，以绢袋贮，内酒底，紧塞口，埋入地三尺，坚覆上。三七日沐浴，整衣冠，再拜，平晓向甲寅地日出处开之，其酒赤如金色。旦空腹服半升，十日万病皆愈，三十日瘢痕灭。恶疾人以水一升，和酒半升，分五服，愈。《千金翼》又云：若欲服石者，取河中青白石如枣杏大者二升，以水三升煮一沸，以此酒半合置中，须臾即熟，可食。

饵云母水方疗万病

上白云母二十斤，薄擘，以露水八斗作汤，分半洮洗云母，如此再过。又取二斗作汤，内硇硝十斤，以云母木器中渍之，二十日出。绢袋盛，悬屋上，勿使见风日，令燥。以水渍鹿皮为囊，揉挺之，从旦至日中，乃以细绢下筛淬，复揉挺，令得好粉五斗，余者弃之。取粉一斗，内崖蜜二斤，搅令如粥，内生竹筒中薄削之，漆固口，埋北垣南崖下，入地六尺覆土。春夏四十日，秋冬三十日出之，当如泽为成。若洞洞不消者，更埋三十日出之。先取水一合，内药一合，搅和尽服之，日三。水寒温尽自在，服十日，小便当变黄，此先疗劳气风疹也。二十日腹中寒澼消；三十日龋齿除，更新生；四十日不畏风寒；五十日诸病皆愈，颜色日少，长生神仙。吾目验之，所以述录。

炼钟乳粉法

钟乳一斤，不问厚薄，但取白净光色好者，即任用，非此者不堪用。先泥铁铛可受四五斗者为灶，贮水令满，去口三寸，内乳著金银瓷盏中，任有用之，乃下铛中，令水没盏上一寸余即得。当令如此，勿使出水也。微火烧，日夜不绝，水欲竭即添成暖水，每一周时，辄易水洗铛并洮乳，七日七夜出之，净洮干，内瓷钵中，玉椎缚格，少著水研之，一日一夜，急著水搅令大浊，澄取浊汁，其乳粗者自然著底，作末者即自作浊水出，即经宿澄取其粗著底者，准前法研之，凡五日五夜皆细，逐水作粉好用，澄炼取曝干，即更于银钵中研之一日，候入肉水洗不落者佳。

钟乳散治虚羸不足，六十已上人瘦弱不能食者，百病方

上党人参石斛干姜各三分　钟乳粉成炼者，三两

上四味，捣下筛，三味与乳合和相得，均分作九贴，平旦空腹温淳酒服一贴，日午后服一贴，黄昏后服一贴。三日后准此服之。凡服此药法，皆三日一剂，三日内止用一升半饭，一升肉。肉及饭惟烂，不得服葱豉。问曰：何故三日少食勿得饱也？答曰：三夜乳在腹中熏补脏腑，若此饱食，即推药出腹，所以不得饱食也。何故不得生食？由食生故即损伤药力，药力既损，脂肪亦伤，所以不得食生食也。何故不得食葱豉？葱豉杀药，故不得食也。三日服药既尽，三日内须作羹食补之，任意所便，仍不用葱豉及硬食也。三日补讫，还须准式服药如前，尽此一斤乳讫，其气力当自知耳，不能具述。一得此法，其后服十斤、二十斤，任意方便可知也。

西岳真人灵飞散方

云母粉一斤　茯苓八两　钟乳粉　柏子仁　人参《千金翼》作白术
续断　桂心各七两　菊花十五两　干地黄十二两

上九味，为末，生天门冬十九斤，取汁溲药，内铜器中蒸一石二斗黍米下，米熟曝干为末，先食饮服方寸匕，日一。三日力倍；五日血脉充盛；七日身轻；十日面色悦泽；十五日行及奔马；三十日夜视有光；七十日白发尽落，故齿皆去。更取二十一匕白蜜和捣二百杵，丸如桐子大，作八十一枚，曝干，丸皆映彻如水精珠。欲令发齿复生者，吞七枚，日三服，即出，发未白、齿不落者，但服尽，三百年乃白，如前法服。已白者，饵药至七百年乃落。入山日吞七丸，绝谷不饥。余得此方已来，将逾三纪，顷面色美而悦之，疑而未敢措手，积年询访，屡有好名人曾饵得力，遂服之一如方说。但能业之不已，功不徒弃耳。

黄帝杂忌法第七

旦起勿开目洗面，令人目涩失明、饶泪；清旦常言善事，勿恶言，闻恶事即向所来方三唾之，吉；又勿嗔怒，勿叱咤叱呼，勿嗟叹，勿唱，奈何，名曰请祸；勿立膝坐而交臂膝上，勿令发覆面，皆不祥；勿举足向火，勿对灶骂詈。凡行、立、坐勿背日，吉；勿面北坐久思，不祥起。凡欲行来，常存魁纲在头上，所向皆吉；若欲征战，存斗柄在前以指敌，吉；勿面北冠带，凶；勿向西北唾，犯魁纲神，凶；勿咳唾，唾不用远，成肺病，令人手足重及背痛、咳嗽；亦勿向西北大小便；勿杀龟蛇；勿怒目视日月，喜令人失明；行及乘马不用回顾，则神去，人不用鬼行踏粟。凡过神庙，慎勿辄入，入必恭敬，不得举目恣意顾瞻，当如对严君焉，乃享其福耳，不尔速获其祸；亦不得返首顾视神庙；忽见龙蛇，勿兴心惊怪，亦勿注意瞻视，忽见鬼怪变异之物，即强抑之勿怪，咒曰：见怪不怪，其怪自坏。又路行及众中见殊妙美女，慎勿熟视而爱之，此当魑魅之物，使人深爱，无问空山旷野、稠人广众之中，皆亦如之。凡山水有沙虱处，勿在中浴，害人；欲波者，随驴马后急渡，不伤人；有水弩处射人影即死，欲渡水者，以物打水，其弩即散，急渡不伤；凡诸山有孔穴，入采宝者，惟三月九月，余月山闭气交犯死；凡人空腹不用见尸，臭气入鼻，舌上白起，口常臭，欲见尸者，皆须饮酒见之，能辟毒凶；行触热，途中逢河勿洗面，生乌黚。

房中补益第八

论曰：人年四十已下，多有放恣；四十已上，即顿觉气力一时衰退。衰退既至，众病蜂起。久而不治，遂至不救。所以彭祖曰：以人疗人，真得其真。故年至四十，须识房中之术。

夫房中术者，其道甚近，而人莫能行。其法，一夕御十人，闭固为谨，此房中之术毕矣。兼之药饵，四时勿绝，则气力百倍，而智慧日新。然此方之作也，非欲务于淫佚，苟求快意，务存节欲，以广养生也。非苟欲强身力，行女色以纵情，意在补益以遣疾也。此房中之微旨也。是以人年四十已下，即服房中之药者，皆所以速祸，慎之慎之！故年未满四十者，不足与论房中之事。欲心未止，兼饵补药，倍力耗丧，不过半年，精髓枯竭，惟向死近。少年极须慎之。人年四十已上，常固精养气不耗，可以不老。又饵云母，足以愈疾延年。人年四十已上，勿服泻药，常饵补药大佳。昔黄帝御女一千二百而登仙，而俗人以一女伐命，知与不知，岂不远矣。其知道者，御女苦不多耳。

凡妇人不必须有颜色妍丽，但得少年未经生乳，多肌肉，益也。若足财力，选取细发、目精黑白分明，体柔骨软，肌肤细滑，言语声音和调，四肢骨节皆欲足肉，而骨不大，其体及腋皆不欲有毫，有毫当软细，不可极于相者。但蓬头蝇面，槌项结喉，雄声大口，高鼻麦齿，目精浑浊，口额有毫，骨节高大，发黄少肉，隐毫多而且强，又生逆毫，此相不可，皆贼命损寿也。

凡御女之道，不欲令气未感动，阳气微弱，即以交合。必须先徐徐调和，使神和意感，良久，乃可令得阴气，阴气推之，须臾自强，所谓弱而内迎，坚急出之，进退欲令疏迟，情动而止；不可高自投掷，颠倒五脏，伤绝精脉，生致百病。但数交而慎密者，诸病皆愈，年寿日益，去仙不远矣，不必九一三五之数也。能百接而不施泻者，长生矣。若御女多者，可采气。采气之道，但深接勿动，使良久气上面热，以口相当，引取女气而吞之，可疏疏进退，意动便止，缓息眠目，偃卧道引，身体更强，可复御他女也。数数易之，则得益多；人常御一女，阴气转弱，为益亦少。阳道法火，阴家法水，水能制火，阴亦消阳，久用不止，阴气逾阳，阳则转损，所得不补所失。但能御十二女而不复施泻者，令人不老，有美色；若御九十三女而自固者，年万岁矣。

凡精少则病，精尽则死，不可不思，不可不慎之也。昔正观初，有一野老，年七十余，诣余云：数日来阳气益盛，自思气血已衰，何有此盛？未知垂老有此，为善恶耶？余答之曰：是大不祥。子独不闻膏火乎？夫膏火之将竭也，必先暗而后明，明止则灭。今足下年迈桑榆，久当闭精息欲。兹忽春情猛发，岂非反常耶？窃为足下忧之，子其勉欤！后四旬，发病而死。此其不慎之效也。如斯之辈非一，旦疏一人，以勖将来耳。

所以善摄生者，凡觉阳事辄盛，必谨而抑之，不可纵心竭意以自贼也。若一度制得，则一度火灭，一度增油；若不能制，纵情施泻，即是膏火将灭，更去其油，可不深自防！所患人少年时不知道，知道亦不能信行之，至老乃知道，便已晚矣，病难养也。晚而自保，犹得延年益寿；若年少壮而能行道者，神仙速矣。或曰：年未六十，当闭精守一为可尔否？曰：不然。男不可无女，女不可无男。无女则意动，意动则神劳，神劳则损寿。若念真正无可思者，则大佳，长生也。然而万无一有。强抑郁闭之，难持易失，使人漏精尿浊，以致鬼交之病，损一而当百也。其服食药物，见别卷中。

御女之法：交会者当避丙丁日，及弦望晦朔、大风大雨大雾、大寒大暑、雷电霹雳、天地晦冥、日月薄蚀、虹霓地动，若御女者，则损人神，不吉。损男百倍，令女得病，有子必癫痴顽愚、瘖痖聋瞆、挛跛盲眇、多病短寿、不孝不仁。又避日月星辰、火光之下、神庙佛寺之中、井灶圊厕之侧、冢墓尸柩之傍，皆所不可。夫交合如法，则有福德，大智善人降托胎中，仍令性行调顺，所作和合，家道日隆，祥瑞竞集；若不如法，则有薄福、愚痴、恶人来托胎中，仍令父母性行凶险，所作不成，家道日否，殃咎屡至。虽生成长，家国灭亡。夫祸福之应，有如影响。此乃必然之理，可不再思之！

黄帝杂禁忌法曰：人有所怒，血气未定，因以交合，令人发痈疽。又不可忍小便交合，使人淋，茎中痛；面失血色，及远行疲乏来入房，为五劳虚损，少子；且妇人月事未绝，而与交合，令人成病，得白驳也。水银不可近阴，令人消缩；鹿、猪二脂不可近阴，令阴痿也。

（底本出处《千金要方》、《正统道藏》。）

禁 经

论曰：夫清浊未分，无间昏晓，玄黄肇判，乃见温凉，四时攸分，降生寒暑，三光照烂，日景亏盈，人禀五常，腠理通塞，故老子曰吾所以有大患者，为吾有身，及吾无身吾有何患，由此观之，形质既著，则疴瘵兴焉，静言思之，惟无形者可得远于忧患矣，夫天地圣人尚不能无患，况如风烛者，乎古有调针切脉之君，尝药炼石之帝，忧劳庶类不遑宁处者，亦以众矣，自时厥后，穷神极智之士，抽心尽思之贤，思之贤，相与赞成其业者不可胜纪，是以医方千卷，未尽其性，故有汤药焉，有针灸焉，有禁焉，有符印焉，有导引焉，斯之五法，皆救急之术也，何者，病起无端，医疗万品，间阎之内，犹有夭枉之哀，朝野之中，尚致膏肓之疾，诚可悲夫，方今医者，学不稽古，识悟非深，各承家技，便为洞达，自负其长，竞称彼短，由斯对执，卒不得抱其源流也，余早慕方技，长崇医道，偶逢一法岂千金，遂便名方异术，莫能隐秘，且此书也，人间皆有，而其文零叠，不成卷轴，纵令有者，不过三章两章，既不专精，探其至赜，终为难备，斯之一法，体是神秘，详其辞采，不近人情，故不可得推而晓也，但按法施行，功效出于意表，不有所缉，将恐零落，今编为两卷，凡二十二篇，名曰禁经，其于条例，后科详悉，博雅君子无或隐焉。

持禁斋戒法第一

《神仙经》曰：凡欲学禁，先持知五戒十善八忌四归，皆能修治此者，万神扶助，禁法乃行。

五戒者：一曰不杀、二曰不盗、三曰不淫、四曰不妄语、五曰不饮酒嫉妒。

十善者：一济扶苦难、二行道见死人及鸟兽死者皆埋之、三敬重鬼神、四不行杀害起慈悯心、五不怜富憎贫、六心行平等、七不重贵轻贱、八不食酒肉五辛、九不淫声色、十调和心性不乍嗔乍喜。

八忌者：一忌见死尸、二忌见斩血、三忌见产乳、四忌见六畜产、五忌见丧孝哭泣、六忌抱小儿、七忌共女人同床、八忌与杂人论法。

四归者：一不得著秽污不净洁衣服即神通不行、二不得恶口咒诅骂詈、三不得共人语诈道称圣、四不得饮酒食肉杀害无道、又云不得秽处诵禁文、又云不得与不信人行禁、又不得向人说禁法、又不得秽污手执禁文、又不得与杂人喧戏、又不得轻说神明、又不得嗔打六畜及人不得乘车马。有犯此满三事，则禁道不行，能不犯者，其禁大验。

经曰：若履城邑污秽者当用此方。竹叶拾两、桃白皮四两、柳白皮四两。上三味，以水一石二斗煮之一沸，去滓，浴身，百秽消除，又辟温瘴疮疡，此法，天仙下游既返之日，未尝不用此方解秽也，至于符水咒漱及外舍之近术皆不及此方，若能常用此汤澡浴者益佳，惟不可洗目也。

紫微王夫人敕水洗目得清净法：咒曰：浊不秽形，死不妨生，摩掌蔽目三遍，令我长生，青龙在吾左，白虎在吾右，朱雀在吾前，玄武在吾后，神禁敕水除尘垢急急如律令。

一法解秽禁水曰：东流之水滑如苔，中有主君与三治，某甲污秽荡除，急急如律令。

受禁法 第二

《神仙经》曰：阳道强坚而易歇，阴道微软而久长，圣人闭口，万物可藏，回转清白，改易阴阳，应言不言，神明相传，应语不语，神明相与，故万法闭口藏身之禁法流行五脏神明，众人游戏而我独住，众人浩浩而我独静，众人言说而我独默，此行禁之道毕矣。

仙经曰：凡受禁之法，当先齐戒百日，精心不行淫欲，惟得清净沐浴著鲜净衣，口常不出恶言骂詈，精思静念，勿生异想，一如前章仍更七日之中，闭口不共人语，乃可受之。正月一日、三月三日、五月五日、七月七日、九月九日、三年之中三遍于此月日受之，并一心持斋戒不犯则行禁其验如神。

正月一日受法：正月一日平旦寅时，清净澡漱，在无人清净之处，著鲜净衣，不得令人辄见，烧众名香正面向东禹步三匝，勿回转长跪读启度文曰：上启三师神童玉女天医卢医一切诸师太上老君诸仙神王日月五星二十八宿北斗三台诸神仙官属诸大神王咸知，弟子某甲受持符禁之法，愿济拔众生苦难，除毒消邪，辟却妖恶万事，如敕急急如太上老君律令。

都受禁文曰：想东方木禁在吾肝中、想南方火禁在吾心中、想西方金禁在吾肺中、想北方水禁在吾肾中、想中央土禁在吾脾中。想左青龙右白虎，前朱雀后玄武，天师禁驾无事不苦，东王公西王母道吾禁有随当止，急急如太上老君律令讫，还诵所得禁文各三遍礼一十二拜，仍更七日勿共人作一言及恶骂詈等语，七日勿洗手。

三月三日受法：三月三日平旦寅时，至东流水上，正面向东立，端心正意读前启度文如正月法，并启江河四渎一切水宫四海大龙正，愿知弟子某甲受持禁法愿大神王立契讫，诵所得禁文各六遍礼九拜。

五月五日受法：五月五日正中午时，在静处烧香，正面向南立，读启度文讫，诵所得禁文各三遍礼十二拜。

七月七日受法：七月七日鸡鸣丑时，在静处烧香，正面向西立读启度文讫，诵所得禁文各三遍礼七拜。

九月九日受法：九月九日人定亥时，在静处正面向北立，盆盛水口衔刀读启度文，投香火长跪，诵所得禁文，各三遍礼九拜，此五日处法，用一如正月法，惟所向方及拜数不同耳。

太白仙人受法：四月一日，斋戒至八日，立道场，四面悬幡，盖烧香燃灯，启醮五方五帝五方禁师五方吞精啖毒夜叉神王，愿知弟子某甲受持禁法咒讫，诵所得禁文各三遍，七日斋戒。

同力受禁法：候初雷时举目看雷，右手把刀以左手摩之，咒曰：助我行禁振声如雷吼，万毒伏闭气，待雷声尽讫，七日斋戒不出言，一本云候初雷时，眼所见物，随便把取唱言声如雷，万邪皆怖畏，待雷声乃弃之。一云：口衔刀，手捉大斧摩之，言口如毒，手如毒，声如雷吼云云。

神仙王受禁法：候燕初来时，仰头看之，以手按地云，口如毒，以燕去不见乃止，此等洁净斋戒，一如正月不别，乃至七日不洗手。

天帝太一受禁法：初受禁时，在寂静无人之处敷坐，设案烧香，正面向北闭口并足正立，左手持刀，依式思存，青龙在左，白虎在右，朱雀在前，玄武在后，北斗七星覆头上柄指前，次思东治大禁师愿持兵万石赵候骠骑大将军苏平南公八部将军七十二禁师陈师赵师值符[1]小吏值日[2]童子护直今日，不得以左为右，以前为后，若有倒错，即依使者法律科罪之，急急如律令，如此阴念三遍，然后禹步三匝至香火前，叩齿三遍，咒曰：东方青龙衔水来，南方赤龙衔水来，西方白龙衔水来，北方黑龙衔水来，中央黄龙衔水来，悉投杯中三台三台此水非常水，洗除天秽地秽三十六秽，某甲身秽净除之急急如律令，三遍咒讫，以水洗目，并噀四方上下，余水自饮之，洗腹内令净，想又读前启度文然后长跪诵所得禁文各三遍讫礼四方各再拜即成神验，刀子水盆不得用曾经酒肉五辛者。

又一法：正月一日东方明星出时洗浴，在清净无人之处，白茅为藉置坐，设案烧香火，并花水洗面目，正面东向并足立，先举左手呼青龙，次举右手呼白虎，前行呼朱雀，后行呼玄武讫，依前左手持刀次第思神师日符禁同法，更无别法也，若欲受符印者，以帛若袋子盛挂著左手指句之，而擎水盆闭气禹步，依法次第咒请有效也。

七星受咒法：正月一日、三月三日、五月五日、七月七日、九月九日。先以香汤洗浴，取东流水未经用瓦器盛之，以诵所得禁文咒一遍，受人自洗浴于旷野无人之处，以净草为坐，以瓦器盛水七盏，作七星形北向云，谨启七圣真君，弟子某乙愿持禁法，禁断邪恶鬼毒之气，救理人民伏愿降真气流布臣身，令臣所行符禁应声除瘥，应手除愈，次第饮

---

[1]原文为"直符"，现均改为"值符"。

[2]原文为"直日"，现均改为"值日"。

前件水各少许余洗手，不得手捻不净之物即有大验一云七佛咒法下又有一观自存咒法今并不取。

黄帝越禁受法黄帝曰：凡受符禁者皆清净斋洁百日，不得近死亡产乳房室，三年之中三度，正月一日、三月三日、五月五日、七月七日、九月九日、以夜众星之下，置神座设案烧香，盆盛水临刀北面叩齿捻三师目，次第思神讫禹步三匝，长跪读启度文，又诵所得禁文各三遍神验，水盆不得用曾盛酒肉五辛者。临欲越时朱书帛素上，左手持之捻目阴诵咒之，欲行禁时闭气朱书帛素上，右手持之捻目阴诵咒之。

杂受禁法 第三

正月一日日未出寅时、三月三日寅时、五月五日午时、七月七日丑时、九月九日寅时一云丑时、正月受一年用、三月受一春用、五月受一夏用、七月受一秋用、九月受一冬用。上年年常依此日受之法，不得饮酒食肉五辛芸薹乳酪酥蜜，心如药王药上愿救护一切众生，不作艰难，不求财物，但作此心下口即瘥，万不失一，受法用前月日，先以清净井花水沐浴，上下衣服一切鲜净清斋七日，至其日先以井花水澡浴漱口，烧香礼五方五帝各五拜讫，正面向东烧香端立，净器盛井花水置傍，诵所得禁文各二七遍讫，口含水仰噀五方承取洗手面讫，向东方吸青气想入口中七吸，次向南方吸赤气，次向西方吸白气，次向北方吸黑气，次吸中央黄气，皆作七吸入腹想讫，更礼五方各五拜讫，后作两月持斋戒作得禁想，不得作一切诸恶行受讫即成禁法，器物不得用曾经盛酒肉五辛者。

受禁肿法：古冢北桑树阴内有艾者，五月五日平旦日未出时，从冢北向南步取五十四步，至艾作禹步北斗七星讫，还，闭气将取艾叶拭手使汁入手中，七日勿洗手，持斋过七日以外即成禁。五十四步之中标记使分明，一步七尺，登取艾时，面向西方咒：愿我此手一切痛肿，一切诸毒，乃至一切病手著即瘥，作法讫，还，勿反顾，受时以五月四日作斋标记步数，亦四日使记，先从艾东置魁，因北向为尾，向北五十四步作标记，五日旦从北向南步之作法了斋，至十一日上桑树，在冢北从地三尺于冢上生者佳，亦于四日在冢东宿，五日旦即作法禹步法，闭气握固，若治病时作想此手作热铁叉，想前人病如雪，手著病即散，又治病时常在病人生气，上若病人头面上有浮肿，不得顿治使尽即伤人，必当留少许明日更治。此法大业六年，琅邪郡莒县令梁阔送擅持山善寂道场灵法师所行，神验不传。

受禁疟法：候燕初来时，以纸一张，浓点笔于纸上，望燕与点，燕没乃止，后若疟病人来，向云我患疟即语我与你治，你但去阴押取一点，塞壁孔中即愈，又法正月元日呼牛马时，火下将笔闭气多书纸上作鬼字气尽乃止，虐病欲发时，押取一鬼字与吞之即瘥。

受禁肿都禁法：正月元日东方动时，以净席一领于寂静无人之地，以井花水沐浴漱口三遍，手持香炷礼五方五帝君，咒愿曰：弟子某甲今日受天神咒愿救一切众生苦，四方各礼三拜讫想，东方青气入口满七咽，南方赤气，西方白气，北方黑气，中央黄气等各七咽讫，向南东方闭气诵咒各七遍，七日持斋戒咒曰天之所圆地之所方，受天神符可以长生，二十八宿其色亭亭，五色变化与符合并，急急如律令，次咒曰：无根肉本生无留停，大肿如山，小肿如粟登高山临海水，旦起生，向暮死，急急如律令。须紫檀杷刀子，以刀杷按肿上，其肿疼痛用前禁文，若不疼痛用此禁禁之，然此二禁皆是正禁肿文，凡是恶肿皆用此二文，其大肿日别四五度，禁五日瘥，小者当日瘥。

大总禁法：咒曰：朝日不良，为物所伤，上告天公，下告地皇，地皇夫人，教我禁疮，仙人持水，玉女持浆，一唾止毒，二唾止疮，三唾已后，平复如常，天雷马鸣，疮亦不惊，天雷地动，疮亦不恐，皮相连肉相当，不疼不痛不肿不脓，急急如律令，用法以刀子一枚，先吸一口水捻盐著口中和水噀病上，若小儿惊恐，当噀地上二三过，快唾病上，以口附近病上诵禁每一遍三唾，每七遍，一遍盐水漱口，三七遍成一禁也，若不瘥，多加遍数，取瘥为限，若百遍不瘥者，此病大重，不可救也慎勿与治。

禁时气病法：头痛以刀隐痛处，唾禁如前缘，但有患疼痛处，皆用刀背隐而禁之，若金疮从高堕下，六畜狼虎毒蛇所伤，手足卒挛躄，凡百一切痛苦不如意处，并用此法禁咒之，悉得除愈，不可具载，男女并得受持。

论曰：此之杂法，由禁师不能具美大法，所以须受轻法，易者约者，若受大法此亦不须。

禁法大例第四

论曰：用禁大例，诵禁文必不得出声，令自耳闻声，若闻之咒即禁法不行，行之无益，慎之慎之，受禁之时，不得令人畜等一切见之见之即不成，受法时，刀及水盆，皆不得曾经酒肉五辛用者。神仙经曰：对治禁万病击同类。逢水难土王击之、逢土难木王击之、逢刀难阳精击之、逢鬼难桃汤击之、逢虎难五常气击之。万病击同类对治，皆持刀持桃、持火、持鉴、持水、持绳、持药、持符、持戟、持弓、持箭、持弩、持食、持坐、持粉、持意、持神、持想、持气、持画、持石、持土、持盐、持幡、持脂、持肉、持血、持面、持金、持玉、持印，故其法皆禁击之，所须用禁之法，有请、有告、有祭，有害善神即饮食祭之住之恶鬼即克之却之、有杀、有畏、有爱、有喜、有恶、有死、有走、有住、有灭，是故对治用时各各条列。

仙经曰：用禁有六法，一牙齿禁意存气至牙齿，二营目禁，开一目闭一目，三意想禁，存意以去想诸疾以除，四捻目禁，谓手上有一十五目，五气道禁，谓吹呼呵嘘嘻呬，六存神禁存诸神在，以食醮祭之，感天灵气至，又鸣天鼓叩齿是也。

凡为人请疗疾出门三步咒曰：天杀黄黄，地杀正方，千鬼万神，谁复敢藏飞步一及，百鬼灭亡，急急如律令。

若至主人家先当解秽，即作五龙水法，手持水碗咒曰：东方青龙含水来、南方赤龙含水来、西方白龙含水来、北方黑龙含水来、中央黄龙含水来。五方五龙吐水没杀邪鬼，急急如律令。讫，叩齿三百遍。咒曰：神水解天秽地秽生秽死秽人秽鬼秽身秽病人之秽，速除去之，立令清净，急急如律令，三嘘三叱，以刀右搅三回，以右足跟蹴地三下，含水四方喷之，及喷病人上，尽令清洁，然后按法思神行禁，又存气至牙齿令住闭一目，存意已去即捻目，然后用存七星在其顶上，存青龙白虎朱雀玄武来护身，存大神在其前后五星，存之腹内，吐气存如云击彼处令如徐行，行步法乾坤，如此行，按即外邪不入五脏神明自通，仍皆须审之，万不失一。

又法： 欲向病人家当须存想作白虎吐火，烧病人家屋舍皆令荡尽，又作龙舐病人身肉令尽，还作充满悦怿，然后用气急治之，欲击物，一一皆如是。此令行禁神明万物皆神效验，须精审之，若唾热病，以冷气吹之二七，然后禁之，若唾冷病，以热气呵之二七然后禁之，三唾之后行禁，禁后三唾乃放之。

仙经曰： 受符禁同法，先当修身洁已安魂定魄，口勿妄言，洁斋百日，可致神仙，避逆恶气，除灭灾祥，可以长生。

掌诀法第五

天师曰： 若欲修之先持斋戒，一如正月法，断口味，绝房室，先取龙骨乌头附子犀角各一两，以水三斗煮取二斗，遍身澡浴，有余者明日更洗手面，讫，以盆盛水烧香，禹步三匝，口衔刀北面长跪，读前启度文讫，诵所得禁文各三遍，一依正月戒忌，即成神验。天师曰得吾法者上士升仙，下士迁官，庶人得之益寿延年，父子兄弟不得相传，传必贤人非贤勿传，殃及子孙。

又受禁法： 咒曰女口禽艾一日诵七遍七日止。凡禁病大例，禁一切病，先须口嚼杨枝，去口中秽气讫，又嚼盐乃咒唾之，若犯一切口味者，即烧牛粪灰淋取汁饮漱服之，此除腹中诸秽，并作解秽符水法还得清净，此是掌诀解秽法也。凡游行人间有所犯秽者亦如之。凡欲行禁者，皆须先捻鬼目，若与男禁捻左手目，若与女禁即捻右手目，一云男子行禁捻左手目，女人行禁捻右手目，并逐四时王相，正面向月建正心定意闭气，三捻目左营目顺天道，即成禁法用之神效。左营目者开左目闭右目，右营目者开右目闭左目。

凡禁讫须解禁法： 假令禁虎须存作狮子捻虎目，若欲解之还存作虎。一云：男番捻右手虎目，女番捻左手虎目，若欲禁狗存作虎捻狗目，若欲解之还存作狗，以此为例，触类长之皆须仿此。大指第一节是生人蛇虎头若有恶人侵犯己身骂詈不止者，缓即捻之，急即闭气押之，左营目恶人即怒止也，若不止则押喉。向官府门亦如之，一百步外预作之乃入官，官见不嗔。欲禁虎蛇亦依此法，即虎蛇避人入草畏见人也。大指第二节是生人蛇虎喉，若恶人骂詈不止与人争者，闭气捻之，急即押之左营目，令彼吃讷不能言也。第二指第一节是蛇虎目，治蛇虎疮，闭气捻之己身及他人同，若见蛇虎便捻之，急即嗔怒而押之。第二指第二节是鬼目，欲见鬼去鬼击鬼皆捻之，急则闭气押之左营目，九气则鬼神立至矣呼即去，吸即来，治病捻之。第二指第三节是生人目，欲藏身翳已与人斗争，及在深山旷野皆须捻之，以伏众人之言，急则闭气押之左营目，人不见己也。第三指头甲下是蜂蝎及百鸟飞虫之目，若人被蜂蝎螫，捻之七左营目五气则解之，若不瘥，押蝎目及人天二道并捻掌心即瘥。第三指第一节是地狱治鬼目，若欲禁诸神不令来去，闭目向王闭气五十息捻之，急即左营目押。第三指第二节下是天狱目，欲禁鬼摄鬼却鬼杀鬼，皆向王闭气捻之，急则押之左营目，若为鬼魅所著或恶梦魇押之。第三指第三节是鼠目，一名天地狱治鬼目，若住鬼定鬼住神皆向王闭气五十息，捻之左营目。第四指次甲下是蚊子蚤虱之目，欲除之闭气捻之。第四指第二节是都监目，一名神都目，都监者监领一切诸神，都管一切诸鬼，欲召鬼神问其意，向王闭气五十息捻之左营目，鬼神立至矣。第四指第三节是禁鬼目，一名蛇胎，欲行考鬼令鬼住鬼问鬼，捻之闭气，若入山泽畏逢蛇蟒，当押蛇胎令不来见人及已逢亦押之，蛇口禁不得开。第五指头是天心欲求天神，向王闭气押之，神自来奉赛大佳。第五指第一节是游师目。第五指第二节是天师目。第三节是三师目，此皆是初学符禁法时，向王闭气捻之九十息左营目，启请即有神验。掌中一理是鬼道，欲诛符破圹断鬼魍魉恶气伐神树，皆向月建闭气五十息，押之左营目神验。凡欲咒救符皆须捻断鬼道，使鬼常敬之，掌中一理一名鬼舍，亦名地轴，亦名左都监鬼道目，欲诛符破庙除社公社地，或召诸鬼神，须有请问，及治病并欲解鬼皆押左都监鬼道目，鬼神立至，若田野中浪宿押地轴，令鬼贼及神皆不敢近人，若入神屋止宿恐怕不安，押鬼舍即不魇梦。掌中一理斜文名食地，食地上一文名天文，下一文名人道，若入山泽畏逢虎狼，向王闭气押手虎口中即不来，若已逢亦押之令虎狼闭口不开。第四指第一节名左金堂，若远行求财押之万倍。第三指第一节名玉堂，欲求官觅职押之必遂意。第二指第一节亦名玉堂，欲求官押之。

论曰：此掌诀直用闭气左营目捻之无咒文也，禁病则皆须禹步诵禁文捻而用之，急则嗔而押之，缓则捻之，禁男用左手，禁女用右手，禁手之用勿失左右也。

凡禹步法，移步左右脚前后不同。凡欲作法必先取三光气又禹步，然后作法验矣。三光者，日月星。禹步者，或三步七步九步不定。若欲受三光气者，极晴明日向日两脚并立，先所愿事随意多少小咒之，然后取禹步三步也，所欲步时，先举头看日光剩开口吸取日光明，即闭口塞气至三步始得放气也。三步者，从立处两过移两脚始成一步，三步即是六过移脚也。向日光禹步时，左脚先移右脚后移。若向月星二光禹步时，并右脚先移，左脚在后也，但步数不同耳，若向星禹步时，须满九步也。九步者，向日中三步，更足六步耳，三三步合九步也。星者即是北斗七星也，星中最须殷勤所以须九步，于日月中或用三步或所用七步也，咒愿及闭气方法并如日中作也。受三光气时，日必须明亮好晴日也，日是阳，月与星是阴，又左是阳右是阴，是故受日气时左脚先移，受月星气时右脚先移也。又向星禹步作九步时，既长久若一气不得度，是以三步作一闭气，则九步即三过闭气也，咒愿亦须三过愿之。又须识北斗下三台星，男识免狱厄，女识免产厄。问曰：虽云两过移两脚成一步犹未可好，其状云何，释曰：先两脚正并立，先举左脚进前往，次举右脚就左脚处正齐并立，此犹未一步，次第二又先举左脚进往，次举右脚就左脚住，方始成一步也，如此六过双移两脚成三步，此是步法也。

禁鬼客忤气第六

咒曰：吾上泰山府，谒拜皇老君，交吾却鬼，语我神方，上呼玉女，收摄不祥，登天左契，佩戴印章，头载华盖，足蹑魁刚，左呼六甲，右呼六丁，前皇神，后越章，神师诛罚，不避豪强，先斩小鬼，后杀游光，何神敢住，何鬼敢当，一鬼不出，斩付魁刚，急急如律令一云：吾上泰山，道逢东王父，教吾杀鬼语，我有神禁，上帝王子，捕收飞祥，登天左契，佩戴印章，头戴华盖，足蹈天罡，先杀小鬼，后杀游光，何神敢住，何鬼敢当，缚汝正身，煮汝镬汤，三日一治，五日一量，门丞收缚，灶君上章，吾含天地之气，读咒杀鬼之方，唾天自裂，唾地自缺，唾山自崩，唾水自竭，唾痈自溃，唾火自灭，唾邪自走，唾鬼自杀，急急如律令。

又：吾为天师祭酒，为天地所使，身佩乾灵之兵百千万亿在吾前后，罗列左右，何神敢住，何鬼敢当，正神当住，邪鬼速去，急急律令。

又：六甲六乙邪鬼自出，六丙六丁邪鬼入冥，六戊六己邪鬼自止，六庚六辛邪鬼自分，六壬六祭邪鬼自死，急急如律令。

又：神师所唾，严如雪霜，唾杀百鬼不避豪强，当从十指自出，前出封侯，后出斩头，急急如律令。七遍咒之，先咒水喷病人，然后咒之，欲杀鬼然后下刀，不瘥，更咒看之手十指头毛出，若咒病人时，当以单被笼病人头，更遣两人捉被单两头以遮前，病人洗手莫拭，合手胡跪，然后咒之。

禁温疫时行第七

禁时气温疫病法：一日十禁有防难为人施无限也天封吾以德，地封吾以道，吾奉天威取地武，吾遇石石烂，按症症散，左达右贯，贯骨达体，追病所在，何邪敢进，进者斩死，北斗七星饮汝血，叱叱灭手下，急急如律令。

禁时气法：亦禁水沐浴身体令净法温疫恶鬼九真行道，邪气敢当，元气洞达，百邪消亡，伏羲女娲，五疽地主，流入四肢，主作千病万病，上气虚寒，皆以风邪鬼所为，急按急按，灭绝手下，急急如律令。

出病家门禁法：从病家门出去门三步衔禁闭气左转而去然后咒之曰一画成湖，再画成海，斩汝黄奴老古头，不得追吾天师祭酒之后，急急如律令。便以左手画背后地，因去勿反顾。

禁疫鬼文：吾上知天文下知地理，天地夫人教吾禁名能禁疫鬼，汝从东来名曰狗，入人身中倚于心口，神师咒汝汝自走，汝从南来名曰羊，入人身中倚于肝肠，神师咒汝汝自亡，汝从西来名曰鸡，入人身中倚于皮，神师咒汝汝自衰，汝从北来名曰蛇，入人身中倚于百脉，神师咒汝汝自厄，科斗七枚在吾目前，口是天门不得枉开，若唾东方甲乙木木折，若唾南方丙丁火火灭，若唾西方庚辛金金缺，若唾北方壬癸水水竭，若唾中央戊己土上裂，六甲六乙疫鬼自出，六丙六丁知鬼姓名，六戊六己疫鬼自死，六庚六辛知鬼东西，六壬六癸疫鬼自死，六亥六戌百鬼速出，急急如律令。

禁时气温疫法：东方青温吾肝中之气，南方赤温吾心中之气，西方白温吾肺中之气，北方黑温吾肾中之气，中央黄温吾脾中之气，五方五温，悉在吾身中，不得动作即归在实，急急如律令。

度恶世禁法：东方青帝甲乙君，南方赤帝丙丁君，西方白帝庚辛君，北方黑帝壬癸君，中央黄帝戊已君，千乘万骑护卫吾身，前有万石桃汤，后有万队将军，主斩黄奴之鬼，欲行我者吾祭酒，父长甲母奇仲，语我吾万厄之中不近我急急如律令，一日十念，度恶世也。

禁时气却疫法：一日十念，万恶不近人也吾是天师祭酒，当为天师驱使，头戴日月北斗五星，吾有乾灵之兵十万人，从吾左右前后，吾有太上老君天地父母在吾身中，左手持节，右手持幢，何鬼不役，何神不走，何邪不去，何鬼敢住，急急如律令。

禁时气温疫法：吾头戴朱雀，足履玄武，左挟青龙右挟白虎，前有万石镬汤，后有虎贲猛士，天驷甲卒在吾前后，黄奴之鬼去我万里，急急如律令。

又禁温疫法：存青龙白虎朱雀玄武逐后禁之咄汝黄奴老古知吾否，否初学道出于东方千城万仞上紫宫，灵钢百炼之剑，利如锋芒，斩杀凶咎，枭截不祥，叱汝黄奴老古，先出有礼，后出斩你，叱叱急急如律令。

唾时行头痛法：南越太公还故乡，壬申之唾自有方，神师所唾，上白太一皇天使者，督察不祥，威若山海，唾若雪霜，当吾者死值吾者亡，妖精魍魉自受其殃，急急如律令。

敕水逐鬼法：习习详详，便生水光，值符使者，住立水傍，真正补虚邪气消亡，吾左手捉鬼，右手持钺斧斩鬼死，急急如律令。

禁唾恶鬼法：禁住亦得吾从狼毒山中来，饥食真珠，渴饮武都，戎盐一把，冷水一盂，口含五毒，常与唾居，但老君之唾，唾杀飞凫，唾河则竭，唾木则折，唾左彻右，唾表彻里，铜牙铁齿嚼鬼两耳，速去千里，不得留止，急急如律令。

禁病敕粉大法：禁住亦得粉在纸中为神粉举手以摩体百鬼走出，精魅魍魉应声散走出，天皇老教我唾粉，腹中跳踉，五脏安稳，录保三气，道保精神，急急如律令。

禁温鬼法：天门亭张外都使，欲得九卿缚鬼士非子法住，左手持刀，右手持斧，斫黄奴温病之鬼，何不走去，前出封侯，后出斫头，急急如律令。

禁疟病 第八

咒疟鬼法：登高山望海水，水中有一龙三头九尾，不食诸物，惟食疟鬼，朝食三千，暮食八百，食之不足，差使来索，符药入五脏，疟鬼须屏迹，不伏去者缚送与河伯，急急如律令。

一云：登高山，望海水，天公下捕疟鬼，咄汝不疾去，吾家有贵客子各破，头如东山，躯如东泽，不食五谷，但食百鬼，朝食三千，暮食八百，一食未足，摧促来索，急急如律令。

禁疟病法：连年不瘥治之即愈。若治之须在净处平地，以手小指画地作鬼字，口中阴道病人生时年月日姓名，以砖覆之，勿令知之，至三七日不开，永瘥。如三七日内开其病还复发，若治必须知发时，逆前预治勿使患人知之，大良。若丈夫左手画之，女人右手画之，阴为之，勿使人知，静作，大验。

禁疟病法：唾疟鬼翁字园一作周母字欲，大儿赢长矣，小儿如石，大女鬲甑炊，小女鲁子因玉道将军婆，疟鬼不得留停，速出速去，不得停住，急急如律令。

禁疟鬼法：南山一神字铜柱，出门入户口有语，捉得疟鬼大镬煮。南山一神字长丘，早起至门绕家游，捉得疟鬼斩却头。南山一神字辟邪，铜作髑髅，铁颔车，斧凿作齿，金刚作牙，生吞疟鬼三万军，北斗七星知汝姓字不得住家，急急如律令。

禁疟鬼法：登高山望海水，使螳螂捕疟鬼，朝时来暮时死，暮时来朝时死，捕之不得与同罪，急急如律令。

禁疟鬼法：将狗上山，下使入海，中有一虫，不食五谷，只食疟鬼，朝食三千，暮食八百，一食不足，下符更索，速出速去，可得无殃，急急如律令。

禁疟病法：日正中时正南立，取西北桃枝结项，两手脚灰绕三匝，中心立刀，曰头上戴九天，两手把九弓，两脚履九江，腹安四神皆出自然，吾生食天，育养四神，上得精禁，能转人身，蜈蚣蟒蛇，止杀汝身，并鬼子孙，急急如律令。

禁疟鬼法：先取一平砖，令病人在无人处不得见人，大从月建向月破，以砖磨地令平，以手按砖四角使不动，还以手发砖立，在前可砖下书北斗，傍置三台，外尽孤虚，直取旬孤虚，其北斗中画作小鬼患人姓名年几，置下在斗柄中。咒曰：小鬼字某甲年若干，你从台入斗，疟鬼断后，若患人时，头上先下，若非患人时，头下先下，若无逆顺，平下砖讫，若患人日一发以手二七下打砖，若隔日发，三七下打砖，三日一发以上，四七下打砖讫，取砖傍土拥砖，即复左手取一把土散砖上而去，慎勿反顾大验。又以故笔画六尺方中，画作北斗，形皆以北斗，相应其魁衡必令开门，以身左行向斗魁闭气并足俱前而立。咒曰：小鬼吾今出天门，入地户不得从我去住，出建上之门，急去不得反顾，即瘥，三七日不发，与人治患，还得此患，必用此治。欲令患人还发，二七日内发之法：还取患人发，以足蹴砖。咒曰：小鬼尔从斗入台，疟疾还回，即发。

救禁疟鬼法：书桃枝一尺，欲发即用，噀病人面，诵咒文二七遍，系著头底，天姓张，地姓皇，星月字长，日字紫光，南山有地，地中有虫赤头黄尾，不食五谷，只食疟鬼，朝食三千，暮食八百，少一不足，下符请索，语你速去，即得无殃，汝若不去，缚送魁刚，急急如律令。

禁疮肿第九

咒曰：先奄肿上，闭右目左目营之三匝，然后唾之，三乘车，四狱吏载痛神，弃都市，登高山，临海水，吕河伯，捕痛鬼，大肿如斗，小肿如粟，吾唾一肿，百肿屏迹，唾汝二七，毒自出急急如律令。

禁唾痛法：禁唾一遍，一度刀割，一二三四五六七背阴向阳，吾朝晨行，女娲相逢，教我唾痛，从甲至乙，痛疽速出，从乙至丁，痛疽不生，从丁至癸痛，疽皆死，青痛赤痛白痛黑痛黄痛血疽肉疽兄弟八人，吾皆知汝姓名，徒忍割汝，汝须急去，急急如律令。

禁痛肿法：正面向东，以手把刀，按其边令匝，以墨点头，重重围讫，然后急唾之，即愈。日出东方，乍赤乍黄，牵牛织女，教我唾方，若是痛应钾空，若是痤应钾碎，若是疖应钾灭，若是肿应钾垄，不疼不痛，速去速去，急急如律令。

又法：取东壁土三丸，向井东置一丸，三咒曰：赫赫洞洞，日出东方，上有昆仑之山，下有清冷之泉，某甲患某处上有发痛，土入井中，天公当烂，石痛当散，七星北斗光，织女教我方，唾汝急出不得留藏，急急如律令。又噀三七遍，置土井中三九，三禁三噀之也。

禁五毒法：禁蛇亦得。吸东方青毒，南方赤毒，西方白毒，北方黑毒，中央黄毒，天毒地毒水毒火毒雾毒尘毒死生毒，百毒之精，知汝姓名，天毒上升，地毒下藏，百毒止息，五毒灭亡，恶毒须出，毒脑破毒腹出毒肠止，不止不已，拘汝牙折汝齿，吸吸叱叱，急急如律令。

禁肿法：三七遍。骨肉皮肤，血气空虚，远入江海，急去无留，大肿如山，小肿如粟，唾一肿，千肿灭，急急如律令。灭一作死。

禁肿法：七重右回一气朱，书皆以右手封之，指七过周于五指，右手持禁如法。咒封山山没，封石石烂，封湖湖决，封火火灭，上白东王公西王母教我神方，白刃封汝，大肿如山，小肿如米，封一肿，万肿死，急急如律令。先以手按之，久令痛，次以金刀按之四边令散，以气七呵令热，然后急气，七吹令冷，阴阳气定，然后却唾之。

禁天下大肿法：别室中以木扊相背，令以绳系定，上安一楄，一禁一打楄令没，以三七遍。东方青帝摄青精之毒气，南方赤帝摄赤精之毒气，西方白帝摄白精之毒气，北方黑帝摄黑精之毒气，中央黄帝摄黄精之毒气，五方毒气，并及五精，纳吾腹中，天下最尊者，莫大于五帝，天下最神者，莫及于五精，天下大恶者，莫过于五毒，吾舍五帝五精五毒，与禁共居，其声如雷，禁如风霜，经口即死，逢禁即亡，吾禁东方木木折，禁南方火火灭，禁西方金金缺，禁北方水水竭，吾上禁飞鸟落，下禁井泉枯竭，吾禁一肿百肿灭，吾禁盘石开，深涧契，天架摧，地柱折，晓停光，夜星灭，冬变雨，夏积雪，冷肿热肿速消灭，急急如律令。

禁水肿方：咒曰：天阳在上，人阳在中，阴阳在地，水从下流，唾肿消化，急急如律令，

太白仙人禁肿法：先向王方三嘘三吹，以刀约之，以手握之讫，然后三噀之。禁曰：日山东方，雷起西南，虾蟆白兔，食月中心，营月带日，无所不通，大肿如山，小肿如珠，吾唾一肿，百肿自除，急急如律令。

又法：一二三四五六七百肿皆疾出，急急如律令。

又法：日出东方如悬鼓，似白虎，吾能唾肿散，唾毒烂，急急如律令。

又法：东方青帝禁驾青毒，南方赤帝禁驾赤毒，西方白帝禁驾白毒，北方黑帝禁驾黑毒，中央黄帝禁驾黄毒，吾有苦口，唾十瘥九，急急如律令。

禁一切肿法：咒曰：吾口如天雷，唾山崩，唾木折，唾金缺，唾水竭，唾火灭，唾鬼杀，唾肿灭，池中大鱼化为鳖，雷起西南不闻其音，

大肿如山，小肿如气，浮游如米，吾唾一肿百肿皆死，急急如律令。

又法：咒曰：生在木间，那得来人间，石盐一撮清水一斗，故来治肿，南山石羊，其角如芒，左角抵肿，右角决肿，东海大鸟，飞来食肿，左翼掠肿，右翼裂肿，不疼不痛，不坏不脓，急急如律令。

禁痛肿法：先叩齿三七遍，急噀左营目即唾，咒曰：雷起地中，一听其音，月生东盛，蟾蜍白兔，食月中心，荣卫不通结成痛，大肿如山，小肿如粟，唾咒一肿，百肿散死，急急如律令。

又法：日出东方，赫赫煌煌，威威容容，天门亭长，来捕痛肿，山多石海多龙，天门亭长来捕摩得便斩杀莫闻罗，一唾当心，再唾都愈，急急如律令。

禁疗疮法：一云：初得之时，逆以禁即除愈，当三七遍唾之讫。咒曰：日出东方，乍赤乍黄，天上织女，教我唾方，疗公疗母，元出南方，疗公死，疗母亡，北斗真气能治疗疮，吾口如天门，不可枉张，唾山崩，唾石裂，唾金缺，唾火灭，唾水竭，急急如律令。

禁疗疮法：用水一碗置枣树南令搏树，以刀子一枚安碗上，刀向树三指漫撮临著刀刃上胡跪。咒曰：上启伏奴将军伏奴将军能治疗疮，今是某年月日姓字某甲年若干患某处生疗疮，或是浮沤疗，或是麻子疗，或是雄疗，或是雌疗，或是羊角疗，或是蛇眼疗，或是烂疗，或是三十六疗，或是驱失疮或是水洗疮或是刀镰枪三头著体于人不量清净七寸枣树下之水洗之伏藏，急急如律令。

禁疗疮法：（先闭气三遍叩齿三十六通闭气禁之一一七遍即瘥）。东海大神三女郎疗疗有神方，以药涂此疮必使疗公死，疗母亡，疗男疗女自受殃，星灭即愈大吉良，过时不去拔送北方，急急如律令。一云：东海大神三女郎，三万细簸去糠，三称行捶灸疗疮云云。

禁喉痹第十

吸喉痹父，喉痹母，喉痹妇，喉痹孙，天生汝时缘上百草露，谁使汝著人喉里，拘汝牙，折汝齿，破汝头，破汝胁，神不得动，不得留停，北斗知汝名，吸吸，急急如律令。

又法：吸日出阳，阳吸为喉痹肿毒所伤，莫痈莫痛，吸吸愈，急急如律令。

禁牙齿法：用桃板长一尺二寸，正面南向闭气书曰：某州某县乡里女某甲年若干，患口中左右若干齿痛，三读讫埋三路头，以石子盖之，勿反顾，南山有一虫名赤松子，不食五谷，但食口中齿，埋汝三路头，塞汝用石子，埋汝著树东，千年万岁不得起，急急如律令。

又禁牙齿法：用一枚杖长三握，复取两指团艾三炷，灸杖头止柱牙上。咒曰：登高山，望海水，中有一虫黄头赤尾，不食五谷，专食牙齿，吾欲治之，握两指神灸三壮，虫死矣，急急如律令。

禁哽法：南山大虎北山狐狸，江中大獭海中鸬鹚某甲得哽共来吞除，急急如律令。

又禁哽法：四海荡荡，滑如苔上，五虎四獭三鸬鹚共来食，哽速消除，横者即入，顺者即出，急急如津令。

禁目痛法：以呵之三七遍然后禁之。日出东方，赤如紫阳，儿子目痛，父母心伤，吾口一唾，明见四方，百药千治，不如吾汤，若唾唾汝，汝眼毒消亡，急急如律令。

禁目痛法：神师所唾自有方，日出东方，右阴左阳，瞳子生肉，瞻视无光，吾能诛罚，不避镬汤，唾目二遍，还复故常，大吉神师，西岳灵方，急急如律令。

咒禁产晕第十一

取蒜七瓣，正月一日正面向东，令妇人念之一遍，夫亦诵一遍，次第丈夫吞蒜一瓣，吞麻子七枚，便止。丈夫正面向东行，诵满七遍，不得见秽恶，受持之法，不用见尸丧，见即无验。吾蹑天刚游九州，闻汝产难故来求，斩杀不祥众喜投，母子长生相见面，不得久停留，急急如律令。

唾晕鬼法：丈夫从妇人口中受取，妇人从男夫口中受取。天无梁地无柱，五骑三龙使九虎，押晕鬼汝身长少许，或在人心肝或在人心肺，或在人心脊，吾受东海王禁，故来追捉汝，急急如律令。

禁晕鬼法：先禹步三匝，左手持刀右手持水，努目急气，然后禁之喷之。曰：唾东方青晕鬼字青姬年七十，南方赤晕鬼字赤姬年六十，西方白晕鬼字白姬年五十，北方黑晕鬼字黑姬年四十，中央黄晕鬼字黄姬年三十，唾天皇地皇六律九章，是公晕子之鬼未嫁之女，头乱如筐，腹胀如莒，克害忠良，唾汝急出，不得留藏，汝若不去，吾遣张丞伯捉汝缚送镬汤，急急如律令。

一云：晕子之鬼，未嫁之女，头乱如筐，腹胀如莒，但行人间，不见晕女，唾之还本主，速出速出，更不见汝，张丞伯王问驱杀晕鬼数万千，速断因缘，东唾无辜恶见晕鬼来相呼，南唾无极恶见晕鬼来相逼，唾三寸刀二寸刃，先治反支却治晕，唾泰山东门一把苇举高十丈，治晕鬼初来如辟蜂，不著余处当眉聚，一杯水唾晕去，须臾不去当自死，急急如律令。

禁产难方：先禁水一杯与服之，乃禁曰：天有阴阳，地有五行，星辰列布，日月精明，四时变化，不失其常骨肉已成，四体已强，毛发已就，今是生时，生迟何望，河伯在门，司命在庭，日月已满，何不早生，若男若女，司命须汝促出无迟，并持胞衣，急急如律令。

禁金疮第十二

禁金疮法：咒曰：吾被百箭疗无 一疮，一人挽弓，万人惊张，一箭破于千阵此禁亦是难当，急急如律令。

又法：正月一日日未出时，取四壁下土和酒井华水，向东三拜云：言受神禁，愿大神如是，四方各礼讫，口含酒水，四方悉噀，至日中还复如此，七日之中鲜洁斋戒，不得恶言出口。禁金疮即定法元闭气，嘘三遍，呵气七遍，唾之曰：

日出东方，惠惠皇皇，上告天公，下告地皇，地皇夫人，教我禁疮，吾行步不良，与刀相逢，断皮续皮，断肉续肉，断筋续筋，断骨断骨，皮皮相著，肉肉相当，筋筋相连，骨骨相承。今会百药，不如神师，一唾止痛，再唾愈疮，北斗七星，教我禁疮，南斗六星，使疮不疼不痛不风不脓，北斗三台，转星证来，急急如律令。

唾疮法：日出东方，育育阳阳，上白天公，下白地王，地王有女，教我唾疮，皮皮相养，肉肉相当，令疮不疼不痛不风不脓，连筋续骨，肌生肉实，急急如律令，用王气唾疮良，便有验，神吉。

禁血不止法三七遍：日出东方，乍赤乍黄，南斗主疮，北斗主血，一唾断血，再唾愈疮，青衣怒士，却血千里，急急如律令。

禁疮断血法：某甲不良，某甲不慎，为刀箭木石所伤，上告天公，下告地皇，地皇夫人，教我禁疮，一唾止血，再唾合疮，两皮相连，两骨相当，新疮莫痛，故疮莫脓。急急如律令。

禁金疮法：吾是天师之子，为师之所使，执天有纲，执地有纪，一百二十禁咒，吾以受之，吾禁此疮，金血须止。吾与天地同体，令疮合。急急如律令。

唾百种疮法：神师所唾，口为雷门，唾为霹雳，雷公主阴，霹雳主阳，残贼结气，唾下消亡，急急如律令。

禁唾恶疮毒法：先闭气三通，神师受告，大道最良，咒曰：百药之长，不如吾之膏唾，吾仰天唾杀飞鸟，唾南山之木，木为之折，唾北山之石，石为之裂，唾北方之水，水为之竭，唾百虫之毒，毒自消灭，唾百疮之毒，生肌断血，连筋续骨，肌生肉实，扁鹊卢医教我禁方，三唾何疮不愈，何毒不去，天音神师今在汝处，急急如律令。

禁水洗疮法：先左营目三周，开目视疮中，闭气一息欲止，然后禁之：无弱无强，为某所伤，清血无流，浊血无往，一青一黄，一柔一刚，皮皮相值，脉脉相当，南方止血，北方止疮，东流海水，寒热如汤，朝令淹露，暮令复故，医王扁鹊，药术有神，还丧车，起死人，不脓不痛，知道为真，知水为神，急急如律令。

禁漆著人法：添翼丹盈，添翼丹盈，丹为兄漆为弟，汝不漆杯以盂，乃漆人肌肤，刀来割汝，斧来伐汝，汝不疾去，咸盐苦醋唾杀汝，急急如律令。

禁漆著人法三七遍：一云烧故漆器当著漆急唾之，赤非非漆，贤丈夫著车移，丙丁使者收摄之，不得著人体，不得著人皮，急急如律令。

一云：妄移移漆，贤丈夫著车盘以盂，何由得著人皮肤，保辜保辜，收摄漆贤丈夫，急急如律令。

禁火烛疮法：浮阳浮阳，火烧东壁，东壁穷烂，上付河伯，还付壬癸，火精毒灭，入地千里，急急如律令。

禁蛊毒第十三

咒蛊毒文：毒父龙盘推，毒母龙盘脂，毒孙无度，毒子龙盘牙，若是蛆蛛蜣蜋，还汝本乡，虾蟆蛇蜥，还汝槽枥，今日甲乙，蛊毒须出，今日甲寅，蛊毒不神，今日丙丁，蛊毒不行，今日丙午，还著本主，虽然不死，腰脊偻拒，急急如律令。

禁蛊毒法：取一赤雄鸡，淳色者，左手持鸡右手持刀，来至病人户前，去屋溜三步，便三声门尉户丞，某甲病蛊，当令速出，急急如律令。以鸡头柱病人口中，三遍毕，以苦酒二合，刺鸡冠上血纳苦酒中，便与病人服之愈。

咒魇蛊及解法：天无梁，地无柱，魇蛊我者还著本主，一更魇蛊不能行，一午魇蛊不能语，泰山昂昂逐杀魅光，魅翁死，魅母亡，魇蛊大小，驱将入镬汤，急急如律令。

又咒曰：食鬼将军摩牙利齿，不食余味，止食魅鬼，魅鬼九千九万户，少一不足下符来取，魅鬼速还本主，不归本主，反缚送与，急急如律令。又有将军字屈丘，牙形带剑持兜铧，出门入户远地游，捉得魅鬼便斫头，又有一神字穷奇，头如破筐发强相，口如罗被恶神祇，不食五谷食魅皮，朝食一千，暮食九百，一口不足，使来便索，急急如律令。

禁五蛊时气悉用此：九真斗光，道气并行，大寒小热，当从内出，最巨夷忧除烈，水火之光，宅中凶殃，大神丈人，入某身形，恍惚无常，大道正教，真道常行，邪气急灭手下，急急如律令。

又法：咒曰：东方青帝魇人鬼，南方赤帝魇人鬼，西方白帝魇人鬼，北方黑帝魇人鬼，中央黄帝魇人鬼，魇公字阿强，魇母字阿防，有人魇我者还令著本乡，诵魇二七鬼走出，诵魇三九魇鬼还向本主走，若当不走吾语北斗，急急如律令。

禁遁疰第十四

禁疰法：吾从天南来至北，食盐三斛，饮水万千，经江量海，手捉丘山，口含百毒，心怀蚰蜒，唾天须转，唾地陷穿，唾石碎裂，唾火灭烟，唾鬼即死，唾水竭渊，东方之疰自名医，入人体中疰心根，神师咒疰疰灭门，南方之疰自名青，入人体中疰百脉，神师咒疰疰即易，西方之疰自名摇，入人体中注脊腰，神师咒疰疰即消，北方之疰自名雌，入人体中疰心脾，神师咒疰疰即移，中央之疰自名雉，入人体中疰十指，神师咒疰疰即死，四方之疰尽已亡，惟我五脏永安强，急急如律令。

禁疰出血法：三七遍急噀之。东方之疰自名羊，入人体中主腹肠，神师咒疰疰即亡，南方之疰自名狗，入人体中主心口，神师咒疰疰即走，西方之疰自名鸡，入人体中主心脐，神师咒疰疰即迷，北方之疰自名鱼，入人体中主六腑，神师咒疰疰即无，中央之疰自名雉，入人体中主心里，神师咒疰疰自死。谨告病人身中诸疰殃，若在心腹及胸肠，或在四肢并中央。谨告四方诸关节，急送血殃，三焦关元，下部膀胱，若有若无，不出者亡，速去百年毒，神符欲居汝处，急急如律令。

又法：疰父张，疰母杨，疰兄靖，疰弟强，疰姊妲，疰妹姜，知汝姓字，得汝宫商，何不远去，住何所望，前出封侯，后出斫头，前出与赏后出与杖，汝今不去住何所望，急急如律令。

又禁疰法：东方青帝食青色之疰、南方赤气食赤色之疰、西方白帝食白色之疰、北方黑帝食黑色之疰、中央黄帝食黄色之疰、五帝之神食十二疰北斗七，星食一百二十疰，或食土公疰，或食土母疰，或食土子疰，或食土妇疰，或食土孙疰，或食土孙妇疰，或食生人疰，或食死人疰，或食飞尸遁疰，大疰消小疰灭，急急如律令。

又禁疰法：三七遍。东方青疰，南方赤疰，西方白疰，北方黑疰，中央黄疰，五方五疰，何不速去，雷公霹雳，欲居汝处，吾唾山山崩，唾石石裂，唾火火灭，唾水水竭，吾唾五毒，逐口消灭，急急如律令。

咒疰文：吾是泰山之子，今为泰山所使，口如天门，不可柱张，唾如毒药，气如秋霜，当吾者死，值吾者亡，五疰之鬼，速出速去，不得留藏，急急如律令。此咒当晨朝日初出时，遣病人净洗手面，向东方至心礼泰山讫，更以水洗手至心合掌正西立，师当在东，正当病人，面向南立，以此咒之七遍便愈，若不愈者，明晨更如是咒之，不过三朝，无不愈者。

禁唾飞尸入腹急切痛法：请天上飞龙穷奇白虎，眼如明星，腹如建鼓，齐功叩齿，主食恶鬼，入食飞尸，出食殃魅，人生于天，吞气受道，身形之中，非汝所处，形中五部，各有所主，肝为青龙，肺为白虎，心为朱雀，肾为玄武，脾为中府，主御四方，上有真人赤城童子，下有咸池青腰玉女，各守部界，不得留住，方名道人，教来治汝，头则法天，身法北斗，手为魁刚，口为金斧，主授六甲，值神[1]辅汝，何鬼不出，何尸不走，急急如律令。

按摩卒中注忤魍魉法：配阴脉十三，阳脉十五，二十八脉随手上下，一脉一通，知汝有苦，男祥女祥，客死不葬，骸骨消散，流离道傍，惊恐驰走责人酒浆，南山有一人名穷奇，不食五谷，但食鬼皮，朝食鬼父，暮食鬼母，食正欲壮，复索鬼子，急急如律令。

禁邪病第十五

凡鬼邪著人，或啼或哭，或嗔或笑，或歌或咏，称先亡姓字，令人癫狂，有此状者，名曰鬼邪，唯须伏鬼，遣之乃瘥，治之法正发时，使

---

[1]原文为"直神"，均改为"值神"。

两人捻左手鬼门鬼市，两人捻右手如左手法，鬼门者掌中心是。鬼市者腕后厌处是，伸五指努手力则厌处是，腕后者大指根两筋中间是。一捻之后，不得暂动，动鬼出去，不得伏鬼，又不得太急，若太急则捻人力尽，力尽即手动，手动即鬼出，亦不得太缓，若太缓复不能制鬼，惟须以意消息，令缓急得所，复使两人投棕子刺两肩井中，缓急如鬼门鬼市法，以鬼伏为限。若不伏，稍稍急刺，若鬼伏，即稍轻刺之，若病人是丈夫肥壮者，则急刺之，量人之强弱消息以意，若棕尖利，以布物裹之，勿令人伤。亦须诵咒，必臣伏，如状貌中有似伏状，不复相骂，下情求首，叩头求去，遣一人捉咒师自问鬼之姓名，住何州县乡里，年几贯属，伴侣几人，又问来意，有所须为何事来，一依病人口笔写之，若其臣伏，叩头求去，不敢更住者，且停刺肩井等，依其所须备觅发遣之，须食与食，须金银车马，即采画人马像，金银綵帛，随其形貌悉尽作之。绢帛以白纸作，金以栀子染之，若是远来之鬼，须给过所者，亦即给之，即日早发遣，或待后发遣亦得，送鬼之时，须桃符一板，长七寸阔三指，综线一条长七寸，以朱书板，上著年号月朔日子，鬼之乡里姓名年几，从人头数，告五道大神，河伯将军，上件鬼某甲等，在我家中作如此罪过，捉获正身，所索之物，并已具给发，遣速出去，不得久停不得久住，急急如律令。

炬火禁邪法：去百鬼断万邪。敕粉火治邪，亦可以按摩病人，若欲断邪鬼，以敕粉火，以一炬火，著户外，令病人住外，又师捉一拒火，作禹步烧粉，令病人越火入户还床，以向者一炬送大门外道上，去门百步弃之，勿反顾，师取一盆水，著病人户限内，以大刀横上，亦可燃灯置病人屋内，令昼夜不灭，至病瘥，师捉火拒燎病人身上随多少治病，咒曰：粉良天火赫赫，天火奕奕，千邪万恶，见火者避，急急如律令。

咒水喷病人法：先取净水一器，咒三吸气闭目存鬼神怒五气击之。咒曰：持清持浊持正持水所为物，无不消化，怒石石裂，怒木木折，邪不干正，危不入身，大道流行，摄录邪精，神祇所怒，玉石皆化，何病不愈，何灾不断，速出速出，急急如律令。

咒水治百病法：先取净水以器盛之。十咒曰：太一之水祖且良，举水向口续神光，大肠通膀胱，荡涤五脏入胞囊，脾肾太仓耳目皆明，百病除瘥，邪精消亡，急急如律令吃之遍身然后用之。

禁恶兽虎狼第十六

夫草野山林行见恶虫，但闭右目，以左目营之三匝，鬼神见之伏而头胁著地也。

禁虎入山法：吾登行五岳，前置辟邪六驳，后从麒麟狮子，扬声哮吼，野兽猛虎闻吾来声，伏地不语，若不避吾，橄虫杀汝，急急如律令。

敕禁虎法：天一太一李耳伯阳，教我行符，厌伏虎狼，垂头塞耳，伏匿道傍，藏身缩气疾走千里，舅氏之子，不得中伤，急急如律令。

禁蛇毒第十七

三月三日夜向北烧香闭气诵满三七遍。咒曰：日出东方，赫赫煌煌，报你蛇虫，远逃深藏，你若不藏，鹳鹊步刚，食你蛇头，吞汝入肠，大蛇死，小蛇亡，急急如律令。

禁蛇法：押蛇头咒曰：寅加卯，寅加卯。三遍即愈。若欲发蛇毒，压蛇尾到诵之：卯加寅，卯加寅。蛇毒即发剧。一注螫右相押左手，自余皆同。

又法：庚寅卯，庚寅卯。三遍即愈。若欲令发，云：卯寅庚，卯寅庚。即发。

又法：辰生巳，辰生巳。蛇毒即止，三遍即愈。欲令发者，云：巳生辰，巳生辰。即发。

禁蛇法：一名蛇，二名蟾，三名蝮，居近野泽，南山腹蛇，公青蛇，母黑蛇，公字麒麟蛇，母字接肋，犀牛角，麝香牙，鹳鹊觜，野猪牙，啄蛇腹腹熟，啄蛇头头烂，蜈蚣头，鸠鸟羽，飞走鸣唤，何不急摄汝毒，还汝本乡江南畔，急急如律令。

禁蛇敛毒法：晖晖堂堂，日没亭光，姿擢之节，唾蛇万方，蛇公字蚰蜒，蛇母字弥勒，汝从江南来，江北言汝何失准则，汝当速敛毒，若不收毒，吾有鸩鸟舌，野猪牙，蜈蚣头，何咤沙，吾集要药破汝，速出速出，敛毒还家，急急如律令。

一法：器朱书此符，左手把之闭气唾禁，捻目向王为之，吾一唾开天门，再唾诸黄泉，天下有恶毒，皆来归吾前，吾今提你，一唾得千千，急急如律令。

山鹊蛇、山蚱、山青蛇、泽青蛇、马蛇、蛟黑似蜥蜴，上六种螫人不死，令人残病。咒曰：吾有一切之禁，山海倾崩，九种恶毒，元出南厢，令渡江北，专欲相伤，吾受百神之禁，恶毒元出南边，今来江北，截路伤人，吾一禁在后，你速摄毒，受命千年，急急如律令。

白朔蛇、蒿脊蛇、赤蛇、黄蛇、水蛇、青蛇，上六种啮人不伤，直禁即瘥。

子蛇、尺八蛇、土蝎蛇、沙虱、毒到蛇、白蜴蛇、罔蛇、蟒蛇，上八种蛇人著者须药治，咒曰：道边一木，百尺无枝，凤凰觜如丝，速去速去吾不知，急急如律令。

禁蝎蜂 第十八

禁蝎法：捻蛇目闭气向王为之。蠕蝎神祇，八节九枝，兄字大节，弟字蝎儿，公字腐屋草，母字烂蒿枝，但自摄敛汝毒，不出去何为，急急如律令。

咒蝎法：蹀蹀移移，八节九枝，公字腐草，母字蒿枝，缘他篱落，螫他妇儿，何不收毒，欲住何为，山鸡戴胜，食汝四肢，头破尾折，伏地莫移，急急如律令。一云：山鸡头戴胜角，拉尔腰断，不得动尾云云。

又曰：蝎虫毒止，速收你尾，河伯将军，铁钳铜指，压你腰断，不得动尾，急急如律令。

禁毒蝎螫人法：先二日斋戒，正朝一日，日未出时，净澡浴洗手，北堂东头下，诵之三七遍。咒曰：天有八节地有九枝，一非草木，二非蒿枝，上他床上，伤他妇儿，速去速去，戴胜来追，不痛不疼，不肿不脓，急急如律令。

禁蜂毒：捻蜂目，左营目，闭气向王为之。东方青毒还东方、南方赤毒还南方、西方白毒还西方、北方黑毒还北方、中央黄毒还中央。黄蜂扬扬，黑蜂奕奕，王有小女，嫁与河伯，吾有铜掌铁指，押汝便死，汝是小虫，何不速去毒阴，吾曰大鸟敷翅，三千八万里不得张口，汝应是死，急急如律令。

禁蜂毒法：捻蜂目左营目向王闭气为之。兄弟三人走出野，大兄名蝮南山上下，中兄名蛇走田野，小弟名蜂看屋梁，坚如瓦，热如火，二七唾，毒当堕，急急如律令。

禁恶蚝螫人毒法：蛆似蜂著山从，蚝似蜗著山腹，老蚝蚑缘木枝，兄弟五人吾都知，摄汝五毒莫令移，汝不摄毒灭汝族，急急如律令。

禁恶蚝文：一云：狐尿刺伤人，肿当急闭气治唾之即愈，一七不愈，三七遍。日出东方，乍赤乍黄，瓜熟离蔓，椹熟离桑，东方啮人狗西家好妇娘，咒此小虫，雄狐毒死，雌狐毒亡，急急如律令。

禁狗鼠第十九

咒曰：日出东方何堂堂，狗不名狗名大黄，皇帝遣汝时，令啮猴与鼠，不令汝啮人伤，若啮人伤白虎入汝肠，急急如律令。一云：不令汝啮人伤，烂汝齿腐汝牙，自不去虎噉汝云云。

禁狗毒法：犬牙狗齿，天父李子，教我唾汝，毒出乃止。皇帝之神食汝脑髓，白虎之精食汝之形，唾汝二七狗毒便出，急急如律令。以气嘘呵之，捻狗目，左营目，向王为之。

禁狗令不咬人法：捻狗目，向王闭气，七息七禁之，令不咬人。吾口如天门，不可狂张，舌如拔掾，唾如秋霜，北斗照耀，列宿天苍，毕集声气，正其发阳，牵牛持形，织女侍傍，此之小狗，咒之灭亡，天狗地狗，何反不走，欲伤我者，牙折口哑，急急如律令。一法下文不同，今不取。

又法： 取西厢屋檐下土，捣末绢罗之，和大苦酒渍作团如鸡子，于疮上摩之。咒曰：东方木为折、南方火为灭、西方金为缺、北方水为竭、中央土为绝，吾太上府逢西王母，教我禁毒，语我神方，东句枝西句枝庶民狂狗，咬我天公儿，急出急出，汝若不出，莫使我怒，吾能唾山崩，唾石裂，唾火灭，唾海竭，速出速出，急急如律令，如此三咒擘泥中，见随狗毛色，有验。又取灶中黄土与水和作泥丸如鸡子大，摩疮上，随犬毛色毒随而出，擘破泥丸明视之，疮痛，则又以一盆水写屋上，以器盛取以洗疮，余水破落地，则和为泥封疮上，擘中必见犬毛色，疮不疾痛也。

禁狗文： 咒曰：汝是小犬恶兽之余，为物有幸，得与人居，汝命如泥，土精空虚，吾以西方白虎咬汝头，汝毒急收，急急如律令。凡向人家先以脚踏门右，咒曰：主人某甲家，门丞户尉，篱落诸神，主人有狗，黄白不分，师来莫惊，师去莫嗔，急急如律令。

禁狗不吠人法： 黄狗子养你遣防贼捕鼠，你何以啮他东家童男，西家童女，吾请黄帝灶君震宫社土，付与南山黄斑，北山黑虎，左脚踏汝头，右脚踏汝肚，向暮必来咬杀食汝，狼在汝前，虎在汝后，三家井底黄土塞汝口，吾禁你四脚蜷不得走，右掷不得，左掷搦草，吾来上床，汝亦莫惊，吾出十里，汝亦莫起，急急如律令。

禁鼠令出法： 桃枝一枚，茅草索一条，咒曰：天皇地皇，卯酉相当，天皇教我压鼠，群侣聚集一处，地皇教我压鼠，群侣聚集一处，速出速出，莫畏猫犬，莫畏咒咀，汝是猫之雏，又非猛兽之侣，东无明，南无明，西无明，北无明，教我压鼠失魂精，群阳相将南一作西目失明，呼唤尽集在于中庭，急急如律令。作此法时，于室中净扫地，穴前遍扫之，桃枝以茅草索结杖中腹，以三个穴立呼之矣。

初越集鼠法： 初越时以香汤浴身，洒室中及庭前地讫，用三盆三家浆粉，以刀子横著盆上，以灰匝之，以笔一管，去盆三尺著地，所有穴前皆安，灰广一尺，上作子字，一云穴上紫字，乃咒曰：北斗三台，招摇所录，天李自形，必归所属寄食附人，穿穴我屋，胡为杨时，饭食欲熟，急敕鼠王，召集眷属，大鼠小鼠，并须来食，侧立单行，洗荡心垢，伏罪勿走，汝父小奚，汝母幽方，汝兄阿特，汝弟阿当，汝妹仆姜，室家相将，归化坐傍，固告救汝，莫以旧为常，急急如律令。

又去鼠法：鼠必栗兜，牛必栗兜，蛾蛾必栗兜，犯犯必栗兜，母名必栗兜，三唤神来赴。欲辟之法，悉在华上，勿得东西。

解放鼠法：日东向旷二里，西向旷二里，辟方八里，此广阔耐停止，鸡零星牵至厅，鸡零禄牵至狱，汝等此中行，勿得与人相牵触，当断汝手足，急急如律令。

禁鼠耗并食蚕法：咒曰：天生万虫，鼠最不良，食人五谷，啖人蚕桑，腹白背黑，毛短尾长，跳高三尺，自称土公之王，今差黄头奴子三百个，猫儿五千头，舍上穴中之鼠，此之妖精，咒之立死，随禁破灭，伏地不起，急急如律令。

越百怪法：乾坤定位，阴阳化成，门丞户尉，侍从交并，二十八宿，黑白赤青，千殃万怪，急收汝形，吾知汝名，急须屏迹，不得久停，违即斩杀万不得生，急急如律令。

又咒曰：日出东方，赤如紫阳，百怪妄起，损害忠良，吾口咒之，辟除凶殃，怪闻我咒，速去他方，祸去福来，万恶潜藏，急急如律令。

护身禁法 第二十

咒曰：诺诺皋皋，左带三星，右带三牢，天翻地覆，九道皆塞，使汝失心，从此迷惑，以东为西，以南为北，人追我者，终不可得，明星北斗，却闭千里，六甲反张，不避祸殃，乘车追我，折其辕轴，乘马追我，掩其两目，步行追我，肿其两足，扬兵追我，刀反自伏，明星北斗，却敌万里，追我者亡，觅我者死，牵牛织女，化为江海，急急如律令。

又法：太一神人曰凡欲远行避难，若为恶人迫逐危厄之中，出门禹步三咒乃去可以消灾，追我者迷惑五道旋转，到还恶人欲来侵己者，逆而却之，咒曰：东方青毒，南方赤毒，西方白毒，北方黑毒，中央黄毒，五毒之气，今有某甲无道欲来侵，吾被太一神符历行四海，乘风驾云，使有限会，某甲怀恶逆之心，残贼忠良，不肯休止，五毒之气，并力收摄，付与地官，莫令某甲复怀恶心，贼害之意，应时了命，言切千二百等，急急如律令。

若逢怨家恶人法：先却三步捻生人喉，又以左足大指蹑地。咒曰：北斗神君来灭恶人，斩截冤家某甲头，送上天门，急急如太上老君魁刚律令。

又法：恶人欲来侵害者，先闭气三嘘，窃咒勿令人闻。咒曰：头戴朱雀，足履玄武，左佩青龙，右佩白虎，吾来到处，百恶悉走，吾有天丁力士，椎杀恶鬼，远进千里，急急如律令。

自防身禁咒法：咄某甲左青龙盖章甲寅，右白虎监兵甲申，头上朱雀陵光甲午，足下玄武执明甲子胛为贵子中央甲辰甲戌，急急如律令。上此一法凡是学人，常以旦夕暗诵令熟，莫使声出，若有县官口舌，军阵危险厄难之处，四方兴功起土殃祸之气，或入他邦未习水土，及时行疫疠但以晨夜数数存念诵之勿忘，若吊丧问病临尸凶祸之家，入门一步诵一遍，出门三步诵二遍，皆先叩齿三通，并捻鬼目。

又法：凡行山泽晨夜恐怖之处，使人鬼恶总不相忤。咒曰：人皆浊，我独清，人皆去，我独停，人皆极，我独丁，人皆枯，我独荣，人皆破，我独成，天长地久我与并，依文昌，游心星，登太玄星紫庭，饮甘露，食阳精，佩日月，体安宁，乘三凤，驾羽英，坚藏择，九天仙公以赴刑，急急如律令。

被人所禁解之法：先捻生人喉。咒曰：炜炜煌煌，天有九柱，地有九梁，北斗七星，为我除殃，青龙在前，白虎在后，青龙饮汝血，白虎咬汝喉，头破脑裂，汝死不择日，急急如律令。

被人禁却解之法：喷之，行头及天公亦是吾师，坐头及天公亦是吾师，眠卧及天公亦是师，却看天师欲作禁吾解千禁万恶，若有禁吾反自著，急急如律令。

禁令家和法：南无伽帝伽帝腻伽帝收溜避，南无阿干陀罗呵，弥陀罗灌陀沙婆河。上此法能令家内有不孝子不顺妇女皆孝顺。用法：取一把土，咒三七遍，置家大门下。又咒一把置中门下。又咒一把置堂门下。

又咒一把撒在井中。又咒一把置灶额上。如是七日，内外自然和顺，但使行禁人精心咒之。

又凡人行处不安稳，疑有死怖之事，即以气噀之，便以拒禁咒之曰：急令辟恶鬼除制不祥，众邪消尽，魍魉逃亡，神符宣流以知天恶，当我者死，值我者亡，急急如律令。

又法：唾三十六鬼，大鬼打头破作七分如阿梨树枝沙呵。

凡行经神庙及断虎狼咒：吾为天地祭酒，当为天地，头戴日月，身佩北斗，急急如律令。

禁恶人鬼火法：咒曰：吾是元皇之孙，太上之子，口含圣真神气，付与东西百鬼随吾驱使，吾东向一唾九木折，南向一唾八火灭，西向一唾金刚缺，北向一唾流水绝，道气流布，随吾所说，急急如律令。

禁贼盗 第二十一

夫欲出行，先画地为坛，房中六尺，庭中六尺，野外六十步，置十二辰位，身居甲地自呼名某乙，今欲出往某处征讨，时神保佑于我吉昌，三言乾，大呼青龙下。咒曰：六甲九章，天圆地方，四时五行，青赤白黄，太一为师，日月为先，禹前开道，蚩尤辟兵，青龙侠举，白虎承衡，荧惑先引，辟除不祥，北斗诛罚，除凶去殃，五神导我周游八方，当我者死，向我者亡，欲恶我者，先受其殃，吾受北斗之孙，今日出行，乘青龙出天门入地户，游阴中履华盖，去寇贼矛楯刀戟戟弩，见我摧伏莫敢当御，急急如律令。

禁贼法：唾此恶贼欲来狂图，某甲者，或从东方青帝来，或从南方赤帝来，或从西方白帝来，或从北方黑帝来，或从中央黄帝来，欲来伤害人者，令其作事莫成，拔刀自刺，拔箭自射，吾于四道开通，贼伏匿，五兵摧折，蜂蛇莫动大尾，辟侧百步，莫令相伤，吾禁五方，恶贼伏吾手下，不得浪行，急急如律令。

咒童子令说鬼姓字第二十二

太上老君禁神，三呼三吸以取其真。东方青帝木中精，南方赤朱帝雀形，西方白帝白虎神，北方黑帝乘船行，中央黄帝黄龙声。吾有其禁知天神，盖不自发身归诚，日南施禁火精日北施禁五帝动，经吾三禁，莫敢不来，神道神名，鬼道鬼字，蛊道蛊名，魅道魅字，偷道偷名，贼道贼字，高山腾蛇，下山腾蛇，高山之崎下山之峻或在天上，或在人间，河伯将军，五道修罗，十二神将，登明君天魁君传送君小吉君胜光君太一君天罡君大冲君功曹君大吉君，速送速送，汝名不得久停，急急如律令。

愚（天仇）、岾（使灵符）、疊（法玉箓）、霓（一本如此）。

上前件取清水半升，以刀子搅之，诵此咒三七遍与小儿饮之，朱书前件箓于小儿膊作膝下，少时召鬼并来，小儿自见，一一问之即道所作病所作鬼，抄取姓名，发遣如治癫法与过所遣之，如上说也。

度符启请神言曰：先上香，咒笔曰：以笔指口鸣六鼓。谨请东方青帝老君来下缠吾笔　谨请南方赤帝老君来下缠吾笔，谨请西方白帝老君来下缠吾笔，谨请北方黑帝老君来下缠吾笔，谨请中央黄帝老君来下缠吾笔，指天天倾，指地地宁，指鬼鬼死，指人人生，急急一如太上老君律令。

请五方水度符言曰：谨请东方青龙真气入吾水中，谨请南方赤龙真气入吾水中，谨请西方白龙真气入吾水中，谨请北方黑龙真气入吾水中，谨请中央黄龙真气入吾水中，谨请五方五龙真气入吾水中，吾水非常之水，煮桃作汤。吾刀非常之刀，七星侠傍。吾口非常之口，内含魁罡。水在江中，名曰江水。水在井中，名曰井水。水在吾碗中，名曰清净神水，水在吾口中，名曰太上老君解秽之水。吾水噀山山崩，噀地地裂，噀人人生，噀鬼鬼灭，急急如律令。洒水言嘘，系天师阳平等二十四化真气，臣某弟子自称道号，某岳真人某先生，以今月今日今时奉为某家弟子度某符随符言之，神符度咒曰：日出东方，光曜表里，行符救水，出于老子，老子行符从吾所使，东九夷从符行，南八蛮从符起，西六戎捉鬼军，北五狄破鬼营，中三秦从符所摄急急收录，一鬼不去，斩付北岳，天有三皇，地有五黑，某所行符，自有法则，非当吾真，当符者死，值符者亡，一鬼不去，斩付魁刚，急急如律令。

又曰：符主东方木折，南方火灭，西方金缺，北方水竭，中央土裂，符主天清地裂，人生鬼灭，急急如律令。噀水三口，度神符主符启请：谨请虚无值符直事，三十六人从吾符行。谨请太清值符直事，今岁值符直事，今月今日今时值符直事，各三十六人从吾符行，保某家，弟子三灾度脱急急如律令。噀水三口。又曰：天圆地方，六律六章，神符烧香灾厄消亡符到奉行，急急如律令。

禁经上下两卷，二十二篇，其间辞语鄙野盖出俗传，思邈切于救人。实录其文，不加删润，今具有云，庶成一家之书。

（底本出处《千金翼方》。）

太清道林摄生论[1]

真人曰：虽常饵而不知养性之术，亦难以长生也。养性之道，不欲饱食便卧，及终日久坐，皆损寿也。人欲小劳，但莫大疲，及强所不能堪耳。人食毕，当行步踌躇，有所修为为快也。故流水不腐，户枢不蠹，以其动故也。

人不得夜食，食毕但当行步，计使中数里往来，饱食即卧生百病，不销成积聚也。食欲少而数，不欲顿多，难销也。常欲令如饱中饥，饥中饱。故善养性者，先饥而食，先渴而饮。食毕当行，行毕使人以手数摩腹上数百过，易销，大益人，令人能饮食，无百病。

---

[1] 据正统道藏，第一、第二编目佚失。

莫卧常习闭口，口开即失气，又邪从口入。屈膝侧卧，益人气力，胜正偃卧。春欲瞑卧早起，夏及秋欲侵夜乃卧早起，冬欲早卧，皆益人。虽云早起，莫在鸡鸣前；虽言晚起，莫在日出后。冬天地闭，血气藏，人不可劳作出汗，发泄阳气，损人。

养性之道，莫久行、久立、久坐、久外、久听、久视，莫再食，莫强食，莫大醉，莫举重，莫忧思，莫大怒悲愁，莫大欢喜，莫跳踉，莫多哭，莫汲汲于所欲，莫悄悄怀忿恨，皆损寿命。若能不犯，则长生也。

饮酒不欲使多，多则速吐之为佳。醉不可以接房，又不可当风卧，不可久扇之，皆即得病也。醉不可露卧黍林秾中，发癫疮。醉不可强食，或发痈疽，或发瘖，或生疮也。醉饱交接，小者面䵟、咳嗽，大者伤绝藏脉损命。醉饱不可以走车及跳踯。

不可忍小便因以交接，使人得淋，茎中痛，面失血色者也。有人所怒，血气未定，因以交接，令人发痈疽。妇人月候未绝而与交，令人成病，得白驳也。

新沐发讫，勿与当风，勿湿结之，勿以头卧，使人得头眩闷，发颊面肿，齿痛耳聋。

食毕当漱口数过，令人牙齿不败口香。

湿衣及汗衣皆不可久著，令人发疮及风瘙。勿以浆水漱口，令人口臭，大汗能易者急洗之，不尔令人小便不利。春天不薄衣，令人得伤寒、霍乱、不销食、头痛。

抱朴子曰：或问所谓伤之者岂色欲之间乎？答曰：亦何独斯哉！然长生之要，其在房中。上士知之，可以延年除病，其次不以自伐。若年尚少壮，而知还阴丹以补脑，采七答于长俗者，不服药物而不失一百、二百岁也，但不得仙耳。不得其术者，古人方之于凌杯之盛汤，羽堂之蓄火也。

且又才所不逮而因思之者，伤也；力所不胜而强举之者，伤也；深忧惠怒，伤也；悲哀憔悴，伤也；喜乐过度，伤也；急急所欲，伤也；戚戚所患，伤也；久谈言笑，伤也；寝息失时，伤也；挽弓引弩，伤也；耽酒呕吐，伤也；饱食而卧，伤也；跳走喘乏，伤也；欢呼哭泣，伤也；

阴阳不交，伤也。积伤至尽，尽则早亡，尽则非道也。是以养性之方，唾不涎远，行不疾步，耳不极听，目不久视，坐不至疲，立不至疲，卧不至懵，先寒而衣，先热而解。不欲极饥而食，食不可过饱，不欲极渴而饮，饮不欲过多。凡食过多，则结积聚，饮过多，则成痰癖也。不欲甚劳，不欲甚逸，不欲流汗，不欲多唾，不欲奔车走马，不欲极远望，不欲多生冷，不欲饮酒当风，不欲沐浴久之，不欲广志远顾，不欲窥造异巧。冬不欲极温，夏不欲极凉，不欲露卧星下，不欲眠中见扇。大寒大热，大风大露，皆不欲冒之。五味入口，不欲偏多，故酸多则伤脾，苦多则伤肺，辛多则伤肝，咸多则伤心，甘多则伤肾，此五行自然之理也。

凡言伤者，亦不便而觉也，谓久则伤寿耳。是以善摄生者，卧起有四时之早晚，兴居有至和之常制，调利筋骨有偃仰之方，杜疾闲邪有吞吐之术，流行营卫有补泻之法，节宣劳逸有与夺之要。忍怒以全阴气，抑喜以养阳气。然后先将草木以救亏缺，后服金丹以定无穷。养性之理，尽于此矣。若夫欲快意任怀，自谓达识知命，不泥异端，极情肆力，不营时久者，闻此言也，虽风之过耳，电之经目，不足喻也。虽身枯于留连之中，气绝于绮纨之际，而甘心焉，亦安可告之以养性之事哉！匪唯不纳，乃谓訞讹也。而望彼信之，所谓以明鉴给蒙瞽，以丝竹娱聋聪者也。

抱朴子曰：一人之身，一国之象也。胸腹之犹宫室也，四肢之列犹郊境也，骨节之分犹百官也，神犹君也，血犹臣也，气犹民也，故能治民则能固也。夫爱其民所以安其国，人爱其炁所以全其身。民散则国亡，气竭则身灭。灭者不可生也，亡者不可存也，是以圣人销未起之患，治未病之疾，医之于无事之前，不追之既逝之后。民难安而易危也，气难清而易浊也，故审威德所以保社稷，割嗜欲所以固血气，然后真一存焉，三七守焉，百病却焉，年寿遐焉。

每旦初起，面向午，展两手于膝上，心眼观炁入顶，下达涌泉。旦旦如此，名曰送气。常以鼻引炁，口吐气，小微吐之，不得开口，复欲得出气少，入气多。每欲食，先须送入腹。每与食作主人。

寝不得语。言五脏如钟磬，不悬不可声发。行不得语，欲语须住立乃语。行语令人失气。

凡人有四正：行正、坐正、立正、言正。

饥须食，食须饱，饱须行，行作鹅王步，语作含钟声，眠作狮子眠。左胁侧地屈膝也。

每自咏歌云美食须熟嚼，生食不粗吞。问我居止处，大宅物林村。服息守五脏，气至骨成仙云云。又歌云日食三个毒，不嚼而自消。锦绣为五脏，身著粪扫袍。

每云人会须守五神，心肺脾肾肝，言最不得浮思，孤房犹独处，心想欲事，大恶起邪。每得至则峻坐。

久坐立溺，久立坐溺。

家中有经像者，行来礼拜之，然后拜尊长。日入后不用食，云有鬼魅游其上。

人每须心不外缘，意在涌泉。

十日一食葵，葵滑所以通五脏拥气，又是菜之王，不用合心而食，欲食宜去心。

冬至日正，可语不可言。自言曰言，答人曰语。言有人来问则可答，自不可强言也。

凡人必勿慎之，损人气。

每冬至北壁下，厚铺草而卧，云受元气。

每至八月一日以后，即微火暖足，勿令下冷。先生意，常欲使炁在下，勿欲泄上。

春冻未泮，衣欲下厚上薄，养阳收阴，继世长生，养阴收阳则灭门。此其行欲之事。

每日送气，气通则流利。

勿食生菜、生米、小豆、陈臭，勿饮浊酒食面，则塞气死人。

不用鬼行踏慄，又不用多言笑，不用逢人挽撮。

睡不厌踧，觉不厌舒。凡人舒而睡，则鬼物得便时，觉时乃可舒耳。

凡眠先卧心而后卧眼。

当熟嚼食，使米脂入肠，勿使酒脂入腹。渐学少咸。

必不得昼眠，令人失气。

人无五津五漏，则得仙也。四月、十月，不得入房。阴阳纯凡用事之月。气冬至起于涌泉足心下是，十一月至膝，十二月至股，正月至腰，名三阳成。二月至膞，三月至项，四月至顶。纯阳用事，阴亦仿此。

人当食勿烦恼，如食五味，必不得暴嗔，则令人神惊，夜梦飞扬。累数为烦，偃触为恼。

人卧夜当作五覆，怕逐更转。

酒醉勿当风向阳，令人发狂也。

大小便觉之即行，勿忍之。

饱食勿入房，日初入后勿入房，亦勿言语读诵，必有读诵，宁待平旦。凡行立坐勿背日月。纵读诵言语，常想声在气海中。脐下是也。

冬日触冷行，勿大语开口。

食讫以手摩面腹，令津液流通。

凡平旦欲得食讫，然后洗梳也。

夏热常食暖饭，冬长食细米稠粥。

二月、三月，宜食韭，大益人。

心常勿外缘，是真人初学道法。若能常如此者，坐于温疫之中无忧疑矣。

常当内视，见五脏如悬钟，了了分明不辍也。

旦起欲得专言善事，不欲先计校钱财。

睡不厌踧舒。

凡居处不欲得绮美华丽，令人贪婪无厌，祸患之原。但令雅素净洁，免风雨暑湿为佳。衣服器械，勿用珠玉金宝，增长过失，使人烦恼根深。厨膳勿使脯肉丰盈，恒令俭约。饮食勿多食肉，生百病。恒少食肉，多食饭及菹菜，每食不用重肉。

凡心有所爱，不用深爱，心有所憎，不用深憎，并损性伤神。亦不深赞，亦不深毁，常须运心于物平等，如觉偏颇，寻即改正之。

居贫勿谓常贫，居富勿谓常富，居贫富之中，恒须守道。勿以贫富易志改性。

识达道理，似不能言。有大功德，勿自矜伐。

人年五十，至于百年，美药勿离手，善言勿离口，乱想勿经心。恒以深心至诚恭敬于物。慎勿诈善，以悦于心。终身为善，为人所嫌，勿得起恨，当以道德自平其心，勿言行善不得善报，以自怨仇。

居处勿令心有不足，若有不足，则自抑之，勿令得起。所至之处，得多求则心自疲苦。

夫人之所以多病，当由不能养性。平康之日，谓言常求，然纵情恣欲，心所忆得，即便为之，不约禁忌，欺罔幽明，无所不作，当自思念，深生耻愧，诚勤身心，常修善省事。故曰善摄生者，常少思、少念、少欲、少事、少语、少笑、少愁、少乐、少喜、少怒、少好、少恶。此十二少者，养性之都契也。多思则神殆，多念则神散，多欲则无智，多事则形劳，多语则气争，多笑则伤藏，多愁则心桥，多乐则意溢，多喜则妄错昏乱，多怒则百脉不定，多好则专述不理，多恶则憔悴无欢。此十二多不除，丧生之本也。唯无多无少者，几于道矣。

黄帝杂忌法第三

《要记》曰：一日之忌，暮无饱食；一月之忌，暮无大醉；一岁之忌，暮无远行；终身之忌，暮无燃灯烛行房，暮常护气。久视伤血，久卧伤气，久立伤骨，久行伤筋，久坐伤肉。咸伤筋，醋伤骨，饱伤肺，饥伤气。

茅屋漏水堕诸脯肉上，食之成症结病。凡作脯不肯干者，害人也。祭神肉无故自动，食之害人。饮食上有蜂行住，食中必有毒害也。

一日之忌，夜莫饱食；一月之忌，暮莫大醉；一岁之忌，暮莫远行；终身之忌，燃灯烛行房。

触寒来者寒未解，食热食成剌风。饮食竟仰卧，成氙癖，作头风。

食上不得语，语而食者，常患胸背疼痛。

热食讫，以冷水、醉浆漱口者，令人口气恒臭，并作龋齿。

食生肉伤胃，一切肉唯须烂煮，停冷食之。一切湿食及酒水浆临上看不见人物之影者，勿食之，成卒症。若已食腹胀者，急以药下之。

诸热食咸物竟，不得饮冷浆水，致失声成尸咽。

腹内有宿病，勿食陵鲤肉，害人。

勿饮酒令至醉，即终身百病不除。

久饮酒者，腐肠烂胃，渍髓蒸筋，伤神损寿。勿食一切脑，大佳。

丈夫头勿北外，勿当屋梁脊下卧。

卧讫仍勿留灯烛，令人魂魄及六神不安，多愁怨。

凡墙北勿安床，勿面向北坐，久思不祥起。

勿怒目久视日月，失明。

丈夫见十步直墙，勿顺卧，风利吹人，发癫及体重。

凡大汗勿即脱衣，多得偏风，半身不遂。

夜卧当耳勿有孔，吹耳聋。

凡远行疲乏来勿入房，久为五劳虚损少子。

凡芯入水则沉者，食之得冷，终身不瘥。

人行汗出，勿跂床悬脚，久成血痹腰疼，两足重。

凡热食汗出勿荡风，发痉头痛，令目涩饶睡。

凡欲眠勿歌咏，不祥起。眠不大语，损气力。

凡人头边勿安火炉，日则承火气头重、目晴赤及鼻干。冬日温足冻脑，春秋脑足俱冻，此圣人常法。

夜卧勿覆其头，得长寿。

凡人魇勿燃灯唤之，定魇死不疑，暗唤之，亦不得近而急唤。

人眠勿以脚悬踏高处，久成肾病及损房足冷。

若人卧讫勿张口，久成销渴及失血色。

正月寅日，烧白发，吉。凡寅日剪手指甲，午日剪足指甲，又烧白发并吉。

且勿嗔恚，且下床勿叱咤咄呼，勿恶言，勿举足向火，勿对灶骂詈。夜饮勿过醉饱。勿精思，勿为劳。若事有损，且勿嗟叹，勿唱叫奈何，曰请祸。

勿竖膝坐而交臂膝上。勿令发覆面，皆不祥也。

清旦恒言善事，闻恶事取向来方三唾之，吉。夜恶梦不须说，平旦以水向东方噀之，咒曰：恶梦著草木，好梦成珠玉。即无咎。

凡上床坐，先脱左足。

或行或乘马，不用回顾，则神去。

勿煞龟蛇。

勿阴雾中远行。

凡欲行来常存魁罡在头上，所向皆吉。

若欲征战，存斗柄在前以指敌，吉。

勿北向大小便，一云向西。勿北唾，犯魁罡神，凶。一云，勿向北冠带，凶。

勿食父母本命兽肉，令人命不长，凶。勿食己本命兽肉，食之令人魂魄飞扬。

勿腊日歌葬，凶。

旦起著衣返便著，吉。衣光者，当户三振之，咒曰：殃去！殃去！吉。

勿闭塞故井及水渎，令人聋盲。

凡旦起勿开目洗面，令人目涩失明饶泪。

夫妻不同日沐浴，恒欲晦日浴，朔日沐。

远行途中触热，逢河水勿洗面，生乌皯。

炊汤经宿，洗人体成癣，洗面无光，作饭睢疮。

忍溺不小便者，膝冷成痹疾。忍大便不出，成气痔。小便勿怒，令人两足及膝冷。大便不用呼气及强弩，令人腰疼目涩，宜任之。

热泔洗头，冷水濯足，作头风，饮水沐发，亦作头风。夜沐发，不食即卧，令人心虚饶汗。多梦勿嗽，嗽时病。新汗解勿令冷水洗浴，心胞不能复。

水银不可近阴，令玉茎销缩，又不得近牙断，肿损落齿。鹿猪二脂亦不得近阴，令人阴痿不起。樊石不炼入药用，破人心肝。小粉不可治寸白，有铅入腹成冷病。

诸空腹不用见诸臭气尸，入鼻，舌上白起，口中常臭。若欲见尸，先须饮酒，见之能辟毒。

夏不用屋檐上下露，面皮厚，多成癣，一云面风。

勿饮深阴地冷水，作疢疟。

凡遇神庙，慎勿辄入，入必恭敬之吉。不得华目恣意顾瞻，当如对严君焉，乃厚其福耳。如其不示，即获其祸。亦不得反首顾视。

忽见龙蛇，勿兴心惊怪之，亦勿注意瞻视。

忽见光怪变异之事，即强抑勿怪之，谚曰见怪不怪，其怪自坏也。

凡见殊妙美女，慎勿熟视，亲而爱之，此当是魑魅之物，使人深爱也。无问空山矿野，稠人广众，皆亦如之，善恶亦勿说。

妇人月水来，不用食蓼及蒜，当为血淋也。

熊猪二脂不作灯火，烟气入目，光不能远视。

母泪不得堕子眼中，睛即破翳出。

小儿不用指月，两耳边生疮宜断，名月蚀疮。一切疮著虾蟆末，不畏虫食之。

产妇不欲见胡臭人，令发肿。

水有沙虱，勿在中沐浴，害人。

欲渡水者，随马驴后渡吉。有水弩之处，射人影即死，渡水者先以物打水上，其弩即发，急渡，不伤人。

山水乌土中有泉者，不可久居，常食作瘿疾，动气增患，病人不可食，多发卒疮。

诸山有孔，云入采宝唯三月、九月，余月山闭气煞人。

人卧，春夏向东，秋冬向西，此为常法。人饥须坐小便，若饱须立小便，慎之无病，除虚损。

人常须日在巳时食，食讫则不须饮酒，终身不干呕。

凡养性之道，在于勿泄，则可以长生，此要道也。但能不泄，经五十日，腰脚轻便，眼目精爽，百战不息。

按摩法第四

自按摩法

日三过，一月后百病并除，行及奔马，此是神仙上法。

一两手相捉，纽捩如洗手法。

一两手浅相叉，翻复向胸。

一两手相捉共按䏶，左右同。

一两手相重按䏶，徐徐捩身。

一如挽五石力弓，左右同。

一作拳向前筑，左右同。

一如拓石法，左右同。

一以拳顿，此开胸，左右同。

一两手抱头，宛转䏶上，此是抽胁法。

一两手据地，缩身曲脊，向上三举。

一大坐斜身，偏欹如排山，左右同。

一以手槌背上，左右同。

一大坐伸脚，即以一脚向前虚掣，左右同。

一两手据地回顾，此名虎视法，左右同。

一立地，两手著地，反拗三举。

一两手急相叉，以脚踏手中，左右同。

一起立，以脚前后踏，左右同。

一大坐伸脚，用当相交，手勾所伸脚著膝上，以手按之，左右同。

凡一十八势，但老人日若能依此法三遍者，如常补益，延年续命，百病皆除，能食，眼明轻健，不复疲乏。

老子按摩法

两手捺胜，左右掫身，各二十遍。

两手捺胜，左右纽肩，亦二十遍。

两手抱头，左右纽身，二十遍。左右跳头，二过。

一手抱头，一手托膝，三折，左右同。

两手拓头，三举之。

一手拓膝，一手拓头，从下至上，三过，左右同。

两手攀头，下向三顿之。

两手相捉头上过，左右亦三遍。

两手相叉拓心，前推却挽，亦三过，左右亦三遍。

两手相反拓著心，亦三遍。

曲腕策肋肘，左右亦三过。

反手著膝上挽肘，覆手著膝上挽肘，左右各三遍。

舒手挽项，左右三过。

左右手拔前后，各三过。

手摸肩从上至下，使三过，左右亦示。

两手空拳，筑三过。

外振手三遍，内振手三遍，覆振手亦三过，却摇手亦三过。

摩纽指三过。两手反摇三过。两手上笍亦三过。

两手下顿亦三过。

两手相叉反头上，反覆各七遍。

两手反叉，上下扭肘无数。单用十手也。

两手相、叉头上过，左右申肋十遍。

两手拳反背上，掘脊上下，亦三过。掘者，揩也。

两手反捉，上下直脊三遍。

覆手振，仰手振，各三。

覆掌曲肘搦腕，内外振，各三遍。

覆掌前后耸三过。

覆掌两手相交横三遍。

覆手横直耸三遍。若有手患冷者，耸上打至下，得热便休。

舒左脚，右手承之。

左手捺脚，耸上至下，直脚三遍，左手捺脚亦示。

前却抑足三遍。

左捩右捩足三遍，前捩却捩三遍，直脚三遍。

扭胜三遍。

内外振脚三遍。若有脚冷者，打热便休。

扭胜以意多少，顿肚三遍。

前直肚三遍，却直肚亦三遍。虎据，左右扭肩三遍。

推天拓天，左右各三度。

左右排山、负山、拔树，各三度。

舒两手直，并顿伸手三遍。

舒两手，舒两膝，亦三过。

舒两脚直，反摇头顿伸，左右扭腰三遍。

拔内脊外脊各三过。

用气法第五

每旦夕，旦夕者，是阴阳转换之时。凡旦夕五更初，暖炁至，频申眠开目，是上生气至，名曰阳息而阴消；暮日入后，冷炁至，栗栗然，时乃坐睡倒时，是下生气至，名曰阳消而阴息。暮日入后，冷气常出入。天地日月，山川河海，人畜草木，一切万物体中，代谢往来，无一时休息。一进一退，如昼夜之更迭，如河海水之潮汐，是天地消息之道也。面向午，展两手于膝上，徐徐授捺支节，口吐浊气，鼻引清气，凡吐去故炁，亦名死炁。纳者，纳取新炁，亦名生炁。故老子经云：玄牝之门，天地之根，绵绵若存，用之不勤。言口是天地之门，可以出纳阴阳死生之炁也。良久，徐徐乃以手左拓右拓，上拓下拓，前拓后拓，瞋目张口，仰头拔耳，拨发揿腰，咳嗽发阳震动，双作只作，反手为之。然后掣足仰展，数八十、九十而止。仰下徐徐定心，作内观之法。想见空中太和元气，渐下入毛际，渐渐入顶，如雨晴云入山，入皮入肉，至骨至脑，渐渐下入腹中，四肢五脏，皆受其润，如水渗入地，若彻则觉腹中有声汩汩然。意专思存，不得外缘，斯须则元气达于气海，须臾则自达于涌泉，若彻则觉身体振动，两脚蜷屈，亦令床坐有声拉拉然，则名一通。一通两通，乃至日别得三通五通，则觉身体润泽、面色光泽、肤毛润悦、耳目精明，令人食美力健，百病皆去。五年十岁，长存不忘，得满千万通，则去仙不远矣。

调气法

彭祖曰和神导气之道，当得密室闭户，安床暖席，枕高二寸半，正身偃卧，冥目闭炁于胸膈中，以鸿毛著鼻上而不动，经三百息，耳无所闻，目无所见，心无所思，如此则寒暑不为害，蜂虿不能毒，寿三百六十岁，此邻于真人也。

彭祖曰道不在烦，但能不思衣食，不思声色，不思胜负，不思曲直，不思得失，不思荣辱，心无烦，形勿极，而兼之导引行气不已，亦可长生，千岁不死。凡人不可无思，当以渐遣除之。人身虚无，但有游炁，炁息得理，即百病不生。若消息失宜，即诸病竞起。故善摄养者，须知调气方焉。

调气治万病大患，百日生眉鬓也，余者不足言。凡调炁之法，夜半后，日中前，气生得调；日中后，夜半前，气死不得调。调气时仰卧，将铺厚软，枕高下共身平，舒手展两脚，两手握大母指节，去身四五寸，两脚相去四五寸，引气从鼻入足，即停止，有力更取，久住气闷，从口细细吐出尽，还从鼻细细引入，出气一准前法。

若患寒热及卒患痈肿，不问日中后，患未发前一食间即调。如其不得好瘥，明日依前式更调之。

若患心冷病，气即呼出。

若热病，气即吹出。

若肝病，即嘘出。

若肺病，即呵出。

若脾病，即嘻出。

若肾病，即呬出。

夜半后八十一，鸡鸣前七十二，平旦六十三，日出五十四，食时四十五，巳时三十六。欲作此法，先左右导引三百六十遍。

治病有四：一冷、二痊、三风、四热。右若有患者，安心此法，无有不瘥也。

凡百病不离五脏，事须识其相类，善以知之。

心脏病者，体冷热。相法，心色赤，患者梦中见人者，赤衣赤刀，杖火怖人。治之法，用呼吹二气，属心，呼治冷，吹治热。

肺脏病者，体胸背满胀，四肢烦闷。相法，肺色白，患者喜梦见美女美男诈附人，共相抱持，或作父母兄弟妻子。治法，用嘘炁出。

肝脏病者，愁忧不乐，悲思不喜，头眼疼。相法，肝色青，梦见人著青衣，持青杖，或狮子虎狼来恐怖人。治法，用呵炁出。

脾脏病者，体上游风习习，痛闷疼。相法，脾色黄，通土色，或作小儿击历人取犹人，或如游风团孛转。治法，用嘻气出。

肾病者，体冷而阴衰。相法，肾色黑者，梦见黑衣持黑杖怖人。治法，用呬气出之。

凡用大呼三十遍，细呼十遍。呼法，鼻中引气入，口中出吐气，当令声相逐，呼字而吐之。热病者，用大吹五十遍，细吹十遍。吹物之法，吹当使字气声似字。心闷者，用大嘘三十遍，细嘘十遍。肝病者，用大呵三十遍，细呵十遍。心病者，用大嘻三十遍，细嘻十遍。有冷者，用大呬五十遍，细呬三十遍。

此十二种调气法，若有病者，依此法恭敬用心，无有不瘥。皆须左右导引三百六十遍，乃为之。

居处法 第六

凡人居止之室，必须固密，勿令有细隙，致有风气得入，久居不觉，使人中风。古来忽有得偏风者，四肢不遂，或角弓反张，或失音不能语者，皆由忍此耳。身既得风，众病总集，邪鬼得便，遭此致卒者，十中有九，是以大须周密。

凡在家及行卒逢大飘风、暴雨、大雾者，此皆是诸龙鬼神行动经过所致，宜入室门户，烧香静坐，安心以避，待过后乃出，不示损人，或时虽未有，若于后不佳。

居家不欲数沐浴，浴必须密室之内，不得大热，亦不得大冷，大热大冷，皆生百病。冬浴必不得使汗出霖，沐浴后不得触风冷。饥忌浴，饱忌沐。浴讫须进少许食饮乃出。觉室有风，勿强忍，勿反坐，须起避之。

凡居家当诚勒内外长幼，有不快者，即须早道，勿使隐忍，以为无苦，过时不知，便为重病，遂成不救。小有不好，即须按摩捋捺，令百节通利，泄其邪气也。

凡人无问有事无事，恒须日别一度遣人蹋脊背，反四肢头顶，若令熟蹋，即风气时行不能著人。此大要妙，不可具论。

凡人居家及远行，随身恒有熟艾一胜，备急丸、辟鬼丸、生肌药、甘湿药、疗肿药、水银、大黄、硝硝、甘草、干姜、桂心、蜀椒，不能更畜余药。此等恒有，不可阙少，及一两卷《百一随身备急药方》，并带避毒蛇、蜂蝎、蛊毒药随身也。

凡人自觉十日已上康健，即须灸三数穴，以泄风气为佳，勿以康健谓之常然，恒须安不忘危，豫防诸患。灸当辟人神。

凡畜手力细累，每春秋皆与一服转泻药一度，则不中天行时气。

黄帝问于岐伯曰：风之伤人，或为热中，或为寒中，或为厉风，或为偏枯，或为则风。故以春甲乙伤于风者，为肝风；夏丙丁伤于风者，为心风；以四季戊己伤于风者，为脾风；以秋庚辛伤于风者，为肺风；以冬壬癸中于风者，为肾风。风气中五脏六腑之俞，亦为脏腑之风，各入其门户，所中则为偏风，风气循风府而上，则为脑风，入头则为目风眼寒。饮酒中风则为伤风，入房汗出中风，则为内风。新沐中风，则为首风。久风入房，则为伤风飧泄。水在腠理，则为泄风。故风者，百病之长也。至其变化为他病，无常方，然故有风气焉。

春之三月，此谓发陈，天地俱生，万物以荣，夜卧早起，广步于庭，被发缓形，以使志生，生而勿煞，与而勿夺，赏而勿罚，此春之应也，养生之道。逆之伤于肝，为寒变，奉生者少。

夏三月，此谓蕃秀，天地气交，万物华实，夜卧晚起，毋厌于日，使志毋怒，使华英成秀，使气泄，所爱在外，此夏气之应也，养生之道。逆之则伤心，秋为疚疟，则奉长者少，冬重病。

秋之三月，此谓审平，天气以急，地气以明，早卧早起，与鸡俱兴，使志安宁，以缓秋形，收敛神气，使秋气平，毋外其志，使肺气精，此秋气之应，养收之道。逆之则伤肺，早，为飧泄，则奉养者少。

冬之三月，此谓阴气闭藏，水冻地坼，无损乎阳明，起早卧晚，必待日光，使志若伏若匿，有私意，已有得，去寒就暖，毋泄皮肤，使气极，此冬之应也，养生之道。逆之则伤肾，春为萎厥，则奉生者少。

天有四时五行，以生寒暑燥湿，人有五脏，以生喜怒悲乐，有恐惧。故喜怒伤气，寒暑伤形。故曰喜怒不节，寒暑过度，生乃不固。重阴必阳生，重阳必阴生。故曰冬伤于寒，春必病温；春伤于风，夏必飧泄；夏伤于暑，秋必疚疟；秋伤于湿，冬必咳嗽。人能依此四时摄养，故得免其夭枉也。

（底本出处《正统道藏》正一部。）

太上保真养生论

立天之道，曰阴与阳；立地之道，曰柔与刚；立人之道，曰仁与义。然则，天地之大，人之最灵，法阴禀阳，莫重乎性命。故二象并设，四序推迁，人处其间，倏然如电，每一思至，黯然销魂，生不再来，逝不可复。必须启悟耳目，陶铸心灵，荡涤烦邪，宣引荣卫。未有不由学而能成其器，不由习而能利其身者哉！是以真人常曰吾非自然，乃学而得之。故我求道，无不受持千经万术，唯在志心也。

老君曰：天地降精，阴阳布化，万物以生，乘其凤业，分灵道一，总合万机。且人之受生，始一月为胞，精血凝也。二月为胎，形兆胚也。三月为阳神，为三魂，动以生也。四月为阴灵，为七魄，静镇形也。五月五行分藏，以安神也。六月六律定六腑，用资灵也。七月七精开窍，以通光也。八月八景神具，降真灵也。九月宫室罗布，以定生也。十月气足，万象成也。太一玄真在头曰泥丸君，总众神统百灵，以御邪气，陶其万类以定真元。是知修真，静守恬和，可保长生也。

真人曰：神强者长生，气强者短寿。柔和畏威神强，鼓怒骋志气强。凡人才所不至而极思之者，则志伤也；力所不胜而极举之者，则形伤也；谋所不至而极图之者，则智伤也；势所不加而极忿之者，则气伤也。积忧不已魂神衰，积恶不已魄神散。喜怒过多神不归室，爱憎无定神不守形。汲汲所欲神则烦，切切所思神则败。久言久笑心气伤，久坐久立筋骨损，寝寐失时肝胆伤，跳走暴喘胃腑伤，喧呼诟怒胆气伤。故阴阳不交则疮疣生，房室不节则劳瘵发。且人生在世，久远之期不过三万余日，岂无一日行修补？岂无一日有损伤？徒责神之不守，体之不康，亦由却行而望速及前侣，岂可得尔？所以养生之要，唾不及远，行不及骤，耳不久听，目不久视，坐不至疲，卧不至倦。

先寒而后衣，先热而后解。不欲极饥而便食，食诚过饱。不欲极渴而便饮，饮诚过多。食若过饱则症块成，饮酒过多则痰癖聚。不欲甚逸，不欲甚劳，不欲出汗淋漓，不欲冒风嘘吸。醉中不欲奔车，饱时不欲走马。不欲多啖生冷，不欲饱食肥鲜。不欲饮酒了当风，不欲沐发后露脑。冬莫极温，夏莫极凉。冬极温则春有狂疫生，夏极凉则秋有疟痢发。不欲卧露星月下，不欲饥临尸枢间。不欲睡中动扇，不欲露头而食。冲大热莫饮冷水，凌大寒莫逼炎炉，新沐莫犯猛风，至饥莫冒重雾。且五味入口，不可令偏。多酸伤脾，多甘伤肾，多辛伤肝，多咸伤心，多苦伤肺。此皆浊其神魂，乱其五脏，亦未必当时便损于人，但于久后积衰败尔，伐人之命，甚于斤斧，蚀人之性，猛于狼虎。盖缘兆应五行，潜通四运，源其迹而不谬，究其理而益佳，宜深慎之，以全其真也。不饥而强食，不渴而强饮，并招其损矣。不饥强食则脾劳，不渴强饮则胃胀。体欲常劳，食欲常少；劳勿至极，少勿至虚。冬则朝莫令空心，夏则夜莫令饱食。春夏唯须早起，秋冬却要晚眠。早起不在鸡鸣前，晚起不在日出后。心源澄则真灵守其位，气海静则邪物去其身。行诈伪则神悲，行诌佞则神沮。蠹嫉于人当减算，杀害于物必伤年。行一善则魂神欣，构一恶则魄神喜。魂欲人生，魄欲人死。是以心为五脏君，气为百骸使。君欲安静无为，使欲流行不滞。所以起卧依四时，慎其早晚之候；服食调六腑，适其冷热之宜。动以太和为马，通以玄寂为车。四肢烦劳则偃仰以导之；心胸壅塞则吐纳以宣之。杜其病源，常施补泻之术；除其邪气，每存默默之机。是以忍怒以凌阴，抑喜以助阳。

　　泥丸君欲得多栉，天鼓欲得常鸣。目不厌临，津不厌咽，心不厌顺，气不厌和。若能如此修习不废，则可饵草木之药，先治其损。精勤不已，然后消铄金石，固际其真。此乃摄生有条贯，保寿有津涯，实为补养之妙门，延驻之玄说。若乃恣情快意于驰骋之上，劳神役思于巧伪之间，重其货财，耽其宠乐，不营保护之术，不务慎守之规，须臾气竭在忿竞之前，形枯于声色之际。以此观之，足甚省悟。盖不知心源静则神魂安，嗜欲兴则真灵溃。焦然戚戚之志，劳其役役之躯，救火爇薪，良可叹也。

是故真人乃作颂曰：淡薄不亲，狂荡是邻。纵不陨身，亦能败神。败神失真，伤残之因。伤残之因，岂虚言哉！

（底本出处《正统道藏》洞神部方法类。）

上清三真旨要玉诀

夫修真之诀，每以旦夕凝神定息，良久以手乘额上，内存赤子，日月双明，上元欢喜，三九始周，数毕乃止。此谓乎朝三元固脑坚发之道也。头四面以手乘之，顺发就结，唯令多也，于是头血流散，风湿不凝。都毕，以手按目四眦二九，觉令光分明，是验眼神之道，久久为之，得见百灵。

《赤字经》曰：常能以手掩口鼻，临目彻视久许时，手中生液，追以手摩面目，常行之，使人体香。

《太上天关玉经》曰：常以手按目近鼻之两眦，闭气为之，气通辄止，吐而复始，常行之，眼能洞观也。

上二条南狱魏夫人所出。

《丹字紫书三五顺行经》曰：坐欲闭目内视，存见五脏肠胃，久行之，自得分明了了也。

《太素丹景经》曰：一面之上，常欲得两手摩拭之使气热，高下随形，皆使极匝，令人面有光泽，皱斑不生，行之五年，色如少女，所谓山川通气，常盈不没。

《丹景经》曰：先当摩切两手令热，然后以拭面目，毕乃顺手摩发，如理栉之状，两臂更互以手摩之，使发不白，脉不浮大。

《大洞真经精景按摩篇》曰：卧起当平气正坐，先叉两手，乃度掩项后，因仰面视上，与项争，使项与两手争也，为之三四止，使人精和血通，风气不入，能久行之，不死不病。

又屈动身体，伸手四极，反张侧掣，动摇百关，为之各三。卧起，先以手巾若厚帛，拭口四面及耳后，使圆匝热，温温然也，顺发摩头，若理栉之无在也，良久摩两手以治面目，久行之，使人目明而邪气不干，形体不垢腻，去秽也。都毕，而咽液三十过，以导内液。

上一条出《大洞精景经》中也。

紫微夫人抄出西王母玉经

养生之道，以耳目为主，杂视则目暗，广忧则耳闭，此二病从中来而结疾，非外客之假祸也。所谓闻道难也，非闻道之难，行道难也，非行道之难，而终道难矣。若夫耳目乱想，不遣艰难，虽复足蹑仙阁，手攀龙轩，犹无益也。

反胎按摩，常以阳日。月一日为阳。每阳日之旦，阳日之夜，夜卧觉，旦将起，急闭目向本命之方，以两手掌相摩切，令小热，各左右拭按两目就耳门，令两掌相交，会于项中九过，又存两目中各有紫赤黄三色云气，各下入两耳中，良久，阴祝曰：

眼瞳三云，明目真君，英明注精，开通帝神，太玄云仪，玉灵敷篇，保利双阙，启彻九门，百节应响，回液泥丸，身升玉官，列为上真。祝毕，咽液三过，毕乃开目。以为常，阳日坐起，常可行此，不必旦暮也。行之三年，耳目聪明。

理发常向本命，既栉发之始，而阴祝曰：

太帝散灵，五老反神，泥丸玄华，保精长存，左拘隐月，右引日根，六合清炼，百神受恩。毕。常行之，使人头脑不痛。

《太极绿华经》曰：理发欲向王地，既栉之始，而微祝曰：

泥丸玄华，保精长存，左为隐月，右为日根，六合清练，百神受恩。毕，咽液三遍。能行之，使发不落而日生。当数易栉，栉之取多而不使痛。亦可令侍者栉取多也，于是血脉不滞，发根常坚。

上二条安九华所告令施用。

坐卧常欲鼻孔向本命，饮食亦然，若不得向本命，常向东北及西北亦佳，此二处是天地魂魄之门津也。

又卧常自左右摇动身体，数十过毕，又两手据后面，举头向天，左右自摇动二十一过毕，平坐举手指天，良久毕。又摩两掌以拭目，傍至两耳，又良久，阴祝曰：

前搏后指，天帝上客，左昐右顾，长生大度，仰头喘食，太一相极，却目龙隐，司命司铧，饮食胎元，交关昆仑，徊倒双踬，真人同志。祝毕，暂引气闭之，存脐中赤气大如珠，出外入鼻中，如此三过，按摩之道都毕，使人百关通利，长生不病。

《紫度炎光内视中方》曰：常欲目闭而卧，安身微气，使如卧状，令我并人不觉也，乃内视远听四方，令我耳目注万里之外，久行之，亦自见万里之外事，精心为之，乃见百万里之外事也。又耳亦常闻金玉之音，丝竹之声，此妙法也。四方者，总其言耳，当先一方而内注视听，初为之实无仿佛，久久神自入妙。

《大洞真经高上内章》遏邪大祝上法曰：每当经危险之路，鬼庙之间，意有疑难之处，心有微忌，救所经履者，乃当反舌内向喉，咽液三过毕，以左手第二、第三指捻两鼻孔下人中之本，鼻中嗝孔之内际也，三十六过，即手急按，勿举指计数也，鼻中嗝之际名曰山源，一名鬼井，一名神池，一名邪根，一名魂台也。捻毕，因叩齿七通，又进手心以掩鼻，于是临目，乃祝曰：

朱鸟凌天，神威内张，山源四镇，鬼井逃亡，神池吐气，邪根伏藏，魂台四明，琼房零琅，玉真巍峨，在镇明堂，手晖紫霞，头建晨光，执咏洞经，三十九章，中有辟邪龙虎，截兵斩岗，猛狩奔牛，衔刀吞枪，揭山攫天，神雀毒龙，六头吐火，啖鬼之王，电猪雷父，掣星流横，枭磕骏灼，逆风横行，天禽罗阵，皆在我傍，吐火万丈，以除不祥，群精启道，封落山乡，千神百灵，并手叩颡，泽尉捧炉，为我烧香，所在所经，万神奉迎。毕，又叩齿三通，乃开目，除去左手。按山源则鬼井门闭，手搏神池则邪根散分，手按魂台则玉真守关，于是感激灵根，大兽来卫，千精震伏，莫干我真。此自然之理，忽尔而然也。

鼻下山源，是一身之疵津，真邪之通府，不真者所以生邪焉，为真者所以遏万邪，在我运摄之耳，故吉凶兆焉。明堂中亦一身之神池，死生之形府，七魄元室，三魂灵宅，存其神可以眇乎内观，废其道所以致乎朽烂，故由我御，慎顺其卫，生悔咎定也。

上四条，出《大洞真经》高上首章。

太虚真人曰：风病之所生，生于丘坟阴湿，三泉壅滞，是故地官以水气相激，多作风痹，风痹之重者举体不遂，轻者半身不遂，或失手足也。常梦在东北及西北经故居，或见灵床处所，正欲与塚气接耳。墓之东北为绝命，西北为九厄，此皆塚讼之凶地，若见亡者于其间，益验也。若每遇此梦者，卧觉当正面向上，三琢齿而祝曰：

太元上玄，九都紫天，理魂护命，高素真人，我佩上法，受教太玄，长生久视，身飞体仙，塚墓永安，鬼讼塞关，魂魄和悦，恶气不烟，妖魅魍魉，敢干我神，北帝呵制，收气入渊，得录上皇，谨奏玉晨。如此者再祝，又三叩齿，则不复梦塚墓及家死鬼也。此北帝秘祝，有心好事者，皆可行之。若经常得恶梦不祥者，皆可按行此法，于是鬼气灭亡，邪魅散形也。

手臂不援者，沈于风毒气在脉中，结附痹骨使然耳，自宜针灸则愈，又宜按北帝曲折之祝，若行之百过，疾亦消除也。先以一手徐徐按摩疾臂，良久毕，乃临目内视，咽液三过，叩齿三通，心微祝曰：

太上四玄，五华六庭，三魂七魄，天关地精，神府营卫，天胎上明，四肢百神，九节万灵，受录玉晨，刊书玉城，玉女侍身，玉童护命，永齐二景，飞仙上清，长与日月，年俱后倾，超腾升仙，得整太平，流风结痾，注鬼五龙，魍魉塚气，阴气相回，凌我四肢，干我盛衰，太上天丁，龙虎耀威，斩鬼不祥，风邪即摧，考注匿讼，百毒隐非，使我复常，日月同晖，考注见犯，北辰收摧，如有干试，千明上威。毕。

《太上录淳散华经》上按摩法，常以生气时咽液二七过，毕，按体所痛处，向王而祝曰：

左玄右玄，三神合真，左黄右黄，六华相当，风气恶疾，伏匿四方，玉液流泽，上下宣通，内遣水火，辟除不祥，长生飞仙，身常休强。毕又咽液二七遍，常如此则无疾，又当急按所痛处二十一过也。

上一条，十月二十二日沧浪云林宫右英王夫人所出。

196

《消魔上灵经》曰：若体中不宁，当反舌塞喉，漱漏咽液无数，须臾不宁之痾自即除也，当时亦常觉体中宽软也。

上一条，出《消魔上灵经叙》中。

梦寐不真，魄协邪炁以挠其心，欲伺我神之间伏也。每遇恶梦，但北向启太上大道君，具言其状，不过四五，则自消绝也。

青童君口诀曰：夜遇恶梦非好觉，当即反枕而祝曰：

太灵玉女，侍真卫魂，六宫金童，来守生门，化恶反善，上书三元，使我长生，乘景驾云。毕，咽液七过，叩齿七通，而更卧。如此四五，亦自都绝也。此祝亦反恶梦，而更为吉祥也。

上十一月十三日夜右英夫人所出。

夫玄象灵枢，达观所适，冲心秀朗，虚浪神味，阻吸太和，体炁清寥，于是琼振奏响，万籁冥招矣。夫炁者神明之器匠，清浊之宗渊，处玄则天清，在人则身存。夫生死亏盈，盖顺乎摄御之间也。欲服六气，常以向晓面丑寅之际，因以天时造始，必以方面此之时也。太霞部晖，丹阳诞光，灵景启晨，朱精发明之始也。先存日如鸡子在泥丸中，毕乃吐出一气，存气为黑色，名之尸气也；次吐二气，存气白色，名之故气也；次吐三气，存气为苍色，为之死气也。思以其气吐，亦良久也。凡出三色，合吐六气也。毕，又徐徐纳引黄气四过，毕辄咽液三过，为之三毕，乃存泥丸中日上从目中出，当口前，令相去面九寸，临目仿佛如见之，复乘日纳引，取赤气七过，七过毕，复咽液三过止，乃起坐，动摇四体，俯仰屈申，令关脉调转，都毕也。存咽液，须令青色。夜亦可存月在泥丸中，如存日法。若存月，当以月一日夜至十五日佳，从十六日至三十日是月气衰损，天胎亏缩，不可以夜存月也。此法至妙，能行者神仙，所以吐纳胎漱，呼吸明真，呼召五咽，体得自然，魂还绛宅，魄归泥丸，所以长生也。岂同操幽谷之阴气，求奔马之灵神，步涉海以求济，策毛车于火山。可不慎哉，可不慎哉。

上出《西王母叙诀》。

乙丑岁兴宁三年七月四日夜，司命东卿君来降，侍从七人入户。其一人执紫旄之节，其一人执华幡，一人执十绝灵幡，一人带录章囊，其三人捧白牙箱，箱中似书也，其一人握流金火铃，侍人并朱衣。司命君形甚少于二弟，著青锦绣裙，紫毛帔巾，芙蓉冠，二弟并同来侍立，命坐乃坐耳，言语良久。七月六日夜，司命君又降，良久，喻书曰：若必范玄秉象，清静罕时，遂拔群幽藻，戢翼高栖，感味上契，渊渟岳峙，萧寥玉篇，玩宝神生，遗放俗恋，调弹清灵，澄景虚中，五道发明，色绝化浪，欲与淡并，空洞冥衢，无视无听，尔乃远齐妙真，重起玄觉，明德内圆，灵摽外定矣，终能策云辁以赴霄，书司命之丹录耳。若精散万念，为生不固，恁随尘波，心不真舍，适足劳身神于林岫，实有误于未觉也。其道微而易寻，其道艰而难得乎。

月五日夜半，存日象在心中，日从口入也，使照一心之内，与日共光，相会毕，当觉心暖，霞晖映验，良久乃祝曰：

太明育精，内炼丹心，光晖合映，神真来寻。毕，咽液九过。到十五日、二十日、二十九日，复如上作，使人开明聪察，百关鲜彻，面有玉光，体有金泽，行之五年，太一遣宝车来迎，上登太霄。行之唯欲数，不必此数日作也。

上一条出《消魔经》中南狱赤君内法。

又曰：临食上勿道死事，勿露食物，来众邪气。又数澡浴，每至甲子日当沐，不尔当以每月旦，使人通灵。浴不患数，患人不能耳，荡炼尸臭，而真气来入。

上玄师魏夫人所敕，使施用。

《太上九变十化易新经》曰：若履殗秽及诸不净处，当先澡浴盥沐，解形以除之，其法用竹叶十两，桃皮削取白四两，以清水一斛二斗，于釜中煮之，勿令沸出，适寒温，以浴形，即万秽消除也。既以除秽，又辟湿痹疮痒之疾。且竹虚素而内白，桃即却邪而斥秽，故用此二物以消形中之滓秽也。天人下游既反，未曾不用此水以自荡也。至于世间符水祝漱外舍之近术，皆莫比于此方也。若浴者益佳，但不用此水以沐耳，炼尸之素浆，正宜以浴身耳，真奇秘也。

上玄龙羽宫紫微王夫人所敕令用之。

常以月十日、十七日、二十七日，夜人定时，视北斗口中有大星，便称天师、祭酒臣某，稽首再拜，谨白通达，乞赐长生。常以黄昏按目眦，存神光，令晃昱赤黄则吉，勿忘也。形一神万，不可得乱。欲卧，当卧念身神，欲起，当起念身神。此三法。

上出《道要》中。

鸡鸣欲起，先屈左手噉盐指，直右手噉盐指，以相摩，并祝曰：西王母女名益愈，赐我丹药，受之于口，积精摩形。常以鸡鸣，二七咽液，除目芒芒，致其精光，彻视万里，备见四方。咽液二七过，以指摩目二七，令人目不瞑，所谓唾手阳明摩目者也。

上出九都中。

次啄齿，口为天门鼓，三十六啄，纵漱醴泉，三咽之，名曰鸣天鼓，存身万神也。

上出众书中。

旦起便东坐，以两手相摩令热，以手摩额，上至头上，满二九十八止，名曰泥丸也。

次两手相摩令热，以摩面，入发中，三周而止，能尽摩身躯又佳，名曰干浴也。

次两手相摩，乘额讫，以手叉两耳，极上下之二七止，令人终已不聋。

次缩鼻闭气，以右手从头上引左耳二七，复以左手从头上引右耳二七止，令人长生。

次起著衣，当衣带戊己。假令甲戌旬，向寅地；甲寅旬，向午地；甲申旬，向子地；甲午旬，向戌地；甲辰旬，向申地；甲子旬，向辰地。所谓衣带戊己，长不寒也。

次起行，当先前左足，因言干，次前右足，因言元，次前左足，便言亨，次前右足，便言利，次前左足，便言贞。如此毕矣，名曰行步乾元也。

诣请自说姓名，左值神，右值神，土司命，青夫人，绝某甲死籍，入门君，与夫人。可诺，亦窃言之，勿令声高彻也。

溲便向六丁。假令甲子旬，向丁卯，溲向卯地；甲戌旬，向丑地；甲申旬，向亥地；甲午旬，向酉地；甲辰旬，向未地；甲寅旬，向巳地。

所谓溲便六丁所向也。

上八条出《自然经》中。

欲饮食，先说姓名，建身为道，身为天府，道父道母，真人仙人，神人圣人，我合共饮食，神男玉女，侍在左侧，持我仙录，生生无极。

上出《道要》中。

服日月精法，月朔旦，日出高三丈许，遥望见便握固禹步，以口遥引取日精二七十四口，咽之。可将三人入瘟病家，他病终不能著所将从人，经常之，令人老寿。月生三日，月出于庚上，两手握固西南行，向月禹步，以口遥饮月精二七十四咽之，终年无疾病。亦可入丧家，日月照瑕秽。

上此二条，食日饮月，万气皆消除也。

与道俱生，与神同堂，真人某甲，常谁言亡。右耳鸣说语。

与道同居，与神同室，真人某甲，寿命天地相毕。右前鸣说之。

与道同室，与神同功，真人某甲，寿命天地同合。右后鸣说之。

每欲夜行，呼天蓬，当我者前，兼辟虎狼。右夜行说之。

常以朝暮北向，先存五脏气，想肝气正青，心气正赤，肺气正白，肾气正黑，脾气正黄，思五脏气定，叩齿三十六通，祝曰：

天蓬天蓬，九元杀童，五丁都司，高刁北公，七政八灵，太上浩凶，长颅巨兽，手把帝钟，素枭三晨，严驾夔龙，威剑神王，斩邪灭踪，紫气乘天，丹霞赫冲，吞魔食鬼，横身饮风，苍舌绿齿，四目老翁，天丁力士，威南御凶，天驺激戾，威北衔锋，三十万兵，卫我九重，辟尸千里，又却不祥，敢有小鬼，欲来见状，攫天大斧，斩鬼五形，炎帝烈血，北帝然骨，四明破骸，天猷灭类，神刀一下，万鬼自溃。

上祝鬼，四言一叩齿为节也。天下万鬼，莫不威伏，有欲来害者，闻此祝即便消灭，北帝大魔，常畏此祝，常能用之，可横行天下，神鬼伏从。不可妄言有此祝法，常秘而行之。师口诀曰：身未精洁，不可轻行咒法，子宜慎之。

常以鸡鸣时握固，戴天柱，叩齿二七通，思十二父母绕头，思二十四神人布在身，思二十四贤在地绕身，便以左脚踵塞大孔，更急握固，反舌向喉中，闭气，思王气在前，思天下神祇、山川五岳精灵神官，下及一切万民，皆来朝己，从天至地，莫不震伏者，毕乃通息。

上太一包天大禁法。

魄昼日在左目下，暮在鼻下人中，常以旦暮，以右手第二指阴按之三过，微祝曰：

七魄澡炼，不动不倾，长与三魂，隐伏帝庭，保和三元，通真达灵，万凶消灭，我得长生，遂为真人，上升天庭。

上太一制七魄法，常行之，三魂保守，七魄长安，无复死时，常行之，勿使人见。

若登斋入室，当先驱除以辟鬼病，又防百试，乃宽内府而祝之，北向叩齿三十六通，乃微言于玉清琼元君曰：

六天大魔王，受制幽寥无，巨兽赤甲，毒龙四喉，白鼠仰鸣，奋爪振豪，万精幽匿，灭邪破妖，天丁一如，五岳启朝，风火征伐，九天扇飙，照矣。于是重挺闭视，澡练容精，调研三宫，存一六庭，帝君撰晏，卿辅并明，和适气液，朝谒九灵，五神安叠，津源流盈，白元启真，无英布生，洞景潜朗，四德以平，晖皓内宝，歌玩洞清，太素列图，寿亦不倾。

本命之日，及有心震之地，闭关精思，叩齿三过，安气呼吸，正身北向，心存而微言曰：

罗勒那朝，方奈关练，班目勃队，惮漠巨蛇，赫察白鼠，丹梨大魔，真馥广敷，虚灵峙霄，总览吉凶，发洞畅幽，僸眜众品，领括繁条，百方千涂，莫不豁寥，天地齐度，孰云能雕。

上二条出《洞真金玄八景玉箓》咒法，不可轻咒，慎之。

大寒者以鼻取气，三咽不息，为咽取气即止矣。

大热者以鼻取气，再咽令迟，亦先鼻内气，后口呼出气，热即止。

上二条出《黄子行气经》中。

尔时八万五千金刚神为护法，故调伏幽明二众之心，而说咒曰：

雷火明空，神光朗幽，毒龙四据，灵虎八周，头巾七星，足踏斗牛，神刀列宿，金钩耀精，元首威兵，腾步虚行，中绝妖邪，下灭游精，抽肝出胆，翻肠绝脉，左斩右到，煎烹后醎，截妖气原，收束众怨，噉鬼使者，摧拉生吞，巫俗歌鼓，饮血食肉，形膻骨臭，魕魖翻覆，腥臊秽贱，心形谄讟，神杵碎首，金刀刏腹，藏凶匿害，忽来降伏，左秉金符，右持罪目，太一金铃，虚皇玉节，知过不改，悬首自截，何妖不丧，何精不灭，六神不藏，七星裂血，上有天师，下有金刚，齐称降气，口吐灵芒，饮以丹池，饴以玄霜，五脏生华，长存不疆。

尔时大鬼王四目电身，同为护法，消灭不祥，守卫道场，察奸纠过，降伏恶人，及诸外道，无止信者，而说咒曰：

神风拂尘，倾拔邪根，六天丧精，五毒亡冤，金头铁齿，啖鬼亡魂，桃光列户，双景曜门，奔星杀气，朗然无畏，百脉川流，七经调理，神安体平，长存不死。

上二咒出《太上玉清经》第七《道化四夷品》。

酆都宫颂曰：

纣绝标帝神，谅事遘重阿，炎如霄中烟，勃若曜景华，武城带神锋，恬照吞清河，阊阖临丹井，云门郁嵯峨，七非通奇盖，连宛亦敷魔，六天横北道，此是鬼神家。此六天之宫名，诵之辟鬼邪也。

寂通寄兴感，玄气摄动音，高轮虽参差，万仞故来寻，萧萧研道子，合神契灵衿，委顺浪世化，心标窈窕林，同期理外游，相与静东岑。此申情，寄之来缘也。

命驾广酆阿，逸迹超冥乡，空中自有物，有中亦无常，悟言有无际，相与会濠梁，目击玄解了，鬼神理自忘。此论人鬼之幽致也。

罗酆山在北方癸地，山高二千六百里，周回三万里，其山之下有洞天在，周回一万五千里，其上下并有鬼神宫室，山上有六宫，洞中有六宫，一宫辄周回千里，是为六天鬼神之宫。山上为外宫，洞中为内宫，制度等耳。

一纣绝阴天宫，二泰杀谅事宗天宫，三明晨耐犯武城天宫，四恬照罪气天宫，五宗灵七非天宫，六敢司连宛屡天宫。念此六天之宫，乃叩齿六下，乃卧，辟诸鬼邪之气。贤人圣人去世，先经明晨第三天宫受事，祸福吉凶，诸命罪害，由恬照第四天宫，北斗君治此中。鬼官祝曰：吾是太上弟子，下统六天，六天之官，是吾所部，不但所部，乃太上之所主，吾知六天宫名，是故长生，敢有犯者，太上斩汝形。

上出《真诰》阐幽微，第五卷中。

（底本出处《正统道藏》洞玄部玉诀类。）

上清太极真人撰所施行秘要经

《太素丹景经》曰：一面之上，常欲得两手摩拭之，使热，高下随形，皆使极匝，令人面有光泽，皱斑不生，行之五年，色如少女。所谓山川行气，常盈不没。先当摩两手令热，然后以拭面目毕，又顺手摩发，如理栉之状。两肾亦更互以手摩之，使发不白，脉不浮外。

上一条出《丹景经》中卷。

《大洞真经精景按摩篇》曰：卧起当平气正坐，先叉两手，乃度以掩项后，因仰面视上，使项与两手争，为之三四止，使人精和血通，风气不入，能久行之，不死不病。毕，又屈动身体，伸手四极，反张侧掣，宣摇百关，为之各三。此当口诀。卧起先以手巾若厚帛，拭项中四面及耳后，使圆匝热，温温然也。顺发摩颈，若栉理之无度也。良久，摩两手以治面目，久行之使人目明，而邪气不干，形体不垢腻，去秽也。都毕，乃咽液三十过，以导内液。

上一条出《大洞精景经》上卷。

《大洞真经高上内章》遏邪大祝上法曰：每当经危险之路，鬼庙之间，意中诸有疑难之处，心将有微忌，劲所经履者，乃当先反舌内面，咽液三过毕，以左手第二、第三指捻两鼻孔下人中之本，鼻中隔孔之内际也，三十六过。即手急按，勿举指计数也。鼻中隔之际，名曰山源。山源者，一名鬼井，一名神池，一名邪根，一名魂台也。捻毕，因叩齿七通毕，又进手心以掩鼻，于是临目，乃微祝曰：

朱鸟凌天，神威内张，山源四镇，鬼井逃亡，神池吐气，邪源伏藏，魂台四明，琼房玲琅，玉真巍峨，坐镇明堂，手挥紫霞，头戴晨光，执咏洞经，三十九章，中有辟邪龙虎，截岳斩刚，猛兽奔牛，衔刀吞镶，揭山镬天，神雀毒龙，六领吐火，啖鬼之王，电精雷父，掣星流横，枭磕驳灼，逆风横行，天禽罗陈，皆在我傍，吐火万丈，以除不祥，群真启道，封落山乡，千神百灵，并手叩颡，泽尉捧炉，为我烧香，所在所经，万神奉迎。

毕，又叩齿三通，乃开目，徐去左手。手按山源则鬼井闭门，手抟神池则邪根散分，手临魂台则玉真守关，于是感激灵根，天兽来卫，千精震伏，莫干我气，此自然之理，使忽尔而然也。鼻下山源，是一身之武津，真邪之通府，不真者所以生邪气，为真者所以遏万邪，在我运摄之耳，故吉凶兆焉。明堂中亦一身之池，死生之形宅，存其神可以渺分内观，废其道所以致乎朽烂，故由我御顺其术，而死生悔吝定焉。

上一条出大洞真经高上首章。

太虚真人南岳赤君内法曰：以月五日夜半，存日象在心中，日从口入也。使照一心之内，与日共光，相合会毕，当觉心暖，霞晖映验，良久乃祝曰：

太明育精，内练丹心，光辉合暎，神真来寻。毕，咽液九过。到十五日、二十五日、二十九日，复作如上。使人开明听察，百关鲜彻，面有玉光，体有金泽，行之十五年，太一遣宝车来迎，上登太霄。行之务欲数，不必此数日也。

上一条出《太上消魔经》中。

《消魔上灵经》曰：若体中不宁，当反舌塞喉，嗽津咽液无数，须臾，不宁之疴自即除也。平时亦当觉体中宽软也。

上一条出消魔上灵叙中。

《消魔经》上篇曰：耳欲得数按抑其左右，亦令无数，令人聪彻。所谓营治城郭，名书皇籍。又曰：鼻亦欲数得按其左右，唯令无数，令人气平。所谓灌溉中岳，名书帝录。

上此二法，方丈台照灵李夫人出用。

《太上录停发华经》上按摩法：常以生气时，咽液二七过毕，按体所痛处，向王而咒曰：

左玄右玄，三神合真，左黄右黄，六华相当，风气恶疾，伏匿四方，玉液流泽，上下宣通，内遣水火，外辟不祥，长生飞仙，身常休强，毕，又咽液二七过。常如此，则无疾。又当急按所痛处三十一过。

上一条沧浪云林宫右英王夫人所出。

《丹字紫书三五顺行经》曰：坐常欲闭目内视，存见五脏肠胃，久行之，自得分明了了也。

《石景赤字经》曰：常能以手掩口鼻，临目微气，久许时，手中生液，用以摩面目。常行之，使人体香。

《紫度炎光内视中方》曰：常欲闭目而临，安身微气，使如卧状，令傍人不觉也。乃内视远听四方，令我耳目注万里之外，久行之，尔自见万里之外事，精心为之，乃见百万里之外事也。又耳中亦常闻金玉之音，丝竹之声，此妙法也。四方者，总其言耳，当先起一方，而内注视听。初为之，实无仿佛，久久诚自入妙。

《太上天关三图经》曰：常欲以手按目近鼻之两眦，闭气为之，气通辄止，终而复始。常行之，眼能洞视。

上四条，玄师所敕用。

《太极录经》曰：理发欲向王地，既栉发之始，而微祝曰：

泥丸玄华，保精长存，左为隐月，右为日根，六合清练，百神受恩。咒毕，咽液三过。能常行之，发不落而日生。当数易栉，栉之取多，而不使痛，亦可令侍者栉取多也。于是血液不滞，发根常坚。

上一条，安九华所告令施用。

《正一平经》曰：闭气拜靖，使百鬼畏惮，功曹使者龙虎君，可见与语。谓能精心久行之耳。又曰：烧香时勿反顾，反顾则忤真气，使致邪应也。又曰：入靖户，先前右足著前，后进左足，令与右足齐。毕，乃趣行如故，使人陈启通达上闻。又曰：临食上，勿道死事，勿露食物，来众邪气。又曰：数澡浴，每至甲子当沐，不尔当以几月旦，使人通灵。浴不患数，患人不能耳，荡炼尸臭，而真气未入。

上一条，元师所敕使施用。

《太上九变十化易新经》曰：若履殪秽及诸不净处，当洗澡浴盥，解形以除之。其法用竹叶十两，桃皮削取白四两，以清水一斛二斗，于釜中煮之，令白沸出，适寒温，以浴形，即万殡消除也。既以除殡，又辟湿痹疮痒之疾。且竹虚素而内白，桃即却邪而折秽。故用此二物，以消形中之滓浊也。天人下游，既反，未曾不用此水以自荡也。至于世间符水咒漱外含之近术，皆莫比于此方也。若浴者益佳，但不用此水以沐耳。炼尸之素浆，正宜以沐浴耳。真奇秘也。

上一条，紫微王夫人所敕用。

（底本出处《正统道藏》正一部。）

摄生纂录

导引篇

赤松子坐引法

长跪，两手向前。各分开，以指向外。次长跪，两手叉腰。次复长跪，右手曳后去，左手叉腹前。次复缓形长跪，左右手更曳向前，更从叉腰。次复长跪，伸两手著背后。次复平坐，以膝相张，两足向外，两手叉腰。能常为此法，令人耳目聪明，延年益寿，百病不生。为此法讫，当立以手摩身令遍，勿大寒、大热、风燥、醉饱时作之。

《养生要集》曰：《导引经》云：清旦未起，先啄齿二七，闭目握固，漱津唾，三咽气，寻闭息，极乃徐徐。顿踵三，还上床，叉手顿项上，左右自引挨，不息复三，伸两足，返手前却，自极复三，皆当朝暮为之，能数尤善。

又清旦初起，以两手叉两耳，极上下之二七，令人耳不聋。

次缩鼻闭气，右手从头上引左耳二七止。次复以左手从头上引右二七。次引两鬓举之。令人血气流通，头不白。

又摩手令热以摩面，从上下二七止，去邪气，令面有光。

又摩手令热以摩身体，从上至下，名干浴。令人胜风寒时热，头痛疾病并皆除也。

婆罗门导引法

第一，龙引：以两手向上拓，兼似挽弓势，右左同。又叉手相捉头上过。

第二，龟引：峻坐，两足如八字，以手拓膝，行摇动，又左顾右顾。

第三，麟盘：侧卧，屈手承头，将近将脚，屈向上，傍髀展上，脚向前拗。左右同。

第四，虎视：两手据状，拔身向背后视。左右同。

第五，鹤举：起立，徐徐返拗引颈，左右挽。

第六，鸾趋：起立，以脚徐徐前踏，又握固，以手前后策。

第七，鸳翔：以手向背上相捉，低身，徐徐宛转。

第八，熊奋：迅以两手相叉，翻覆向胸臆，抱膝头上，宛转。

第九，寒松空雪：大坐，手据膝，渐低头，左右摇动，徐徐回转。

第十，冬柏凌风：两手据将，或低或举，左右引，细拔回旋。

第十一，仙人排天：大坐，斜身偏倚，两手据床，如排天。左右同。

第十二，凤凰鼓翅：两手交捶膊井连臂，返捶背上连腰脚，各三数度。为之细拔回旋，但取使快为上，不得过度，更至疲顿。

调气篇

吐纳炼气法

夫天地万物皆因气以成形。故知气在人中，人在气中。气聚即生，气亡则死。善行气者，内以养身，外以却患，然百姓日用而不知焉。故善加调摄，必销众疾，苟有壅滞，便即生疗。养生者当先存此道矣。

仙经云：服气者神明而寿。虽能服食而不知调气，效乃运。若专调气而疗疾者，效速于针石矣。人能常存之，不死之道也。

抱朴子曰：一人之身，一国之象也。神犹君也，血犹臣也，气犹百姓也。能理民则能理国，能理气则能理身。民散则国亡，气竭则身死。死者不可以生也，亡者不可以存也。是以至人消未起之患，治未病之疾，医之于无事之前，不可于既逝之后。人难养而易危，气难清而易浊。

故审德所以保社稷，割嗜欲所以固血气，然后众害却焉，寿命长焉。

每清朝初起，面向午展两手于膝上，心眼观气入项，下达涌泉。朝朝如此，名曰送气。常以鼻引气，口吐气，常欲出气少，入气多。每欲食，先须送气入腹，令与食为主。

仙经云：食有十二时，气从夜半始。自九九至八八、七七、六六、五五，以心受之。四季引镇星黄气，以脾受之。秋引太白，白气以肺受之。冬引辰星，黑气以肾受之。

又有食六戊之精，亦有大效。假令甲子旬有戊辰，则竟其旬常向辰地而吞气，后则到甲复向其旬之戊也。

凡此诸法，备在仙经，恐非流俗所能行用，好道君子安可忘？

诸《服气经》云：从夜半至日中为生气，日中至夜半为死气，常以生气时正僵卧瞑目，握固，闭气不息，于心中数至二百，乃口吐气出之。日增息如此，则身神具，五脏安。能闭气至二百五十，华盖明，耳目聪，举身无病，邪不干人矣。

宝气一名炼气，一名行气，一名长息。其法，正僵卧，徐漱醴泉而咽之。因行气，口但吐气，鼻但纳气，徐缩鼻引之，莫太极者，难还入。五息已息，自可吐也。一息数之至九十息，若然可频伸。频伸讫，复为之，满四九。四九三百六十息为一竟。咽之者每吐气，欲止辄一咽之。乃鼻纳气也，不尔或令人嗽。

凡气纳则气上升，吐气则气下流，自觉周身也。

凡行气常以月一日，念令气从手十指出，以十六日尽。月晦念令气从足十指出，久久自觉气从手足通，即能闭气不息，便长生矣。灵龟所以千岁不食者，能不兴鼻息故也。太清行门户之道，《九都经》谓之天壮地壮。天地壮，气通即能轻举矣。手为天门，足为地户；手为天门，足为地壮者也。

凡行气当仿佛为之，常以鸡鸣生气时正僵卧，握固，两足间相去五寸，两臂去体相去亦各五寸，去枕，微息，四九三百六十息，身如委衣，骨节皆解。初为势至三百六十息，转觉藏云行体中，经营周身，湍润形体，浇灌皮肤，五脏六腑皆悉充满，旧疾稍去矣。

凡初行气，先安稳其身，而和其气，无与意争。若不安和，即且止，和乃为之，常守勿倦也。少行即少得之，大行即大得之。气至即形安，形安则鼻息和调，鼻息和调则精气来至，精气来至则自觉形热，形热即颇汗出，汗出且勿便起，安安养之，务欲其久。当即去忿怒忧愁，能去忿怒忧愁即气不乱，气不乱即正气来至，正气来至即口中甘香，口中甘香即多唾，而鼻息微长即五脏安而气和，其理自然百病去，饮食美，三气调，形轻而老寿矣。

凡行气，以鼻纳气，以口吐气，微引之名曰长息。纳气有一，吐气有六。纳气有一者，谓吸也。吐气有六者，谓吹、呼、嘻、呵、虚、呬，皆出气也。

凡人之息，一呼一吸，无有此数为长息。吐气之法，时寒可吹，时温可吸，委曲疗病，吹以去热，嘻以去风，呵以去烦，又以下气虚者则多嘘呬。道家行气，卒不欲嘘呬者，长息之忌也。此男女俱可行此法。出《仿仙经》。闭气法：亦以鼻纳气，便闭之于内，为可久极乃开口微吐之，口小吐之，鼻复小纳，如此再三，乃长吐之，亦如上吐、呼、嘻、呵之法。闭气致至千五百，复当但入不出者，但从鼻入通手足，不复从口出也。欲自通之于口，乃从口出耳。譬如水流，前水过去后水续处，不复往反，长生之道决于斯矣。

炼气法：正僵卧，徐漱醴泉咽之，莫闭口因行气，口但得吐气，鼻但得纳气，不欲恶气入也。徐缩鼻，莫太极满，太极满难还入，五息可吐，莫至极。自一数之十息，屈指至九十息数，可频伸，四九三百六十息，意脑中黄气大如鸡子，常念之。意中疲倦，当先陈三七二百一十息，炼气还气，令肝满，气不大，令出，闭气七十息一咽，含不足复满七十息，莫致大顿，击击之气当随发上出，及流四肢，自热下至足脚，徐调气还至胃管，喉咽，使下脐一二三四即还管矣。

凡炼气法，卧为之，日瞳眬便当坐为。如前头卧炼气法，至七十息四五通。

凡初行气小不调，久行易耳。行气还至胃中，咽气自觉至胃中矣。便缠著脐，心数一二三四五六七八九，缠已，不欲大嘘呬也。却亦当转气下去气，终不上气，小经屈气经上去欲令转下，壮事实气，已复小嘘，再三吸，便自下。治头眩、耳聋，欲还气五脏间，至不过十日愈。

委气，四九三百六十息，正僵卧，握固，先调和，口中含唾莫咽，九息一展转，令足间相去五寸挽之，微还气时身如委衣，骨节俱解。徐九十息止，当违一指不开。初为当热，至三百六十息复为，至三九但系意不欲使思散，欲还自坐为，男子左边，妇人右边。七十息一咽。此炼气男女俱仙之法也。

凡行气闭气虽是治身之要，然要先达解其理。空又宜虚，不可饱满。若气有结滞，不得宣流，或致发疮，譬如泉源不可壅遏。若食生菜服肉，及喜怒忧患不除，而以行气，令人发上气。凡欲修此，皆当以渐。

又别法云：调气者，平明面向午，展两手于膝上，徐徐按捺支节，口吐浊气，鼻引清气，所谓吐故纳新者也。每引气讫，闭气良久，徐徐吐之。仍以手左拓，上拓，下拓，前拓，后拓。取气之时，意想气入毛际，流于五脏四肢，皆受其润，如山之纳云，如地之纳泽。若气通即觉腹中汩汩热转动，若得十通已上，则身体润泽而光净，耳目聪明，令人能食有力，百病不生矣。

又有内调气之法与前法略同云。渐习至千息，即老者更少，日还一日，自然不食矣。

调气之法亦无定数，唯多益善。大约夜半后二十四调之，鸡鸣时一十八调之，平明一十二调之，日中后一十二调之。若能多调，每时加三十四十回亦得。

《仙经》云：若大雾、大雨、大风之日，不得行气，但闭而勿调。

凡将调气者，先除鼻中毛，所谓通神之路也。

凡欲行气，欲除百病，随病所在念之。头病念头，足病念足，和气往攻之，从时至时，便自消矣。时气中冷可闭气以取汗，辄周身则解矣。

疗病法：一准调气坐卧，若卒患寒热及痈肿等，当日调之，不愈，一两日必瘥。

若心中冷病吹而出之，热病呵而出之，肝病嘘而出之，肺病呬而出之，脾病嘻而出之，肾病吹而出之。每作皆三十六遍，仍须行导引之法。

又热病用大吹五十遍，细吹十遍。心闷者用大嘘三十遍，细嘘十遍。肝病者，用大呵三十遍，细呵十遍。心病者，用大嘘三十遍，细嘘十遍。肾病，用大呬五十遍，细呬十三遍。若能用心行之，无有不瘥。

何以知五脏之病？体有冷热，多梦赤衣人持赤刀仗者，心之病也。胸膈胀满，四肢烦闷，梦见美女妇人及父母妻子者，肺病也。忧愁不乐，头眼时痛，梦青衣人或持青刀或狮子虫狼来怖人，肝病也体上游风习习，体闷疼痛，梦见小儿击腋或如旋风绕人者，脾病也。体冷阴衰，或梦黑衣人持黑刀怖人者，肾病也。推此以定之，无不验矣。

又乐先生调气法：大约与前法略同。云于净室内施床枕，与身平布，展手，去身，各三四寸，两足相去亦然。当先念：法性平等，死生不妄，拘魂制魄。鸣天鼓三十二通，漱玉泉三五咽，以鼻吸入腹，数多为良，勿使耳闻气入声。气初入时有得三十、二十息即闷，可闭气勿令鼻中却出，开口轻轻放，微出多少，觉体热微汗是气行之验。服气，夜取子时至丑时可了，昼可取巳时至午时可了。服讫，可坚两膝，用气抽上肠，吐向下，顿掣三五十度，此谓炼气。腹中及四肢中病皆得除愈。取气之数，具之于后。

凡服气，先取北黑气，谓之玄牙。思北方七星胜事，以安为度，或五或五十或五百，补肾，传气于肝，比北方水藏主肾故也。次取东方青牙，思东方七星胜事，以补肝，其数九或九十或九百，传气于心，以东方木藏主肝故也。次取南方丹牙，思南方七星胜事，其数三或三十或三百，补心，传气于脾，以南方火藏主心故也。次取中宫黄牙，思中宫七星胜事，其数一或一十或一百，补脾，传气于肺，以中宫土藏主脾故也。次取西方素牙，思西方七星胜事，其数七或七十或七百，以补肺，传气于肾，以西方金藏主肺故也。

又有吐气疗一切病，亦与服气相须，如气满不行亦可吐气出。吐之法：呵一，呼二，嘘三，嘻四，呬五，吹六。

凡呵而出肺气者，以金主太白，成肺不受客气。客，火也。客壮伤主，是以呵而出之。凡吹出心气者，以火主荧惑，成心不受客气。客，水也。客壮伤主，是以吹而出之。凡呬出肝气者，以木主岁星，成肝不受客气。客，金也。客壮伤主，是以呬而出之。凡嘘出脾气者，以土主镇星，成脾不受客气。客，木也。客壮伤主，是以嘘而出之。凡呼出肾气者，以水主辰星，成肾不受客气。客，土也。客壮伤主，是以呼而出之。凡嘻出膀胱气者，三焦水谷宫，伤冷则痢，伤热则闷，闷则病在小肠，痢则病在大肠，嘻而出之则和矣。

凡人肝藏魂，肺藏魄，脾藏志，心藏神，肾藏精。若六腑不和，则五脏伤客气。胆一，大肠二，小肠三，三焦通为六腑。凡三焦在膀胱，有其处无其形，是为六腑。六腑不和，则五脏不通，五脏不通，则五气不传，而五六皆病。若能消而息之，可以无病矣。

胎食胎息法

常须闭其心，去其思，微其息。息以鼻，无以口，使气常有储，名之曰胎息。漱其舌下泉咽之，数十息之间一相继，名之曰胎食。为二者不息，可以不饥，可以不病。

食日月精法

取日初出时、日中时、日入时，正立向日，展两手，闭气九遍，仰天嗡日光而咽之，九度，益精气，令人强壮不老。又以月初出时、月正中时、月入时，正立向月，展两手，闭气九遍，仰天嗡月光咽之，令人阴气盛。妇人有子。

居处篇

摄理法

夫摄理者，先在水土所习，必欲高燥之处。《左传》云：土厚水深，居之不疾。若下湿之地，必能损人。今南人多夭，北人多寿，此其验也。《淮南》云：坚土人刚，弱土人肥；垆土人大，沙土人细；息土人美；耗土人丑；山气多男，泽气多女；水气多瘖，风气多聋；林气多癃，木气多伛；湿气多尰，石气多力，阴气多瘿；暑气多夭，寒气多寿；谷气多痹，丘气多狂；广气多仁，陵气多贪。轻土人利，重土人迟；清水音小，浊水音大；湍水人轻，迟水人重；中土多圣。

凡人皆牵水土以为善恶，从此观之，安可不择地而居耳？古者巢居穴处，人皆长寿者，何也？岂非巢居则迥，穴处则密，人不受巢穴之风故也。自上栋下宇，巢穴便生众疾，咸臻夭，寿日促。今之居处房屋不可高大虚敞，非唯风雾难防，亦使精神恍散。《吕氏春秋》云：台高则多阳，室大则生痿，阳则生蹷。且亦有丰屋之诫，可不慎哉？古人之所居，但取门墙周密。墙宇幽深，使纤毫之风无所从入，自然众疾不生矣。觉有风穴，即须避之。

凡细隙之风为害尤切，古来忽中风，四肢不遂，角弓反张，失音，皆由忽此。身既中风，众病总集，邪鬼得便，以致夭枉。古者，洛阳市青店店主，坐处柱上有孔如针头，而前后店主不悟，皆同病而死，此其验也。所居之室必令洁净，朝夕恒欲焚香，则人不受恶气，常得和气。又养生之人，须有日月规镜，及石精、金光剑，及生犀、麝香、雄黄、丹砂，以自卫，大吉。又《仙经》云：以大盆盛清水当户安之，拔大刀横上，令刃向外，悬明镜于上，书制邪符于镜傍，则百邪不敢犯，犯者皆见血在水中。又说，但悬孔好九寸明镜于背后，则邪魅不敢隐形矣。

丁公杀鬼丸 仙人所授方

虎头骨　丹砂　真珠　雄黄　雌黄　曾青　女青　鬼臼　皂荚　桔梗　苟翁　白芷　苍术　芜荑　鬼箭　鬼督邮　藜芦　菖蒲

上十八味，各二分，捣筛，蜜和如弹丸。带之，男左女右，百邪不敢近人，梦寐不乱，魂魄常安。凡人居止、移动、避病，皆有吉处，摄生君子皆宜用之。假令岁德、月德、日德、时德，最为大者。

推岁德法

谓甲岁德自处，乙德在庚；丙德自处，丁德在壬；戊德自处，己德在甲；庚德自处，辛德在丙；壬德自处，癸德在戊。

推月德法

正月德在丁，二月在坤，三月在壬，四月在辛，五月在乾，六月在甲，七月在癸，八月在艮，九月在丙，十月在乙，十一月在巽，十二月在庚。

推日德与岁德同，谓甲日德自处，乙日德在庚也。时德与月德同，谓寅时德在丁，卯时德在坤，他皆推所在。又有推游年法，先从离数，而乾不受八，前就离，至兑为十，坎为二十，震为三十，离为四十；坤不受一，却就离，复至兑为五十，乃至百二十岁，皆准此。

凡游年所至之处，从下一变为祸害，全变祸害为五鬼，再变为绝命，全变绝命为六害，三变为生气，全变生气为天医复位，全变游年为福德。

凡居止移转皆就生气福德为上，若避病兼就天医，仍类其万物以为吉凶。其绝命、祸害、五鬼、六害，皆宜避之。一说云：男忌祸害，女忌绝命。

凡居宅有火，起土造作及在太岁、太阴、大将军、月刑杀上者，宜于天仓上掘坑方深五尺，坑内安石千斤，石上累甓千枚，并泥其上，大吉。阳宅天仓在丁，正月丙辛日治。阴宅天仓在癸，七月丁壬日治。若犯南方，以黑石一枚重十一斤，大豆一斗，埋南墙下，灾祸不起，大吉。犯东方，以白石一枚，重一十斤，白米一斗，埋东墙下，灾祸消灭，大吉。犯西方，以赤石一枚，重十二斤，赤小豆一斗，埋西墙，灾害不起，获大吉。犯北方，以黄石十斤，及雄黄五两，黍米一斗，埋北墙下，大吉。若犯宅内宫，以青石一枚，重十三斤，青米一斗，埋中庭，大吉。宅多瘟病，以石百二十斤，埋堂前，去户一丈六尺，吉。宅内有鬼，以石八十斤，埋壬地，吉。若动土恐干土气，伤人，埋石于四角各一百一十斤，大吉。宅多病患，以石一百斤，埋卯地，大吉。又以黄石九十斤，埋马枥下，宜马，获大吉。又以青石五十斤，埋牛栏内，宜牛，吉。又季夏，以黄石九十斤，埋庭内，吉。立春日，以青石三十斤，埋于东壁下，立夏日，以赤石二十斤，埋于南壁下，立秋日，以白石四十斤，埋于西壁下，立冬日，以黑石一百斤，埋于北壁下，皆获大吉。

凡埋石各用当方月德日，其石皆用完全者，皆埋入地三尺，却以酒脯祭其地，主人躬自咒愿。

埋沙法

若太岁在寅午戌，害气在亥；岁在巳酉丑，害气在寅；岁在亥卯未，害气在申；岁在申子辰，害气在巳。当于害气之地，作坑方深三尺，取东流水内好沙三斗置坑内，内醇酒三斗灌之，然后以土覆之，家人大小各踏其上，以杵筑之，各二七杵，即害气消除，人无灾病。国邑省寺皆可为之，皆用正月上戊日为之，大吉。犯土以致病，病多使身体沉重，四肢烦疼，以平旦空腹烧糠，使烟薰鼻及口，吸取少烟，不过三次愈。

老君说河曲父谢天地法

常以辰巳日黄昏晴明时，争扫宅内甲戊丙壬之地，烧香北向，稽首三过，口勿语，但心中默言曰：曾孙某数负黄天，叵蒙上帝之治，愿合家男女大小前后所犯罪过，请为在前消凶，在后进善，令某家大小身神平安。常行此道，大吉利。

辟盗贼法

取市门土及岁建破月建土和为人，安朱雀地，大吉。

居家辟邪杂用方法立春以富人家田中土涂灶，令人大吉，富。六丁日，扫舍，常修之大吉。

正月上巳日，取富人家当门中土涂灶，亦大吉。

二月上壬日，取道中土和井华水涂灶，亦大吉。

建日取折车轭悬户上，辟口舌。

埋鹿角于门中及厕中、令人得财。

埋牛蹄于宅四角，亦大吉。

立春日涂所卧床前方圆二寸，辟灾。

满日取三家水作酒，大富。

丁亥日左手撮米投灶中，所愿皆得，大吉。

正月建日，取桃斧枝及故车辗置户内，桃置户外，即鬼永不来。夜卧以所卧床荐上草抽一茎出，可三寸，即鬼魅不来。

忌讳法：埋破履于庭中，子孙有印绶之贵，大吉。又宅中姓上利地不得安薰秽，西北隅为天门，亦不可粪秽，不可安井厕，务使清洁，大吉，又宅内最大树勿伐之，如自死即除之。西南种桃，井上勿种桃，桃花入井不祥。又宅心无种桑种桃，勿种木槿，勿簸箕盛粪，勿令破食器入厕中，勿塞井，勿断道路，无故燃火入门皆不祥。

凡作屋，勿续木为柱，及自倒木为柱，皆不祥。

《龙首经》云：春甲乙不伐东方木，夏丙丁不作灰炭，季夏戊己不兴工，动土，秋庚辛不铸写，冬壬癸不穿沟渠，犯此殃家长，大凶。春夏为阳，不行刑戮，秋冬为阴，不可开凿。犯者殃及其身。又阴阳家云：卖宅钱不可买生口，卖驴马钱不可取妇，皆大凶妨。又马有的卢，勿乘之。黄马后足白，并犬胸黄耳黑，并勿畜之。又黄马牛生黑犊，勿畜。

凡欲修造运为皆须选择时日，但依六壬黄黑道图最妙，寅申岁、乙辛黄，丁癸黄。卯酉岁、乾巽黄，坤艮黄。辰戌岁、丙壬黄，甲庚黄。巳亥岁、丁癸黄，乙辛黄。子午岁、坤艮黄，乾巽黄。丑未岁。甲庚黄，丙壬黄。

上此为岁黄道。若修造当依此地皆吉，余地皆凶。若远行、移徙、嫁娶、产妇、病人疗医，此地吉。

又月黄道法最验，皆依节气用之。正月、七月，丑辰巳未为黄道，余并为黑道。二月、八月，卯午未酉为黄道，余并为黑道。三月、九月，巳申酉亥为黄道，余并为黑道，四月、十月，未戌亥丑为黄道，余并为黑道。五月、十一月，酉子丑卯为黄道，余并为黑道。六月、十二月，亥寅卯巳为黄道，余并为黑道。

凡营造起动、政故造新、移徙远行、嫁娶临官、产妇、避病逐医，得黄道即大吉，黑道大凶。虽是黄道，若此年将军、太岁、刑祸、土公在道，亦宜避之。一说云：若黄道诸无所忌。又说云：凡一切运为但得天赦日，地上五百神皆上天，日无所忌，兼用岁月日时德仍与岁月黄道有合处，其人大受福德。若须举动，不能全具者，但得一两处吉即好。若犯岁月黑道及诸犯触未发，即须治之所犯之处，五功已下为小犯，五功已上为大犯，即取黄道及岁月德上，及中庭可掘土深一尺已上，各取土五升相和，筛之令细，以酒五升、薰陆、白檀、零陵、青木、沉香等，各一两许细切，水煮之，水无限，以酒和之，将所取土共搅和，作泥如煎饼。泥以新苕帚将此泥扫，岁月黄及岁月德，墙壁上及堂屋房舍皆扫之。若大犯则扫二丈已下，一丈已上；小犯则扫三尺已上，一丈已来。随其高下，若是墙则尽高下，须是家中子弟及家长自扫。此日不得高声嗔怒。凡阳宅丈夫扫外，阴宅妇人扫内，皆须著新净衣，若不知阴阳则内外俱扫。扫讫仍须扫灶。凡和泥水慎无杀虫。此法神奥，卒难言尽，君子勿可轻也。

凡人初入宅及入官舍，皆不欲吊丧问疾，不欲言恶事，不欲登高临深，不欲窥井厕，不欲悲哀忿怒，亦不欲亲刑戮，兴工动土并不吉。

凡临官视事亦须择日。

拜官日，春用寅、卯、巳、戊，夏用巳、午、申、丑，秋用申、酉、亥、辰，冬用亥、子、寅、未。及遇建满平定成等日并吉。授官拜日相克，若甲乙授官不以庚辛日上，庚辛日授官不以丙丁日上，丙丁日授官不以壬癸日上，壬癸日授官不以戊己日上，戊己日授官不以甲乙日上。

又法，春忌庚辛，夏忌壬癸，秋忌甲乙，冬忌丙丁，是四废日，不可临官视事。又不用正月、二月、三月下旬，四月、七月、九月上旬，十月中旬，十二月下旬，十一月上旬，五月三旬，悉不可临官视事，皆大凶妨，设有福德犹遇他灾患。

行旅篇

凡人欲辞家行动，先须选择良日，不可率然，以托其福。

每月一日、十一日、十三日、十九日，二十三日、二十八日号为石门日，宜行，入官所求皆得，大吉。

二日、八日、十四日、二十日、二十九日为盗门日，行有大忧，遇盗，大凶。

三日、九日、十五日、三十日为财门日，宜入官嫁娶，百事吉。

十六日、二十二日、二十五日、十日为阳门日，宜行百事，吉。

十七日、二十一日、二十六日为官门日，宜行入官，百事吉。

十二日、十八日、二十四日、二十七日为侯门日，行有口舌大凶。

凡遇死丧大凶。子日南行大凶，北行小吉，东行得财，西行有喜；丑日，南行有所得，北行小吉，东行大好，西行不成；寅日，南行大好，北行小吉，东行留滞，西行大吉；卯日南行有所得，北行大吉，东行呵留，西行大吉；辰日南行有酒食，北行见呵留，东行大吉，西行凶。巳日，南行小好，北行得财，东行逢凶，西行小吉；未日，南行逢吏，北行凶，东行好，西行不成。申酉日南行不吉，北行好，东行大吉，西行大吉。戌日南行得财，北行不成，东行凶，西行凶。亥日南行得财，北行不成，东行小吉，西行大凶。

凡行日虽据此图，亦看当年历日，遇建满平定开日弥吉，丑、寅、卯、辰、巳、午、未、申时南行大吉，丑、寅、卯、巳、未、申、酉、亥时北行大吉。子、丑、卯、午、未、戌时，西行大吉，得财。子、丑、寅、午、未时东行，皆吉。凡行日时皆可审推按之。

又四方相厌法：东行者，持钱九文，行九里弃之而去。南行者，持水一器，行六里弃之而去。西行者，持炭七斤，行七里弃之而去。北行者，持土五斤，行五里弃之而去。大吉，所求如愿。

又云：凡欲行者，以左把米投井中，大吉。

又说：五离日不可远行。忽行在路遇大风、雾、雷、电，当是龙神所过之处，当入室避之，不尔久必重病。若凌晨在山水中及风露中行，大损人，不得不饮酒佩雄黄为佳。

经云：人出门远行皆诵咒曰：

六甲九章，天圆地方。四时五行，日月为光。禹为治道，蚩尤辟兵。苍龙挟卫，白虎扶行。荧惑先引，辟除不祥。北斗诛罚，除去凶殃。五神从我，周游四方。左社右稷，寇贼厌伏。行者有喜，用者得福。五行从我，所愿皆得。急急如律令！

诵此咒三遍，乃以水噀所去之方，大吉利。

凡出行遇神庙之所，勿入之，若入必须恭敬，不得举月恣意顾瞻，如对严君，必获其福。凡行旅适丧孝之所，必当乘白马，从髯奴，大吉。若行路见美女，慎勿熟视之，或是鬼魅之异物也。

六十甲子

甲子王文卿从官十八人

乙丑龙季卿从官十六人金

丙寅张仲卿从官十四人

丁卯司马卿从官十二人火

戊辰季楚卿从官十八人

己巳何文昌从官十二人木

庚午冯仲卿从官十七人

辛未王文章从官十五人土

壬申侯博卿从官十三人

癸酉孙仲房从官十一人金

甲戌展子江从官十四人

乙亥庞明公从官十二人火

丙子邢孙卿从官十六人

丁丑赵子玉从官十四人水

戊寅虞子卿从官十二人

己卯石文阳从官十五人土

庚辰尹佳卿从官十二人

辛巳阳仲公从官十一人金

壬午马子明从官十二人

癸未吕威明从官十二人木

甲申扈文长从官十六人

乙酉孔利公从官十四人水

丙戌车元升从官十二人

丁亥张文通从官十人土

戊子乐石阳从官十人

己丑范和卿从官十四人火

庚寅楮进卿从官十五人

辛卯郭子良从官十三人木

壬辰武稚卿从官十一人

癸巳史公来从官九人水

甲午卫上卿从官十八人

乙未杜仲阳从官十六人金

丙申朱伯众从官十四人

丁酉减文公从官十二人火

戊戌范少卿从官十人

己亥邓都卿从官十二人木

庚子阳仲叔从官十七人

辛丑林卫公从官十五人土

壬寅丘孟卿从官十三人

癸卯苏他家从官十一人金

甲辰孟非卿从官十四人

乙巳唐文卿从官十二人火

丙午魏文公从官十六人

丁未石叔通从官十四人水

戊申范伯阳从官十二人

己酉成文长从官十五人土

庚戌史子仁从官十三人

辛亥左子行从官十一人金

壬子宿上卿从官十五人

癸丑江汉卿从官十三人木

甲寅明文章从官十六人

乙卯戴公阳从官十四人水

丙辰霍叔英从官十二人

丁巳崔巨卿从官九人土

戊午从元光从官十四人

己未时通卿从官十七人火

庚申华文阳从官十五人

辛酉邮元玉从官十二人木

壬戌乐进卿从官士二人

癸亥左石松从官九人水

凡人出游异方，登山涉水，忧虎狼之害，惧瘴疠之灾，或进谒公侯，或伏兵对寇，皆当随日呼其神名，与己俱行以自卫，则百恶皆伏，所行大吉。若其年有厄，即叩齿呼行年本命之辰及今日之神，竟年并呼之，百凶自去，常行不绝，必致长生。行此道者，至其日勿食所属之肉，大吉。辟兵之道，但能知北斗及日月字，则不畏白刃，但常诵五兵之名，亦神验。刀名大房，虚星主之；弓名曲张，土星主之；矢名仿惶，荧惑星主之；矛名矢伤，角星主之；弩名远望，张星主之；戟名大将，参星主之。临敌细祝之，大有明效。或以月蚀时刻，三岁蟾蜍下有八字者，以其血书所持之刀剑，大效。或以交锋之际，乘魁履刚呼四方之长，亦有效也。

又法：五月五日书赤灵符，及西王母兵信神符数十符，皆辟兵之道也。山无高下，皆有神灵。若欲升之，必选时日，皆以五色缯各五寸悬大石，所求必得。若畏虎狼山精之属，当佩黄神章及玉神符，或烧牛羊角。畏虺蛇之属，必佩蜈蚣、麝香，又佩武都雄黄三两已上，则不敢近人矣。又诵仪康入山不逢虎，心念仪方入泽不逢蛇，又烧牛羊角，行则虎狼不敢近人，大吉。

又法：未至山，百步先却，百步反足，乃登之，百邪皆走。若已为蛇所中，则以少许雄黄末纳疮中，亦立愈矣。若畏山川庙座百鬼之法，常带三皇文、五岳真形图、天水符及上皇竹使符、及白泽图、九鼎记则邪自却。若常存真一，则不须符药也。又水无大小，皆难冒涉，若江河淮海。畏蛟龙者，皆当先于水次破鸡子一枚，以少许粉杂香末合搅器水中，以自洗濯，则不畏风波。又习闭气至千息，久能居水中。又得通天犀角长寸已上，刻为鱼口衔之，以入水。水常开三尺，人得水中气息。若江南沙湿之处，有沙虱水弩之属，大为人害，可带生麝香及神符、金丹皆辟之，若能常存真一，则百毒不犯者矣。

（底本出处《正统道藏》洞玄部众术类。）

保生要录

序

尝闻松有千岁之固，雪无一时之坚。若植松于腐壤，不期月而必蠹；藏雪于阴山，虽累年而不消。违其性则坚者脆，顺其理则促者延，物情既尔，人理岂殊！然则，所谓调摄之术者，又可忽乎！臣窃览前人所撰保生之书，往往拘忌太多，节目大繁，行者难之。在于崇贵，尤不易为。臣少也多病，留心养生，研究即久，编次云就，其术简易，乘闲可行。先欲固其正气，次欲调其肢体。至于衣服居处，药饵之方，蔬果禽鱼之性，有益者必录，无补者不书。古方有误者重明，俗用或乖者必正，目之曰《保生要录》。虽无裨于闻道，粗有资于卫生，冒昧上献，伏深战灼。

蒲虔贯谨序

养神气门

嵇叔夜云：服药求汗，或有弗获。愧情一集，涣然流离。明情发于中而形于外，则知喜怒哀乐宁不伤人。故心不挠者神不疲，神不疲则恙不乱，气不乱则身泰寿延矣。

调肢体门

养生者，形要小劳，无至大疲。故水流则清，滞则污。养生之人，欲血脉常行，如水之流。坐不欲至倦，行不欲至劳，频行不已，然宜稍缓，即是小劳之术也。故手足欲时其屈伸，两臂欲左挽右挽如挽弓法，或两手双拓如拓石法，或双拳筑空，或手臂左右前后轻摆，或头项左右顾，或腰胯左右转，时俯时仰，或两手相捉，细细搜如洗手法，或两手掌相摩令热，掩目摩面，事闲随意为之，各十数过而已。每日频行，必身轻、目明、筋节血脉调畅，饮食易消，无所拥滞。体中小不佳快，为之即解。旧导引方太烦，崇贵之人不易为也。今此术不择时节，亦无度数，乘闲便作，而见效且速。

夫人夜卧，欲自以手摩四肢胸腹十数过，名曰干浴。卧欲侧而曲膝，益气力。常时浊唾则吐，清津则咽。常以舌拄上腭，聚清津而咽之，润五脏，悦肌肤，令人长寿不老。《黄庭经》曰：口为玉池大和官，嗽咽灵液灾不干。又曰：闭口屈舌食胎津，使我遂炼获飞仙。频叩齿令齿牢，又辟恶。夫人春时、暑月，欲得晚眠早起，秋欲早眠早起、冬欲早眠晏起。早不宜在鸡鸣前，晚不宜在日出后。热时欲舒畅，寒月欲收密。此合四气之宜，保身益寿之道也。

论衣服门

臣闻衣服厚薄，欲得随时合度。是以暑月不可全薄，寒时不可极温。盛热能著单，熟衣卧熟帐，或腰腹膝胫已来覆被，极宜人。冬月绵衣莫令甚厚，寒则频添重数，如此则令人不骤寒骤热也。故寒时而热则减，减则不伤于温，热时而寒则加，加则不伤于寒。寒热若时妄自脱著，则伤于寒热矣。寒欲渐著，热欲渐脱。腰腹下至足胫欲得常温，胸上至头欲得稍凉。凉不至冻，温不至燥。衣为汗湿，即时易之。薰衣火气未歇，不可便著。夫寒热平和，形神恬静，疾疹不生，寿年自永。

论饮食门

饮食者，所以资养人之血气。血则荣华形体，气则卫护四肢。精华者，为髓、为精，其次者，为肌、为肉。常时不可待极饥而方食，候极饱而彻馔，常欲如饥中饱，饱中饥。青牛道士云：人欲先饥而后食，先渴而后饮，不欲强食、强饮故也。又不欲先进热食而随餐冷物，必冷热相攻而为患。凡食，先热食，次温食，方可少餐冷食也。凡食，太热则伤骨，太冷则伤筋；虽热不得灼唇，虽冷不可冻齿。凡食，温胜冷，少胜多，熟胜生，淡胜咸。凡食，热汗出勿洗面，令人失颜色，面上如虫行。食饱沐发作头风。凡所好之物，不可偏耽，偏耽则伤而生疾。所恶之味，不可全弃，全弃则藏炁不均。如全不食苦则心炁虚，全不食咸则肾炁弱是也。是以天有五行，人有五脏，食有五味。故肝法木，心法火，脾法土，肺法金，肾法水。酸纳肝，苦纳心，甘纳脾，辛纳肺，咸纳肾。木生火，火生土，土生金，金生水，水生木。木制土，土制水，水制火，火制金，金制木。故四时无多食所王并所制之味，皆能伤所王之藏也。宜食相生之味，助王炁也。王藏不伤，王气增益，饮食合度，寒温得宜，则诸疾不生，遐龄自永矣。

论居处门

《传》曰：土厚水深，居之不疾。故人居处，随其方所，皆欲土厚水深。土欲坚润而黄，水欲甘美而澄。常居之室，极令周密，勿有细隙致风气得入，久居善中人。风者，天地之气也，能生成万物，亦能损人。初入腠理之间，渐至肌肤之内，内传经脉，达于脏腑。传变既广，为患则深，故古人云避风如避矢。盛暑久坐两头通屋，大招风，夹道尤甚。盛暑不可露卧，凡卧，自立春后至立秋前，欲束其首。立秋后至立春前，欲西其首。常枕药枕，胜于宝玉，宝玉大冷伤脑。其枕、药性大热，则热气冲上；大冷，又冷气伤脑，唯用理风平凉者，乃为得宜。

药枕方

久枕，治头风，目眩，脑重，冷疼，眼暗，鼻塞，兼辟邪。

蔓荆子八分　甘菊花八分　细辛六分　吴白芷六分　白木四分　芎䓖六分　通草八分　防风八分　藁本六分　羚羊角八分　犀角八分　石上菖蒲八分　黑豆五合，拣择，接令净

上件药细剉，去碎末，相拌令匀，以生绢囊盛之。欲达其气，次用碧罗袋重盛，缝之如枕样，纳药，直令紧实，置在合子中。其合形亦如枕，纳药囊，令出合子唇一寸半已来。欲枕时，揭去合盖，不枕即盖之，使药炁不散，枕之日久，渐低，更入药，以实之，或添黑豆令如初。三五月后药炁歇则换之，初枕旬日或一月，耳中微鸣，是药抽风之验。

论药食门

辨服金石

金石之药，有可服不可服之理。欲究养生之术，须穷药石之由。今假设问辞，用明至理。

或问曰：夫金石之药，埋之不腐，煮之不烂，用能固气，可以延年。草木之药，未免腐烂之患，焉有固驻之功？

答曰：夫金石之药，其性骠悍，而无津液，人之盛壮，服且无益，若及其衰弱，毒则发焉。夫壮年则气盛而滑利，盛则能制石，滑则能行石，故不发也。及其衰弱，则荣卫气涩，涩则不能行石，弱则不能制石，石无所制，而行者留积，故为人大患也。欲益而损，何固驻之有哉。

问曰：亦有未虚而石发者乎？

答曰：忧恚在心而不能宣，则荣卫涩滞而不行，石势结积而不散，随其积聚发诸痈疮。又有服石之人，倚石势而纵佚游，石势既行，乃作强中之病。不晓者，以为奇效，精液焦枯，猛热遂作，洞釜加爨，罕不焦然。

问曰：金石之为害若此，农皇何以标之于本经？

答曰：太虚积冷之人，不妨暂服，疾愈而止，则无害矣。

又问：前云石势骠悍，藏衰则发。今先虚而服石者，岂能制其势力乎！且未见其有害何也？

答曰：初服之时，石势永积，又乘虚冷之甚，故不发也。以此观之，当太虚积冷之时，暂可服饵。若久长防患，则不如草木之药焉。

又问：草木自不能久，岂能固人哉，答曰：服之不倦，势力相搂，积年之后，必获大益。夫攻疗之药，以疾瘥而见功；固驻之方，觉体安而是效。形神既宁，则寿命自永矣。

果 类

莲实粉主补中，养神，益气力，除百疾。久服轻身延年。

取莲实，八月就他皮黑者，去皮、心，曝干，捣、筛为粉。早以酒或白粥调之。不宜与地黄同食。莲实嫩时，生食动气，为粉益人。

栗子粉，主厚肠胃，补肾气。取栗子曝干，令皮自拆，去皮，薄切，又曝令极干，捣为粉。如莲粉法食之。凡食栗子，生食动虫、发气，熟食亦发胀，皆不及曝令半干，衣中近肌肉暖而食之，其益人。

葡萄作浆，虽是常术，且补益功优。主筋骨湿痹，益气力肥健。久服轻身，不老延年。

葡萄熟时，先于根底著羊肉汁、米泔汁各一斗，如是经宿拣熟者摘之，纳新白瓶中令满稍实，密封百日浆，自然成浆，去滓，饮之味过醇醋，甚益人。

榴梨浆治风热，昏闷烦躁。

青梨大者二十颗　石榴十颗　淡竹沥三大升

上捣榴、梨，挼取自然汁，澄滤，拌竹沥。一服五合，日三服。梨极大，方用二十颗，小者三十颗。

谷并菜类

胡麻，主肠中虚羸，补五内，益气力，长肌肉，填髓脑，坚筋骨，去虚热，久服明目，轻身不老延年。一名巨胜。四棱为胡麻，八棱为巨胜。陶弘景云：八谷之中，唯此为良。又云味甘，在米豆部，此正是乌麻也。今时所用巨胜，茎荚虽小类麻，而叶子大极，味苦，其性甚冷。夫味苦不可入米谷，性冷不可为补益。其叶又与麻不同，阴暗则低，日烈则起，此当别是一物，非巨胜、胡麻也。今俗但用，不觉其非。正当用乌油麻，味甘。而荚有四棱者为胡麻，八棱者曰巨胜，正合《本经》，不当用味苦而冷者也。

肉 类

殺癞羊，丈夫食之损阳，女人食之绝阴。北羊中有角者是。

羊髓，补虚损。脑髓，食不益人。

鹿肉，温。补中，强五脏，益气力。壶居士云：鹿性警烈，多食良草，处必山岗，产必润泽。故可飨神者，以其洁故也。食良草有九物，鹿葱，鹿药，白蒿，水芹，甘草，山苍，葛叶并根，齐头蒿、荠苨。鹿常食此。九草，性能解毒，治风，压丹石。服附子多食鹿肉，附子少力也。五月忌食之，茸不可近鼻。

獐肉，温。补五脏。八月至十一月食胜羊肉，十二月已后动风、发㿉，不堪食。

鳗鲡鱼，性温。主五痔，杀诸虫，补阳气。食三五度，腰肾间百病自瘥[1]。五色者，兼理妇人带脉百病。碎切，去骨，以五味调肉，羊肠中系两头，炙之候冷，然后切食。

鸡，雌而黄者性温。主虚渴、数溺、泄利，补五脏，益气力。黑者，治风。

圆鱼，平，补。去骨节间诸壅热㿉。五六月不宜食。有人以鳖甲作散，五六月间感阴湿黑，忽化为小鳖。

猪无筋，鹦无髓，药食多绌之。

鹤，性平，补。不宜合菌食之。酥煎良佳。

（底本出处《正统道藏》洞神部方法类。）

---

[1] 原文为"自差"，均改为"自瘥"。

混俗颐生录

序

天地之间，以人为贵。言贵者，异于万物也。人之所重者荣显，所宝者性命。自天地精粹以生形，寒暑燥湿以生困，合顺而守之，顺则瘰疬不作，逆则万瘵辐凑，虽大限而不能续。中间夭枉、沉痼、跛眇之疾，良由摄理乖方之致。然夫骈拇枝指，附赘悬疣，此乃生常之患，非关谓息之误矣。是以五色乱目，五音聋耳，五味爽口，畋猎狂心。四事去之，尘外之人也。凡居深山，处穷谷，与猿猱为侣，逐麋鹿为群，弃寰中之美乐，食炁餐霞，保寿齐于天地者，万万人中未有一二哉。稍能于饮食嗜欲间消息之，则无枉横之虞也。

词昔年五味酒食过度，痼疾缠身，思其所因有自来矣。遂即栖心附道，肆志林泉，景虑都忘，渐至痊复。词禀性顽愚，昧于忌犯将摄之理，粗约羁縻仅二十年来，颇获其验。且夫修短穷通，人之定分。不能保存和气，而乃腾倒精神，加以锻铸金砂，资助情欲，弃其仁义，冀信祯祥，妄图永远，此其大惑欤！谓皮之不能存，毛将安附。至于脱屣冲虚，驾龙控鹤者，此乃世世施阴德，生生履仁义，又有兀兀之性，所禀坚固，非药饵之所致。古人有寿数百岁者不闻有学道求仙之术，龟龙蛇鹤亦无服食茹芝之方，松筠经霜而不凋，蔓草先秋而摇落，此物之自然性也，岂天地大道私于彼人物哉！是鸟兽非弹射不死，盖以自适之性，饥啄渴饮，嗜欲以时，而无所萦。人多夭伤疾病，以贪求名利，追琢其神，强服药饵，加以嗜欲无时，昧于忌犯，服玩奢侈，饮食过度，辄恣饱暖。且夫土木泉石莫非造化所成者，则负瑰奇诡怪之状，而人亦然。况利禄荣显暂时间耳，盖非干身之事，惟摄生养性则神谧延龄而已。今辄具消息枢要十章，题目曰《混俗颐生录》。此皆历试有验，非乃谬言，虽不能究习研精，而乃梗概略备，不能尽文直书其事，倘遇同道览之，冀微采缀云尔。

饮食消息第一

食为命之基，不可斯须去之也。既乖节俭，或昧寒温，瘵疠之由自此始矣。既不能服饵丹霞，出纳元气，则于饮食嗜欲行住坐卧间消息之。以此冀为良药，而日用不知其为尚矣。

夫人当以饮食先吃暖物，后吃冷物为妙。何者？以肾脏属水，水性常冷，故以暖物先暖之。不问四时，常此消息弥佳。就中夏月偏宜暖之，为伏阴在内耳。

食不欲苦饱，苦饱即伤心，伤心即气短、妨闷。

食了，先以手摩肚数十下，兼仰面呵气二十下，甚消毒食；食了，不欲便睡卧，即令患肺气，荣卫不通，血脉凝滞之使然也。肢节烦重，尤多嗜睡，百疾从此而生矣。

食了，必须冲融少时，行三、五十步，使食消化，心腑空悬乃可寝卧。寝卧之时不欲言语、歌啸。五脏如钟磬，不扣不发其声，此将息之妙矣。

夫饮食所以助气，食饱气不行。食了尤忌仰卧，多成气痞兼头风。食不欲粗及速，速即损气，粗即损脾，脾损即为食劳。男子五劳，此为一劳之数也。

食饱不欲速步、走马、登高、涉险，必伤内室。

不欲夜食，日没之后脾当不磨，为音响断绝故也。脾好音乐，丝竹才闻脾磨，即《周礼》云乐以侑食。是以音响皆主于脾。

若腹内稍冷，食即不消，兼亦损胃。胃损则翻，翻即不受谷气，既不受谷气，即多吐，吐即转为翻胃之疾。

夜后不宜饱食肉面生脍。夏月夜短，尤宜忌之。生鲙不可与乳酪同食。此等之物，夜后虽消，甚损脾胃，令人脾劳。向夜勿饱食煎饼，尤当大损风气之人，偏不宜食。

食热物后不以冷水漱口，食冷物后不以热水漱口。冷热相击，是以多患牙齿疼痛、齿根宣露。

凡吃炙肉，若乘热食之多患风疳、暨齿或黄黯，渐至缺落，亦令血脉不行。

人若饱食后宜立小便，饥即迹小便最为妙，恐损膀胱故也。

腻多之物甚不宜人，暗眼兼肠胃冷滑，尤多动风，若患风疳气疾，故宜忌之。

五味稍薄，令人神爽，唯肾气偏宜咸物，兼消宿食。诸并不宜食，若偏多则随其脏腑必有所损。是以咸多伤筋，固不可嗜，甘伤胃，辛伤目，苦伤心。惊伤魂，忧伤神，思伤意，恣伤情，恨伤志。

久视伤明，久听伤聪，久行伤筋，久卧伤血，久劳伤骨，久立伤肢节，久语伤气。

大渴不大饮，大饥不大饱，大乐不大忧，大劳不大息。欲大得不欲大失，是以怒伤正气也。大劳力乏绝，大饥损脏腑，大饱腠理闭，大渴经脉蹶，兼气不行，大醉神散越，大笑气飞扬，大恐心恍惚，大热气不通，大寒血脉结，多睡神魂离，大惊心不安。此皆为损寿之候。

凡人常忌鸡猪自死，牛肉陈臭难消，咸醋枯滑冷腻，生葱，大、小蒜，生香菜，不时之物，瓜果、粉粥、冷淘等物，非养生摄理之道。

凡服药饵之时，尤忌三般受气不足之肉。肉者鸡、猪、无鳞鱼。又忌三般受飞不足之菜。菜者，莙达、莴苣、波䔖闭血触故也。

夫人若不能常于行住坐卧及饮食嗜欲间消息之，纵服灵芝，日饮沆瀣，岂有补益乎？但助阳之药固持盈满，日久月深必获大损，其何昧哉！

若吃肉菜，问有筋韧，勿咽之。此难消之物，经时多为症癖，亦令脾劳。又不可于星月及神庙宫观、名山大川、古坛神树、墟墓之间饮食，况为道家所禁，保宜戒之。

饮酒消息 第二

酒应星宿，其来远矣。智者饮之则智，愚人饮之则愚。消忧畅志，发怒宣言，皆由斯物。是以先王饮之以礼乐，贤人饮之陶情性，常人饮之逞荒欲，唯酒无量之谓也。豢豕为酒，非为祸也。是以饮酒不欲过多兼频。

大醉极伤心神，肝浮胆横，又复招风败肾，毁筋腐骨莫过于酒，饱食之后尤宜忌之。

夫好酒人多患肺气兼风，不尔则腰膝沉重或膀胱冷疼，课一般耳。

凡饮后不欲大吐，大吐则肝翻胆竭。肝是胆之府，既竭则胆痿，胆痿则心怯，心怯则多惊悸，夜卧恍惚，尤多健忘，则心神渐散。觉损则服补心丸。

凡欲饮酒不欲速，速则冲破肺。

肺为五脏之华盖，固不得损。损即多涕洟兼患肺气、肺痿、咳嗽之疾。若患劳气、风疳、五痔人切须忌之。

若患风人加之药物浸酒，不令甚醉。

饮酒后不欲得饮冷水、冷茶，多为酒引入肾脏，为停毒水，即须去之。多时必腰膝沉重，膀胱冷疼兼患水肿、消渴、挛躄之疾，皆由斯起。

饮后不欲一向卧，须使人回转，不尔浸损膀胱、肠胃，但看酒家屋易坏，此益明矣。

不问四时，常吃暖酒弥佳。若冬月但杀冷而已，不要苦热，热即伤心肺。凡是饮食皆不欲热吃，非独热酒耳。

夏月炒黑豆，乘热投酒中浸，候其色紫，微暖饮之，理气无比。秋冬间，即量其自性冷热所患，以药物浸酒饮之，甚佳。今人多以葡萄、荞麦为之，是巧伪乱真，非其疗病，固不可以诸物杂之。古人玄酒、大羹尚其质朴。

夫酒少吃即益，多吃即损。少即引气导药力，润肌肤，益颜色，通荣卫，理气御霜，辟温气。

凡空腹，切不宜闻秽恶之物气，及往疾病人家，但饮酒即辟邪毒。昔有三人，晨朝冒露而出，一人饱食，一人空心，一人饮酒。空心者卒，饱食者病，饮酒者健。酒至益人，过即损人，况酒为腐肠之物，固不可滥触。酒性至热，大寒凝海，唯酒不冻。

凡造酒欲发，皆候风潮而动，则和合其阴阳造化之功也。所以饮多则冷。凡丈夫阳气多弱，兼饮后恣游，或扇风取凉，固当虚损，后复为酒引阴气，结固下焦；又或未醒大渴，遂吃茶饮水，即为酒引入腰膝，贮在膀胱，为停毒水肿，结固下焦，若非名药良医不能行逐，是以多饮即冷耳。

常见人夏月于井中浸酒，冬月即以酥酪和饮之，此为大害，必当入脚膝间为冷症之疾。酥酪入酒发劳痊，动疯疾，必不可遣。酒所以醉人，麹蘖之故也。麹蘖气消则皆为水，当凝入腰膝间，无因更出。

饮酒不欲风里坐卧，祖肉，操扇，盖缘毛孔悉开，不欲使风入，风入即令四肢不遂兼风，手足瘫痪等皆由斯得。凡甘肴美膳，乘凉饮冷，虽乃一时适意，久久皆为患害。

春时消息第三

人禀阴阳五行，四时肃杀之气，差若毫发，瘵疠则生。是以手足象天地？血脉象江河，毛发象草木，慎怒象雷电，两目状日月，嗜欲禀生植。气候小差，人多疾疫，既反其令，瘵疠则生。细而察之，万不失一。

凡春中，宜发汗、吐利、针灸，宜服续命汤、薯药丸甚妙。自冬至后，夜半一阳生，阳气吐，阴气纳。心膈宿热，阳气相冲，若两虎相逢狭道，必斗矣。春夏之交，遂使伤寒、虚热时行之患，良由冬月附火及食热物，心膈宿痰流入四肢之故也。其患者，不啻十有六七。二月已来，采取东引桃枝并叶各一握，水三升，煎取二升已来。早朝空心服之，亦不必全尽，但吐却心膈痰饮即不为害。能四时依此吐，殊胜泻。泻即令人下焦虚冷，吐即去心腑客热，除百病。小儿即与茵陈丸、犀角丸泻之，以小儿未经人事，即不畏泻。亦须审其冷热虚实，不得浪为。若是男子，事须下泻，除脚气冲心。膀胱冷、疼痛脓水、三焦不通，即须泻，常得通畅，不要苦泻。夏月尤忌泻，为泄阴气故也。丈夫四十已上不宜苦泻。

春深稍宜和平将息，绵衣稍宜晚脱，不可令背寒。寒即伤肺，令鼻塞咳嗽。似热即去之，稍冷即加之，甚妙。肺俞五脏之表，胃俞十二经脉之长，最不可失寒热之节。俗谚云：避风如避箭，避色如避乱，勤解逐时衣，少餐申后饭。欺言可宝耳。觉虚热，食上常服红雪，时服柴胡汤、三黄丸。如玄参，甚去虚热，兼治劳明目。自春秋之际，万病发动之时，固宜将摄矣。

夏时消息第四

立夏三伏内腹中常冷，特忌下利，泄阴气故也。夏中不宜针灸，唯宜发汗。夏至后，夜半一阴生，唯宜服热物，兼吃补肾汤药等。非唯性热之物，亦常宜温暖饭食。况夏一季心王肾衰，最宜补息。盛热时，不宜吃冷淘麻饮，粉粥蜜浆；饱食后吃，必起霍乱。又生菜、茄子，缘腹中常冷，食此凝滞难消之物，多为症块，若患冷气风疾之人，更须忌之。夏月不问老小，常吃暖物，至秋必不患赤白痢、疟疾、霍乱。但腹中常暖，诸疾皆不能作，为阳气壮盛耳。

时人不能将摄，日高餐饭，空腹吃茶。缘肾纳咸，被盐引茶入肾，令人下焦虚冷，手足疼痹；饭食后吃三、两碗不妨，似饥即不再吃。限丈夫有痃癖、五痔、风疳、冷气、劳瘦、虚损，女人有血气、头风，偏不宜茶。所以消食涤昏烦，空心啜之实僭滥。盛热时宜于隐处寝卧，辄不得于星月下露地偃坐，兼便睡著使人操扇风，特宜忌之。常见人养新生孩子畏热，睡著后多扇风，兼于风凉之处卧，此爱之甚，然犹善养马者，以筐盛粪，以屟盛溺，设蚊蚋即使人扑之，以附之不时，则惊蹙、毁首、辟胸，此意有所至，而爱有所亡，可不慎欤！以此孩子多患脐风、手足挛掣、口撮，俗号瑚狲噤，不知其由，又曰鬼魅，可谓谬哉。以此则之，万不失一。

夏月不宜晚起，令人四肢昏沉，精神懵昧。勿冷水浴，使人虚热眼暗，筋脉蹶逆、霍乱转筋。常以饥沐饱浴，以饥即不再浴限，浴了避风。小儿亦如之。冲热来勿以冷水洗手面及淋背，犯之必患阴黄，但漱口即可矣。勿当操扇、袒露，多令人患刺风、风疹。亦勿饮冷水，成癖气、结气及水谷重下等痢。生菜、茄子、瓜，甚不宜人，尤忌向夜食之，唯粗人辛苦之士消杀得。瓜虽理气，尤暗人眼。如驴马食之，即日眼烂，不可不明矣。

食热物汗出即拭却，勿扇风殊佳。勿夜食，尤忌吃肉䏶、生冷、粘腻之物，为夏月夜短，有年之人腹中常冷，或不消化，多患腹胀、霍乱之疾。勿当风卧湿，缘常出汗，体虚风拍著人，多患风痹、手足不遂、言语赛涩、四肢瘫痪、偏风等。虽不尽害，亦有当时中者，有不便中者。逢年之盛，遇月之满，得时之和，即幸而获免；若遇年之弱，值月之空，失时之和，无不中者。昔有人代皆不寿，来告彭祖。祖遂周视其人寝卧之处，果有一穴，当其脑户。头是三百六十诸阳之总会，以贼风吹注，阳气散尽，日月深久耻毙矣。祖使敛其穴，其人果寿矣。所谓怀仁抱义，未见其益，有时而用，此乃喻将摄之谓也；弃仁背信，未见其损，有时而亡，此乃喻不能调护之故。损益之道，其理彰然。

夏月不欲数沐，数沐则心覆，令人健忘，兼甚引风。每晨梳头一、二百下，仍不得梳头皮，兼于无风处梳之，自然去风明目矣。

秋时消息 第五

立秋后稍宜和平将摄，春秋之际故疾发动之时，切须安养，量其自性将理。秋中不宜吐及发汗，令人消烁，脏腑不安，唯宜针灸，下利进汤散以助阳气。止若患积劳、五痔、消渴等病，不宜吃干饭、炙煿、自死牛肉、生鲙、鸡、猪、浊酒、陈臭咸醋、粘滑难消之物及生菜、瓜果、毒鱼，鲙鲊、酱之类。若风气、冷病、疢癖之人，亦不宜上件之物。若自知夏月冷吃物稍多，至秋患赤白痢兼疟，即宜以童子小便二升并大腹、槟榔五颗，和子细切，煎取八合，下生姜汁一合，和腊雪三分或二分，早朝空心分为两服，泻三、两行。夏月所食冷物及膀胱有宿水、冷脓，悉为此药行逐，即不为患耳。此药是乘气汤药，纵年老之人，亦宜服之，且不夺气力，兼不虚人，况秋利又当其时。此汤理脚气，兼理诸气，其方甚克效，故附之于此。丈夫泻后三、两日，以薤白粥加羊肾，空心补之，殊胜服诸补药。

每晨睡觉瞑目叩齿三七下，咽津，以手掌相收，令热熨眼，唯遍数多为妙。此法去风明目，无以加之。

冬时消息第六

冬则伏阳生，内有疾宜吐。心膈多热，特忌发汗，畏泄阳气故也。宜服浸酒补药，以迎阳气。寝卧之时消息稍宜虚歇，大约如此。若此宿疾，须自酌量，不得准此。绵衣稍宜晚著，仍渐渐加厚，不得顿温，此乃将息之妙矣。又不得令火气拥聚，但免寒即可以。若遇大寒不得频于火上烘炙，尤甚损人。手足皆应心，多炙手，遂引火气，使人心多燥热。所吃热物及附火热气，皆积在心头，心属火故也。

夫冷药不治热极，热药不治冷极，水流湿火就燥故也。凡服药先看诸脏其有不足处，置其所损则补之，皆有效验。人之服药多不相当，为受性皆不同耳。亦不用火炙衣服令暖，著之亦甚损人。春夏之交，阴气既入，不能调护阳气，流入四肢，遂致时行热疾之作也，甚者狂走妄语。若便服冷药，十有二、三纵活者，亦不免挛躄、丧明、发落、疮疥等。凡阴阳二毒，伤寒是天行之别号，只有疗法即无可法。七日内可疗，七日外不可疗，其验若此，药之用岂宜差误？觉是此疾，不等便服冷药，若是阳毒万一得瘥；若正阴毒服以冷药，手下狼狈，深宜详审，不可参差。每日一浴，冀通血脉，腠理通和。每拟浴时尽饱食，夜间即浴，浴后即吃一、两盏酒便卧，不得冲风，且一宵安眠，房事切忌，他时所利。每食后服好红雪或服三黄丸更妙。

饮食之间，四十已上稍宜温，四十已下稍宜寒。若先有宿疾，冷粢之中自审息，不得准此。凡冬月所盖热被、毡褥等，稍热即减之，凝寒即加之。谚云：服药不如勤脱著。诚哉斯言。但是诸疾切忌食热肉、酒、面、炙煿之物，多食令人血脉不行。馎饦、馄饨，平常之时亦不宜热吃。冬月若食热物，至春夏交，必为疗疬矣。

患劳消息 第七

丈夫患积劳、五痔、消渴、下焦冷上膈多热，良由饮食嗜欲不节之故。况丈夫四十已来下焦先衰，女人四十已来上焦先衰。抑闻劳疾本生于两端，不干执重提轻，兀兀终日即害。唯是闲散之人多有此疾，况闲散之人不多运动气力，饱食之后不多行步，坐卧任性，经脉不通，血脉凝滞之使然也。是以贵人貌乐而心劳，贱人心闲而貌苦。贵人加以嗜欲无时，昧于禁忌，饱食珍羞便寝卧之，因此致耳。若引而伸之，触类而长。夫人常须用力，但不令劳倦，贵荣卫通流，血气周遍，犹若户枢，终不朽腐，此将摄之要诀，万金之所不言。

夫人初得劳气之时，其候甚多而日用不知，略而条之，细宜详审。其候者，两眼昏暗，手足心热，背膊闷困，项颈酸疼，四肢无力，两颊及唇时有红赤，大小便赤涩，脚手软弱，久立不得，吃饭食不作，饥肤常思异食，吃即不多，两肋间疠癖、气胀，腹中常冷，食不消化，膈上虚热，时时咳嗽，唾涕稠粘，多卧多起，状似伴病人，或时壮热，昼可夜极，骨节烦燥，尤多健忘，唇口焦干，已上并是患劳之证候也。觉有此候，即须寻方服药，节俭嗜欲，调息饮食，即冀渐退。若非自觉，不遇良医，辩其状候，别为治疗，日月深久，胸前骨出，臂上肉销，咳嗽不出声，抬肩喘息，痢如靫汁，或似烂肠，此乃五脏坏矣，神慧之师所不能救软。若觉有此候，不宜吃陈臭难消粘滑之物、犬肉、鸡、猪、野狐、羊、驼、牛、马、炙肉、生冷等物，兼节房中之事。昔许由以一瓢之动犹以为烦，况昼暮晨兴，驰逐名利，加以情欲相牵，运用心机，自然神散形劳，焉得不撄疾瘵？觉有此状，宜吃煮饭、烧盐、姜、豉汁为粥；枸杞、甘菊、牛蒡、韭薤、地黄、马齿、鲫鱼、白鱼、鹿肉干脯、白煮精羊肉，并宜食之，其余禁断，平愈后任餐。

患风消息 第八

心人患久风，固难将息。凡风疾之人，髓竭肉疏，则风入骨间，故肢节不遂，骨虚血薄之故也。稽其由，皆有所因，或是夏月当风乘凉便至睡，或酒后操扇取风，好吃毒鱼、猪肉之使也。况江淮地偏，又多下湿，夏月炎热，风气郁蒸，多患此疾。女人不多行步，饱食之后坐卧任性，尤多壅塞。初得之时，状犹不定，或睡中口内涎出，手足战掉，或大肠偏涩，或脚膝疼重，或肢节不仁，或常眼涩，行坐睡著，或筋脉挛掣，或多齘嚏，嚏不可休，皮肤干痒，面色浮青，眼颊多瞤，或咯痰唾吐至多，头旋目眩。已上并是中风之候，且宜服此小饮子，然后大汤药。却须缓治，不宜急速。缓则易瘥，急即难痊。

上品之药，一百二十余味，性皆和厚，渐瘥疾疗。今之庸医，药性不辨，脉候兼荒，不以智虑推之，但求仓卒之效。傥获即目之验，病家乃为良医。且治病之法，要须精脉候兼会五行，用药审其冷热，加以智慧慈悯为先，不以贫富等差为意，但务救济一心。如此医人，阴有神护，用药理病，无不瘥除。

夫病患之中有卒暴者，须求手下之验，止如喉闭，脚气冲心，阴阳毒，伤寒，急劳，发背，小儿急疳，乳痈，卒暴心腹痛，即要求即目之验。诸患并须渐渐除之。夫患风疾之人，左右扶持之者，必须细意调理饮食汤药等，食欲得频，不欲得饱，饱即壅闷；又不得饥，饥即虚，虚即风增极。似饥即食，欲饱即休。若患经年，服药不得暂一停，偏宜药酒汤散，不日全可。若信庸医，药物乖理，避忌兼多，转受虚邪，即当益甚。在虚实之间，细宜调息，可不勉之！风疾之人欲宜瘦，兼不多食，其疾即退；若事餐啜，喜见肥充，疾即益甚，宜细详之。病人不宜嗔怒，饥饱冲胃，寒热，劳役心力，至乐苦忧惊喜并集，并不宜之。患风人尤多虚，虚又须补，补即壅，壅即令人头旋，心闷兼气冲心，常令通滑。泻多又虚，虚亦令人头旋、目疢。将息之间，尤宜详审。凡服补药若自通滑，即不更要服泄利之药。风疾之人，宜吃羊肉，去脂、血。缘虚事须要吃，则如法煮之。羊食百草，草本且无毒。但除脂、血，以药煮之，则不发病矣。煮羊脚法：羊一脚以刀子划开，水浸洗去血，兼割去脂，加防风一两，石膏五两，桑根白皮二两，切，和煮之，不损肉味，尤颇益人。又夏中单用桑叶五十片，不要诸药。桑叶是时收采，曝干，以备冬月使用。干者，加至八十叶。如煮散，肉亦随多少，酌量煮之。

患风人，不宜吃荞麦、崧菜、热饼饧、馄饨、油麻、糊饼和脂爎、炙肉，热吃白汤，博饦生冷油肥，鸡猪犬肉，鲤鱼生鲙，生葱蒜，空腹茶，不可食之。其余消息酌量之，此不可一一具述矣。

户内消息 第九

人生之大患，嗜欲饮食，万病变通，侵克年龄，皆由此蚕蚀。是以道家所禁，去其太甚，不然杜绝。所谓师也过，商也不及，言俱不得其中。过之、不及，相去几何？若是先有宿疾，有因食而疗，或有因欲而疗，损益于身而日用不知。是以上士不惑，牢固性命，寡思虑而远声色，节饮食而去奢侈；中智之人尚未能去其太甚；下智之人，恣其情性，不知禁忌，贪色好财，败其元和之正气，遂使大约侵克，必其然欤！加以形貌衰赢，伛偻拏蹙，沉痼在身而不能瘥，既乖摄养，又无良医，一旦至是，虽即甘膳美色置之于前，岂能暂之顾？何似搏节去就，涓涓不倦，畅志悦目而已，可不懿哉！

天地氤氲，万物化淳。男女媾精，万物化生。此人生调息性命之根本，摄生之所由。凡人谓之不稽实，曰野哉。夫一戏二十已前时复，三十已前日复，四十已后月复，五十已后三月复，六十已后七月复。道经云：六十闭户者，言人疏于学性，已损于未萌，以此戒之，犹多病患。噫，夫世人不能畜养元和之气，保惜形容，妄服丹砂，资助情欲，奢忕，则神魂不附于身，茫茫失途，精魄俱丧，兀然质朴，旨趣都忘。或有功未就，或有始未成，生涯落然，身婴痼疾，夜起不得枕席，是依劳历妻孥，绵缀岁序，良由不知道性，贪徇庸情而已哉。

观夫世人，母存者不啻其十八九，父存者不啻其十一二。以此准之，则人多嗜欲所惑，蹀其性命，诚可悲之矣。

禁忌消息第十

凡隐戏之时，忌天地晦暝，日月薄蚀，疾风甚雨，雷电震怒，四时八节，弦望晦朔，日月失度，祥云兴现，虹出星奔，本命之辰，魁罡之日，六甲之日，六丁甲子，庚申子午卯酉，已上并一是阴阳七曜失度之时，或天神当辰上直之日。阴气盛而逼阳则阳不足，阳气盛而逼阴则阴不足，阴盛阳弱或阳盛阴衰，故生病之由耳。又忌酒醉之后，饮罢未醒，饱食之后，乍饥正实，出入行来，筋力疲乏，喜怒未定，女人月潮，冲冒寒热，疾患未平，适大小便来，新沐浴后，既讫大小便，早朝及戌时，犯毕便行蓦走，无情而强为，已上皆神气昏乱，心力不足。或四体虚羸，即肾脏怯弱，六情不均，万病从兹而作矣。已上特宜慎之。

又忌名山大川、神树庙宇、宫观古坛、社树之处，星辰日月之处，灯烛六畜之前，不可会合，犯之损寿，子息蠢愚，深宜戒慎。又每年五月十六日是天地交会之辰，特忌会合，主减算寿，损阳道，终身不复，曾见犯者有验。大约五月是人蜕精神之月，老者夺之，少者加之，宜晏居静虑，节嗜欲，制和心志冀安用。况夏月心王肾衰，肾化为水，待秋乃凝，冬始坚。夏中最须保惜，尤为要妙。凡所遇年高于身者，不可犯生月，大者犹不许，况其年高乎？阴倍于阳大损男子，阳倍于阴亦损女人，是以伯乐相马之义耳。又忌薄层大鼻，疏齿黄发，皮燥痛疾，情性不和，莎苗强硬，声雄肉涩，肢体不膏，性专拓忌，生痣既多，已上并不可犯之。若诸药卫著在前，他经颐摄之方，此其大略。

（底本出处《正统道藏》洞神部方法类。）

三元延寿参赞书

序

达为良相，未达为良医，先正语也。辅佐天子，使膏泽沐于黎庶，宰相之职。体国惠民，使疾苦转为欢欣，医者之事。然苟德泽所加，刀圭所济，止于暂而不传于久，则不足以称良之名。惟夫利用厚生，天下自任，制礼作乐，布在方册，千万世之下，受其赐者，如亲见皋、夔、稷、契、伊、周。明脉病证治而密，知井俞荣经合而针，具载方书，千万世之下，受其惠者，如亲见雷公、岐伯、附俞、仓、扁。此医相之所以为良也欤，余自福建道奉诏入觐，远徐顿疾，屡药未应，至饶州石门，闻池州建德有儒医李澄心，疾驰以召，至而诊曰：可谓果一药愈。他日，论养生卫，曰：已撰集《三元延寿参赞书》五卷，《救急方》一集，欲锓诸梓，以为天朝跻民寿域之助。观其书则奇，而法其用心活人，如此可谓医之良者矣。余嘉之，就成其志，以寿其传。卫生者，宜争先快睹云。

至元辛卯冬仲上澣荣禄大夫福建等处行尚书省平章政事唐兀解序

夭寿不贰，修身以俟之，学者事也。是编所载，皆惩忿窒欲之类，其亦修身之要欤锓之梓，以广其传。读者其勿以浅近而忽之。

至元四年戊寅良月望日亚中大夫嘉兴路总管兼管内劝农事和元杲跋

余友李澄心，曩寻母数百里外，适母家多难，以药活二十八人，时未深乎医，尝以幸为嫌，求正于余。余敬爱之，为无隐焉。然其天性颖悟，有言必觉，又心不苟，取不倦，医以是活人也。多皓首相逢，曰医之功大矣。然耳目所及，焉得人人而济之，伊欲咸知自卫，使疾寡而不俟脉药可乎。出书以示观之，真卫生宝也。就为校正，勉以锓梓曰：子自是遇矣。漫记岁月。

至元辛卯良月日庐山近讷叶应和跋

澄心老人作三元参赞书以示余。观其自叙云，他书可有也可无也，此书可有也必不可无也。初则疑焉，及反复读之，始如菽粟之甘，非识正味者不嗜也。自后世金丹吐纳，熊经鸟伸之说行，其视上古圣人所谓法于阴阳，和于术数，起居有常，不妄作劳者，漠然而不加省，举世皆然也。今是书之作传闻者有异，首以三元一定之数为纲，继以起居饮食之节为目，凡经书之要旨，传记之附载，方书之禁忌，卦书之图说，条列章灼，使人晓然于日用之间，而每致夫戒慎之心，使物欲之伐不行于内，六气之沴不秉于外，则心平气和，盎然如四时之春，薰陶涵养以求合乎古道之自然，所谓三元之寿者，庶可冀其仿佛也。诗云："溯回从之，道阻且长，遡游从之，宛在水中央。"则是书之谓矣。所谓必不可无者，岂妄言哉：澄心求跋缀此数语于后云。

至元壬辰春既望竹居道人姚辙书

三元延寿参赞书，九华李澄心寻母之淮道，遇至人所授者也。既得其经乃九而传之以古圣贤神仙之语，一是本诸人情以奉天道。所谓愚不肖可以与能焉，可以与行焉，是则参赞之大者也。爰赞厥志为寿诸枣以惠圣天子之元元云。

至元壬辰季春上浣朝列大夫饶州路总管兼管内权农事塔海序

儒医澄心李君，教人卫生，而名其书曰："参赞。"大哉！言乎非取中庸所谓赞化育参天地者乎！天地以生生为心，人能助天地之生生，则可与天地并立而为三。此吾道大功用也，天下固无二道，然醫家者流本无是言，非儒而医者奚足以知之？世俗业医名为活人，其实常欲其术之售，或眄眄然惟恐众生之不病。今澄心之书顾乃切切然惟恐众生之有病。自今家有是书，人用是说，各自爱其天地父母之身，则亦无所事于医矣。众人之医以医为功，澄心之医独以无病可医为功。切意神圣工巧，虽若秦越人、淳于意、华佗褚澄辈，论其用心犹恐未及于是仁矣哉！澄心之为心也书。有诸公题跋，乃复征于同府一语以模写其心事，予不能作医家语，辄以儒家语系其后。

至元甲午立冬豫意周天骥书

黄帝问岐伯曰："余闻上古之人，春秋皆度百岁而动作不衰，今时之人，年至半百而动作皆衰，时世异耶？人将失之耶？"岐伯对曰："上古之人，其知道者，法于阴阳，和于术数，食饮有节，起居有常，不妄作劳，故能形与神俱，而尽终其天年。今时之人不然也，以酒为浆，以妄为常，以欲竭其精，以耗散其真，不知持满，不时御神，务快其心，逆于生乐，故半百而衰也。"又曰："知之则强，不知则老，知则耳目聪明，身体轻健，老者复壮，寿命与天地无穷。"此仆养生延寿之书所由作欤。所谓养生者，既非垆鼎之诀，使惮于金石之费者不能为，又非吐纳之术，使牵于事物之变者不暇为，郭橐驼有云："驼非能使木寿且孳也，以能顺木之天，而致其性焉耳。"仆此书，不过顺夫人之天，皆日用而不可缺者，故他书可有也，可无也，此书则可有也，必不可无也。仆生甫二周而生母迁于淮北，壮失所在，哀号奔走淮东西者凡三年。天悯其衷，见毋于蕲之罗田。自是岁一涉淮，一日道出庞居士旧址，遇一道人绿发童颜。问其姓曰："宫也。"问所之，曰："采药。"与语移日清越可喜同宿焉。道人夜坐达旦。问其齿，九十余矣。诘其所以寿？曰："子闻三元之说乎？"时匆匆不暇扣。后十年戊辰，试太学至礼部，少憩飞来峰下，忽复遇其人，貌不减旧。始异之，携手同饮。因诘向语，道人曰："此常理耳。"余稽首请之。曰："人之寿夭元六十，地元六十，人元六十，共一百八十岁。不知戒慎则日加损焉，精气不固则天元之寿减矣，谋为过当则地元之寿减矣，饮食不节则人元之寿减矣。当宝啬而不知所爱，当禁忌而不知所避，神日以耗病日以来，而寿日以促矣。其说皆具见于黄帝、岐伯、《素问》、老聃、庄周及名医书中。其与孔孟无异，子归以吾说求之，无他术也。复为余细析其说，且遗以二图，余再拜谢。畫夜以思之前之所为，其可悔者多矣。于是以其说搜诸书，集而成编，以自警焉，仆年七十父年且九十一矣，蒙恩免役侍奉他无以仰报。明时愿锓梓与众，共之庶读者详焉。不敢以父母遗体行殆安乐寿考以泳太平，似于天朝好生之德，不为无补云。

时至元辛卯岁菊月吉旦九华澄心老人李鹏飞序

人 说

天地之间人为贵，然囿于形而莫知其所以贵也。头圆象天，足方象地，目象日月，毛发肉骨象山林土石。呼为风，呵为露，喜而景星庆云，怒而震霆迅雷，血液流润而江河淮海。至于四肢之四时，五脏之五行，六腑之六律。若是者，吾身天地同流也，岂不贵乎？按藏教父母，及子相感，业神入胎，地水火风，众缘和合，渐得生长。一七日，如藕根。二七日，如稠酪。三七日，如鞋袜。四七日，如温石。五七日，有风触胎名摄提，头及两臂、胫，五种相现。六七日，有风名旋转，两手足四相现。七七及八七日，手足十指，二十四相现。九七日，眼耳鼻口及下二穴，大小便处九种相现。十七日，有风名普门，吹令坚实，及生五脏。十一七日，上下气通。十二七日，大小肠生。十三七日，渐知饥渴，饮食滋味，皆从脐入。十四七日，身前身后，左右二边，各生五十条脉。十五七日，又生二十条脉。一身之中，共有八百吸气之脉，至是皆具。十六七日，有风名甘露，安置两眼，通诸出入息气。十七七日，有风名毛拂，能令眼耳鼻口，咽喉胸臆，一切合入之处，皆得通滑。十八七日，有风名无垢，能令六根清净。十九七日，眼目鼻舌，四根成就；得三种报，曰身、命、意。二十七日，有风名坚固，二脚二手，二十指节，至一身二百大骨及诸小骨，一切皆生。二十一七日，有风名生起，能令生肉。二十二七日，有风名浮流，能令生血。二十三七日，生皮。二十四七日，皮肤光悦。二十五七日，血肉滋润。二十六七日，发毛爪甲皆与脉通。二十七七日，发毛爪甲，悉皆生就。二十八七日，生屋宇园池河等八想。二十九七日，各随自业，或鬶或白。三十七日，鬶白相现。三十一七日至三十四七日，渐得增长。三十五七日，肢体具足。三十六七日，不乐住腹。三十七七日，生不争、臭秽、黑暗三想。三十八七日，有风名蓝花，能令长伸两臂，转身向下。次有趋下风，能令足上首下，以向生门。是时也，万神必唱，恭而生男；万神必唱，奉而生女。至于五脏六腑，筋骨髓脑，皮肤血脉，精脏、水脏，二万八千形影，一万二千精光，三万六千出入，八万四千毛窍，莫不各有其神以主之。

然则人身岂易得哉！鞠育之恩，又岂浅浅哉！夫以天地父母之恩，生此不易得之身，至可贵至可宝者，五福一曰寿而已。既得其寿，则富贵利达，致君泽民，光前振后，凡所以掀揭宇宙者，皆可为也。盖身者，亲之身。轻其身，是轻其亲矣。安可不知所守，以全天与之寿，而有以尽事亲之大乎。或曰：婴孺之流，天真未剖，禁忌饮食，又无所犯，有至夭枉者，何欤？曰：此父母之过也。为父母者，或阳盛阴亏，或阴盛阳亏，或七情郁于内，或八邪袭于外，或母因胎寒而饵暖药，或父以阴萎而饵丹药，或胎元既充，淫欲未已，如花伤培，结子不实。既产之后，禀赋怯弱，调养又失其宜，骄惜太过。睡思既浓，尚令咀嚼；火合既暖，犹令饮酌；厚衾重覆，且令衣著；抚背拍衣，风从内作；指物为虫，惊因戏谑；危坐放手，我笑渠恶；欲令喜笑，肋胁指龂；雷鸣击鼓，且与掩耳；眠卧过时，不令早起；饮食饱饇，不与戒止；睡卧当风，恐吓神鬼；如此等事不一而已。斯言也，演山省翁之至言也。父母者，因是而鉴之，则后嗣流芳，同此一寿，岂不伟欤！

天元之寿精气不耗者得之

男女居室，人之大伦，独阳不生，独阴不成，人道有不可废者。庄周乃曰：人之可畏者，衽席之间，不知戒者，过也。盖此身与造化同流，左为肾属水，右为命门属火。阳生于子，火实藏之，犹北方之有龟蛇也。膀胱为左肾之腑，三焦为右肾之腑。三焦有脂膜如掌大，正与膀胱相对，有二白脉自中而出，夹脊而上贯于脑。上焦在膻中，内应心；中焦在中院，内应脾；下焦在脐下，即肾间动炁。分布人身，方其湛寂，欲念不兴，精炁散于三焦，荣华百脉，及欲想一起，欲火炽燃，翕撮至焦，精气流溢，并从命门输泻而去，可畏哉！嗟夫，元炁有限，人欲无涯。火生于木，祸发必克。尾闾不禁，沧海以竭。少之时，血炁未定，既不能守夫子在色之戒，及其老也，则当寡欲闲心，又不能明列子养生之方，吾不知其可也。麻衣道人曰：天、地、人，等列三才。人得中道，可以学圣贤，可以学神仙。况人之数于天地万物之数。但今之人，不修人道，贪爱嗜欲，其数消减，只与物同也，所以有老病夭殇之患。鉴于此，必知所以自重，而可以得天元之寿矣。

欲不可绝

黄帝曰：一阴一阳之谓道，偏阴偏阳之谓疾。又曰：两者不和，若春无秋，若冬无夏。因而和之，是谓圣度。圣人不绝和合之道，但贵于闭密，以守天真也。

《素女》曰：人年二十者，四日一泄；三十者，八日一泄；四十者，十六日一泄；五十者，二十日一泄。此法语也。所禀者厚，食饮多，精力健，或少过其度。譬之井焉，源深流长，虽随汲随满，犹惧其竭也。若所禀者薄，元气本弱，又食减，精耗损，强而为之，是怯夫而试冯妇之术，适以剧虎牙耳。

《素女》曰：人年六十者，当闭精勿泄。若气力尚壮盛者，亦不可强忍，久而不泄，致生痈疾。

彭祖曰：男不可无女，女不可无男。若念头真正无可思者大佳，长年也。

又曰：人能一月再泄精，一岁二十四泄，得寿二百岁。

《名医论》曰：思欲无穷，所愿不得，意淫于外，为白淫而下。因是入房太甚，宗筋纵驰。

书云：男子以精为主，女子以血为主。故精盛则思室，血盛则怀胎。若孤阳绝阴，独阴无阳，欲心炽而不遂，则阴阳交争，乍寒乍热，久而为劳。富家子唐靖，疮发于阴，至烂。道人周守真曰：病得之欲泄而不可泄也。
《史记》济北王侍人韩女，病腰背痛，寒热。仓公曰：病得之欲男子不可得也。

欲不可早

齐大夫褚澄曰：嬴女则养血，宜及时而嫁；弱男则节色，宜待壮而婚。

书云：男破阳太早，则伤其精炁；女破阴太早，则伤其血脉。

书云：精未通而御女以通其精，则五体有不满之处，异日有难状之疾。

书云：未笄之女，天癸始至，已近男色，阴气早泄，未完而伤。

书云：童男室女，积想在心，思虑过当，多致苟损，男则神色先散，女则月水先闭。

欲不可纵

《黄庭经》曰：长生至慎房中急，何为死作令神泣。彭祖曰：上士异床，中士异被。服药千裹，不如独卧。

老君曰：情欲出于五内，魂定魄静，生也；情欲出于胸臆，精散神惑，死也。

彭祖曰：美色娇丽，娇妾盈房，以致虚损之祸，知此可以长生。

《阴符经》曰：淫声美色，破骨之斧锯也。世之人，若不能秉灵烛以照迷情，持慧剑以割爱欲，则流浪生死之海，害生于恩也。

全元起曰：乐色不节则精耗，轻用不止则精散。圣人爱精重施，髓满骨坚。

书云：年高之时，血气即弱，觉阳事辄盛，必慎而抑之，不可纵心竭意。一度不泄，一度火灭，一度火灭，一度增油。若不制而纵情，则是膏火将灭，更去其油。

《庄子》曰：嗜欲深者，其天机浅。

《春秋》：秦医和视晋侯之疾曰：是谓近女室，非鬼非食，惑以丧志。公曰：女不可近乎？对曰：节之。

《玄枢》曰：元气者，肾间动气也。右肾为命门，精神之所舍。爱惜保重，荣卫周流，神气不竭，可与天地同寿。

《元气论》曰：嗜欲之性，固无穷也。以有极之性命，逐无涯之嗜欲，亦自毙之甚矣。

《仙经》云：无劳尔形，无摇尔精。归心静默，可以长生。

经颂云：道以精为宝，宝持宜秘密。施人则生人，留己则生己。结婴尚未可，何况空废弃。弃损不觉多，衰老而命坠。

《仙书》云：阴阳之道，精液为宝。谨而守之，后天而老。

书云：声色动荡于中，情爱牵缠，心有念动，有著，昼想夜梦，驰逐于无涯之欲。百灵疲役而消散，宅舍无宝而倾颓。

书云：恣意极情，不知自惜，虚损生也。譬如枯朽之木，遇风则折，将溃之岸，值水先颓。苟能爱惜节情，亦得长寿也。

书云：肾阴内属于耳中，膀胱脉出于目眦。目盲所视，耳闭厥聪，斯乃房之为患也。书云：人寿夭，在于搏节。若将息得所，长生不死。恣其情，则命同朝露。

书云：欲多则损精。人可保者命，可惜者身，可重者精。肝精不固，目眩无光；肺精不交，肌肉消瘦；肾精不固，神气减少；脾精不坚，齿发浮落。

若耗散真精不已，疾病随生，死亡随至。

神仙可惜许歌曰：可惜许，可惜许，可惜元阳宫无主。一点既随浓色妒，百神泣送精光去。三尸喜，七魄怒，血败气衰将何补。尺宅寸田属别人，玉炉丹灶阿谁主。劝世人，休恋色，恋色贪淫有何益？一神去后百神离，百神去后人不知。几度待说说不得，临时下口泄天机。

欲不可强

《素问》曰：因而强力，肾气乃伤，高骨乃坏。注云：强力，入房也。强力入房，则精耗，精耗则肾伤，肾伤则髓气内枯，腰痛不能俛仰。

《黄庭经》云：急守精室勿妄泄，闭而宝之可长活。

书云：阴痿不能快欲，强服丹石以助阳，肾水枯竭，心火如焚，五脏干燥，消渴立至。近讷曰：少水不能灭盛火，或为疮疡。

书云：强勉房劳者，成精极，体瘦，尪羸，惊悸，梦泄，遗沥，便浊，阴痿，小腹里急，面黑，耳聋。真人曰：养性之道，莫强所不能堪尔。《抱朴子》曰：才不逮强思之，力不胜强举之，伤也甚矣。强之一字，真戕生伐寿之本。夫饮食所以养生者也，然使醉而强酒，饱而强食，未有不疾，以害其身，况欲乎！欲而强，元精去，元神离，元气散，戒之。

欲有所忌

书云：饱食过度，房室劳损，血气流溢，渗入大肠，时便清血，腹痛，病名肠癖。

书云：大醉入房，气竭肝伤。丈夫则精液衰少，阴痿不起；女子则月事衰微，恶血淹留，生恶疮。

书云：然烛行房，终身之忌。

书云：忿怒中尽力房事，精虚气节，发为痈疽。恐惧中入房，阴阳偏虚，发厥，自汗盗汗，积而成劳。

书云：远行疲乏入房，为五劳虚损。

书云：月事未绝而交接，生白驳。

又冷气入内，身面萎黄，不产。

书云：金疮未瘥而交会，动于血气，令疮败坏。

书云：忍小便入房者，得淋，茎中痛，面失血色，或致胞转，脐下急痛死。

书云：或新病可而行房，或少年而迷老，世事不能节减，妙药不能频服，因兹致患，岁月将深，直待肉尽骨消，返冤神鬼。故因油尽灯灭，髓竭人亡。添油灯壮，补髓人强，何干鬼老来侵，总是自招其祸。

书云：交接输泻，必动三焦，心脾肾也。动则热而欲火炽，因入水，致中焦热郁，发黄。下焦气胜，额黑。上焦血走，随淤热行于大便，黑溏。男女同室而浴者，多病此。

书云：服脑麝入房者，关窍开通，真气走散。重则虚眩，轻则脑泻。

本草云：多食葫行房，伤肝，面无光。

书云：入房汗出，中风为劳风。

书云：赤目当忌房事，免内瘴。

书云：时病未复作者，舌出数寸死。《三国志》子献病已瘥，华佗视脉曰尚虚，未复，勿为劳事，色复即死，死当舌出数寸。其妻从百里外省之，止宿交接，三日病发，一如佗言，可畏哉。

欲有所避

孙真人曰：大寒与大热，且莫贪色欲。

书云：凡大风，大雨，大雾，雷电，霹雳，日月薄蚀，虹霓地动，天地昏冥，日月星辰之下，神庙寺观之中，井灶圊厕之侧，塚墓尸柩之傍，皆所不可犯，若犯女则损人神。若此时受胎，非止百倍损于父母，生子不仁、不孝，多疾不寿。

唐魏征：令人勿犯长命，及诸神降日犯淫者促寿。及保命诀所载：

朔日减一纪，望日减十年，晦日减一年。初八上弦，二十三下弦，三元减五年。二分二至二社，各四年。庚申、甲子、本命减二年。正月初三，万神都会，十四、十六三官降，二月二日万神会，三月初九牛鬼神降，犯者百日中恶。四月初四万佛善化，犯之失瘖。初八夜善恶童子降，犯者血死。五月三个五日、六日、七日为九毒日，犯者不过三年。十月初十夜西天王降，犯之一年死。十一月一十五日掠剩大夫降，犯之短命。十二月初七夜，犯之恶病死。二十日天师相交行道，犯之促寿。每月二十八人神在阴，四月十月阴阳纯用事，已上日辰，犯淫且不可，况婚姻乎。按《庚申论》曰：古人多尽天数，今人不终天年。何则？以其罔知避慎，肆情恣色，暗犯禁忌，阴司减其龄算，能及百岁者，几何人哉？蜀王孟超纳张丽华于观侧，一夕迅雷电火，张氏殒。道士李若冲于上元夜见殿上有朱履衣冠之士，面北而立，廊下罗列罪人，有女子甚苦，白其师唐洞卿。师曰：此张丽华也。昔宠幸于此，亵渎高真所致。由是观之，天地间禁忌，不可犯也。

嗣续有方

建平孝王妃姬等，皆丽无子，择良家未笄女入内，又无子。问褚澄曰：求男有道乎？澄曰：合男女，必当其年，男虽十六而精通，必三十而娶，女虽十四而天癸至，必二十而嫁，皆欲阴阳完实，然后交合，合而孕，孕而育，育而子壮，强寿。今也不然，此王之所以无子也。王曰：善。未再，期生六男。

书云：丈夫劳伤过度，肾经不暖，精清如水，精冷如冰，精泄聚而不射，皆令无子。近纳曰：此精冘伤败。

书云：女人劳伤气血，或月候愆期，或赤白带下，致阴阳之气不和，又将理失宜，食饮不节，乘风取冷，风冷之气乘其经血，结于子脏，皆令无子。

书云：月候一日至，三日子门开，交则有子，过四日则闭而无子。又经后一日、三日、五日受胎者皆男，二日、四日、六日受胎者皆女，过六日胎不成。

凌霄花，凡居忌种此，妇人闻其气不孕。

妊娠所忌

产书云：一月足厥阴肝养血，不可纵怒，疲极筋力，冒触邪风。二月足少阳胆合于肝，不可惊动。三月手心主，右肾养精，不可纵欲，悲哀，触冒寒冷。四月手少阳三焦合肾，不可劳逸。五月足太阴脾养肉，不可妄思，饥饱，触冒卑湿。六月足阳明胃合脾，不得杂食。七月手太阴肺养皮毛，不可忧郁，叫呼。八月手阳明大肠合肺以养气，勿食燥物。九月足少阴肾养骨，不可怀恐，房劳，触冒生冷。十月足太阳膀胱合肾，以太阳为诸阳主气，使儿脉缕皆成，六腑调畅，与母分气，神气各全，俟时而生。所以不说心者、以心为五脏主，如帝王不可有为也。若将理得宜，无伤胎脏。又每月不可针灸其经。如或恶食，但以所思物与之食必愈。所忌之物，见食物门中。

太公胎教云：母常居静室，多听美言，讲论诗书，陈说礼乐，不听恶言，不视恶事，不起邪念，令生男女福寿，敦厚，忠孝两全。

演山翁云：成胎后，父母不能禁欲，已为不可。又有临产行淫，致其子头戴白被而出，病夭之端也。

婴儿所忌

书云：儿未能行，母更有娠，儿饮妊乳，必作魃病，黄瘦，骨立发热，发落。

书云：小儿多因缺乳吃物太早，又母喜嚼食喂之，致生病。病羸瘦，腹大，发坚，萎困。

《养子直诀》云：吃热莫吃冷，吃软莫吃硬，吃少莫吃多。真妙法也。

书云：母泪勿坠子目中，令目破生翳。

《锁碎录》云：小儿勿令指月，生月蚀疮。勿令就瓢及瓶中饮水，令语讷。又衣服不可夜露。

地元之寿起居有常者得之

人之身，仙方以屋子名之。耳眼口鼻，其窗牖门户也。手足肢节，其栋梁榱桷也。发毛体肤，其壁瓦垣墙也。曰气枢，曰血室，曰意舍，曰仓廪玄府，曰泥丸绛宫，曰紫房玉阙，曰十二重楼，曰贵门，曰飞门，曰玄牝等门，盖不一也，而有主之者焉。今夫屋，或为暴风疾雨之所飘摇，蝥虫蚁蠹之所侵蚀，或又为鼠窃狗盗之所损坏，苟听其自如而不之检，则日积月累，东倾西颓而不可处矣。盖身者，屋也。心者，居屋之主人也。主人能常为之主，则所谓窗户栋榱垣壁皆完且固，而地元之寿可得矣。

养生之道

《老子》曰：人生大期，百年为限。节护之者，可至千岁，如膏之小炷与大耳。众人大言而我小语，众人多烦而我少记，众人悖暴而我不怒，不以人事累意，淡然无为，神气自满，以为不死之药。

《庄子》曰：能尊生者，虽富贵不以养伤身，虽贫贱不以利累形。今世之人，居高年尊爵者，皆重失之。

《孙真人铭》曰：怒甚偏伤炁，思多太损神。神疲心易役，气弱病相萦。勿使悲欢极，当令饮食均。再三防夜醉，第一戒晨嗔。亥寝鸣云鼓，晨兴漱玉津。妖邪难犯己，精气自全身。若要无诸病，常当节五辛。安神宜悦乐，惜气保和纯，寿夭休论命，修行本在人。若能遵此理，平地可朝真。

书云：未闻道者，放逸其心，逆于生乐，以精神徇智巧，以忧畏徇得失，以劳苦徇礼节，以身世徇财利，四徇不置，心为之病矣。

陶隐居云：万物惟人灵且贵，百岁光阴如旅寄。自非留意修养中，未免疾苦为身累。

喜 乐

书云：喜乐无极则伤魄，魄伤则狂，狂者意不存，皮革焦。

书云：喜怒不节，生乃不固。和喜怒以安居处，邪僻不至，长生久视。

书云：喜怒不测，阴气不足，阳气有余，荣卫不行，发为痈疽。

《聚书》云：喜则气和性达，荣卫通行。然大喜伤心，积伤则损，故曰：少喜则神不劳。

《淮南子》曰：大喜坠阳。

唐·柳公度喜摄生，年八十余，步履轻健。或求其术，曰：吾无术。但未尝以元气佐喜怒，炁海常温耳。

《东楼法语》曰：心喜则阳炁散，是故抑喜以养阳气。

忿 怒

书云：忿怒则气逆，甚则呕血。少怒则形佚，悁悁忿恨则损寿。怒目久视日月则损明。

书云：大怒伤肝，血不荣于筋而气激矣。气激上逆，呕血飧泄，目暗，使人薄厥。

书云：切切忿怒当止之。盛而不止，志为之伤。喜忘前言，腰背隐痛，不可以俛仰屈伸。

书云：多怒则百脉不定。又多怒则鬓发焦，筋萎，为劳卒。不死，俟五脏传遍终死矣。药力不及，苟能改心易志，可以得生。

隐居云：道家更有颐生旨，第一令人少嗔恚。

书云：当食暴嗔，令人神惊，夜梦飞扬。

《淮南子》曰：大怒破阴。

《名医叙论》曰：世人不终耆寿，皆由不自爱惜，忿争尽意，聚毒攻神，内伤骨髓，外乏肌肉，正气日衰，邪气日盛，不异举沧波以注爝火，颓华岳以断涓流。

先贤诗曰：怒气剧炎火，焚和徒自伤。触来勿与竞，事过心清凉。

悲 哀

书云：悲哀，憔悴，哭泣，喘乏，阴阳不交，伤也。故吊死问病，则喜神散。

书云：悲哀动中则伤魂，魂伤则狂妄不精，久而阴缩，拘挛，两胁痛，不举。

书云：悲哀太甚，则胞络绝而阳炁内动，发则心下溃，溲数血也。

书云：大悲伐性，悲则心系急，肺布叶举，上焦不通，荣卫不舒，热气在中，而气消。又云：悲哀则伤志，毛悴色夭，竭绝失生。近讷云：肺出气，因悲而气耗不行，所以心系急而消矣。夫心主志，肾藏志。悲属商，因悲甚则失精，阴缩，因悲而心不乐，水火俱离，神精丧亡矣。

思 虑

黄帝曰：外不劳形于事，内无思想之患，以恬愉为务，以自得为功，形体不敝，精神不散，可寿百数也。

彭祖曰：凡人不可无思，当渐渐除之。人身虚无，但有游气。气息得理，百病不生。又曰：道不在烦，但能不思衣，不思食，不思声色，不思胜负，不思失得，不思荣辱，心不劳，神不极、但尔可得千岁。

庚桑楚曰：全汝形，抱汝生，无使汝思虑营营。

《灵枢》曰：思虑怵惕则伤神，神伤则恐惧，自失破㤷脱肉，毛悴色夭。

书云：思忧过度，恐虑无时，郁而生涎，涎与气搏，升而不降，为忧、气、劳、思、食五噎之病。

书云：思虑则心虚，外邪从之，喘而积气在中，时害于食。又云：思虑伤心，为吐趣，为发焦。

书云：谋为过当，食饮不敌，养生之大患也。诸葛亮遣使至司马营，懿不问戎事，但以饮食及事之繁简为问。使答曰：诸葛公夙兴夜寐，罚二十以上皆亲览焉。饮食不数升。懿曰：孔明食少事烦，其能久乎？后果然矣。

张承节云：劳，经言瘵，证有虫，患者相继，决无是理。只譬如俗言，昔有一不晓事人，尝阴与一女人情密，忽经别离，念念不舍，失床忘飧，便觉形容瘦悴，不偿所愿，竟为沉疴。

士人有观书忘食，一日有衣紫人立前曰：公不可久思，思则我死矣。问其何人？曰：我谷神也。于是绝思而食如故。盖思则气结，伏热不散，久而气血俱虚，疾至夭枉也。

忧 愁

《灵枢》曰：内伤于忧怒，则气上逆，上逆则六输不通，温气不行，凝血蕴里而不散，津液涩渗，著而不去，积遂成矣。

书云：忧伤，肺气闭塞而不行。又云：遇事而忧不止，遂成肺劳，胸膈逆满，气从胸达背，隐痛不已。

书云：忧愁不解，则伤意，恍惚不宁，四肢不耐。

书云：当食而忧，神为之惊，梦寐不安。

书云：女人忧思哭泣，令阴阳气结，月水时少时多，内热苦凝色恶，肌体枯黑。

书云：深忧重患，寝息失时，伤也。

惊　恐

书云：因事而有大惊恐，不能自遣，胆㤺不壮，神魂不安，心虚烦闷，自汗体浮，食饮无味。

书云：恐惧不解，则精伤，骨痠，痿瘶，精时自下，五脏失守，阴虚气弱，不耐。

书云：惊则心无所倚，神无所归，虑无所定，气乃乱矣。

书云：大恐伤肾，恐不除则志伤，恍惚不乐，非长生之道。

书云：惊恐忧思，内伤脏腑，气逆于上，则吐血也。

书云：恐则精却，却则上焦闭，闭则气逆，逆则下焦胀气乃不行。有妇人累日不产，以坐草太早，恐惧气结而然，遂与紫苏药破气，方得下。

书云：临危冒险则魂飞，戏狂禽异兽则神恐。

《淮南子》曰：大怖生狂。

高逢辰表侄尝游惠山，暮归，遇一巨人，醉卧寺门，惊悸不解，自是便溺，日五六十次。心、小肠，受盛府也。因惊而心火散失，心寒肾冷而然。其伤心伤肾之验欤。

有朝贵坐寺中，须臾雷击坐后柱且碎，而神色不动。又有使高丽者，遇风樯折舟，人大恐，其人恬然读书，如在斋阁。苟非所守如此，则其为疾当何如耶？

憎　爱

《老子》曰：甚爱必大费，多藏必厚亡，知足不辱，知止不殆，可以长久。甚爱色费精神，甚爱财遇祸患。所爱者少，所费者视听多。惟知足知止，则身可不辱而不危也，故可长久。

书云：憎爱损性伤神。心有所憎，不用深憎，常运心于物平等。心有所爱，不用深爱，如觉偏颇，寻即改正，不然损性伤神。

书云：多好则专迷不理，多恶则惟悴无惧，戕生之斧也。

《淮南子》曰：好憎者，使人心劳。

弗疾去则志气日耗，所以不能终其寿。

视　听

《老子》曰：五色令人目盲，五音令人耳聋。彭祖曰：淫声哀音，怡心悦耳，以致荒耽之惑。知此可以长生。

孔子曰：非礼勿视，非礼勿听。

孟子曰：伯夷，目不视恶色，耳不听恶声。

孙真人曰：生食五辛，接热食饮，极目远视，夜读注疏，久居烟火，博奕不休，饮酒不已，热飧面食，抄写多年，雕镂细巧，房室不节，泣泪过多，月下观书，夜视星月，刺指头出血多，日没后读书，数向日月轮看，极目瞻视山川、草木，驰骋田猎，冒涉风霜，迎风追兽，日夜不息，皆丧明之由，慎之。

书云：心之神发乎目，久视则伤心。肾之精发乎耳，久听则伤肾。

书云：耳耽淫声，目好美色，口嗜滋味，则五脏摇动而不定，血气流荡而不安，精神飞驰而不守。正气既散，淫邪之烝乘此生疾。

叔书云：久视日月星辰，损目。路井莫顾，损寿。故井及水渎勿塞，令人目盲、耳聋。玩杀看斗则气结。

书云：五色皆损目？惟皂糊屏风可养目力。

《淮南子》曰：五色乱目，使目不明。五声哗耳，使耳不聪。又曰：耳目曷能久熏劳而不息乎？

有年八十余，眸子了然，夜读蝇头字云：别不服药，但自小不食畜兽肝。人以本草羊肝明目而疑之。余曰：羊肝明目，性也。他肝不然，畜兽临宰之时，忿气聚于肝，肝主血，不宜于目明矣。

疑 惑

书云：疑惑不已，心无所主，正气不行，外邪干之，失寐忘飧，沈沈默默，气血以虚，渐为虚劳。

春秋晋侯有疾，秦医和视之，曰：不可为也，疾如蛊。

赵孟曰：何谓蛊？对曰：淫溺惑乱之所生也。于文皿虫为蛊，在易女惑男，风落山谓之蛊，其卦巽下艮上，巽为长女，为风，艮为少男，为山。少男而悦长女，非匹故惑，山木得风而落也。

《国史补》云：常疑，必为心疾。李蟠常疑遇毒，锁井而饮。心，灵府也，为外物所中，终身不痊。多疑，惑病之本也。昔有饮广客酒者，壁有雕弓，影落杯中，客疑其蛇也，归而疾作。复再饮其地，始知其为弓也，遂愈。又僧入暗室，踏破生茄，疑为物命，念念不释，中夜有扣门索命者，僧约明日荐拔，天明视之，茄也。疑之为害如此。

谈 笑

《老子》曰：塞其兑，闭其门，终身不勤。开其兑，济其事，终身不救。谓目不妄视，口不妄言，终身不勤苦。若目视精欲，又益其事，则没身不可救矣。书云：谈笑，以惜情焄为本，多笑则肾转腰疼。

书云：多笑则神伤，神伤则恍恍不乐，恍惚不宁。

书云：多笑则脏伤，脏伤则脐腹痛，久为气损。

真人云：人若不会将理者，只是多说话。戒多言损气，以全其寿也。

书云：呼叫过常，辩争问答，冒犯寒暄，恣食咸苦，肺为之病矣。

书云：行语令人失气，语多须住乃语。

津　唾

真人曰：常习不唾地。盖口中津液，是金浆玉醴。能终日不唾，常含而咽之，令人精气常留，面目有光。

书云：养性者，唾不至远，远则精气俱损，久成肺病。手足重，皮毛粗涩，脊痛咳嗽，故曰：远唾不如近唾，近唾不如不唾。

书云：唾者，溢为醴泉，聚流为华池，府散为津液，降为甘露，溉脏润身，宣通百脉，化养万神，肢节、毛发坚固，长春。

书云：人骨节中有涎，所以转动滑利。中风则涎上潮，咽喉衮响。以药压下，俾归骨节可也。若吐其涎，时间快意，枯人手足，纵活亦为废人。小儿惊风，亦不可吐涎也。

有人喜唾液，干而体枯，遇至人教以回津之法，久而体复润。盖人身以滋液为本，在皮为汗，在肉为血，在肾为精，在口为津，伏脾为痰，在眼为泪。曰汗、曰血、曰泪、曰精，此既出则皆不可回，惟津唾则独可回，回则生意又续续矣。滋液者，吾身之宝。《金丹诀》曰：宝聚则为富家翁，宝散则为孤贫客。

起　居

广成子曰：无劳尔形，无摇尔精，乃可以畏生。所谓无劳者，非若饱食坐卧兀然不动，使经络不通，血气凝滞。但不必提重执轻，兀兀终日，无致精力疲极，则妙矣。

庄周曰：人有畏影恶迹而走，举足愈数而迹愈多，走愈疾而影不离身，自以为尚迟，疾走不休，绝力而死。不知处阴以休影，处静以息迹，愚亦甚矣。

书云：勇于敢则杀，勇于不敢则活。盖敢于有为即杀身，不敢有为则活其身也。

书云：起居不节，用力过度，则络脉伤。伤阳则衄，伤阴则下。

书云：起居不时，食饮不节者，阴受之而入五脏，填满拍塞，为飧泄，为肠澼。贼风虚邪者，阳受之而入六腑，身热不得卧，上为喘呼。

书云：精者神之本，气者神之主，形者气之宅。神太用则竭，精太用则竭，气太劳则绝。

书云：甚劳则喘息汗出，损血耗气。

行　立

书云：久行伤筋，劳于肝。久立伤骨，损于肾。

养生云：行不疾步，立不至疲，立勿背日。

书云：奔及走马，大动其气，气逆于膈，未散而又饮水，水搏于气，为上逆。

书云：水有沙风。处勿浴，勿渡，当随牛马急渡之，不伤人。水中又有水弩，射人影即死，以物打水，令弩散，急渡吉。

书云：行汗勿跂床悬脚，久成血痹，足痛腰疼。

真人曰：夜行常啄齿，杀鬼邪。

沈存中《笔谈》：草间有黄花蜘蛛，名天蛇。遭其螫，仍濡露，则病如癫，通身溃烂。露涉者慎之。

书云：大雾不宜远行。行宜饮少酒，以御雾瘴。昔有早行三人，一食粥而病，一空腹而死，一饮酒而健，酒能壮气，辟雾瘴也。

坐　迹

书云：久坐伤肉，久卧伤气。坐勿背日，勿当风湿，成劳。坐卧于冢墓之傍，精神自散。

书云：卧出而风吹之，血凝于肤为痹，凝于脉为血行不利，凝于足为厥。

书云：烛灯而卧，神魂不安。卧宜侧身屈膝，不损心气。觉宜舒展，精神不散。舒卧招邪魅。孔子云：寝不尸。

书云：寝不得言语。五脏如悬磬，不悬不可发声。孔子云：寝不言。

书云：卧勿以脚悬踏高处，久成肾水，虚损足冷。

书云：卧不可戏将笔墨画其面，魂不归体。

书云：卧魇不语，是魂魄外游，为邪所执，宜暗唤，忌以火照，照则神魂不入，乃至死于灯前。魇者，本由明出不忌火，并不宜近唤及急唤，亦恐失神魂也。

书云：卧处头边勿安火炉，日久引火气，头重，目赤，鼻干，发脑痛，疮疖。

书云：卧习闭口，气不失，邪不入。若张口，久成消渴，失血色。又夜卧勿覆头，得长寿。濯足而卧，四肢无冷病。又醉卧当风，使人发瘖。醉卧黍穰中，发疮，患大风，眉堕。又雷鸣时仰卧，星月下倮卧，当风中醉卧，以人扇之，皆不可也。

隐居云：卧处须当傍虚歇，烘焙衣衾，常损人。

书云：饱食即卧，久成气病，腰痛，百痾不消，成积聚。

书云：汗出不可露卧及浴，使人身振，寒热，风疹。

书云：坐卧处有隙风，急避之。

尤不宜体虚年老之人。有人三代不寿，问彭祖。祖观其寝处，果有一穴，当其脑户，令塞之，遂得寿尽。隙风入耳，吹脑，则阳炁散。头者，诸阳所聚，以主生也。

沐浴洗面

书云：频沐者，气壅于脑，滞于中，令形瘦体重，久而经络不通畅。

书云：饱食沐发，冷水洗头，饮水沐头，热泔洗头，冷水濯足，皆令人头风。

书云：新沐发，勿令当风，勿湿萦髻，勿湿头卧，令人头风、眩眼及生白屑、发秃而黑齿痛、耳聋。

书云：女人月事来，不可洗头，或因感疾，终不可治。

书云：沐浴渍水而卧，积气在小腹与阴，成肾痹。

书云：炊汤经宿，洗体成癣，洗面无光，作甄哇疮。

书云：频浴者，血凝而气散，体虽泽而气自损。故有痈疽之疾者，气不胜血，神不胜形也。

书云：时病新愈，冷水洗浴，损心胞。

书云：因汗入水，即成骨痹。昔有名医，将入蜀，见负薪者，猛汗河浴。医曰：此人必死。随而救之。其人入店中，取大蒜细切，热面洗之，食之，汗出如雨。医曰：贫下人且知药，况于富贵乎！遂不入蜀。

书云：盛暑冲热，冷水洗手，尚令五脏干枯，况沐浴乎。

书云：远行触热逢河，勿洗面，生乌皯。

《闲览》云：目疾切忌浴，令人目盲。白彦良壮岁常患赤目。道人曰：但能不沐头，则不病此。彦良记之，七十余更无眼病。

栉　发

真人曰：发多栉，去风明目，不死之道也。又曰：头发梳百度。

陶隐居云：饱则入浴饥则梳，栉多浴少益心目。故道家晨梳，常以百二十为数。

真人曰：发宜多栉，手宜在面，齿宜数叩，津宜常咽，气宜精炼。此五者，所谓子欲不死修昆仑耳。

安乐诗云：发是血之余，一日一次梳，通血脉，散风湿。

《锁碎录》云：乱发藏卧房壁中，久招不祥。

书云：发落饮食中，食之成瘕。宋明帝官人腰痛引心，发则气绝。

徐文宿曰：发瘕也。以油灌之，吐物长二尺，头已成蛇，悬柱上，水沥尽，惟余一发。唐甄立言为太常丞，有人病心腹满烦弥二岁，诊曰：误食发而然。令饵雄黄，吐一蛇如拇指，无目。烧之有发气。若头尾全，误食必然。

大小便

书云：忍尿不便成五淋，膝冷成痹。忍大便成五痔。

书云：弩小便，足膝冷。呼气，弩大便，腰疼目涩。

书云：或饮食，或走马，或疾走，或为寒热所迫，令胞转，脐下痛，胞屈辟，不小便致死。

书云：大小二事，勿强闭抑忍。又勿失度，或涩或滑，皆伤气害生，为祸甚速。刘惟简至乾宁军，有人献金花丸，以缩小便，药把砒腊，服三日，小便极少，至霸州肢体通肿。盖被闭却水道，水溢妄行。不遇卢叔，几为所误。盖水泉小止者，膀胱不藏也。宜服暖剂以摄水，其可强止之耳！

《锁碎录》云：对三光便溺，及向西北，并损人年寿。

衣　著

书云：春冰未浮，衣欲下厚上薄，养阳收阴，继世长生。

书云：春天不可薄衣，伤寒，霍乱，食不消，头痛。

书云：大汗能易衣佳，或急洗亦好。

书云：大汗偏脱衣，得偏风，半身不遂。

书云：湿衣、汗不可久著，发疮及风瘙，二腑不利。

书云：饮酒汗出，脱衣、靴、袜，当风取凉，成脚气。

书云：冬时绵衣毡褥之类，急寒急著，急换急脱。

陶隐居云：绵衣不用顿加添，稍暖又宜时暂脱。

《锁碎录》云：若要安乐，不脱不著，北方语也。若要安乐，频脱频著，南方语也。

天时避忌

《内经》云：阳出则出，阳入则入。无扰筋骨，无见雾露。违此三时，形乃困薄。

《经》云：大寒、大热、大风、大雾，勿冒之。天之邪气，感则害人五脏。

水谷寒热，感则害人六腑。地之湿气，感则害人皮肉筋脉。先贤曰：人以一握元气，岂可与大造化敌。康节有四不出之训。

书云：犯大寒而寒至骨髓，主脑逆，头痛，齿亦痛。

又云：不远热而热至则头痛、身热、肉痛生矣。

真人曰：在家在外，忽逢大风、暴雨、震雷、昏雾，皆是诸龙鬼神经过，宜入室烧香静坐以避之，过后方出吉，不尔杀人。

书忌云：朔不可哭，晦不可歌，招凶。

四时调摄

《内经》曰：春三月，此谓发陈，夜卧早起，生而勿杀。逆之则伤肝，夏为寒变，奉长者少。

又曰：春伤于风，夏必飧泄。

书云：春夏之交，阴雨卑湿，或引饮过多，令患风湿，自汗，体重，转侧难，小便不利。作他治，必不救，惟五苓散最佳。

《内经》曰：夏三月，此谓蕃秀，夜卧早起，使志无怒，使气得泄。逆之则伤心，秋为疟疾，奉收者少。

陶隐居云：四时惟夏难将息，伏阴在内腹冷滑，补肾汤剂不可无，食物稍冷休哺啜。

书云：夏之一季，是人蜕神之时，心肝肾衰，化为水，至秋而凝，冬始坚。当不问老少，皆食暖物，则不患霍乱。腹暖，百病不作。

书云：夏冰止可隐映饮食，不可打碎食之。入腹，冷热相搏成疾。

书云：夏至以后迄秋分，须慎肥腻饼霍油酥之属，此物与酒浆瓜果极理相妨。所以多疾者，为此也。

陶隐居云：冷枕冻床心勿喜。凡枕冷物，大损人目。

书云：夏不用露卧，令皮肤厚，成癣，或作面风。

书云：夏伤暑，秋疟疾。忽大寒，勿受之，患时病由此。

书云：暑月，日晒处有石不可便坐。热生疮，冷成疝。

书云：盛热带汗当风，不宜过自日中来，勿用冷水沃面，成目疾。伏热者，未得饮水，及以冷物迫之，杀人。

书云：五六月，泽中停水，多有鱼鳖精，饮之成瘕。

《内经》曰：秋三月，此谓容平，早外早起，使志安宁。逆之则伤肺，冬为飧泄，奉藏者少。

书云：秋伤于湿，上逆而咳，发为痿厥？又立秋日勿浴令皮肤粗燥，因生白屑。又八月一日后，微火暖足，勿令下冷。

《内经》曰：冬三月，此谓闭藏，水冰地坼，无扰乎阳，早卧晚起，必待日光，去寒就温，毋泄皮肤。逆之则伤肾，春为痿厥，奉生者少。

书云：冬时，忽大热，勿受之，患时病由此。

又曰：冬伤于寒，春必病温。

书云：冬时，天地闭，血气藏。作劳，不宜汗出，冷背。

书云：冬寒，虽近火，不可令火气聚，不须于火上烘炙。若炙手暖则已，不已损血，令五心热。手足应于心也。

书云：大雪中，跣足人不可便以热汤洗，或随饮热酒，足趾随堕。又触寒来，寒未解，勿便饮汤食热物。

《四气调神论》曰：夫四时阴阳者，万物之根本也。所以圣人春夏养阳，秋冬养阴，与万物沉浮于生长之门。逆其根则伐其本，坏其真矣。故阴阳四时者，万物之终始，死生之本也。逆之则灾害生，从之则苛疾不起，是谓得道。故《天真论》曰：有贤人者，逆从阴阳，分别四时，将从上古，合同于道，亦可使益寿而有极时也。

旦暮避忌

书云：早出，含煨生姜少许，辟瘴开胃。又旦起，空腹不宜见尸。臭气入鼻，舌上白起，口臭。欲见，宜饮少酒。

真人曰：平明欲起时，下床先左脚，一日无灾咎，去邪兼辟恶。如能七星步，令人长寿乐。

又清旦常言善事，闻恶事则向所来方，三唾之吉。

又旦勿嗔恚，暮无大醉，勿远行。

《经》曰：平旦人气生，日中阳气隆，日西阳气已虚，气门乃闭。是故暮而收拒，无扰筋骨，无见雾露。违此三时，形乃困薄。

书云：夜行，用手掠发，则精邪不敢近。常啄齿，杀鬼邪。又夜卧，二足伸屈不并，无梦泄。

真人云：夜梦恶，不须说，旦以水面东噀之。咒曰：成珠玉，吉。

有教入广者，曰朝不可虚，暮不可实。今气候不齐，不独入广也。

杂　忌

书云：过神庙，勿轻入。入必恭谨，不宜恣视，吉。

书云：忽见光怪变异之物，强抑勿怪，吉。伊川官廨多妖，有报曰鬼使扇，曰他热故示。又报曰鬼报鼓，曰以槌与之。范文正读书，府学夜有大面之怪近之，范以笔书其面，曰：汝面非常大，难欺范仲淹。二公不以怪处之，而怪自灭，可为法。

书云：脂油燃灯，人神不安，在血光之下。

书云：凡刀刃所伤，切勿饮水，令血不止而死。若血不止，急以布蘸热汤盦之，或冷水浸之，嚼寄生叶止血妙。

《锁碎录》云：箫管挂壁取之，勿便吹，恐有蜈蚣。师祖刘复真赴召，早起见店妇仆地，叫号可畏。但见吹火筒在傍，刘知其蜈蚣入腹，刺猪血灌之，吐出蜈蚣，可不慎欤。

书云：凡古井及深阱中，多毒气，不可辄入，五六月最甚。先下鸡鸭毛试之，若旋转不下，是有毒，便不可入。又云：山有孔穴。采宝者，惟三月九月，余月山闭气，交死也。

人元之寿饮食有度者得之

《黄帝内经》曰：阴之所生，本在五味，阴之五宫，伤在五味。扁鹊曰：安身之本，必资于食。不知食宜者，不足以存生。《乡党》一篇，其载圣人饮食之节为甚详。后之人，奔走于名利而饥饱失宜，沉酣于富贵而肥甘之是务，不顺四时，不和五味而疾生焉。戒乎此，则人元之寿可得矣。

五　味

《内经》曰：谨和五味，骨正筋柔，气血以流，腠理以密，长有天命。

《淮南子》曰：五味乱口，使口爽伤。病也。

陶隐居云：五味偏多不益人，恐随脏腑成殃咎。五味稍薄，令人神爽。若稍偏多，损伤脏腑。此五行自然之理，初则不觉，久当为患也。

酸多伤脾，肉胝而唇揭，故春七十二日省酸增甘，以养脾气。曲直作酸属木，脾主肉属土，木克土也。

醋过食，损胃气及肌藏筋骨，不益男子，损颜色。不与蛤同食，相背也。

有云：饮少热醋，辟寒胜酒。黄戡云：自幼不食醋，今逾八十，尤能传神。

又心色赤，宜食酸，小豆、犬肉、李、韭皆酸。

咸多伤心，血凝泣而变色，故冬七十二日省咸增苦，以养心气。润下作咸属水，心主血属火，水克火也。

盛过于咸则伤肺，肤黑，损筋力。西北人食不耐咸，多寿。东南人食绝欲咸，少寿。病嗽及水气者，全宜禁之。晋桃源避世之人，盐味不通，故多寿。后五味通，而寿啬矣。

又脾色黄，宜食咸，大豆、豕肉、栗、藿皆咸。

甘多伤肾，骨痛而齿落，故季月各十八日省甘增咸，以养肾气。稼穑作甘属土，肾骨属水，土克水也。

蜜肠、沙糖各见本条。

又肝色青，宜食甘，粳米、牛肉、枣、葵皆甘。

苦多伤肺，皮槁而毛落，故夏七十二日省苦增辛，以养肺气。炎上作苦属火，肺主皮毛属金，火克金也。

胆、柏皮等。

又肺色白，宜食苦，麦、羊肉、杏、薤皆苦。

辛多伤肝，筋急而爪枯，故秋七十二日省辛增酸，以养肝气。从革作辛属金，主筋属木，金克木也。

胡椒和气，过多损肺，令吐血。红椒久食，失明乏气，合口者害人。十月勿食椒，损人心，伤血脉，多忘。除湿温中，益妇人，又肾色黑，宜食辛，黄黍、鸡肉、桃、葱皆辛。

饮　食

书云：善养性者，先渴而饮，饮不过多。多则损气，渴则伤血。先饥而食，食不过饱。饱则伤神，饥则伤肾。

书云：饮食务取益人者，仍节俭为佳。若过多，觉膨亨、短气，便成疾。书云：饮食于露天，飞丝堕其中，食之咽喉生泡。

书云：饮食收器中，宜下小而上大。若覆之不密，虫鼠欲盗食而不可，环器堕涎，食者得黄病，通身如蟢，针药不疗。

书云：饮食，以铜器益之。汗若入内，食者发恶疮肉疽。

书云：饮食生冷，北人土厚水深，禀赋坚实，不损脾胃。久居南方者，宜忌之。南人土薄水浅，禀赋多虚，不宜脾胃。久居北方者，尤宜忌之。

书云：饮食土蜂行住或猫犬吮破之水，生病。

书云：空心茶宜戒，卯时酒、申后饭宜少。

书云：极饥而食且过饱，结积聚。

极渴而饮且过多，成痰癖。日没后食讫便未须饮酒，不干呕。

太宗谓宰相曰：朕每日所为，自有常节，饮食不过度，行之已久，甚觉有力。老子云，我命在我不在天，全在人之调适，卿等亦当加意，毋自轻摄养也。

陶隐居云：何必餐霞服大药，妄意延年等龟鹤。但于饮食嗜欲中，去其甚者将安乐。

浆水，按《本草》，味甘酸，微温无毒，调中引气，开胃止渴，强力通关。治霍乱泄痢，消渴。食解烦去睡，调理脏腑，治呕哕。白人肤体如缯帛，为人常用，故不齿其功。世之所用熟水，品目甚多贵，如沉香则燥脾，不骨草则涩气，密香则冷胃，麦门冬则体寒，如此之类，皆有所损。

紫苏汤，令人朝暮饮之，无益也。芳草致豪贵之疾，此有一焉。宋仁宗命翰林院定熟水，奏曰：紫苏第一，沉香第二，麦门冬第三。以苏能下胸膈浮气，殊不知久则泄人真气，令人不觉。

本草云：酒饮之，体软神昏，是其有毒也，损益兼行。

扁鹊云：久饮常过，腐肠烂胃，溃髓蒸筋，伤神损寿。有客访周顗，顗出美酒两石，顗饮石二，客饮八斗。次明，顗无所苦，酒量惯也。客已死矣。观之，客腹已出，胁已穿，岂非量过而犯扁鹊之戒欤。

饮白酒，食牛肉生虫。酒浆照人无影，不可饮。不可合乳汁饮，令人气结。祭酒自耗者，杀人。酒后食芥辣物，多则缓人筋骨。卧黍穰食猪肉，患大风。凡中药毒及一切毒，从酒得者，难治。酒性行血脉，流遍身体也。

书云：饮酒醉未醒，大渴饮冷水，又饮茶，被酒引入肾脏，为停毒之水，腰脚重腿，膀胱冷痛，兼患水肿，消渴挛痹。

书云：酒醉当风，以扇扇之，恶风成紫癜。又醉酒吐罢，便饮水，作消渴。

神仙不禁酒，以能行气壮神，然不过饮也。

本草：茶饮者，宜热，宜少，不饮尤佳。久食去人脂，令人瘦，下焦虚冷。惟饱食后一二盏不妨。消渴也，饥则尤不宜，令人不眠。同韭食身重。

书云：将盐点茶，引贼入家。恐伤肾也。

东坡《茶说》：除烦去腻，世固不可无茶，然暗中损人不少。吾有一法，常自修之，辄以浓茶漱口于食后，烦腻既去而脾胃不知。凡肉之在齿者，得茶漱涤，乃不觉脱去，不烦挑剔也。盖齿性便苦，缘此渐坚牢而齿蠹且日去矣。

书云：饮多，则肺布叶举，气逆上奔。

书云：阴池流泉，六月行路勿饮之，发疟。

书云：饮宴于圣像之侧，魂魄不安。

书云：饮水勿急咽，久成气病。

书云：形寒饮冷，则伤肺，上气，咳嗽，鼻鸣。

书云：粥后饮白汤，为淋，为停湿。

陶隐居云：食戒欲粗并欲速，宁可少飧相接续。莫教一饱顿充肠，损气伤心非尔福。

养生云：美食须熟嚼，生肉不须吞。

又云：食毕漱口数过，齿不龋，口不臭。漱口忌热汤，损牙。

又云：食炙爆，宜待冷，不然伤血脉，损齿。书云：食茅屋漏水堕脯肉，成症瘕，生恶疮。

书云：人汗入肉，食之作丁疮。

书云：食诸兽自死肉，生丁疮。

隐居云：生冷枯腻筋韧物，自死牲牢皆勿食。馒头闭气莫过多，生脍偏招脾胃疾。鲊酱胎卵兼油腻，陈臭淹藏尽阴类。老人朝暮更餐之，是借寇兵无以异。按《锁碎录》云：馒头乃闭气，梅血汤以破之。包子包气，醋以破之。

书云：食物以象牙金铜为匙筋，可以试毒。

书云：食物以鱼鮡器盛之，有蛊毒辄裂破。入闽者，宜审之。

书云：夜半之食宜戒，申酉前晚食为宜。

《周礼》：乐以消食。盖脾喜音声，夜食则脾不磨，为音响绝也。夏月夜短，尤宜忌之。

食　物

物之无益而有损者，常人犹不可多食，况病人当避忌者乎？此书所载，凡物之有益而无损者不书，或损益相半者则书其损，而不书其益。

果　实

生枣，令人热渴，气胀。寒热，羸瘦者，弥不可多，动脏腑，损脾元。与蜜同食损五脏。

软枣，冷。动宿疾，发嗽。与蟹相忌。

梅子，坏齿。

生龙眼，平。沸汤内淖过，不动脾。

生荔枝，性热。多食发虚热，烦渴，口干，衄血。

樱桃，寒热病不可多食，发暗风，伤筋骨，呕吐。小儿多食作热，性热也。

冥楂，不可多食，损齿及筋。

乳柑，大寒。冷脾，发痼疾，利肠，发轻汗，脾胃冷人尤不可多。诸柑性同。

橘柚，多食口爽，不知五味。

橙子，温。皮多食伤肝，与槟榔同食，头旋恶心，生痰作疟。

杨梅，多食发热，损齿及筋。

杏实，热。多食伤筋骨。杏酥，生熟吃俱得，半生半熟杀人。

杏仁，久服目盲，眉发须落，动宿疾。双仁者杀人，可研细，治夭伤。

桃实，发丹石，损胃。多食有热。

饱食桃仁，水浴成淋疾。

桃、杏花本五出而六出者，必双仁。能杀人者，失常故也。

李子，平。发疟疾，多令虚热。白蜜和食伤人五内，不可临水上瞰之，及与雀肉同食。李不沉水者，毒。其仁和鸡子食，内结不消。

梨，寒。乳鹅梨、紫花梨，治心热。此外，生不益人，多食寒中。产妇、金疮人勿食，令萎困。其性益齿而损脾胃，正、二月勿食佳。有人家生一梨大如斗，送之朝贵，食者皆死。考之树下，有大蛇，聚毒于此，不常为妖也。他放此。

藤梨，名沐猴梨，食多冷中。

林檎，多食发热，涩气好睡，发冷疾，生疮疖，脉闭不行。其子不可食，令人烦。

石榴，多食损肺及齿。

山石榴，多无益，涩气。

栗子，温。生治腰脚。生即发气，宜曝干蒸炒，食多即气壅。患风水气人不宜。

生栗，可于灰火中煨，令汗出，杀其木气，不得通热。小儿生者多难化，熟者多滞气。

柿子，寒。日干者性冷，多食腹痛，生者弥冷。红柿与蟹同食吐红。

饮酒食红柿，心痛至死，亦易醉，不解酒毒。

一种塔柿引痰，日干多动风，火干味不佳。

椑子，性尤冷，与蟹同食，腹疼大泻。

葡萄酒过昏人眼。架下饮酒，防虫屎伤人。

白果，生引疳解酒，熟食益人。然不可多，多食腹满。有云满一千个者死。此物二更开花，三更结子，当是阴毒之物。有人艰籴，取白果以为饭，饱食，次日皆死。

菱芰也冷脏，多利、损阳，令阴萎。不益脾，难化，令胀满，姜酒解之。七月食生菱作蛲虫。

茨菰，大寒。动宿冷气，腹胀满。小儿秋食之脐下痛。孕不可食。吴人常食，患脚气，瘫痪，损齿，失颜色。

勃荠，性与茨菰同。

芡实，生食动风冷气，损脾难消，却益精。

藕，多食冷中，能去疫气，产后惟此不同生冷忌者，破血故也。

甜瓜，动痼疾，多食阴下湿痒，生疮，发虚热，破腹，令人惙惙弱，脚手无力。少食则可不中暑，多食未有不下。贫下多食，深秋下痢难治，损阳故也。患脚气食，法永不除。五月甜瓜沉水者杀人，多食发黄疸，动气，解药力。其双蒂者杀人，与油饼同食发病。扬州太守陈逢原避暑食瓜，至秋忽腰腿痛，不能举动，遇商助教疗之更生。

西瓜，甚解暑毒。北人禀厚食惯，南人禀薄不宜多。至于霍乱、冷病，终身不除。

木瓜，温。皮薄，微赤黄香，甘酸不涩，向里子头尖一面方是真，益脾而损齿。若圆和子微黄，蒂庞涩，小圆味涩微咸，伤人气，多食损牙。

甘蔗，多食衄血。烧其滓，烟入目则眼暗。

沙糖，寒。多食心痛。鲫同食成疳，葵同食生流癖，笋同食成食癥，身重不能行。小儿多食损齿及生蛲虫。

奈子，多食胪胀，不益人，病人尤甚。

愠桲，不可多食，损齿伤筋。

松子，多食发热毒。

胡桃，平。多食利小便，脱人眉，动风动痰，恶心呕吐。与酒同食过多，咯血。

五月食未成果核，发痈疖，寒热。

秋夏果落地恶虫缘，食之患九漏。

生果停留多日有损处，食之伤人。

一切果核双仁者害人。

治诸果毒，烧猪骨过为末，水服方寸匕。

米 谷

粳米，生者冷，燔者热。生不益脾，过熟则佳。苍耳同食卒心痛，马肉同食发痼疾。

稻米，糯米也。妊娠与杂肉食之，不利其子，生寸白，久食身软，缓筋故也。性寒，壅经络气，使人四肢不收，昏闷多睡，发风动气，可少食。

秫米，似黍而小，亦可造酒。动风，不可常食。

黍米，发宿病，久食昏五脏，好睡。小儿食，不能行，缓人筋骨，绝血脉。

白黍，久食多热，令人烦。

赤黍，不可合蜜，惟可作糜，不可为饭，粘著难解。

五种黍米，合葵食之成痼疾。藏脯于中，食之闭气。肺病者宜此。

生米戏食，久为米瘕，肌疲如劳，缺米则口吐清水。

饴糖，进食健胃，多食则动脾风。

麦占四时，秋种夏收，西北多霜雪，面无毒，南方少雪，有毒。

小麦，性拥热，小动风气。治面后觉中毒，以酒咽汉椒三五粒，不为疾。

大麦，久食宜人，带生则冷，损人。

麦蘖，久食消肾，不可多。

穬麦，西川多种，山东、河北人，正月方种。先患冷气人不宜食。

荞麦，性寒，难消。久食动风，头眩。和猪肉食八九次，患热风，脱眉须。

粟米，食后勿食杏仁，令人吐泻。

稷米，穄也，发三十六种病。八谷之中最为下，不可同川附子服。

陈廪粟米、杭米，陈者性皆冷，频食之自利。藏脯腊于中满三月，久不知而食之，害人。

绿豆，治病，则皮不可去，去皮食少壅气。

赤小豆，行小便，久食虚人，黑瘦，枯燥，逐津液，体重。

赤白豆，合鱼鲊食之成消渴。

青小豆、一名胡豆，合鲤鱼鲊食之肝黄，五年成干消。黑白黄褐豆，大小豆，作豉极冷，黄卷及酱皆平，多食体重。服大豆末者忌猪肉。炒豆与一岁以上十岁以下食之，即噉猪肉，久当拥气死。人有好食豆腐，中毒不能治，更医至中途，遇。作腐人家相争，因问妻，误将莱菔汤置锅中，腐便不成。医得其说，以莱菔汤下药而愈。萝卜也。

酱当是豆为者，今以面麦为者，食之多杀药力。夫子云：不得其酱不食，欲五脏悦而爱之，此亦安乐之端。

芝麻炒熟，乘热压出生油。但可点，再煎炼，方谓熟，油可食。

油，发冷疾，滑骨髓，困脾脏，经宿即动气。牙齿脾疾人，不宜陈油饮食，须逐日熬熟。

黑芝麻，炒食之不生风疾，风人日食之则步履端正，语言不蹇。

白芝麻，即胡麻，休粮，补益。生则寒，炒则热。发霍乱，抽人。化山，又别有胡麻，味苦。

麻仁，多食损血脉，粗阳滑精，发女人带疾。

菜　蔬

葵，为五菜主，秋种。早者至春作子，名冬葵。其心有毒，伤人。性冷，热食之亦令热闷，甚动风气。葵冻者，生食之动五种留饮，甚则吐水。和鲤鱼食之，害人。四季勿食生葵，不化，发人一切宿病。百药忌食之，发狂六咬。

吴葵，一名蜀葵，不可久食，钝人志性。被病，咬食之，永不瘥。

戎葵，并鸟肉食，无颜色。

生葱，食之即唉蜜，下痢。食烧葱唉蜜，拥气死。杂白犬肉食之，九窍出血，患气者多发，气上充人，五脏闭绝，虚人胃，开骨节。正月食之，发面上游风。大抵功在发汗，多则昏人神。

胡葱，久食伤神损性，多忘损目，发痼疾。胡臭匿齿人食之，甚。青鱼合食生虫。

韭，俗呼草钟乳，病人可食。然多食，昏神暗目，酒后尤忌。不可与蜜同食，未出土为韭黄，不益人，滞气。花，动风，过清明勿食，不利万人，心腹痼冷者加剧。

霜韭不可食，动宿饮，必吐水。

五月食之，损人滋味，乏气力。不可共牛肉食，成瘕。热病后十日不可食，发困。葱亦不宜。

薤，肥健人，生食引涕唾。与牛肉食作瘕。四月勿食薤，及三冬生食，多涕唾。

葫，大蒜也。久食伤肝，损目弱阳。煮以合青鱼鲊发黄，作癥瘕鲙伐命。惟生食，不中煮。暑毒，烂嚼下咽，即和。仍禁冷水。

四月、八月食之，伤神损胆气，喘悸气急，腹内生疮，肠肿成疝瘕。多食葫，行房伤肝，面无光。北方人禀厚，食惯，病少。

小蒜，不可常食，食而啖生鱼，夺气，阴核疼欲死。三月勿食，伤志。时病瘥后，与一切食，竟入房，病发必死。

胡荽，荞子也。久食令人多忘，胡臭口气，匿齿、脚气加剧。根发痼疾。

蓼子，是水浸令生芽而食之者，多食令人吐水，损阳，少精，心痛，寒热，损骨髓。二月食之，伤肾。和生鱼食，夺阴气，核子痛欲死。

萱草，一名法忧。嫩时，取以为蔬食之，动风，令人昏昏然，终日如醉，因得其名。

菘，发诸风冷。有热人食之，不发病，性冷也。

芥，多食动风气，发丹石。与兔肉同食，成恶病。

芜菁，蔓菁也。根不可多食，令气胀。子作油，涂头变蒜发。

莱菔，力弱人不宜多食，生者渗人血。

生青菜，时病瘥后食之，手足青肿。

一切菜，五月五日勿食之。变百病。

一切菜，熟煮热食之。但凡檐溜滴著者，有毒。

十月被霜菜，食者面无光，目涩，腰疼。心疟发时，足十指爪青，萎困。

荠菜，不宜面同食，令人督闷发病。

凡用甘草皆忌此。

苋菜，多食动气，烦闷，冷中，损腹。共蕨及鳖食，生瘕。

堇菜，不宜久食，令身重，多肿。只可一二顿。

芸台菜，患腰脚人，多食加剧，损阳气，发口疮，齿痛，生虫。胡臭人忌之。

鹿角菜，久食发宿疾，损经络，少颜色。

菠菱菜，北人食肉面即平，南人食鱼米即冷。多食冷大小肠，久食脚弱，腰痛。

蓴菜，多食性滑，发痔，引疫气。上有水银故也。七月蜡虫著上，令霍乱，勿食之。

芹菜，生高田者宜人。黑滑地，名水芹，赤色者害人。性寒，和醋食之，损齿。春秋，龙带精入芹中，偶食之，手青，肚满，痛不可忍。服砂糖三二升，吐出蜥蜴便愈。

苦荬，夏月食之，以益心。蚕妇忌食之。

莴苣，冷。久食昏人目。

白莴苣，冷气人食之，腹冷。产后不可食，寒中。共饴食生虫。

苦苣，不可与蜜同食。

莙荙，多食动气，冷气人食之，必破腹。

苜蓿，利大小肠，蜜食下痢，多食瘦人。

蕨，久食脚弱无力，弱阳，眼暗，多睡，鼻塞，发落。小儿食之不行，冷气食之腹胀，生食成蛇瘕。郗鉴镇丹徒出猎，有甲士折一枝食之，觉心中淡淡成疾，后吐一小蛇，悬屋前渐成干蕨，信不可生食也。

茄，至冷，五劳不可，多发疮，损人，动气，发瘤疾。熟者少食无忧，患冷人不可食，秋后食之损目。

黄瓜，本名胡瓜，不益人。患脚气、虚肿者，毒永不除。

越瓜，色白，动气，发疮，脚弱，不益小儿。时病后勿食，与乳酪鲜及空心食，心痛。

青瓜，令人多忘。

冬瓜，多食阴湿生疮，发黄疸。九月勿食被霜瓜，向冬发血寒热，反恶病。初食吐食，竟心下停水，或为噎胃。有冷者食之瘦。

瓜能暗人眼，尤不宜老人。中其毒，至秋为疟利。一切瓜苦者有毒，两蒂、两鼻害人。

瓠子，冷气人食之，病甚，大耗食。患脚气、虚肿人食之，毒永不除。

葫芦，多食令人吐。

芋，一名土芝，有紫有白。冬月食不发病，他月不可食。薯蓣亦有紫、白，颇胜芋。有小而名山药者佳。

蒟蒻，冷气人少食之。曾有患瘵，自谓无生，是物不忌，邻家修蒟蒻求食之，美。遂多食，竟愈。有病腮痛者数人，余教多食此而愈。

竹笋，多食动气，发冷癥。

茭笋，滑中，不宜多。

生姜，九月九日勿食之，伤神损寿。

干姜，妊多食内消。

椿芽，多食神昏。

榆仁，多食发热心痛。

菌，地生为菌，木生为檽，为木耳，为蕈。新蕈有毛者，下无纹者，夜有光者，煮不熟者，欲烂无虫者，煮讫照人无影者，春夏有恶虫毒蛇经过者，皆杀人。误食毒菌，往往笑不止而死。惟掘地为坎，投水搅，取清者饮之。

木菌，楮、槐、榆、柳、桑，五木之耳，可食，冬春无毒。木耳亦不宜多食，如前所云者，皆杀人。又赤色，仰而不覆者，及生野田中者，皆毒。又发冷气风痔，多睡无力。

甘露子，不宜生食，不可多食，生寸白。与鱼同食，生噎胃。

食茱萸，六七月食之伤神气。同蒿多食气满。

莳萝根，曾有食者杀人。

飞 禽

鸡、黄者宜老人，乌者暖血，产妇宜之。具五色，食者必狂。六指玄鸡，白头家鸡，及野禽生子有八字文，及死不伸足，害人。

乌鸡合鲤鱼食，生痈疽。

丙午日忌食鸡雉。

四月勿食暴鸡肉，作疽、腋漏、男女虚劳、乏气。八月食之伤神气。妊妇多食，子患诸虫。妊食鸡子多，令子失音。

鸡子，动风、动气，合鳖肉食害人，合犬肝害人，合犬肉泄痢，合鱼汁、肉汁成心瘕，合獭肉遁尸。

鸡子白，合葱、蒜气短，合生葱、犬肉，谷道流血。

疹，食鸡、鸭子，眼翳。

鸡，过宿收不密，蜈蚣必集其中，不再煮而食之，为害非轻。

雉，离禽也，损多益少，久食瘦人。春夏多食有毒，九月至十一月稍补，他月发痔及疮疥。八月忌之。益人神气。丙午日不可食，明主于火也。四月勿食，气逆。和胡桃、菌子同食，下血。有病疾者，不宜和荞麦面食，生肥虫卵。不与葱同食，生寸白。

鹜，鸭也。六月勿食。益神气。黑鸭滑中，发冷痢。脚气人不可多食，有毒。妊娠多食，令子倒生。

野鸭，不可与胡桃、木耳同食。《异苑》曰：章安有人元嘉中啖鸭肉成瘕，胸满，面赤，不得饮食。医以秫米食之，须臾吐一鸭雏，遂瘥。此因肉生所致，又食过而然。

白鹅，肉性冷。多食，霍乱，发痼疾。卵不可多食。苍鹅发疮脓。

鹌鹑，四月以前未可食。与猪肝同食，面生黑子，与菌同食发痔。

鹧鸪，此鸟天地之神，每月取一只，飨至尊。自死者忌之。

山鸡，顿食发五痔，和荞麦食生疮。竹鸡类也。南唐相冯延巳，苦脑痛，久不减。太医吴延绍诘庖人曰：相公平日多食鹧鸪、山鸡。吴曰：得之矣。投以甘草汤而愈。盖此禽多食乌头、半夏有毒，以此解之。又《类编》：通判杨立之官南方，多食鹧鸪，生唯痈，脓血日夕不止。泗水杨吉老，令先啖生姜一斤愈。盖以制半夏毒也。唐·崔魏公，以多食竹鸡暴亡。梁新命捩生姜汁，折齿灌之复活。亦此意也。

鸳鸯肉，常食之患大风。

雀肉不与李同食。合酱食，妊娠所忌。

鹁鸽，虽益人，病者食之，多减药力。

雄鹊，妇人不可食。烧毛纳水中，沉者是雄。

乌鸦，肉涩不中食。

燕肉，食者必为蛟龙所害。

杜鹃，初鸣先闻者，主别离。学其声，吐血。厕上闻者，不详。作犬声应之，吉。

凡禽自死，口不闭者杀人。

走 兽

猪肉之用最多，然不宜人。食之暴肥，致风虚也。闭血脉，弱筋骨，虚人肌，病人、金疮者尤甚。食其肉，饮酒，不可卧秫穰中。又白猪，白蹄杂青者，不可食。猪肾，理肾气，多食肾虚，久食少子。脂作灯目暗，膏忌乌梅。肝、肺共鱼鲙或粘食之，作痈疽，共鲤鱼子食伤神。八月勿食佳。脑子损阳，临房不能举。令食者以盐、酒，是引贼也。曾不思，皮尚可消，而不觉其毒耶？头动风，其觜尤毒，风人不宜。食者，以竹叶烧烟撑口熏之，得口鼻涎出则无害。肉用良姜、桑白皮、皂角、黄蜡各少许，同煮食之，不发风。不得和鸡子同食，令人满闷。猪不姜，食之中年气血衰，面生黑点。俞氏云：猪肉生姜同食，发疾风。又云：发大风。

野猪肉，微动风，青蹄不可食。

江猪，多食体重。

羊肉，性大热。时病愈，百日内不可食，食则复令骨蒸。和鲊食伤人心，和生鱼、酪食害人。生脂，宿有热者不可食。蹄甲中有珠子白者名悬筋，发人癫。肝和猪肉及梅子、小豆食之，伤人心，大病。人妊娠食肝，令子多厄。一切羊肝共生椒食之，破五脏，伤心，小儿弥忌之。肚子，病人，共饭常食之，久成番胃，作噎病。共甜粥食之，多唾，吐清水。脑子，男子食之，损精少子。欲食者，研细醋和之。猪脑亦然，不食佳。白羊黑头，食其脑作肠痈。饮酒后不得食羊、豕脑，大害人。心有孔者杀人。一角者杀人。羖羊，青羝羊也。肉以水中，柳木及白杨木不得于铜器内煮，食之丈夫损阳，女子绝阴，暴下不止。髓及骨汁合食，烦热难退，动利。六月勿食，以益神气。青羊肝和小豆食之，目少明。羊不酱同食，久而生癫，发痼疾。

牛，盛热时卒死者不堪食，作肠痈。下痢者必剧，丑月食之伤神气。患牛脚蹄中拒筋，食之作肉刺。共马肉食之身痒，共猪肉食生寸白。肉用桑柴火炙食，生寸白。牛肉，患冷人不宜食。五脏各补人五脏。沙牛肉，常食发宿病。

马肉，自死者害人，甚者杀人，不可食。下痢人食者加剧。肉多著水浸洗，方煮得烂，去血尽始可煮，炙肥者亦然。毒不出，患丁肿。肉只可煮，余食难消，不可多食。妊不可食，五月食之伤神气。食肉而心烦闷者，饮清酒则解，浊酒则剧。不与陈仓米同食，卒得恶，十死九。姜同食生气嗽。患痢，食心闷。血有毒，饮美酒解。白马玄蹄，脑令人癫。白马青蹄，肉不可食。黑脊斑臂，肉不可食。鞍下黑色彻肉里者，伤人五脏。马头骨作枕，令人不睡。食死马，勿食仓米，发百病。马汗气及毛，不可偶入食中，害人。汗不可近阴，先有疮不得近马汗及肉汁。马气并毛等必杀人。马筋肉，非十二月采者，宜火干。马心，下痢人不可食。马蹄夜目，五月以后勿食之。肉不可与鹿膳同食。

驴肉，病死者不堪。骡、驴、马，为其十二月胎，骡又不产妊。不可食驴肉，动风，脂肥尤甚。食肉慎不可饮酒，致疾杀人。尿稍毒，服不过二合。

醍醐酥酪，有益无损。羊牛马酪，食竟即食大酢，变血澹尿血。牛乳不可与酸物食，成坚积。驴乳冷，不堪酪。一切牛马乳及酪，共生鱼食，成鱼瘕。乳酪煎鱼，主霍乱。

犬肉炙食，成消渴。白犬自死，不出舌者害人。瘦者是病，不堪食。妊食犬，儿无声。九月禁食，以养神气。肉与蒜同食损人。血，食肉而去血，不益人。血和海鮧食之，得恶病。狂犬，若鼻赤起与燥者，此欲狂，其肉不堪食。孙真人曰：春末夏初，犬多发狂，当戒，小弱持杖预防之。防而不免，莫出于灸。其法只就咬处牙上灸之，一日一次，灸一二三元，在意直主百二十日止。咬后便讨韭菜煮食之，日日食为佳。此病至重，世不以为意，不可不知也。

鹿肉、麞肉为一，不属十二辰也。五月勿食之，伤神。豹文者杀人。鹿茸，不可以鼻嗅，有小虫入鼻为虫颡，药不及也。鹿肉，痿人阴，不可近。白鹿肉和蒲白作羹，发恶疮。壶居士云：饵药人食鹿肉，必不得力。以其食解毒之草，能散药力也。

狸肉骨可治劳。

麞肉，八月至十一月食之胜羊肉，余月动气。

麂肉，多食动痼疾。以其食蛇，所以毒。

麋肉，不与野鸡及虾、生菜、梅、李果实同食，皆病人。

兔肉，妊食子缺唇。兔，产从口出忌之，宜丹石人。八月、十一月可食。多食损阳绝血脉，令人萎黄。豆疮食之，大毒，斑烂损人。二月勿食。养神。共獭肉、肝食，成遁尸。鹅肉同，血气不行。白鸡肝同食，面失血，一年成疸。共姜、橘食，心痛，霍乱。

虎肉，正月忌食，以益寿。药箭死者，毒渍骨血间，犹能伤人，不可食。狸、豹同。

川山甲，多食动旧风疾。

豹肉，酸，不可食，消人脂。肉令人瘦，损精神。

獭肉，只治热。若冷气虚胀，食之甚也。消阳，不益男子，宜少食。五脏及肉性寒，惟肝湿，治传尸劳。

象肉，食之体重。

熊肉，有痼疾者不可食，终身不愈。十月禁食。脂不可作灯，烟气入目，失明。不可近阴，不起。

麝肉共鹄肉，食作瘕。此物夏月食蛇，带其香，日久透关，成异疾。不得近鼻，有白虫入脑，患虫颡。

猿猴，小儿近之伤志。

蝟肉可食，骨不得食，能瘦人，使人缩小。

肉汁在密器气不泄者，禽畜肝青者，兽赤足者，有歧尾者，煮熟不敛水者，煮而不熟者，生而敛者，野兽自死北首伏地者，祭肉无故自动者，禽兽自死无伤处者，犬悬蹄沾漏肉中有星如米者，羊脯三月以后，有虫如马尾者，米瓮中肉脯久藏者，皆杀人。

脯暴不燥，火烧不动，入腹不消。自死肝脏不可食。肉虽鲜，似有息气，损气伤脏。肉及肝落地不粘尘，不可食。诸心损心，诸血损血。一切脑、一切脾，不可食，皆能害人。一切肉，惟烂煮，停冷食之。食毕漱口数过，齿不踊。食肉过度，还饮肉汁即消。禽畜五脏，三月三日勿食，吉。

鱼　类

鲩鱼，有疮者不可食。

鲤鱼，多发风热。修理当去脊上两筋及黑血。沙石溪中者，毒多在脑，勿食其头。山上水中有鲤，不可食。五月五日勿食鲤。天行病后不可食，再发死。腹有瘕不可食。与麦酱同食，咽生疮。与紫苏同食，发痈疽。鲤鲊不可合小豆藿食。食桂竟食鲤成瘕。鱼及子，不可合猪肝食，鲫亦然。《素问》云：鱼热乎。叔和云：热生风。日华子云：鲤鱼凉。当以《素问》为正，风家更使食鱼胎，祸无穷矣。

鲴鱼，有疮者不可食。

鳜鱼，背有十二鬐骨，每月一骨，毒能杀人，宜尽去之。苏州王顺食鳜骨鲠几死，渔人张九取橄榄核末，流水调服而愈。人问其故，九曰：父老传橄榄木作棹，鱼触便浮，知鱼畏此木也。

白鱼，泥人心，疮疖人不可食，甚发脓，灸疮不发。鲙食之，久食发病。

鲫鱼，春不食其头，中有虫也。合猴雉肉、猪肝食之不宜。子合猪肉食不宜，和蒜少热，和姜、酱少冷，与麦门冬食杀人，与芥菜同食水肿。

青鱼及鲊，服术者忌之，合生葫葵、蒜、麦、酱食不宜。

黄鱼，发气、发疮，动风，不可多食。合荞麦食失音。

黄颡鱼，不可合荆芥食，吐血。犯者以地浆解。

时鱼，味美稍发疳痼。

鲂鱼，患疳痢者禁之。

鲈鱼，勿食多，赤目赤须者杀人，合鹿肉及无鳃者同。

鲟鱼，味美而发诸药毒。鲊虽世人所重，不益人。丹石人不可食，令少气，发疮疥，动风气。小儿食之，多成瘕及嗽。大人久食，卒心痛，合干笋食瘫痪。

鳈鯟鱼，有毒，不可食。

石首鱼，不堪鲜食。

章鱼，冷而不泄。

狗鱼，暖而不补。

河扽，又名胡夷鱼，味珍。经云：无毒，实有大毒，修治不如法，杀人。眼赤者害人。肝有大毒，中之立死。中其毒者，橄榄、芦根汁解之。

鲈鱼，不甚发病。然多食能发疢癖及疮肿，不可与乳酪同食。

鳍鳝，不可合白犬肉、血食之。

鳝鱼，时病起，食之复，过则霍乱。四月食之害神气。腹下黄为黄鳝。又有白鳝稍粗。二者皆动风气，饪食之胎生疾。凡头中无腮，背有点，并杀人。

《茅亭客话》云：鳝鳖不可杀，大者有毒，杀人。京师一郎官喜食鳝，一日过度，吐利大作，几殆始，信不可多也。

鳝鱼肝，生恶疮，勿以盐灸。

乌贼鱼，久食主无子。

乌鱼，水厌，焚修者忌之。

鳗鲡，虽有毒而治劳。昔陈通判女，病劳将死，父母以船送之江中，飘泊孤洲。渔人见而怜之，与之鳗鲡羹，渐有生意。越月，渔人送还陈府，女病已脱然矣。

鲨鱼，多食发嗽并疮癣。小者谓之鬼鲨，害人。

鱼鲈，若有头发在内，误食杀人。

黄鳝鱼，食后食荆芥杀人。

凡一切鱼毒、鱼油灯烟盲人眼。诸禽兽亦然。无鳞恶荆芥，无鳃发癫，全鳃发痛。无肠胆食之，三年丈夫阴萎，女人绝孕。头有白色，如连珠至脊上者杀人。白目、白背、黑点、赤鳞、目合，并不可食。有角，食之发心惊。目赤者，作鲙成瘕，作鲊害人。共菜食，作蛔、蛲虫。下痢者，食鱼加剧，难治。

一切鱼尾不益人，多有勾骨著人咽。鱼子共猪肝食，不化，成恶病。妊食干鱼，令子多疾。鱼汁不可合鸬鹚肉食。鱼鲙、瓜，忌同食。三月庚寅勿食鱼。

鳖居水底，性甚冷毒，有劳气及症瘕人不宜食。肉主聚，甲主散。凡制鳖者，剉其甲，同煮熟，则去甲食之，庶几性稍平。目陷者，赤足者，肉下有王字形者，三足者为能，并能杀人。腹下有蛇盘纹者是蛇，须看之。合鸡子、兔肉，芥子、酱食之，损人。妊食之，令子项短。六甲日忌食龟鳖及鳞甲，害人心神。薄荷煮鳖曾杀人。合苋菜食，腹中生鳖。巢氏云：有主人共奴俱患鳖瘕，奴前死，剖腹得一白鳖仍活。有人乘白马来，看马尿落鳖上即缩头，寻以马尿灌之，化为水。其主曰：吾将瘥矣。即服之，果瘥。

蟹未被霜者，甚有毒。云食水莨音建人中之，不即疗多死。背上有星点者，脚不全者，独螯者，独目者，两目相向者，足斑目赤者，并杀人。中其毒者，速以冬瓜汁、紫苏汤或大黄汁灌之。妊娠食之令子横生。至八月蟹肠有真稻芒长寸许，向冬输与海神，未输芒，未可食。十二月勿食，以养神气。食蟹，即食红柿及荆芥，动风。绿黄下有风虫，去之不妨。与灰酒同食吐血。

海边又有彭螖拥出似彭蜞而大似蟹而小不可食蔡谟初渡江，不识而食之，几死。叹曰：读尔雅不熟，几为所误。

蛙骨热食之，小便淋，甚苦。妊食之，令子寿夭。蛙之小者，亦令多小便闭，脐下酸疼有至死者。冷水擂车前草饮之。

鰕，发风动气，及疮癣冷积之疾。无须者，煮而色白者不可食。鲊内有者大毒。以热饭盛密器中作鲊，毒人至死。鰕鲙共猪肉食之，尝恶心，多唾，损颜色。

螺，大寒，不可常食。螺蚌菜共食之，心痛，三日一发。蚌著甲之物，十二月勿食之。

蚶子，每食后以饭压之，不尔令人口干。蛤蜊，服丹石人食之，腹中结痛。

淡菜，多食烦闷、目暗，微利即止。

蚬，多食发嗽，并冷气消肾。

蛏，天行后不可食。

龟黑者，常啖蛇，不中食。其甲不可入药，十一月勿食龟鳖，发水病。

虫　类

蜜，七月勿食生蜜，发霍乱。蜜瓶不可造鲊，鲊瓶不可盛蜜，及蜜煎损气。

白花蛇，用之去头尾，换酒浸三日，弃酒不用，火炙仍令去皮骨。此物毒甚，不可不防。乌蛇生商洛，今蕲黄有之，皆不三棱。色黑如漆，性善，不啮物，多在芦丛嗅花气，尾长能穿百钱者佳。市者伪以他蛇，烟熏货之，不可不察。脊高，世谓剑脊乌梢。商州，有患大风，家人恶之，为起茅屋。山中有乌蛇，堕酒罂，病人不知而饮，遂瘥。史记隋有患者，食至胸即吐，作胃疾不愈。病者曰：素有大风，求蛇肉，风愈而患此疾。盖蛇瘕，腹上有蛇形也。

蛇头不可以刀断，必回伤人，名蛇箭。

蛤蚧，其毒在眼，其功在尾，尾全为佳。

水蛭，干者冬月猪脂煎，令黄乃堪用，腹有子去之。此物极难死，火炙经年，得水犹活。

石蛭，头尖，腹大，不可药用。误用，令人目中生烟不已，渐致枯损，不可不辨。有吴少师，得疾数月，肉瘦，食下咽，腹中如万虫钻刺且痒痛，皆以为劳。张蜕取黄土，温酒调服，下马蟥千余。云：皆因去年出师饮涧水，似有物入口，径入喉，自此得疾。夫虫入肝脾，势须滋生，食时则聚丹田间，吮咂精血，饱则散处四散，久则杀人，不可不知。

蜈蚣，黄足者甚多，不堪用。鸡，杀过宿，收拾不密，此虫必集其中，不再煮而食之，为害非轻。

蚕沙，煮酒色清味美，能疗疾。

蜘蛛，灰色大腹，遗尿著人，作疮癣。

花蜘蛛，丝最毒，能系瘤，断牛尾。人有小遗，不幸而著阴，缠而后已，切宜慎之。曾有断其阴者。

蚯蚓，暑月履湿毒能中人。昔有中其毒者，腹大，夜闻蚓鸣于身，以盐水浸之而愈。又张韶为所咬，形如大风，眉须尽落，每蚓鸣于身，亦以此取效，仍当饮盐汤。

神仙救世却老还童真诀

三元之道，所谓天元、地元、人元，百二十岁之寿。得其术，则得其寿矣。如迷涂，一呼万里可彻。然天元，六十者固已。失之东隅，能不收之桑榆者乎？归而求之，又将与天地终始，岂止六十而已哉！乔松、彭祖，当敛在下风，或曰此道神仙所秘也。少火方炎，强勉而行真，可一蹴而造仁寿之域，奈之何？道不易知也。纵知之，亦未易行也。人年八八，卦数已极，汞少铅虚，欲真元之复，殆渴而穿井，不亦晚乎？煮石为粥，曾不足以喻其难。吁，是岂知道也哉！剥不穷，则复不返也。阴不极，则阳不生也。知是理，可以制是数矣。

回真人《内景诀》曰：天不崩，地不裂，惟人有生死何也？曰：人昼夜动作，施泄散失元炁，不满天寿，至六阳俱尽，即是全阴之人，易死也。若遇明师指诀，信心苦求，则虽百二十岁，犹可还乾。譬如树老，用嫩枝再接，方始得活。人老用真气还补，即返老还少。勤修一年，元气添得二两，便应复卦。

道书曰：人者，物之灵也。寿本四万三千二百余日。元阳、真气，本重三百八十四铢，内应乎乾。乾者，六阳具而未知，动作施泄也。迨十五至二十五施泄不止，气亏四十八铢，存者其应乎姤。加十岁焉，又亏四十八铢，存者其应乎遁。加十岁焉，又亏四十八铢，存者其应乎否。至此，乃天地之中炁，又不知所养。加五岁焉，其亏七十二铢，存者其应乎观。加五岁焉，其亏九十六铢，存者其应乎剥。剥之为卦，惟上九一阳爻而已。仙书曰：有一爻阳炁者不死，倘又不知所觉，则元气尽矣，其应乎坤。坤者，纯阴也。惟安谷而生，名曰苟寿。当此苟寿之时，而不为延寿之思，惑矣。天下无难事也，马自然怕老、怕死。有六十四岁将谓休之叹，汲汲求道，遇刘海蟾，传以长生之诀，返老还婴，遂得寿于无穷。彼何人哉？希之则是，时在一觉顷耳。苟能觉之，体大易之复，日积月累，元气充畅，复而临，临而泰，泰而大壮，大壮而夬，真精纯粹，乾阳不难复矣。箕畴五福之一，微斯人，吾谁与归？虽然此道天之宝也，有能觉之，天不负道，必将默佑于冥冥中，当遇至人，如刘海蟾者，以尽启其秘。滋补有药，导引有法，还元有图，俱列于下。

滋补有药

孙真人曰：人年四十以后，美药当不离于身。神仙曰：世事不能断绝，妙药不能频服。因兹致患，岁月之久，肉消骨弱。彭祖曰：使人丁壮，房室不劳损，莫过麋角也。

麋角末七两，酒浸，炙热　生附子一个，炮熟

上末合和。每服方寸匕，酒调，日三服。

昔成都府，有绿须美颜道士，酣醉酒楼，歌曰：尾闾不禁沧海竭，九转丹砂都谩说。惟有斑龙脑上珠，能补玉堂关下血。乃奇方也。今名斑龙脑珠丹。

鹿角霜十两，为末。　鹿角胶十两，酒浸数日，煮糊丸药　菟[1]丝子十两，酒浸二宿，蒸，焙　柏子仁十两，净，别研　熟地黄汤洗，清酒浸两宿，蒸，焙，入药用

上末，以胶酒三四升煮糊，杵一二千下，丸如梧子大，食前盐汤，或酒吞下五六十丸。

导引有法

夜半后生气时，或五更睡觉，或无事闲坐，腹空时，宽衣解带，先微微呵出腹中浊气，一九止，或五六止。定心闭目，叩齿三十六通，以集身神。然后以大拇指背拭目，大小九过。使无翳障，明目，去风，亦补肾气。兼按鼻左右七过。令表里俱热。所谓灌溉中岳，以润肺。次以两手摩令极热，闭口鼻气。然后摩面，不以遍数。连发际，面有光。又摩耳根、耳轮，不拘遍数。所谓修其城郭，以补肾气，以防聋聩。名真人起居之法。次以舌拄上腭，漱口中内外，津液满口，作三咽下之，如此三度九咽。《黄庭经》曰漱咽灵液体不干是也。便兀然放身，心同太虚，身若委衣，万虑俱遣。久久行之，气血调畅，自然延寿也。又两足心、涌泉二穴，能以一手举足，一手摩擦之百二十数，疏风去湿，健脚力。欧阳文忠公用此，大有验。

还元有图

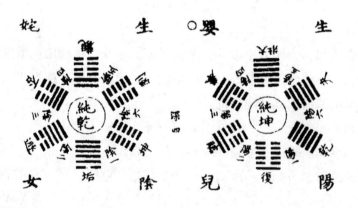

---

[1] 原文为"兔"。

乾，阳刚也。生意本具，一旦为阴柔乘之，为姤，为遁，为否，为观，为剥。剥极而为坤。坤，纯阴也。阴极则主杀矣。苟知所复，则硕果不食。阴极而阳静。极而动，生意又勃然矣。

坤阴也。阴极阳复。阴，人欲也。阳，天理也。以理制欲，于是阳长阴消。患迷复耳。苟不迷焉，复而临，临而泰，泰而大壮，大壮而夬。夬，决也。决则纯乾，可复行天之健，与天同寿矣。

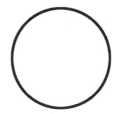

道心泯而人心胜，
则自望至晦之月也。

人欲尽而天理还，
则自旦至望之月也。

神仙警世

黄帝问气之盛衰。岐伯对曰：人生十岁，五脏始定，血气通，真气在下，好走。二十岁，血气始盛，肌肉方长，好趋。三十岁，五脏大定，肌肉坚固，血脉盛满，好步。四十岁，脏腑、十二筋脉皆大盛以平定，腠理始疏，荣华颓落，发颇斑白，平盛不摇，好坐。五十岁，肝气始衰，肝叶始薄，胆汁始灭，目始不明。六十岁，心气始衰，善忧悲，血气懈惰，好卧。七十岁，脾气虚，皮肤枯。八十岁，肺气衰，魄离，故言善悟。九十岁，肾气焦，四脏、经脉虚。百岁，五脏皆虚，神气乃去，形骸独居。

经曰：人年四十阴气倍，五十肝气衰，六十筋不能动，精气少，须当自慎、自戒。少知调和摄养，宁不为养生之本。七十以上，宜取性自养，不可劳心苦形，冒寒暑。若能顺四时运气之和，自然康健延年。苟求贪得，尚如壮岁，不知其可。

《洞神真经》曰：养生，以不损为延年之术，不损以有补为卫生之经，居安虑危，防未萌也，不以小恶为无害而不去，不以小善为无益而不为。虽少年致损，气弱体枯，及晚景得悟，防患补益，气血有余而神自足矣，自然长生也。

阴德延寿论

一念之觉，固所以得三元之寿。考一德之修，又所以培三元之寿。脉甚矣，念之不可以不觉，而德之不可以不修也。《老子》曰：我命在我不在天。紫阳真人曰：大药修之有易难也，须由我，也由天。若非积行施阴德，动有群魔作障，缘是可以自信矣。道人郭太史，精于谈天者也。应天有书，后之星翁推步，必来取法。曰五行四柱，曰星辰运限。如是而富贵寿考，如是而贫贱疾苦，如是而凶恶夭折，若镜烛影，若契合符，世之人似不能逃其数者。及其究也，合于书者固多，其不合者亦不少，是何欤？岂人生宇宙间，或囿于数，或不囿于数欤？盖尝考之，其推玄究微，既条列于前，至其后则曰阴功，可延其寿，吉人依旧无凶。又曰：随时应物行方便，纵犯凶星亦不虞。是必有见矣。不然，寿夭休论命，修行本在人。孙思邈何以有此言欤？大极真人徐来勒，尝遇南斗寿星，问寿夭吉凶之事。星君曰：天道福善祸淫，神明赏善罚逆，人能刻意为善，静与道合，动与福会，如此则我命在我，不为司杀所执，不求寿而自寿，不求生而自生。苟或斁纲纪，违天地，肆愚悖，侮神明，背仁慈，亏忠孝，明则刑纲理之，幽则鬼神诛之，是不知所积，冥冥中夺其算而夭。其寿者矣，阴德如于公治狱子为，丞相徐卿积善衮衮，公侯在所不论。昔比丘，得六神通，与一沙弥同处林野，比丘知沙弥七日当死，因曰：父母思汝可暂归，八日复来。沙弥八日果来。比丘怪之，入三昧察其事，乃沙弥于归路中脱袈裟壅水，令不得入蚁穴，得延寿一纪。孙叔敖儿时，见两头蛇，恐他人又见，杀而埋之。母曰：吾闻有阴德者天报之福，汝不死也，后为楚令尹。窦禹钧夜梦祖父，谓曰：汝年过无子，又寿不永，当早修阴德。禹钧自是修德冈倦，后又梦其祖父，与曰：天以汝阴德，故延寿三纪，赐五子，荣显。后居洞天之位，范仲淹为之记。由是观之，三元寿考，固得于一念之觉，三元寿脉，又在于一德之修也。或曰：阴德曷从而修之？曰：凡可修者，不以富贵贫贱拘，亦不在强勉其所无，但于水火盗贼，饥寒疾苦，刑狱逼迫，逆旅狼狈，险阻艰难，至于飞潜动植于力到处，种种方便，则阴德无限量，而受报如之矣，善乎。西山之记曰：遇至人得真法，虽云修养所至，是亦阴德之报也。此予所以于《参赞书》后，复作论曰《阴德延寿》。

函三为一图歌

天地人三元，每元六十年。三六百八十，此寿得于天。
天本全付与，于人或自偏。全之有其法，奈何世罕传。
函三为一图，妙探太极先。外圆而内方，一坤与一乾。
定体凝坤象，妙用周乾圈。寿年在其间，得之本自然。
一岁加一点，渐比乔彭肩。未悟参赞法，所点恐莫全。
此书神仙诀，识者作寿仙。颜朱鬓长绿，髓满骨且坚。
岂特点尽图，天地相周旋。

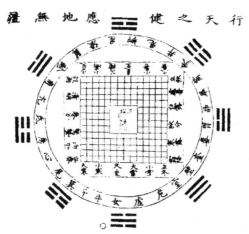

（底本出处《正统道藏》洞神部方法类。）

长生诠经

清净经

夫人神好清而心扰之，人心好静而欲牵之；常能遗其欲而心自静，澄其心而神自清。内观其心，心无其心；外观其形，形无其形；远观其物，物无其物。三者既悟，唯见于空。观空亦空，空无所空。所空既无，无无亦无。无无亦无，湛然常寂。

阴符经

心生于物，死于物，机在目。

生者死之根，死者生之根。恩生于害，害生于恩。

洞古经

有动之动出于不动，有为之为出于无为。无为则神归，神归则万物云寂，不动则气泯，则万物无生。

忘于目则光溢无极，泯于耳则心识常渊，两机俱忘，众妙之门。

养其无象，象故常存；守其无体，体故全真。全真相济，可以长生。天得其真故长，地得其真故久，人得其真故寿。

大通经

静为之性，心在其中矣；动为之心，性在其中矣。心生性灭，心灭性现，如空无象，湛然圆满。大道无相，故内不摄于有；真性无为，故外不生其心；如如自然，广无边际。对境忘境二不沉于六贼之魔；居尘出尘，不落于万缘之化。

定观经

唯灭动心，不灭照心；但凝空心，不凝住心。有事无事，常若无心；处静处喧，其志唯一。制而不著，放而不动，处喧无恶，涉事无恼者，此是真定。不以涉事无恼，故求多事；不以处喧无恶，强来就喧。以无事为真宅，有为为应边，若水镜之为鉴，则随物而现形。

胎息经

胎从伏气中结，气从有胎中息。气入身来为之生，神去离形为之死。知神气可以长生，固守虚无以养神气。神行即气行，神住即气住，若欲长生，神气相注。

胎息铭

三十六咽，一咽为先。吐唯细细，纳唯绵绵。坐卧亦尔，行立坦然。戒于喧杂，忌以腥膻。假名胎息，实曰内丹。非止治病，次定延年，久久行之，名列上仙。

太上日用经

日用饮食，禁口端坐，莫起一念，万虑俱忘，存神定意，眼不视物，耳不听声，一心内守，调息绵绵，渐渐呼出，莫教间断，似有若无，自然心火下降，肾水上升，口里津生，灵真附体，得至长生。十二时中常要清净。神是气之子，气是神之母，如鸡抱卵，存神养气，能无离乎？

心印经

上药三品，神与气精。恍恍惚惚，杳杳冥冥，存无守有，顷刻而成。回风混合，百日功灵，默朝上帝，一纪飞升。

水火真经

欲从心起，息从心定。心息相依，息调心静。

文始经

心感物不生，心生精功交，心不生物生识，物尚非真，何况于识，识尚非真，何况于情。

目视雕琢者，明愈伤；耳闻文响者，聪愈伤；心思玄妙者心愈伤。以神存气，以气存形，所以延形；合形于神，合气于气，所以隐形。吸气以养其和，孰能饥之？存神以滋其暖，孰能寒之？

洞灵经

导筋骨则形全，剪情欲则神全，靖言语则福全。保此三全，是谓圣贤。

玉枢经

道者以诚而入，以默而守，以柔而用，用诚似愚，用默似讷，用柔似拙。

入道者知止，守道者知谨，用道者知微；能知微则慧光生，能知谨则圣知全，能知上则泰安定。

冲虚经

务外游不如务内观，外游者求备于物，内观者取足于身。

至游者不知所适，至观者不知所眄。

神遇为梦，形接为事，昼想夜梦，神形所交，故神凝者想梦自消。

南华经

山木，自寇也；膏火，自煎也。桂可食，故伐之；漆可用，故割之。人皆知有用之用，而莫知无用之用也。

至道之精，窈窈冥冥；至道之极，昏昏默默。无劳女形，无摇女精，乃可长生。目无所见，耳无所闻，心无所知，女神将守形，形乃长生。

三茅真经

谷虚应声，心虚应神，神虚应气，气虚应精，虚极则明，明极则莹，超乎精神，而无死生。精从内守，气自外生，以气取精，可以长生。

卫生经

精气神为内三宝，耳目口为外三宝。当使内三宝不逐物而流，外三宝不诱中而扰。

洞神真经

宠辱不惊，肝木自宁；动静以敬，心火自定。饮食有节，脾土不泄；调息寡言，肺金自全。恬静无欲，肾水自足。

元道真经

草木根生，去土则死；鱼鳖沉生，去水则死；人以形生，去气则死。是故圣人知气之所在，以为身宝。

汉天师语

虚无大道，清净希夷。不染曰清，不动曰净，不视曰希，不听曰夷，勤此四者，可免轮回。

纯阳真人

一日清闲一日仙，六神和合自安然。丹田有宝休寻道，对境无心莫问禅。

养气忘言守，降心为不为。动静知宗祖，无事更寻谁？真常须应物，应物要不迷。不迷性自住，性住气自回。气回丹自结，壶中配坎离。阴阳生返复，普化一声雷。白云朝顶上，甘露洒须弥。自饮长生酒，逍遥谁得知？坐听无弦曲，明通造化机。都来二十句，端的上天梯。

虚静天师

不怕念起，惟恐觉迟。念起是病，不续是药。

有定主无常应，心欲死机欲活。

大道不远在身中，万物皆空性不空。性若不空和气住，气归元海寿无穷。

欲得身中神不出，莫向灵台留一物。物在心中神不清，耗散真精损筋骨。

元神一出便收来，神返身中气自回。如此朝朝并暮暮，自然赤子产真胎。

李真人

一吸便提，气气归脐。一提便咽，水火相见。

三茅真君

灵台湛湛似冰壶，只许元神在里居。若向此中留一物，岂能证道合清虚？

寒山子

冬则朝勿饥，夏则夜勿饱。早起不在鸡鸣前，晚起不过日出后。心内澄则真人守其位，气内定则邪秽去其身。

玉虚子

物物元无物，心非形亦非。二般观晓悟，悟者不知谁。
无无藏妙有，有有现真空。湛然俱不立，常寂性融融。

中黄真人

天门常开，地户须闭；息息绵绵，勿令暂废。吸至于根，呼至于蒂。子谓之神，母谓之气。如鸡抱卵，似鱼在水。结就圣胎，自然蝉蜕。

马丹阳

道性虽无修无证，尘心要日损日消；消到忘心忘性，方契无修无证。
炼气作生涯，怡神为日用。常教龙虎调，不使马猿美。性定则情忘，形虚则气运，心死则神活，阳盛则阴衰。修心要作长生客，炼性当为活死人。

玄关秘论

心牵于事，火动于中，心火既动，真精必摇，故当死心以养气，息机以死心。

无心干事，则无事于心，故心静生慧，心动生昏。

郝太古

境杀心则凡，心杀境则仙。

静处炼气，闹处炼神。

王栖云

心随境转，境逐心生。若要心定、世人爱的我不爱，世人做的我不做，红尘万缘勾引不动，自然心清意静，阴阳不能陶铸。

遣欲澄心亦是心，将心擒欲欲应深，争如不起群迷念，方现无中百炼金。

白玉蟾

大道以无心为体，忘言为用，柔弱为本，清净为基。

薄滋味以养气，去嗔怒以养性，处卑下以养德，守清净以养道。

真火本无候，大药不计斤。盖神既火，气即药，以火炼药而成丹，即以神驭气而成道也。使神驭气，使气归神，不过回光返照，收拾念头之一法耳。

夫金丹者，采二八两之药，结三百日之胎。心上工夫，不在吞津咽气，先天造化，要须聚气凝神。皆要行持，须凭口诀，至简至易，非繁非难。无中养就婴儿，阴内炼成阳气。使金公生擒活虎，令姹女独驾赤龙。乾夫坤妇而媒假黄婆，离女坎男而结成赤子。一炉火焰炼虚空，化作微尘；万顷冰壶照世界，大如黍米。神归四大，即龟蛇交合之时；气入四肢，是乌兔郁罗之处。玉葫芦进出黄金之液，金菡萏开成白玉之花。正当风冷月明时，谁会山青水绿意。

快活快活真快活，虚空粉碎秋毫末，轮回生死几千遭，这回大死今方活。旧时窠旧泼生涯，于今净尽都掉脱，元来爹爹只是爷，懵懵懂懂自瓜葛。近来仿佛辨西东，七七依前四十八，如龙养珠心不忘，如鸡抱卵气不绝。又似寒蝉吸晓风，又似老蚌含秋月，一个闲人天地间，大笑一声天地阔。

我有明珠光烁烁，照破三千大千国，观音菩萨正定心，释迦如来大圆觉，或如春色媚山河，或似秋光爽岩壑，亦名九转大还丹，又谓长生不死药，墙壁瓦砾相浑融，水鸟树林共寥廓，铁唇石女驾土牛，跛脚木人骑纸鹤，三业三毒云去来，六根六尘月绰约，此珠价大实难酬，不许巧锥妄穿凿，若要秘密大总持，寂灭之中闲摸索，几多纳子听蛰雷，我个道人藏尺蠖，茫茫尽向珠外求，不识先天那一著，那一著，何须重注脚？杜宇声随晓雨啼，海棠夜听东风落。

乌兔乾坤鼎，龟蛇复垢坛。世间无事客，心内大还丹。白虎水中吼，青龙火里蟠。汞铅泥蕊艳，金木雪花寒。离坎非心肾，东西不肺肝。三旬穷七返，九转出泥丸。

司马真人

夫欲修真，先除邪行，外事都绝，无以于心。然后内观王觉，觉一念起即须除灭，随起随灭，务令安静。虽非的有贪著，浮浮乱想亦尽灭除。昼夜勤行，须臾不替。唯灭动心，不灭照心，但冥虚心，不冥有心，不依一法，而心常性，此法玄妙，利益甚深。

常默元气不伤，少思慧烛内光，不怒百神和畅，不恼心地清凉，不求无谄无骄，不执可圆可方，不贪便是富贵，不苟何惧君王。味绝灵泉自降，气定真息自长。触则形毙神游，想则梦离尸僵。气漏形归后土，念漏神趋死乡。心苑方得神活，魄减然后魂强。转物难穷妙理，应化不离真常。至精潜于恍惚，大象绲于渺茫。造化不知规准，鬼神莫测行藏。不饮不食不深，是谓真人坐忘。

孙真人

天地之间人为贵，头象天兮定象地。父母遗体能宝之，洪范九畴寿为最。卫生切要知三戒，大怒大欲并大醉。三者若还有一马，须防损失真元气。

欲求长生须戒性，火不出兮心自足。木还去火不成灰，人能戒性还延命。贪欲无穷忘却精，用心不已失元神。劳形散尽中和气，更仗何因保此身？

怒甚偏伤气，思多太损神，神疲心易役，气弱病相萦。勿使悲欢极，常令酒食均。再三防夜醉，第一戒晨嗔。亥寝鸣云鼓，寅晨漱玉津。妖邪难犯己，精气自全真。若要无诸病，常常节五辛。安神宣悦乐，惜气保和纯。寿夭休论命，修持本在人。君能尊此理，平地可朝真。

又逸曹仙姑

神是性兮炁是命，神不外驰气自定。本来二物互相亲，失却将何为本柄？

重阳师祖

弃了惺惺学得痴，到无为处无不为。眼前世事只如此，耳畔风雷迥不知。两脚任从行处去，一灵常与气相随。有时四大薰薰醉，借问青天我是谁？

理性如调琴，紧则有断，慢则不应，紧慢得中则琴和矣。又如铸剑，钢则折，锡多则卷，钢锡得中，则剑成矣。

欲界、色界、无色界，此三界也。心忘念虑即超欲界，心忘缘境即超色界，心不著空即超无色界。离此三界，神居仙圣之乡，性在清虚之境矣。

李靖庵

心归虚寂，身入无为，动静两忘，内外合一，到这里精自然化气，气自然化神，神自然还虚。

无心真人

心田清静，性地和平。端念正身，不离当处。神归气复，性定精凝。魄魄混融，阴阳交媾。丹田有宝，对境无心。一气归根，万神朝祖。沉沉默默，捧捧存存。兀兀腾腾，绵绵相续，方是修行底活计，辨道底家风。

石杏林

万物生皆死，元神死复生。以神居气内，丹道自然成。
心天无点翳，性地绝尘飞。夜静月明处，一声春鸟啼。

施肩吾

气本延年药，心为使气神。能知行气主，便可作真人。

张紫阳

含眼光，凝耳韵，调鼻息，缄舌气，是谓和合四象。眼不视而魂在肝，耳不听而精在肾，舌不味而神在心，鼻不香而魄在肺，四肢不动而意在脾，是谓五气朝元，精化为气，气化为神，神化为虚，是谓三花聚顶。
虚无生白雪，寂静发黄芽。玉炉火温温，鼎上飞紫霞。
华地莲花开，神水金波净。夜深月正明，天地一轮镜。

龙从东海来，虎向西山起。两兽战一场，化作天地髓。

大道元来一也无，若能守一我神居。此心莹若潭心月，不滞丝毫真自如。

水火从来一处居，看时觉有觅时无。细心调燮文兼武，片饷教君结玉酥。

心者神之舍，目者神之牖。目之所至，心亦至焉。故内炼之法，以目视鼻，以鼻对脐，降心火入于气海，功夫只在片饷而已。

海上道人

但向起时作，还于作处收。交龙莫放睡，雷雨直须休。要会无穷火，常观未尽油。夜深人散后，唯有一灯留。

朱紫阳

静极而嘘，如春沼鱼；动极而吸，如百虫蛰。春鱼得气而动，其动极微；寒虫含气而蛰，其蛰无朕。调息者须似之，绵绵密密，幽幽微微，呼则百骸万窍气随以出，吸则百骸万窍气随以入，调之不废，真气从生。药物之老嫩浮沉，火候之文武进退，皆于真气中求之，呜呼尽矣！

谭景升

悲则两泪，辛则两涕，愤则结瘿，恕则结疽。心之所欲，气之所属，无所不育。邪句为此，正必为彼。是以大人节悲辛，诫愤怒。得灏气之门，所以收其根，知元神之囊，所以韬其光。若蚌内守，若石内藏，所以为珠玉之房。

忘形以养气，忘气以养神，忘神以养虚，只此忘之一字，便是无物景界。

六祖云：本来无一物，何处惹尘埃，其谓是欤！

魏伯阳

耳乃精窍，目乃神窍，口乃气窍。若耳迷于声，便精从声耗而不固；目荡于色，便神从色散而不凝；口多言语，便气从言走而不聚；安得打成一片，以为丹寒！修行之人若不于此三宝关键收拾，向里无有是处。

今人精从下流，炁从上散，水火相背，不得凝结，皆是此心使然。心苟爱念不生，此精必不下流；心苟忿念不生，此炁必不上炎。一念不生，万虑澄彻，则水火自然交媾矣！

陈虚白

混沌生前混沌圆，个中消息不容传。擘开窍内窍中窍，踏破天中天外天。

斗柄逆旋方有象，台光返照始成仙。一朝捞得潭心月，觑破胡僧面壁禅。

夫神与气精，三品上药。炼精成气，炼气化神，炼神合道，此七返九还之妙药也。然产药有川源，采药有时节，制药有法度，入药有造化，炼药有火功。西南有乡，土名黄庭，恍惚有物，杳冥有精。分明一味水中金，但向华池仔细寻。此产药之川源也。垂帘塞兑，窒欲调息，离形去智，几于坐忘。劝君终日默如愚，炼成一颗如意珠。此采药之时节也。天地之先，无根灵草，一意制度，产成至宝。大道不离方寸地，功夫细密要行持。此制药之法度也。心中无心，念中无念，注意规中，一炁还祖。息息绵绵无间断，行行坐坐转分明。此入药之造化也。清净药材，密意为先，十二时中，炁炼火煎。金鼎常教汤用暖，玉炉不使火少寒。此炼药之火功也。

采时为之药，药中有火焉。炼时为之火，火中有药焉。能知药而收火，则定里自丹成。古诗云：药物阳内阴，火候阴内阳。会得阴阳理，火药一处详。此其义也。必以神驭气，以气定息，呼吸出入，任其自然，专炁致柔，含光默默，行住坐卧，绵绵若存，如妇人之怀孕如小龙之养珠，渐采渐炼，渐疑渐结，工夫纯粹，打成一片，动静之间，更宜消息。念不可起，起则火炎；意不可散，散则火冷。但使操舍得中，神炁相抱，斯谓之火种相续，丹鼎相温。炼之一刻，一刻之周天也；炼之一日，一日之周天也。无子午卯酉之法，无晦朔弦望之期，圣人传药不传火之旨尽于此矣！

邱长春

青天莫起浮云障，云起青天遮万象。万象森罗镇百邪，光明不显邪魔王。我初开廓天地清，万户千门歌太平。有时一片炁云起，九窍百骸俱不宁。是以长教慧风烈，三界十方飘荡彻。云散虚空体自真，自然现出家家月。月下方堪把笛吹，一声响亮振华夷，惊起东方玉童子，倒骑白鹿如星驰，纵横自在无拘束，心不贪荣身不辱，闲唱壶中白雪歌，静调世外阳春曲。我家此曲皆自然，管无孔兮琴无弦，得来惊觉浮生梦，昼夜清音满洞天。

炁无升降，息定谓之真铅；念无生灭，神凝谓之真汞。息有一毫之不定，形非我有，散而归阴，非真铅也；念有一毫之不澄，神不纯阳，散入鬼趣，非真汞也。

翠玄真人

炼气徒施力，存神枉用功。岂知丹诀妙，镇日玩真空。
玉液滋神室，金胎结气枢。只寻身内药，不用检丹书。
火枣元无核，交梨岂有查。终朝行火候，神水灌金花。
神气归根处，身心复命时。这般真孔窍，料得少人知。
万籁风初起，千山月正圆。急须行正令，便可运周天。
云散海棠月，春深杨柳风。阿谁知此意，举目问虚空。

紫霞山人

丹即荃蹄道即鱼，忘荃得道证空虚。莫坚守抱无为一，扑碎虚空一也无。妙有灵光常赫赫，含容法界自如如。随缘应感常清净，九载金刚不坏躯。

抱一子

耳不听则坎水内澄，目不视则离火内营，口不言则兑金不鸣；三者既闭，则真人游戏于其中。

陈泥丸

修仙有三等，炼丹有三成。上品丹法，以身为铅，以心为汞，以定为水，以慧为火，在片饷之间可以凝结成胎。中品丹法，以气为铅，以神为汞，以午为火，以子为水，在百日之间可以混合成象。下品丹法，以精为铅，以血为汞，以肾为水，以心为火，在一年之间可以融结成功。

李道纯

真铅真汞大丹头，采取当于罔象求。有作有为终有累，无求无执便无忧。常清常净心珠现，忘物忘机命宝周。动静两途无窒得，不离常处是瀛洲。

三元大药意心身，著意心身便系尘。调息要调真息息，炼神须要不神神。顿忘物我三花聚，猛弃机缘五气臻。八达四通无坚碍，随时随处阐全真。

性天大察长根尘，理路多通增业识，聪明智慧不如愚，雄辩高谈争似嘿。绝虑忘机无是非，隐耀含华远声色，一念融通万虑澄，三心则透诸缘息。谛观三教圣人书，息之一字最情直，能于息上做工夫，为佛为仙不劳力。息缘返照禅之机，息心明理儒之极，息气疑神道之玄，三息相须无不克。

天来子

欲捞北海波心月，先缚南山岭上云。

若也有人知此意，便堪飞乌见元君。

半轮月照西江上，一个乌飞北海头。

月落乌飞寻不见，广寒宫内倒骑牛。

玄牝之门镇日开，中间一窍混灵台。

无关无锁无人守，日月东西自往来。

采药要明天上月，修行须识水中金。

月无庚气金无水，纵有真铅枉用心。

无梦子

身为车兮心为轼，车动轼随无计息。

交梨火枣是谁无，自是不除荆与棘。

身为客兮心为主，主人平和客安处。

若还主客不安宁，精神管是辞君去。

龙眉子

溟滓无光太极先，风轮激动产真铅。

都因静极还生动，便自无涯作有边。

一气本从虚里兆，两仪须从定中旋。

生生化化无穷尽，幻作壶中一洞天。

紫虚了真子

乾坤橐籥鼓有数，离坎刀圭采有时。铅龙升兮汞虎降，龟蛇上下两相。天上日头地下转，海底婵[1]娟天上飞。乾坤日月本不运，皆因斗柄转其。人心若与天心合，颠倒阴阳只片时。虎龙战罢三田静，拾取玄珠种在泥。黄婆媒合入中宫，婴儿女相追连。年中用日日用刻，刻里工夫妙更奇。暗合斗牛共欢会，天机深远少人知。

莹蟾子

抱元守一通玄窍，惟精惟一明圣教。太玄真一复命关，是知一乃真常道。休言得一万事毕，得一持一保勿失。一彻万融天理明，万法归一非奇特。始者一无生万有，无有相资可长久。诚能万有归一无，方会两面观北斗。至此得一复忘一，可与造化同出设。设若执一不能忘，大似痴猫守空窟。三五混一一返虚，返虚之后虚亦无。无无既无湛然寂，西天胡子没髭须。今人以无唤作茫，然荡顽空涉畏途；今人以一唤作一，偏枯苦执空费力。不无之无若能会，便于守一知无一。一无两字尽掀翻，无一先生大事毕。

日用总玄玄，时人识未全。常推心上好，放却口头禅。法法非空法，传传是妄传。不曾修福始，焉得有祸先。不益便无损，不变岂能迁？草看嗔和喜，何愁迍与澶？不作善因果，那得恶姻缘？打开人我网，跳出是非圈。休思今世后，放下未生前。既无尘俗累，何忧业火煎？有无俱不立，虚实任相连。来去浑忘却，生死何预焉？饥来一碗饭，渴则半瓯泉。兴来自消遣，困去且打眠。达者明此义，休寻天外天。见前赤洒洒，末后亮娟娟。

---

[1]原文为"蝉"。

导引法

闭目冥心坐，握固静思神。叩齿三十六，两手抱昆仑。左右鸣天鼓，二十四度闻。微摆撼天柱，赤龙搅水津。嗽津三十六，神水满口匀。一口分三咽，龙行虎自奔。闭气搓手热，背摩后精门。尽此一口气，想火烧脐轮。左右辘轳转，两脚放舒伸。叉手双虚托，低头扳足频。以候逆水上，再嗽再吞津。如此三度毕，神水九次吞。咽下汨汨响，百脉自调匀。河车搬运讫，发火遍烧身。邪魔不敢近，梦寐不能昏，寒暑不能入，灾病不能迍。子午午前作，造化合乾坤。循环次第转，八卦是良因。

杜道坚

至道不远兮，恒在目前。窃天地之机兮，修成胎仙。妙莫妙兮，凝吾之神；安以待之兮，若存而绵绵。黄帝求玄珠兮，象罔乃得。此理可心会兮，非言所传。虚极静笃兮，恍惚变化；氤氲蟠媾兮，如烟云之回旋。龙吟虎啸兮，铅汞交结；依时采取兮，进火烹煎。剑挂南宫，闭固神室，炼成五色石兮，补自己之青天。结胎片饷兮，运火一年。如灵鸡之抱卵兮，万虑俱捐。转天根月窟之关键兮，往来上下。融融液液兮，真气周匝乎三回。勤而行之，勿计得丧。累土成层台兮，积涓流而成川。机缘难偶兮，时不待人；下手速兮，慎毋待霜雪之满巅。

许真人

未开关，空打坐，无有麦子推甚磨。枉劳神，空错过，生死轮回躲不过。开得关，透得锁，三车搬运真水火，涌泉直至泥丸宫，纵横自在都由我。关未开，锁未动，休胡扭捏莫胡弄，自己性命固不得，却去人间说铅汞。人人本有三关路，夹脊双关透顶门，修行正路此为根，华池神水频吞咽。紫府元君逆上搬，常使气冲关节透，自然精满谷神存。只愿谷神长不死，世间都是寿长人。

薛真人

修养工夫颠倒颠，行持造化坎离先。池中玉液频频咽，肘后金精转转还。玄中妙，妙中玄，得此神丹益寿年。谷关紧锁真消息，便是人间不老仙。

逍遥子

父母未生前，与母共相连。十月胎在腹，能动不能言。昼夜毋呼吸，往来通我玄。无情生有情，虚灵彻洞天。剪断脐带子，一点落根源。性命归真土，此处觅真铅。时时防意马，刻刻锁心猿。迷失当来路，轮回苦万千。若遇明师指，说破妙中玄。都来二十句，端的上青天。

丹田完固气归根，气聚神凝道台真。久视定须从此始，莫教虚度好光阴。

却老扶里别有方，不须身外觅阴阳。王关谨守尝渊默，气固神完寿自康。

摄生要旨

眼者神之牖，鼻者气之户，尾闾者精之路。人多视则神耗，多息则气虚，多嗜欲则精竭。务须闭目以养神，调息以养气，坚闭下元以养精。精充则气裕，气裕则神完，是谓道家三宝。觉与阳合，寐与阴并，觉多则魂强，寐久则魄壮。魂强者生之人，魄壮者死之徒也。故善养生者必餐元和，减滋味，使神清气爽，昼夜常醒，是乃长生之道。

去暴怒以养性，少思虑以养神，省言语以养气，绝嗜欲以养精。

玄关杂记

昔有行道人，陌上见三叟，年各百岁余，相与锄禾莠。往拜再三问，何以得此寿？上叟前致词，室内姬粗丑；二叟前致词，夜饭减数口；下叟前致词，暮卧不覆首。旨哉三叟言，所以寿久。

口中言少，心头事少，肚中食少，夜间睡少；依此四少，神仙可了。

内养真诠

老子曰：绵绵若存。谓之存，则常在矣；谓之若，则非存矣。故道家宗旨，以空洞无涯为元窍，以知而不守为法则，以一念不起为工夫。检尽丹经，总不出此。

气欲柔不欲强，欲顺不欲逆，欲定不欲乱，欲聚不欲散。故道家最忌嗔心，嗔心一发则气强而不柔，逆而霉顺，乱而不定，散而不聚矣。修道者须如光风密月，景星庆云，无一毫乖戾之气而后可行功用力。

修真秘录

人心久任之，则浩荡而忘返，顿栖之又超跃而无垠。任之则荣乎我性，栖之则劳乎我神，致神者奚方而静。盖心本至宁，感物而动，既习动而播迁，亦习静而恬晏。故善习静者，将躁而制之以宁，将邪而闲之以正，将求而抑之以恬，将浊而澄之以清。优哉游哉！不欲不营。行于是，止于是，造次于是，逍遥于是，久之则物冥于外神鉴于内，不思静而自静矣。

修真之士先要降心，若不降心，焉能见性？既不见性，何以立命？性命不备，安得成真？故降得一分欲心，便存得一分道心。

心为五阳之主，肾为五阴之主，五阴升而为水，五阳降而为火。而脐在人身之中，名曰中宫，命府包藏精髓，贯通气脉，善养者自离进坎填离，心息相依，使二气相交，水火既济，自然一气纯阳，身轻体健。

婴儿之在母胎也，母呼亦呼，母吸亦吸，口鼻皆闭，而唯以脐通焉。及其生也，剪去脐带，则一点真元之气聚于脐下。故脐者，生之根，气之蒂也。人能虚心凝神，回光内照于真人呼吸处，体其上下，顺其自然而存之，心与息相依，神与气相守，念念相续，打成一片，自然神气归根性命合。

人在气中，如鱼在水中。水以养鱼而鱼不知，气以养人而人不觉。养气者须自调息始。调息之法，先静坐澄心，宛若禅寂，以目视鼻，以鼻对脐，调匀呼吸，勿令喘急，吸时气自下而上，呼时气自上而下，一上一下，若存若亡，毋令间断，亦毋令矜持，但随其出入，少加调停尔。

人身元神常在于目，五脏精华亦聚于目。故《阴符经》曰：机在目。

《道德经》曰：不见可欲，使心不乱。是以内养之法，常要两目垂帘，回光自照，降心火于丹田，使神藏于渊，不致外驰，自然神气相抱，长生可期。

冬至小参文

身中一宝，隐在丹田。轻如密雾，淡似飞烟。上至泥丸，下及涌泉。乍聚乍散，或方或圆。表里莹彻，左右回旋。遇阴入地，逢阳升天。金翁采汞，姹女擒铅。依时运用，就内烹煎，冬至之后，夏至之前，金鼎汤沸，玉炉火燃，龙吟东岳，虎啸西川，黄婆无为，丁公默然，身中夫妇，云雨交欢。天一生水，在乎清源。离己坎戊，以土为先。土中有火，妙在心传。如龙养珠，波涵玉渊，如鸡抱卵，缓气绵绵。磁石吸铁，自然通连，花蒂含实，核中气全。不守之守，如一物存。始由乎坎，终至乎乾。卯酉沐浴，进退抽添。有文有武，可陶可甄。圣胎既就，一镢三关。却使河车，运水登山，三尸六贼，胆碎心寒。银盂盛雪，一色同观；玉壶涵水，即成大还。一声雷电，人在顶门，青霄万里，蟾光一轮。

冬至词

因看斗柄运周天，顿悟神仙妙诀。一点真阳生坎位，点却离宫之缺。造化无声、水中起火，妙在虚危穴。今年冬至，梅花衣旧凝雪。

先圣此日闭关，不通来往，都为群生设。物物含生意，正在子初亥末。自古乾坤，这些离坎，日日无休歇。如今识破，金乌飞入蟾关。

玄牝歌

华池神水天地根，炼之饵之命长生。自古神仙无则说，皆因玄牝入真门。借问如何是玄牝，婴儿未生先两肾。两肾中间一点明，逆则丹成顺成人。一阳起处便下手，黑中取白无中有。一时身内长黄芽，九载三年徒自守。世人若识真玄牝，不在心兮不在肾。穷取生身负受气初，莫怪天机轻泄尽。

修真口诀

修真之要，只在性命两字，离了性命便是旁门。世人不知何者为养性，洞宾以炼心晓之，不知何者为立命，张许以伏气喻之。心无所住，方是真如，此养性也；气入身来，沉归元海，此立命也。

道家以精气神三宝为丹头。然炼精之要在乎身，身不动则无欲而精全；炼气之要在乎心，心不动则无念而气全；炼神之要在乎意，意不动则身心合而返虚故神全。是故精气神为三元药物，身心意为三元至要。

（底本出处《续道藏》槐字号。）

太清导引养生经

慎修内法

赤松子者，神农时雨师也。能随风上下，至高辛氏时犹存。

常以朝起，布席东向，先以两手叉头上，挽头至地，五嘘五息，止胀气。

次以卧，右手掩脑，左肘肘地，极，复以左手掩脑，右肘肘地，极
五，息止，引筋骨。

次以两手据右膝，上至腰，睡极起头，五息止，引腰。

次以左手据腰、左膝，右手极上引，以复，右手据腰、右膝，左手
极上引，皆五息止，引心腹。次以左手据腰，右手极上引，以复，右手
据腰，左手极上引，五息止，引腹中。

次以叉手胸胁前，左右摇头不息，自极止。引面耳，邪气不复得入。

次以两手叉腰下，左右自摇，自极止，通血脉。

次以两手相叉，极，左右引肩中。

次以两手相叉，反于头上，左右自调，引肺肝中。

次以两手叉胸前，左右极引，除皮肤中烦气。

次以两手叉左右，举肩引皮肤，立左右，摇两经引，除脚气。

上赤松子导引法，除百病，延年益寿，此自当日日习行之，久久有益。

宁先生者，黄帝时人。为陶正，能积火自烧而随烟上下，衣常不灼。

常以子后午前，解发东向，握固不息一通，举手左右导引，手掩两
耳，令发黑不白。

卧引为三，以手指摇项边脉三通，令人目明。东向坐，不息再通，
以两手中指点口中，唾之二七，相摩拭目，令人目明。

东向坐，不息三通，以手捻鼻两孔，治鼻宿息肉愈。

东向坐，不息四通，啄齿无通数，伏前侧卧，不息六通，愈耳聋目眩。

还卧，不息七通，愈胸中痛咳。抱两膝自企于地，不息八通，愈胸
以上至头颈耳目咽鼻邪热。

去枕握固不息，自企于地，不息九通，东首令人气上下通，微鼻内
气，愈羸。不能从阴阳法，大阴勿行之。

虾蟆行气法：正坐，自动摇两臂，不息十二通，愈劳大佳。

左右侧卧，不息十二通，治痰饮不消。右有饮病，右侧卧；左有饮
病，左侧卧。有不消气排之。

日初出、日中、日入，此三时向日正立，不息九通，仰头吸日精光，
九咽之，益精百倍。

入火垂两臂不息即不伤火法：向南方蹲踞，以两手从屈膝中入，掌足五指令内曲，利腰尻完，治淋遗溺愈。

箕踞交两脚，手内并脚中，又叉两手，极引之，愈痀痳精气不泄。

两手交叉颐下，自极，利肺气，治暴气咳。

举两脚夹两颊边，两手据地，服疗宿壅。

举右手，展左手，坐，右脚上掩左脚，愈尻完痛。

举手交颈上相握自极，治胁下痛。

舒左手，右手在下握左手拇指自极，舒右手，左手在下握右手拇指自极，皆治骨节酸疼。

掩两脚，两手指著足五指上，愈腰折不能低仰若血久瘀，为之即愈。坚足五指，愈腰脊痛不能反顾视者。

以右手从头上来下，又挽下手，愈颈不能反顾视。

坐地，掩左手，以右手指肩挽之，愈倾侧膝腰及小便不通。

东向坐，向日，左手揖月，举身望北斗，心服月气，始得众恶不入，理头仰苦难。牵右手反折，各左右自极张弓，兼补五脏不足气，则至抱两膝著胸，自极，此常令丹田气还补脑。

坐地，直两脚，以手捻脚胫，以头至地，调脊诸椎，利发根令长美。

坐地，交叉两脚，以两手从曲脚中入，低头，又项上，治久寒不能自温。

耳不闻勿正，倍声不息。

行气从头至足心，愈疽痂、大风偏枯诸痹。

极力右振两臂，不息九通，愈臂痛劳倦、风气不随。

龟鳖行气法：以衣覆口鼻，不息九通，正卧，微鼻出内气，愈鼻塞不通。

东向坐，仰头不息五通，以舌撩口中沫，满二七，咽，愈口干舌苦。

雁行气法：低头倚臂，不息十二通，以意排，留饮宿食从下部出，自愈。

龙行气法：低头下视，不息十二通，愈风疥恶疮，热不能入咽。

可候病者以向阳，明以达卧，以手摩腹至足，以手持引足，低臂十二，不息十二通，愈脚足温痹不任行、腰脊痛。

以两手著项相叉，治毒不愈，腹中大气即吐之。

月初出、月中，月入时，向月正立，不息八通，仰头吸月光精，八咽之，令阴气长，妇人吸之，阴精益盛，子道通。

入水举两手臂不息不没法：向北方箕踞，以手挽足五指，愈伏兔瘘尻筋。

急箕踞，以两手从曲脚入，据地曲脚，加其手，举尸，其可用行气，愈淋沥乳痛。

举脚交叉项，以两手据地，举尻持，任息极，交脚项上，愈腹中愁满，去三虫，利五脏，快神气。

蹲踞，以两手举足，蹲极横，治气冲肿痛，寒疾入上下，致肾气。

蹲踞，以两手举足五指，低头自极，则五脏气总至，治耳不闻，目不明，久为之，则令人发白复黑。

正偃卧，卷手，两即握不息，顺脚跟，据床，治阴结、筋脉麻痿累。以两手还踞，著腋下，治胸中满眩，手枯。

反两手据膝上，仰头，像鳖取气，致大黄元气至丹田，令腰脊不知痛。

手大拇指急捻鼻孔，不息，即气上行致泥丸脑中，令阴阳从数至不倦。

以左手急捉发，右手还项中，所谓血脉气各流其根，闭巨阳之气，使阴不溢，信明皆利阴阳之道也。

正坐，以两手交背后，名曰带缚，愈不能大便，利腹，愈虚羸。

坐地，以两手交叉其下，愈阴满。

以两手捉绳，辘轳倒悬，令脚反在其上见，愈头眩风癫。以两手牵，反著背上，挽绳自悬，愈中不专精、食不得下。

以一手上牵绳，下手自持脚，愈尻久痔及有肿。

坐地直舒两脚，以两手叉，挽两足自极，愈肠不能受食，吐逆。

宁先生曰：夫欲导引行气，以除百病，令年不老者，常心念有一还丹，以还丹田。夫生人者丹，救人者还，全则延年，去则衰朽。所以导引者，令人支体骨节中诸邪气皆去，正气存处。有能精诚勤习、履行，动作言语之间，昼夜行之，则骨节坚强，以愈百病。若卒得中风病，宿固瘕瘕不随，耳聋不闻，头癫疾，咳逆上气，腰脊苦痛，皆可按图视像，随疾所在，行气导引，以意排除去之。行气者，则可补于里，导引者，则可治于四肢。自然之道，但能勤行，与天地相保。

彭祖谷仙卧引法：彭祖者，殷大夫。历夏至商，号年七百，常食桂得道。

居常解衣被卧，伸腰，填小腹，五息止，引肾去消渴利阴阳。

又云：申左脚，屈右膝，内压之，五息止，引脾，去心腹寒热、胸臆邪胀。

挽两足指，五息止，引腹中，去疝瘕，利九窍。

仰两足指，五息止，引腰脊痹偏枯，令人耳声。两足内相向，五息止，引心肺，去咳逆上气。踵内相向，五息止，短股，除五络之气，利肠胃，去邪气。

掩左胫，屈右膝，内压之，五息止，引肺，去风虚，令人明目。

张胫两足指号，五息止，令人不转筋。

两手牵膝置心上，五息止，愈腰痛。

外转两足十通，内转两足十通，止复诸劳。

上彭祖谷仙卧引，除百病，延年益寿要卫。凡十节，五十息，五五二百五十息。欲导引，常夜半至鸡鸣，平旦为之，禁饱食沐浴。

王子乔八神导引法：延年益寿除百病，法曰：枕当高四寸，足相去各五寸，手去身各三寸，解衣被发，正偃卧，勿有所念，定意，乃以鼻徐内气，以口出之，各致其藏所，竟而复始。欲休，先极之而止，勿强长息，久习，乃自长矣。气之往来，勿令耳闻鼻知，微而专之，长遂推之，伏兔股胏，以省为贵。若存若亡，为之百遍，动腹鸣气，有外声足则得成功。成功之士，何疾而已？喉咙如白银环，一十二重系膺，下去得肺，其色白泽，前两叶高，后两叶卑，心系其下，上大下锐，率率赤如莲华未开，倒悬著肺也。肝系其下，色正青，如凫翁头也。六叶抱胃，前两叶高，后四叶卑，胆系其下，如绿绨囊。脾在中央，亦抱正黄如金铄铄然也。肾如两伏鼠，夹脊直脐肘而居，欲得其居高也。其色正黑，肥肪络之，白黑昭然。胃如素囊，念其屈折右曲，无污秽之患。肝藏魂，肺藏魄，心藏神，脾藏意，肾藏精，此名曰神舍。神舍修则百脉调，邪病无所居矣。小肠者，长九尺，法九州也。一云九土，肠者，长二丈四尺。诸欲导引，虚者闭目，实者开目，以所苦行气不用，第七息止。徐徐往来，度二百步所，却坐，小咽气五六，不瘥，复一如法引，以愈为效。诸有所苦，正偃卧，被发如法，徐以口纳气填腹，自极，息欲绝，徐以鼻出气，数十，所虚者补之，实者写之，闭口温气咽之，三十所，腹中转鸣，乃止，往来二百步，不愈，复为之。病在喉中、胸中者，枕高七寸。病在心下者，枕高四寸。病在脐下者，去枕。以口纳气，鼻出气者，名曰补；闭口温气咽之者，名曰泻。

闭气治诸病法：欲引头病者，仰头。欲引腰脚病者，仰足十指。欲引胸中病者，挽足十指。引臂病者，掩臂。欲去腹中寒热诸不快，若中寒身热，皆闭气张腹，欲息者，徐以鼻息，已，复为，至愈乃止。

一、平坐，生腰脚两臂，覆手据地，口徐纳气，以鼻吐之，除胸中肺中痛，咽气令温，闭目也。

二、端坐生腰前后担头各三十目摇之。以鼻纳气，闭之，自除头虚空耗，转地闭目也。

三、端坐生腰，以左胁侧卧，以口纳气，以鼻吐之，除积聚心下不快。

四、端坐生腰，徐以鼻纳气，以右手持鼻，除目晦相苦出，去鼻中息肉，耳聋亦然，除伤寒、头寒、头痛洗洗，皆当以汗出为度。

五、正偃卧，以口徐纳气，以鼻出之，除里急，饱食后小咽，咽气数十，令温。寒者，使人干呕腹痛。从口纳气七十所，大填腹。

六、右胁侧卧，以鼻纳气，以口小咽气数十，两手相摩热，以摩腹，令其气下出之，除胁皮肤痛，七息止。

七、端坐生腰，直上，展两臂，仰两手掌，以鼻纳气，闭之自极七，中痛息，名曰蜀王台，除胁下积聚。

八、覆卧去枕，立两足，以鼻纳气四四所，复以鼻出之，极令微气入鼻中，勿令鼻知，除身中热背痛。

九、端坐生腰，举左手，仰其掌，却右手，除两臂皆痛结气也。

十、端坐，两手相叉抱膝，闭气鼓腹二七或三七，气满即吐，即气皆通畅，行之十年，老有少容。

十一、端坐生腰，左右倾，闭目，以鼻纳气，除头风，自极，七息止。

十二、若腹中痛，食饮昔饱，坐，生腰，以口纳气数十，以便为故，不便复为之，有寒气，腹中不安，亦行之。

十三、端坐，使两手如张弓满射，可治四肢烦闷、背急，每日或时为之。

十四、端坐生腰，举右手，仰掌，以左手承左胁，以鼻纳气，自极，七息，除胃寒食不变则愈。

十五、端坐生腰，举左手，仰掌，以右手承右胁，以鼻内气，自极，七息，除瘀血结气。

十六、两手却据，仰头，自以口纳气，因而咽之，数十，除热身、中伤、死肌。

十七、正偃卧，端展足臂，以鼻纳气，自极，七息，摇足三十而止，除胸足中寒，周身痹厥逆。

十八、偃卧屈膝，令两膝头内向相对，手翻两足，生腰，以口纳气，厥逆填腹，自极，七息，除痹疼热痛，两脚不随。

十九、觉身体昏沉不通畅，即导引，两手抱头，宛转上下，名为开胁。

二十、踞伸右脚，两手抱左膝头，生腰，以鼻纳气，自极七息，除难屈伸拜起、脑中痛、瘀痹。

二十一、踞伸左足，两手抱右膝，生腰，以鼻纳气，自极七息，展左足著外，除难屈伸拜起，脑中疼，一本除风目晦耳聋。

二十二、正偃卧，直两足，两手捻胞所在，令赤如油里丹，除阴下湿，小便难颓，小腹重不便。腹中热，但口纳气，鼻出之，数十，不须小咽气。即腹中不热者，七息已温气，咽之十所。

二十三、踞，两手抱两膝头，以鼻纳气，自极七息，除腰痹背痛。

二十四、覆卧，傍视两踵，生腰，以鼻纳气，自极七息，除脚中弦痛、转筋、脚酸疼。

二十五、偃卧，展两手外，踵指相向，亦鼻纳气，自极七息，除两膝寒胫骨疼。

二十六、偃卧，展两脚两手，两踵相向，亦鼻纳气，自极七息，除死肌不仰、足胫寒。

二十七、偃卧，展两手两脚，左傍两足肿，以鼻纳气，自极七息，除胃中食苦呕。

二十八、踞，生腰，以两手引两踵，以鼻纳气，自极七息，布两膝头，除痹呕也。

二十九、偃卧，展两手两脚，仰足指，以鼻纳气，自极七息，除腹中弦急切痛。

三十、偃卧，左足踵拘右足拇指，以鼻纳气，自极七息，除厥逆疾。人脚错踵，不拘拇指，依文用之。

三十一、偃卧，以右足踵拘左足拇指，以鼻纳气，自极七息，除周身痹。

三十二、病在左端，坐，生腰，左视目，以口徐纳气而咽之数十一所，闭目目上入。

三十三、病在心下若积聚，端坐，生腰，仰向日，仰头，徐以口纳气，因而咽之，三十所而止，开目。

三十四、病在右端，坐，生腰，右视目，以口徐纳气而咽之数十所，开目。

王乔导引图一在彭祖中[1]

七日伸左脚，屈右膝，内厌之，五息止，引脾气，去心腹寒热、胸臆邪胀。

彭祖导引图[2]

导引，服，解发，东向坐，握固不息，一通，举手左右导引，以手掩两耳，以指摺两脉边，五通。令人目明，发黑不白，治头风。

---

[1]《正统道藏》未见此图。

[2]《正统道藏》未见此图。

淘气诀

诀曰：凡人五脏，亦各有气。夜卧闭息，觉后，欲服气者，先则淘转，宿食故气得出，然后调服。其法，闭握固，仰倚两拳于乳间，两膝举背及尻，内闭气，鼓气海中气，便自内出，斡而转之，呵而出之，一九或二九止，是淘气毕，则调之。导引，服，东向坐，不息四通，啄齿二七，愈龋齿痛。或曰治蚛不龋。

咽气诀

夫人皆禀天地元气而活之，每咽吐纳则内气与外气相应，自气海中随吐而上，直至喉中，但候吐极际，则辍口连鼓而咽之，郁然有声汩汩，然后左边而下，至经二十四节，如水历坎，闻之分明也。女人则从右边而下，如此则内气相固，皎然别也。以意送之，手摩之，令速入气海。气海在脐下三寸是也，亦谓下丹田。初服气人，上焦未通，以此摩而助之，务令速下。若气已流通，不摩而自下，一闭口而连咽，止二咽，号云行。一湿咽取口中津液相和咽之，谓之雨施。服气入内，气未流目令夜也行，每一咽则施之，不可遽行至连咽，三年行之，乃以功成也。

导引，服，正住倚壁，不息，行气从头至足止，愈疽痂、大风偏枯诸痹。或曰行气从足起，令上气至头止。

导引服气，先偃卧，闭口鼓腮腹，令气满口，咽，咽时作意感向后，日夕为之，妙也。

导引，服，踞地壁角中，两手抱膝，低头，不息九通，愈颈痛腰脚。一曰治劳，他同。

导引，服，左右伸两臂，不息九通，愈臂痛劳风、气不随、塞闭。

导引，服，正坐，仰天呼出酒食醉饱之气，即饥醒，宜夏月行之，令人温凉不躁。导引，服，正坐，张鼻服气，排至脐下，小口微排，不息，以除结，宜夏月喜热。

导引，服，小低头，微息，但抱手左右，不息十二通，消食，令人轻身，益精神，配气不得入，或导引服写行气，皆低头抱踞，以绳自缚，低头不息十通，消食轻身。

导引，常以两手如拓千斤之石，左右互相为之，终身无疾。

导引，两手据地，缩身曲脊，向上三举之。此势每日为之，补益延年。当为之时，勿当风，仍须闭气，每一服了，吐气莫令耳闻。若劳倦，以咽吐之。脏中病若玲，则吹气若热，呼气出之矣。

导引，服蛇行，闭气偃卧，正直复起踞，随王相所在，向之不息，少食通畅，服气为根，以唾为浆，春出冬藏，华池玉浆，甜如�子，勉行之，勿生疑。一本春生夏养，冬合内藏，闭目前光，他同。

导引，思气者，呵属心，心主舌。口干涩气不通，及诸邪气，呵以治之。如大热，大开口，小热小开口，亦须作意量宜治之，过度则必损。

导引，思气者，呼属脾，脾主中宫土。如气微热，腹肚胀满，气闷不泄，以呼治之。

导引，思气者，吹属肝，肝主目，目温赤，嘘以治之。

导引，思气者，吹属肾，肾主耳，腰膝冷，阳道衰，吹以治之。

导引，思气者，咽属肺，肺主鼻，有寒热不和，呬以治之。呵、呬、呼、嘘、吹、嘻，是五脏各主一气，及劳极，依理之，立瘥。

导引之法，卧床当令高，无令地气上冲，鬼气有干。

导引之法，无令躁暴者，一身之贼。

导引之法，无令向北，反神，有犯，每事不言，亥子日不向北唾，灭损年命。

导引，服，思司命，两人更回，左右旋，思，常见。导引，服，思神光黄，且明月在己边，昼夜常见。

导引，服，思五脏形气色串，周流身匝。

导引，服，思五脏色神在所处，自此以下，人形皆五。

导引，服，思五脏化为龙鱼。

导引，服，思精脐中，肾气正赤白，从背上头下迎身，名曰还精。

导引，服，思心为火如斗，辟恶气。

导引，服，思飞，分身飞行，常念有人若己在前后，久可得与语，南北在所问。

上抄集《宁先生导引图异同事》、《道林导引要旨》。

低头，以两手抱两足，不息十二通，主消谷，令人身轻，益精气，诸邪恶百病不得入。

踞坐，合两膝，张两足，不息五通，治鼻口热疮及五痔。

累膝坐，以两手据两膝上，伸腰极，起头引之，不息三通，治肤。交跌坐，又两手著头上，挽头结下著地，不息五通，令人气力自益。长跪坐，曲手以抱两乳下，左右膝摇不息，令人延年益寿，住年不老。以两手抱两膝著胸前，不息三通，治腰痛肾疝及背膂中疼痛。

大箕坐，以两手捉两足，五指，自极低头至地，不息十二通，治颈项腰背痛，又令人耳目聪明。

交跌坐，以两手交叉著头下，自极，不息六通，治腰痛不能反顾。

仰头以手摩腹，以手持足距尘，不息十二通，治膝痹不任行步及腰背痛。

伸两脚以两手指著足指上，治腰痛如折及衄血、瘀血。

屈两脚，坐卧住足五指，治腰背痛。

卧以手摩腹至足，以手持引之，不息十二通，治脚痹湿及腰背痛。

左手急引发，右手急搯项中，利阴阳之势。

正坐，以两手交背后，治虚羸大小便。

以一手攀上悬绳，一手自持脚，治痔及肿。伏蹲踞，以两手抱两膝，低头不息九通，治颈痛劳极，腰痛百节蹉错。

正坐，仰天呼出饮食醉饱之气，立消也。夏天为之，令人自然凉，不热。

以两手大指捻鼻孔，不息，令人阴阳不倦。外转两足十过，内转两足十过，补虚损益气。

赤松子坐引之道，能常为之，令人耳目聪明，延年益寿，百病不生。其先长跪，两手向前，各分开，以指外向。

次复长跪，两手夹叉腰左右。

次复长跪，以右手反腰，左手高头而止。

次复长跪，以右手伸后去，左手叉腰前。

次复缓形长跪，左右手更伸向前，更屈，从后叉腰。

次复长跪，高举两手。

（底本出处《正统道藏》洞神部方法类。）

养生咏玄集

序

夫咏玄者，乃咏玄中深奥也。窈冥取理，恍惚求真，撮众妙之英华，采群经之要会。言止直而义正，道入重玄；旨似远而意明，风存上祖。引龙虎同归之躁竞，显玄牝绝利之玄微。直示指归，立成妙用。正演开遮之说，明分去就之元。回玄包罗，升沈浩渺。故使下士抚掌，上士勤行，克成于神气全真，冀泯于根尘妄照。诚知珠玉兮何重，性命兮何轻，宁不穷解分息动之玄，而纵流光走魄之逝，深可悲哉！此咏玄诗，实长生度世之法要也。至如玄元帝之灵篆，常秘枕中；淮南王之神方，密藏肘后。盖上圣所遵所重乎至言也。学者值遇，宜须秘慎，深自惜焉。

荣卫气

二气相成道始生，

夫姿形立兆，未有独分一气而获著生。盖荣卫调和，方生存也。故云二气相成始生者，道也。道者，生也。故老子云，道不可见，因生以明之。生不可常，用道以守之。

浑融同处一源行。

二气浑融之谓，和气同处一源，以其生生也。

阴阳感激相须理，

禀二气而兆形质、含二气而著生成，此皆感激阴阳，资养性命。

不得和柔即战争。

忽二气争竞，不相和柔，即勃乱五脏，而息生焉。故经云：阴疑于阳必战。是知无全阳之男，全阴之女。故天为全阳而阴露，地属全阴而抱阳精。盖天地阴阳相须，而化生万物。《易》云乾男坤女，故人伦亦全法天象地矣。

荣　气

荣气生来不独分，

荣气者，清阳也。《内观经》云：气清而驶谓之荣。在人身中不可独建，故不独分也。

清阳虚在赖阴存。

阴气聚而阳托，阳气存而阴赖。故曰阳赖阴存，以相成也。

从兹始得成胚兆，

夫二气相感，始成于胎孕。解胎而生，亦自有荣气之始也。

炼取归元别有门。

于二气中淘炼，归于本源纯一清净之气，别修除滓秽，成全阳，而荣与道同真矣。

卫　气

卫气元从阳气来，

卫者，浊也。《内观经》云：气浊而迟谓之卫。本因元气交感方有形躯，既有形躯，土明卫气，故卫从荣来。

色身兆合处胞胎。

形质既兆，即禀二气之所感，处于胞胎也。

暗符天地排宫室，

人之一身，暗象天地。故《内观经》云：眼为日月，发为星辰，眉为华盖，头为昆仑，布列官阙，安置精神。此之谓也。

自此澄凝细可裁。

自此精血澄凝，以成形质，细可裁量，以通其用。盖人之卫气，凡有二名：一者精血澄凝，以成形质。二者同荣气流行，而通手生也。是知人之身者，因示修真之地，得乎最灵之称。可不惜而怠惰，而求于逝也。其卫气亦象三才，一者澄凝以成形质，象地也；二者荣卫合处，曰冲和之气，象人也；三者真精命带，居上丹田全阳之官，以象其天也。禀此三气，以通其生，而道自归之，体三才而履道也。

魂　魄

二气含和即著生，

魂者，阳真精也；魄者，阴真精也。二精处乎泥丸宫，以带二气，不相离溃，而神明居之，生方著也。老子曰：万物负阴抱阳，以成其道。

始名魂魄应真灵。

子产曰：人始曰魄，既生阳曰魂。是故二气发生，莫非魂魄而应真灵。及其生也，万变千化，有生有死，无超跃三清，漂沦诸趣，得丧之机，实在此矣。

在天日月全通象，

日月者，天地魂魄也。故魂者为日，主昼，天真精也。魄者为月，主夜，地真精也。是知明暗同源，往来通会。盖人之魂魄，全通象于日月也。淮南王曰：天之气成魂，地之气成魄。又《五脏内镜》云：父之精气为魂，母之精气为魄。其理昭然矣。

万化皆从守一宁。

万化者，盖心之所灭，而运役魂魄，著于生云。故圣人设千经万卫，教化群品，显是守一之法，而息诸妄也。

魂

阳精魂主号神金，

魂者，阳真精也。故阳精是神之金，圣人为之法体，递相系属，以通真也。韩子云：非至精不能变至神。抱朴子云：老君者，天之魂，感日精而孕，化成兆身，故显至阳之精也。

感应潜符运用心。

心动即气转，故云潜符，以明感应也。

若使圆通诸妄息，

若息诸妄，至于圆通，即气以合于神，而生变也。

灵光照耀脱全阴。

真精既备乃合灵，逍遥不夜，即脱坼金阴之质。故圣人禀御，以通灵变也。

魄

阴气冲融应感阳，

境动宜其心，而成感激也。

二来和会致流浆。

二气既投，弗可致也。

穷玄偶此非真用，

穷玄者，随境放逸，致二气乖荡，即非真用之法，违道之真理也。

魂不飞扬魄不妨。

魂不飞扬魄不妨者，应心之用也。魂既不飞，魄亦不应，盖心为去留之辖气，是生死之基，而修生之理，非此者未之有也。

谷 神

圣祖函关显谷神，

圣祖于函关，为关令尹喜说《道德经》五千言，指象立端，显明谷神，削其浮讹以彰玄妙也。

深微历代事长新。

义理深微，卒何穷究？纵多分晓，莫尽洪源，故云深微。历代事长新，言经文玄邃者也。

若于己上披寻得，

思理弃言，崇于己上行持之法，匪于谷外也。

便是今生了悟人。

契悟者不拘优劣及有无之分，若颖悟即一生了决，果陶属论于诸生也。

谷

玄谷因何隐至灵，

谷者，二气孕化之兆也。

都缘谷内抱真精。

真精者，二气之精。莫处乎泥丸宫，此乃因兹隐至灵。若精散，即神去也。

如从得所相包系，

神气相须，各不离溃也。

和会依凭始有声。

和会各相依凭，以成其体。既和会感至灵，即方明著生，即有声言者也。

神

阒寂犹来无所依，

阒寂者，幽寂也即言神之未处四大，恒游太极，无所依附，及降兆于身始明，灵即立生，有道本体象乾坤。凡生行藏，皆能通应。老子云：视之不见，听之不闻，搏之不得。又《易》曰：阴阳不测之谓神。即知其不以意度，宁足以言诠而明之也？

因过玄谷众神归。

既过玄谷，眼即视色，耳能听声，鼻能嗅香，舌能别味，意怀贪爱，身受寒温，灵变多端，故云众神归也。

子今认得还元路，

返本还元之道，灭心抱一之法，必在事兼道，匪多事而至也。

不计程途迥细微。

非步涉程途，以明其要，莫不探赜远妙，体用双明而能舍妄归真背尘合道也。

返本还元

气衰形悴少精神，

人之衰老，为染嗜欲，以致伤败，而多殂落。《西升经》云：如木自出火，还复自烧腐。又《阴符经》云：心生于物。此之谓也。

返本还元是最真。

气全神备，道可克成。太白真人云：老者复丁，壮者返婴。此盖明返本而还元者也。

补过功成方渐契，

补过者，为补从来耽淫销削之过，补之功成，方契返本之道也。

复知大患即吾身。

复知者，重明返本还元也。返本还元凡有二，初明补过，谓求全气而返真。次云复知者，以其本乃归乎本元。老子云：吾有大患，为吾有身。及吾无身，吾有何患？依此而论，故老子不以全身为至也。

神与气合

神气相须不去离，

夫神之无气，若鱼之去泉，气之去神，如灯之无火，不可去离也。

深明翻恐世人疑。

将神合气，化入无形。有无之理，亦不执滞。若深明之，广学者疑惑，盖人有智识，明昧浅深者也。

且缘凡圣行持别，

圣人不视外色，不听外声，不思外事，神凝气合，凡俗以贪妬为心，劳神役智。故圣人行神与气合之事也。

非绝神垆安得知。

傥去就之未归，即神气之不合，实如猫捕鼠，同声相应，同气相求。自此则可结胎育婴，换帑之臭质，回颜返老，炼冗冗之凝躯。或发火以焚身，或化金而成骨，或则脱落滓滞，或则凝撮真如，入不二之玄门，尽无穷之至理。是知神与气合，方有滋应用，随其所归，是非深浅，而通变化之道者也。

抱 一

深玄抱一事为宗，

神气相抱，混而为一之宗。老子曰：抱一为天下式。又云：善抱不脱，善计不用筹策。又庄子云：通于一，万事毕也。

未了真元道不通。

未诸轩辕，宁得通和？

心地虚无方见谛，

虚无者，虚无其心也。故老子十三，《虚无经》所载，盖显五千文中生之徒十有三。十三者，全明生之徒也。所明十三，总归于虚以为善。既心地虚无，以求抱真一也。

信知万物用非同。

学者多途，玄陈各异。故云万物之用不同，虚无抱一之道者也。

胎 息

用得冲和道自全，

冲和者，二气混同，荣卫合处。若用及网卫，则契最玄之理，而著于会通，生道余也。

适名胎息理幽玄。

谓契重玄之理，即明真住之法也。

处胞赤子何当契，

靡由百谷，生自何存？

细审行持法自然。

了认赤子之道，可明胎息之机。自然理会神凝，心通念绝。盖圣人禀之而生，凭之而成，苟不得其要枢，即难除其大患。指归之路，届兹而无法可言，返本之源，应用而有期必契。体而用之，必无差失。栖真子云：我气内闭我身长宁。几修胎息之法，皆是自然之道，保任真息绵绵，来往微微，不得令静躁不恒，自以求乎安也。昼夜修行不断，日往月来，真人自不出户。若得真全胎结，其道至矣。老子曰：绵绵若存，用之不勤。此理明绝诸虑，以定其至，而生慧昭然也。若至定位，即生定水，灌溉五脏，生光华。此曰真水，非乎涎浊之液唾，此去留形住世之法要。三住铭云：心若住，气亦住，气若住，形亦住。三者尽住，即我命在我，不在于天矣。

自　然

水性谦柔火性刚，

水火各属自然，盖论水火相生之理，以明神气自然之道也。

就卑炎上各相当。

就卑者，水之性，炎上者，火之体。故气能蒸上，液能润下。二物递相交感，气上蒸以生液，液下润而生气，固养一身，自兹感化。故名之各相当，非人所挤抑也。

交并感应皆相类，

交并者，水火相投而成感应，类象外之。凡水火，若炎釜，水气即生，盖显大道之感应，皆自然也。

莫教殊途理自长。

既知本体自然之道，故非外有所求。且天覆地载，男生女孕，君臣父子，皆禀自然之数，非乎殊途异类之属，而能会和如此，即还丹之道昭矣！本元之理明矣！

龙　虎

龙虎同源躁竞时，

龙者隐显非常，有无不的，故象神之妙也。虎者，其性劲励，其力刚强，复象气之为物也。圣人混神气为一物也，故得制伏之机。凡俗以内外各行，而生躁竞之息，遂致龙腾虎走，不相系属也。

只应聚极却支离。

既立兆形，乃全其神气，皆以嗜欲所感，至于衰老脱削，元气既尽，即神无所投，致之死也，故曰聚极则支离也。

先须制虎为枢辖，

欲降其龙，先须制虎。故《阴符径》曰：擒之制在气。盖全气以明其用者也。

便得龙潜两自持。

虎伏龙潜，两自凭而归真一之道。《太皇老歌》曰：虎伏龙亦潜，降龙先伏虎。但毕河车功，不用堤防拒。盖显擒之用也。

炼阳销阴

阳炼阴销举世移，

炼阳魂销阴质也。炼阳销阴之法，天真皇人传黄帝三一之诀，此其道也。若神气相合，阳自炼，阴自销，此皆自然之理。阴阳使其然哉！《黄庭经》云：玄元上一魂魄炼。其理至所至玄，人罕得知其深奥，故曰举世稀也。

灵文妙诀好遵依。

灵文，金简之书；妙诀，乃三一之法。此皆起归秘藏，飞入玄都，非乎至人，不传斯道。炼阳销阴之理化，本虚无之机通，云凡人何所至矣。

阳缘躁动难拘系，

欲拘系者理不偏，取道可双全，匪羁孤而成妙用也。《玄刚》云：凡人余阳一分则不死，余阴一分则不仙也。

认取灵元上上机。

灵元有上机，乃制躁动之枢要。太白真人曰：玄机至则身存，机往则身丧也。

上丹田

宫阙重重号玉都，

玉都者，泥丸宫也。上丹田有九处官阙，悉相通贯，故云官阙重重也。

还丹成就处阳垆。

还丹者，真精也，上丹田乃全阳之官，独贮还丹之所，人皆有之，故云成就处阳垆也。

通神夹脊为衢道，

此宫有二条脉，夹脊降下至丹田气海，以通真精，点化和气而应脱泄者也。

下应关元事不虞。

关元者，乃下丹田，脱泄精气之关口也。若人交感阴阳，则真精降下，至关口，点和气变为凝精，以应神用。盖此关乃百聚之口，通诸脏腑及四肢筋脉，如藕丝窍，气化之所，故号关元也。上若应下，而道者以为不虞矣。

中丹田

建申令属应中田,

建申者,七月中元,亦应人之中丹田也。

一部三焦心肺肝。

三焦者,心、肺、肝也。主喘息之腑,此乃中丹田所管,故号生之腑。津液下润,而致于是也。

自有灵台驻真宰,

灵台者,五脏心之一脏也。真神依附,以为官室,故云驻真宰也。

修持见在证轻安。

若知真神之动用,则修持见在证轻安,则永无忧息也。

下丹田

冲和运育下丹田,

下丹田者,脐下三寸气海是也。冲和者,一气荣荣,气混卫气,故名和气。其气运转于五脏、四肢,常凑于下丹田,故曰气海也。

点化犹来道不玄。

心若动作,贪著淫欲,即上丹田真精降至下丹田,点化和气,和气即化,遂乃弃损,而道岂玄也。

二气相投皆感应,

谓男女二情,交相感激,而有云雨施之事。皆自然感应,乃至成于胎孕。自真元之精成变化,在修生者宜须慎守,以求制御之法,故《太白真经》云:留精于身即生身,施精于人即生人。移此元气结彼元气,彼既成形,此则受损,是知至慎于是也。

细寻运会地交天。

天地阴阳二气，相推而生变化。盖阴阳有运会之理，不言而信，故云气上蒸一而雨泽，雨泽下润而万物化生。但细推天地运合，日月回旋，以明法象，通乎无私之理。

重 玄

上玄潜与下玄通，

上玄，门也；下玄，关也。谓上玄不止，即下欲难除也，故云上下潜通也。

动静由来事一同。

动止上下相应，而通其气，故以重玄明之，兼心法而论也。至如龙吟云起，虎啸风生，皆以随类相从，各得其所。故上玄下玄，应用等心法而兼济助，事同一也。

消息上玄令泯灭，

专一渐求泯灭。老子云：合抱之木生于毫末，九层之台起于累土。故消息亦皆如之。若修至神，与气和真，全胎即自然心随息尽，气逐息生，尘境既消，系系都尽。《胎息论》云：胎从元气中结，气从鼻中生温。在乎专用泯灭，故知日新。此之谓也。

下玄从此亦同功。

老子云，前后之相随者也。

阴 丹

阴丹多见赚时人，

得者全少，失者至多。

都是传来讬悮文。

得者少，诧悮文者多见夭逝，不体本元，故非真谛。且凡心既发，如猛火投焰，事既炽燃，卒何固济？故道之玄妙，起自心法，既忽荡动，气亦奔腾，岂谓初机之道，返为害命！

未晓重玄篇内旨，

未晓重玄之旨，徒枉阴丹之功。

味于无味亦徒云。

既若无味，则何用行持？故云亦徒云也《黄庭经》云：长生至慎房中。急，何谓死作令神泣。盖王屋真人、罗真人、狐刚子、元阳诸仙人，不可一一举备。所说阴丹，皆得重玄之妙用，道体交合，神凝之法。若初学强，自行持，而至中夭，与道愈失。与道失，与道愈彰，生自何存也？故阴丹之法，本为绝尘之事，古圣人恐真者未遂了达，且居常道，故示之阴丹之妙。其理法天象地，升阴降阳，所忌者以淫心难制，以女子交感而男子先脱其精，如此行之而疾病俱生，以运夭逝。其外晦朔弦望，风雨饥饱，喜怒劳佚，次而忌之。凡女人有经后六日，合三阳数，与女人交合者，生男；三阴数与女交合者，生女。凡一月此六日，若是须二情齐降，方获成就。自此阴阳算数，还知贫富贵贱，其理昭然矣。

玄 关

无关善闭岂能开，

老子曰：善闭，无关键而不可开。玄关者，不独称乎心也，若明善闭之法，以通玄妙，始得玄关之称。盖善闭之道，即心地之法也。

妙使灵童出得来。

灵童者，得道之称也。若契玄关之理，即达善闭之道。或出或处，得妙便法要，至乎轻安也。

已绝六尘玄路启，

六尘者，谓眼、耳、鼻、舌、身、意六根，各有法识所染，是六尘。故云玄关善闭，以求泯灭其尘妄。若志之所至，即玄之又玄也。

自兹生死不相该。

无染尘识，安系去留？心法两忘，取损同泯。栖真子云：百邪不能干其正，群动不能挠其清。故生死不该属也。

玄 珠

玄珠安比世间珠？

非身外有珠，方璧之类也，故曰居易求玄珠。赋云：动为道枢，静为心荷，玉光不耀，至真不渝也。

悟者将知是命符。

若悟珠之至理，乃明生之要会，而与命符也。

不昧不明随应化，

老子云：不昧不明，玄之又玄。盖显玄珠之本体相应，其通而变者也。

动为瑕玷即萦纡。

心动即随缘逐境，乃是玄珠之瑕玷。故云动为瑕玷即萦纡，即玄珠不能莹彻也。

玄牝门

通真玄牝是灵关，

玄门者，神庐也。牝门者，大关也。此修行之大要也，故云灵关。老子云：谷神不死，是谓玄牝。玄牝之门，是谓天地根也。

不悟修生事更难。

若不悟玄牝门，行持修生之理，与精神为关钥，即修生之事，无所可著也。

浪紧溯流功用到，

初行持者，乘舟到溯流，功用到则非常道。老子曰：理大国若烹小鲜。宽猛之理，得其所也。

只兹滩后更无滩。

若功用到，永离忧患，恒居安静，故云更无滩也。

玄　门

九洞三山名少人，

九洞三山者，海中所有之岛，乃仙人集居之所。绝学至人多隐其间，故举以明得道之所由，显玄门是修生之枢要。九洞三山，亦象人之三田九窍也。

尽经此路学修真。

玄门一路得尽同，若失之归即动皆非。

下连紫府通华盖，

华盖者，肺也。紫府，肾宫、气海也。盖玄门开合，皆通应也。

得丧绝尘非绝尘。

若得神庐之妙则永，故云绝尘。若丧淳朴之根，巡还六趣，即云非绝尘。

牝　门

诸窍开因牝窍开，

牝门者，大关也。诸窍开拆，至于筋脉五脏，命关皆悉相应。脱漱气液，至于衰老，而无觉知，以崇其道，求乎生也。

精神自此去如催。

牝门既开，则出损精气。精气若损，神渐昏蒙，而见危坏。

固关枢要将为首，

修生者因闭天关，次为其首也。

迷者多因致祸灾。

若不明开合之理，但贪著滋味之感，则万祸入，寒暑侵，至于殒逝，皆由之也。

绝利一源

绝利一源事细微，

绝阴路而启阳门，初机道也。老子《胎息精微论》曰：玄之又玄，是我命门。又《阴符经》云：绝利一源，用师十倍。三返昼夜，用师万倍。匪运而有甩师之倍。盖绝一源于是也。

调和全白理神机。

调和，调源也。全在神机运合者也。

若教依旧还贪著，

若念未尽，不能制止，荡逸去来，即非道也。

倏忽交争见是非。

若神气乱行，妄生动作，则暴乱生乎是非，致错误之由也。

心

染污随缘圣莫穷，

心者，性之用也。随缘染境，起灭无常，是知圣莫穷也。

都来心法共伊通。

千方万法，至于出死入生，未有不因心而修学，至于成备者也。

是非得丧全由此，

万事是非，或拾或留，或迷或悟，皆由此也。

返本归源道愈同。

返其本，归其源，故道是群经之要会，与道合即同也。

性

性为心所本同途，

性不可见，由心明之。心不自彰，因性方起。既为心所起，故曰同途。

认取元阳制动枢。

元阳者，元和之气。能制躁动，故为枢也。此全明心法也。

依附凝躯方建立，

人依屋宇，始免风霜；性讬形躯，方能建立也。

自心却返到虚无。

心契妙轨，以法行持，云归虚无之妙。故云自心却返而归元也。动即为心，乃之动而非动，其动则应见随机，变通无滞。群品于始终之理，知他心起灭之端，妙不可量，功不可测。化无所化，称莫以称。在凡即云妄想纷纭，在圣即曰真元作用者也。其静则为性，是知静则非静。泯灭变化之道，消亡应现之机，不涅不缁，无尘无垢。熙熙上圣之真风荡荡，极迷途之化本巍巍，事既实而言莫诠，道以崇而理难谕。前际后际有空，焕乎浩浩之元，宛乎融融之德，妙中之妙，玄之又玄。此盖归乎化源，而穷理尽性，变化莫测者也。

法

法本无言理自如，

不拘动静，理自如如。

犹知自是众经枢。

圣人所设万论千经，说不可及法，乃无枢要也。

人有颖悟玄玄趣，

若得悟玄中深趣，即真道之谛理也。

秘向心头作妙符。

法者，心源之妙符，起生死之大要，非轻取轻傲求，非躁挠所能知，非讹所能学，非念诵而至，非步历而至。明昧虽殊，古今不异。《真言诀》云：去其死，先去其生。去留之理，体而用之。故高真教主，太上虚宗，或明于三心九心，或显于一法万法。至于皇人丹诀，青童玉书，理有实归，本元是非，执滞调不讹，而经众妙，直露希夷。其余化体飞形，育婴固命，乃至五行假借，动静得常，三身互道，往不废亦干枝叶。殊未届其根株，盖受道于深浅之师，致理有见闻之执。深宜济度，勿惮参承。

（底本出处《正统道藏》洞神部方法类。）

四气摄生图

序

夫理国者以养人为本，修身者以治病为先，覆载之间唯人为贵。是以《洪范》五福其一曰寿，皇天犹以为景福之最。人因元气，假以成形，受气阴阳，皆禀天地。江河淮济，五岳九州，草木星辰，触象比类，皆神明所居，各有所主，存之即有，废之即无，存之即生，废之即死。《黄庭》云：口为天关精神机，足为地关生命扉，手为人关把盛衰。天地含灵，皆在人之掌握，身贵若此，命岂轻哉？又《气诀》云：我命在我，不在于天。昧用者夭，善用者延。又云：精极乃明，神极乃灵，气极乃清，元极乃冥。因气而衰，因气而荣，因气而灭，因气而生。未有有气而无形者，未有有形而无气者，形气相须，全在修养。《老子》云：玄牝之门，天地之根。绵绵若存，用之不勤。人之口鼻，皆神明出入之户牖也。神所依者形，形所依者气，气所依者血。血气相随，如鱼在水。水浊鱼瘦，气壅则病生。是知气欲得清，血欲得运，运息流转，寝食顺时，五脏恬和，疾从何起？若一脏乖摄，三焦受邪，元气不荣，众疾俱作。仲尼云：寝食不时，嗜欲不节，劳逸过度，病共杀之。且春风东来，草木甲拆，而积廪之粟不萌；秋天雨霜，草木零落，而覆盖之草木不伤。草木性犹如此，何况人之五脏六腑，岂不由修养耶？世人罔能修行，相次殂谢，以殂谢为命尽，以瘴瘤为筋衰，谓天地之合然，不信长生之可保。天养人以五气，地养人以五味。饮五气者归天，食五味者归地。所谓百病横生多因饮食，饮食之患过于声色。声色可以绝之逾年，饮食不可废之一日，为益不少，为患亦多，如水浮舟亦能覆舟。四时摄生盖由节减。《保生铭》云：酸味损于筋，辛多伤正气，甘物不益肉，苦多伤其志，咸多促人寿，不得偏耽嗜。思虑损人性，喜怒伤于神，性损即害生，神伤则侵命，养性以全气，保神以安心，若役虑劳神，竭心殉物，体疲于外，精丧于中，众邪竞生，安得延驻？神随气，气依味。味顺即元气清，元气清则神爽，神爽则无疾。是以体欲常劳，食欲常少。劳勿过极，少勿太虚。凡春分后夏至前，少食糖酪之物，生鲙相妨。夏至后秋分前，少食饼䐢之物，与瓜相妨，当时不必病生，却后终作诸暴，斯乃从本者也。重衣厚褥，体不堪虚，以致风寒之疾；美丽艳姬，以致虚损之形；品味醉饱，厌饮强餐，以致疝结之疾。养性之道，勿久行、久坐、久听、久视，不强食，不强饮。忧思愁衰，饥餐渴饮，日夕所营不住为妙。故曰：流水不腐，户枢不蠹，以其动而不息也。闲欲导引，即不必鸾飞凤举，猴掷虎蹲，但展四肢，动摇九窍，令其血脉流转，上下宣通。《真气铭》曰：凡欲去疾，导引为先。经脉不拥，关节不烦。或如射雕，侧身弯环；或曲腰脊，如蟾半圆。交指脑后，左旋右旋；径展手足，气出指端。摆擎四肢，捉搦三关。热摩赤泽，气海亦然。是以摄养有方，则寿同龟鹤；若恣情放逸，则命比蜉蝣。因幼慕道门，栖心澹薄，究《黄庭》之妙旨，穷五千之玄言。今则采掇方书，搜罗秘诀，四季避忌，一年修行，录之座隅。日可观览，号为《四季摄生图》云尔。

四季摄生图

肝脏春王

　　肝属东方木，为青帝神，形如青龙，象如悬瓠。肝者，干也，状如枝干，故谓之肝。重四斤四两，在心下，有七叶，左三叶，右四叶。肝为心母，为肾子。肝下有三魂，名爽灵、胎光、幽精。夜卧及平旦叩齿三十六通，呼肝神及三魂神也。目为之宫，左月为甲，象日，属阳；右目乙，象月。属阴。肝放液为泪，肾邪入肝则多泪。胆为之腑。胆合于肝，在肝短叶下。《黄庭经》云：肝气郁勃清且长，罗列六腑生三光。心精意专内不倾，上合三焦下玉浆。其声角，其性仁，其味酸，其臭膻。心邪入肝，则恶膻物。其虫鳞，凡有鳞之类皆属东方也。肝神好行仁惠，伤闵盖发于肝也。肝神喜悦病不生，肝闻悲伤则有泪，泪出于肝也。春之三月，木王，天地气生，万物荣茂，欲安其神者，当泽被群匄，恩沾庶类，无竭川泽，无洒陂池，以安萌芽，以止伤杀，则合乎太清，以顺天地发生之气，夜卧早起，而合乎道。若逆之则毛骨不荣，金气相克，众疾生矣。有疾而难治，为春夏之患耳。

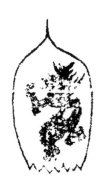

肝神 名龙烟 字含明

肝之状，其色青，其象如悬匏，其神如龙。

肝合于膝上，主于目，肝盛目赤。又主于筋，筋急者，肝亏也。皮枯者，肝热也。肌骨斑点者，肝风也。面色青者，肝盛也。好食酸味者，肝不足也。毛发枯者，肝伤也。肺邪入肝则多笑。手足多汗，肝无疾也。肝气逆则头痛，耳鸣，惛惛多睡，小腹微痛，视物不明，飞蝇上下。凡丈夫五十已上，肾气衰减，不应于肝，所以眼暗。将摄若乖，则眼赤目痒。肝被阴邪侵则梦见林园竹木，或见著青，或在水边，见龙蛇禽兽奔走趁惊怕，可用嘘以去之。平旦叩齿九通，以鼻引清气，轻嘘三十六遍，以治肝之一切烦热。

春忌及沐浴修斋日

正月，勿食生葱、蓼子、蒜、狸、豹等肉。食韭补益脏腑。一日修续寿斋。四日，勿杀生。七日，是三会日，修延神斋。八日，沐浴吉。二月，勿食蓼子、鸡子、兔肉。八日，修芳春斋。九日，勿食鱼。上旬卯日，沐浴吉。十五日，修太上老君生日斋。三月，勿食葵及诸畜脾。三日，修荡邪斋，勿食一切五脏及百草心。六日，沐浴吉。凡春行道路，勿饮深泉流水，候雷声而别寝。春七十二日，省酸味增甘味，以助脾神。肝有病，即目赤，眼中生弩肉、晕膜，视物不明，宜服升麻散子：

升麻　黄芩各八分　山栀　黄瓜各七分　决明子　车前子　干姜
地肤子各十分　龙胆　充蔚子各五分

上熬，捣为散。空心饮，调三钱匕服。

黄帝治男子五劳七伤。阴衰消缩，囊下生疮，腰背疼痛，不得俛仰，筋脉痹冷，或时热痒，或时浮肿，难以行步，因风相出，远视茫茫，咳逆上气，身体痿黄，气冲脐痛，膀胱急挛，小便出血，茎痛核痛或复淋沥、污衣赤黄，或梦惧惊，口干舌强，皆犯七伤，洎成劳伤，此药主之，极验神妙。

茯苓若食不消三分加一分　菖蒲若患耳三分加一分　苦篓若热渴加一分

山茱萸若身痒湿加一分　菟丝子若阴萎加一分　牛膝若腰痛加一分　细辛若目视茫茫加一分　续断若有疮加一分　巴戟天若阴萎加一分　防风若风邪加一分　山药若阴湿痒加一分　天雄若风痒加一分　蛇床子若少气加一分　柏子仁气力不足加一分　远志惊恐不安加一分　石斛身皮痛加一分　杜仲若肠绝痛加一分　苁蓉若阴瘘加一分

上件，一十八味，各四分，熬捣为末，炼蜜丸如梧桐子大。先服食三丸，少加为度。亦可作散粥，和方寸匕，日三服，七日知效，十日愈，三十日体气平复。长服令人不老而少。

心脏夏王

心属南方火，为赤帝神，形如朱雀，象如倒悬芙蓉。心者，纤也，所纳纤微无不贯注，变水为血。重十二两，中有七孔、三毛。上智之人心穴通明，心有七孔。中智之人心穴通气，五孔。下智之人气明，俱不通，心乃无孔，无智慧而多狡诈。心为肝子，为脾母。舌为之官阙，窍通耳。左耳为丙，右耳为丁。于液为汗，肾邪入心则多汗。其味苦，人之伤恨自知苦皆发于心也。小肠为心之腑，与心合。《黄庭经》云：心部之宫莲含花，下有童子丹元家。主适寒热荣卫和，丹锦绯裳披玉罗。其声征，其臭焦，人有不畅之事，多云心焦。盖天使然也。其性礼，其情乐，其虫羽，凡有羽之类皆属南方也。其神躁而无准，人之暴急乃发于心也。夏之三月火王，万物化实，欲安其神者则含忠履孝，辅义安仁，定其火，息其炽，澄其心，和其神，止声色，薄滋味，可以居高明，可以远眺望，后合乎中和，以顺天地之气，早卧起，无厌于日，顺于正阳，以消暑气，逆之则肾脏争分，水火相克也。

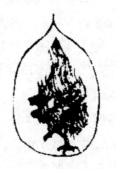

心神 名丹元 字守灵

心之状其色赤，其象如莲华，其神如朱雀。

心合小肠，主其血脉，主于舌。舌不知味，心亏也。血壅者，心惊也。多忘者，神离心也。多悲者，心伤也。忧重语者，心乱也。面色青黑者，心冰也。好食苦者，心不足也。容色赤者，心无疾也。心有病则口干舌强，喉中痛，口中生疮。心合于小肠，主血脉，亦主于舌，故人之中风者，多心舌涩，主于心也。心有疾，则寒不时，魂神不安，小便多赤，唇口色变，气力不足，言笑不时，梦见炉火冶之物，赤衣及裸形人见血光，及狼犬相逐，忽身居危险，见兵甲之类，用呵以治之。平旦端坐，叩齿九通，以鼻引清气一，轻呵三十六遍，治心之劳多则损！

夏忌及沐浴修斋日

四月，食莼菜和鲫鱼作羹，开胃口，补益。四日沐浴，吉。八日，修启夏斋，勿伐一切草木，勿食鳝鱼及蒜。五月，勿食韭，宜食大麦、杏、蕍，皆益，减咸味，以安心。一日，沐浴吉。五日，修续命斋，勿食生菜。夏至前后三日，各别寝，是月阴阳争，血气散，勿见血污之物。夏至后勿食乌、獐肉及羊脚。六月六日，修清暑斋，勿食葵，忌起土。九日，沐浴吉。三伏日；服肾沥汤。夏七十二日，省苦味，增辛味，以助肺气。心有病，即梦见丹炉炎火之类，健忘多惊，宜服五参丸方：

玄参　丹参　苦参　秦艽各七分　沙参　人参　干姜各五分

上㕮，捣为散，炼蜜为丸，如梧桐子大。食上煎水下三十丸。

补肾气肾沥汤丸：

羊肾一个，去脂膜，猪肾亦得　茯苓　芍药　玄参　生姜　地黄各四铢　人参　甘草　泽泻　五味子　防风　苍芎　当归　黄耆各三分　桂二铢　地骨皮　磁石各五铢

上捣作煮散；先用肾一个，作四五片，以米一合，姜一块，葱白一茎，以水三碗煎取汁两碗，去肾、米，下药，煎取一盏半，分作两服。空心服后，以米、肾煮粥食之。

黄帝曰：夏三月，服何药？女曰：以补肾茯苓丸，能治男子内虚，不能饮食，忽忽健忘，悲忧不乐，喜怒无限，身肢浮肿，小便赤黄，精淋沥痛绞，膀胱冷疼，口渴饮水，心腹胀满，皆犯七伤，宜饵此方。

茯苓食不消加一倍　杜仲腰痛加一倍　附子有风加一分　山茱萸湿痒三分加一分　牡丹皮腹中游风三分加一　泽泻水气三分加一分　桂颜色不足三分加一分　山药头风加一倍　干地黄秋冬加半　细辛目视茫茫三分加一分　石斛阴湿痒一分加一分　苁蓉体瘦黄加一倍　生姜四两身体疼加一倍上一十三味，除桂外余并一一㕮捣为末，炼蜜丸如梧桐子大。先服食七丸，日再服。禁房事及冷猪鱼等。

肺脏秋王

肺属西方金，为白帝神，形如白兽，象如悬磬，为五脏之华盖。肺者，教也，言其气教郁。重三斤三两，六叶两耳，共八叶。肺为脾子，为肾母。肺下有七魄，如婴儿，名尸狗、伏矢、雀阴、吞贼、非毒、除秽、臭肺。夜卧时及平旦叩齿三十六通，呼肺神名及七魄名，以安五脏神，鼻为之宫，左孔为庚，右孔为辛，在气为咳，在液为涕，上通气至脑户，下通气至脾中，是以诸气属肺。久卧伤肺，肺为呼吸之根源，为传送之宫阙，肾邪入肺则多涕。大肠为肺之腑，与肺合其荣。毛发也枯落者，

肺衰也。《黄庭经》云：肺部之宫似华盖，下有童子坐玉阙。七元之子主调气，外应中岳鼻齐位。其声商，其味辛，其臭腥。心邪入肺，则恶腥物。其性义，其情怒，其津唾，肺劳则多唾。秋之三月，金王，主杀，万物枯损。欲安其魄而存其形者，当含仁育物。施恩敛容，阴阳分形，万物收杀，雀卧鸡起，待秋分定后，斩杀必当无留有罪，乃顺阴气所伤而长肺之刚，顺之则邪气不侵，逆之则五脏乖矣。

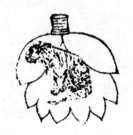

肺神 名皓华 字虚成

肺之状其色白，其象悬磬，其神如白兽。

肺合大肠，外形于鼻，肺有风则鼻塞。面色枯者，肺干也。鼻痒者，肺有虫也。多怖者，魄离肺也。身上生黑白点者，肺微也。多声气者，肺强也。不耐寒者，肺败也。好食辛者，肺不足也。大肠秘者，肺壅也。颜色鲜白者，肺无病也。肺有疾，即多嗽，上气，面浮肿，多睡，面生疮，面生黄白，鼻寒脑疼，胸背满痛，四肢烦闷，皮上痒，喉中噎，梦见缯帛金玉美女，自身甲衣，见幡花云鹤，日月贵人，可用呬以去之，平旦叩齿九通，微以鼻引清气，轻呬三十六遍，以去肺之热，并一切邪气，过多亦损。

秋忌及沐浴修斋日

七月，勿食姜、生蜜。五日，沐浴吉。七日，是三会日，修迎秋斋。八月一日，修逐邪斋。四日，切忌市鞋履附足之物，勿食鸡肉。二十一日，沐浴吉。九月九日，勿起动床席，修延算斋。秋七十二日，省食辛味，增酸味，以助肝脏。

起居法

发欲多梳，齿欲多叩，津欲常咽，气欲常清，脚欲强行，手欲在面，耳欲常按，眼欲数摩，所谓子欲不死修昆仑之法也。

肺有病即皮肤生疮及疥痨、上气、咳嗽、涕唾稠粘，宜服排风散子：

人参　丹参各分　防风　天雄　炮羌活　秦艽　山茱萸各八分　沙参五分　虎骨炙各十分　山药十分　天麻十二分

上一十一味，熬捣为散。食上饮汁调五钱匕，服丸亦得。

黄帝曰：秋三月如何？女曰：以补肾茯苓丸，主肾虚冷，五脏内伤，风寒虚冷所苦，令人身肢湿痒，足行失度，不自省觉，饮食失味，目视茫茫，遍身拘急，腰脊疼痛，不能饮食，日日羸瘦，心喟咳逆上气，转侧不得，起则须人扶策，针灸治疗小折，或乘马触风，不自将护，饮食不节，用力过度，或口干燋，流涎自出，或复恶梦精便自出，尿血滴沥，阴下湿痒，或如惊悸，小腹偏急，四肢酸疼，气息嘘吸，身肢浮肿，冲人胸胁，遇医不识，妄欲治之，此方主之。

茯苓　防风　白术　细辛　山药　泽泻　附子　紫菀　独活　芍药　丹参　苦参　桂心　干姜　牛膝　山茱萸　黄耆各三两

上熬捣为散，炼蜜丸如梧桐子大。先食七丸，日再服。

肾脏冬王

肾脏属北方水，为黑帝神，形如鹿，两头，象圆石。肾之分也，主分水气，灌注一身，如树之有根，有左右肾，亦谓之命门，生气之府，死气之庐，守之则存，用之则竭。重一斤一两，对脐附腰脊。肾为肝母，为肺子。耳为之宫。天之生我，流气而变，谓之精。精气往来，谓之神。神者，肾之藏其情智。左肾为壬，右肾为癸。在气为吹，在液为唾，在形为骨，久立伤骨。乃损肾也。肾合乎骨，应在齿，齿痛者，肾伤也。

经于上焦，荣于中焦，卫于下焦。肾邪自入则多唾，膀胱为之腑。其荣，发也。《黄庭经》云：肾部之官玄阙圆，中有童子名上玄。主诸六腑九液源，外应两耳百液津。其声羽，其味咸，其臭腐。心邪入肾则恶腐物。其虫介，凡有甲之类皆属于水，故曰介也。冬之三月，乾坤气闭，万物伏藏。且冬至之日阴阳争，诸生荡，君子斋戒，处必掩身，节嗜欲，止声色，以待阴阳之所定，昏卧寅起以顺日光，无竞阴阳气，然后全其生，合乎太清，顺乎阴阳，逆之则阴气内伤，肾脏虚乱也。夜卧叩齿及平旦三十六通，呼神名以安水藏也。

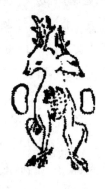

肾神 名玄冥 字育婴

肾之状其色黑，其象如圆石，其神如白鹿，两头。

肾合于骨上，主于齿。齿痛者，肾伤也。又主于耳，耳聋者肾虚也。骨痛者，肾亏也。齿多龃者，肾寒也。齿龋者，肾风也。耳痛，肾壅也。多欠者，肾邪也。腰不伸者，肾冰也。面色黄者，肾衰也。肾邪自入则多呻吟，容色紫光者，肾无病也。肾有病，腰膝连膀胱痛冷，小便余沥，面色黑而齿焦，体重，喘咳盗汗，耳鸣隔气，食不下，梦见入暗处，见妇人、僧尼、龟鳖、驼马、枪旗，自身著甲，共往同行，或泛舟，或走马，可用吹以去之。平旦叩齿九通，以鼻引清气，轻吹三十六遍，以去肾之一切邪气，过多亦损。

冬忌及沐浴修斋日

十月一日，沐浴吉，修成福斋。五日，修三会斋，勿行责罚。十一日，勿沐浴，仙家大忌日。十一月，修启福斋。十六日，沐浴吉，勿食葵。

十二月，勿食鳖、牛肉、腊日修百福斋。十五日，沐浴吉。二十八日，修迎新斋。至晦日沐浴，焚香悔过思善。冬十二月，省咸味，增苦味，以助心脏。肾有病即多小便，腰胯疼痛，梦与鬼交，宜服八味丸方：

茯苓　泽泻　牡丹皮各三分　桂心　附子各二分　生干地黄八分　山茱萸　山药各四分

上熬捣为散，炼蜜丸如梧桐子大。每空心酒下三十丸，忌生萝卜。

黄帝曰：冬三月，宜以如何？女曰：以护命茯苓丸，主男子五劳七伤，两目茫茫得风泪出，头风项强，不得回转，心腹胀满，上连胸胁，下引腰背，表里彻痛，喘息不得饮食，咳逆，面目痿黄，小便淋沥，阴痿不起，临事不兴，足肿腹痛，五心烦热，身背浮肿，盗汗流出，四肢拘挛，或缓或急，梦寐惊恐，呼吸短气，口干舌燥，状如消渴，急急喜怒，悲愁呜咽，此方主之。

茯苓　山药　肉桂生　山茱萸　巴戟　干姜　白术　牛膝　菟丝子各一两　细辛　防风　泽泻　柏子仁　牡丹皮各半两　附子一两半

上件药并熬捣为散，炼蜜为丸如梧桐子大。先食服七丸，日再服。

脾脏王四季

脾脏属中央土，王四季，为黄帝神，形如凤凰，坤之气，土之精，象如覆盆。脾者，裨也，裨助胃气。在心下三寸，重一斤三两，阔三寸，长五寸。脾为心子，为肺母。外通眉阙，能制谋，意辩皆脾也。口为之宫。其神多嫉妒，盖起于脾也。脾无定形，主土阴也。妒亦无准，妇人多妒，乃受阴气也。若食熟软之物，则全身之妙道也。脾如磨之转化食，食不消是脾不转也，坚硬之物乃难化也。若食讫便卧，脾则侧，侧则不化食，乃为宿食之患。若劳形之人犹可，若年过五十或闲乐之人，故自掇其患也。脾气通和则口知五味，脾气有病则唇黑口干，不思食，不知五味。《黄庭经》云：脾长一尺掩太仓，中部老君治明堂。其声宫，其性信，其味甘，其臭香。心邪入脾，则不闻香气。其虫裸，主于吞。脾生于中宫，脾居左肋，主于唇口，口为戊，舌为己，合于肉，荣于层。藏不调即伤于脾，脾不调则伤质，质神俱损则伤人之中风，口涎舌硬，乃为脾气受邪也。当四季月末十八日，少思屏虑，屈己济人，不为利争，不为阴贼，不与物竞，不以自强，恬和清虚，顺神之德，而后全其生，逆之则脾肾受邪，土木相克也。

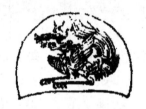

脾神 名常在 字魂庭

脾之状其色黄，其状如覆盆，其神如凤。

脾与胃合为府，居左肋，寄二宫，六气肋，王于四季，转化其生而入于熟也。食不消者，脾不转也。多食者，脾虚也。不顾食者，脾中有不化食也。食不下者，脾塞也。面无颜色者，脾虚之也。好食甘物者，脾不足也。多惑者，脾识不安也。有风及肺疾者，食多乃脾虚也。肌肉鲜白滑者，脾无疾也。脾声主宫，官为五音之长，律应黄钟，脾闻乐则磨。脾是元气之本。宫居太阿，色黄体重。土王六月，亦寄四季，有身沉力弱不欲食，身上习习如游风，心中自闷而色痿黄，梦见动土或在野圹，及见道士身居城垒，童儿共行，可用呼以去之。平旦叩齿六通，微以鼻引清气，呼三十遍，以去脾之壅滞，过多亦损。

六气法

上热呵心火，眼昏嘘自治，肺寒呬即效，耳病著心吹，脾胃常呼吸，三焦滞处嘻，山中无药物，见此是良医。

嘘、呵、呬、吹、呼、嘻，此六字去五脏诸疾。比者方书亦多乖错，今寻讨修养经书，究穷义理，此六字定矣。若脏腑有疾，但澄心定意，想气存思，微微嘘呵，邪气自然消散，所言止三十遍过多亦损者，此大约言之，亦无准定。稍觉舌关清冷，则疾已过矣。脾有病即气满冲心，四肢虚肿，宜服诃梨勒丸方：

诃梨勒皮七分　山药　牡丹皮　泽泻　山茱萸　茯苓　荜拨　芎䓖各八分　干姜五分

上熬捣为末，炼蜜丸如梧桐子大。空心枣汤下三十丸。

胆　脏

胆者金之精，水之气，其色青，其神形如龟蛇，象如悬瓠，附著肝短叶下。胆者，敢也，言人胆气果敢。重三两三铢，为肝之腑。若据胆则不在五脏之数，归于六腑，缘胆下亦受水气，与坎宫同道，又不可用六腑，故别立胆脏。人之勇决者，盖发于胆脏也。合于膀胱，亦主于毛发。《黄庭经》云：主诸气力摄虎兵，外应眼瞳鼻柱间。脑发相扶与俱鲜，胆部与五脏相类也。且胆寄于坎宫，使人慕善知邪，绝奸止佞，欲行直道。胆主于金，金主于杀，故多勇杀之气。万物杀者则悲，故人悲者金生于水，是以目有泪也。心主火，胆属水，火得水而灭，水得火而煎，阴阳交争，水胜于火，目有泪也，泪出于胆。胆水主目瞳，受木精，二合男子。五十目暗者，肾气衰，胆精减而可补其肾。长于肝，欲安其神，当息忿争，行仁辅义，后乃全其生也。

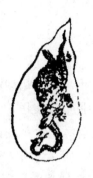

胆神 名龙耀 字威明

胆之状其色青，其象如悬瓠，其神如龟蛇。

胆合于膀胱，上主毛发。发枯者，胆损也。胆有病大息，口干，心中澹澹，似被人捕逐者，倾也。胆实则伤热，热则精神不守，起卧无定；胆虚则伤寒，寒则或畏，头眩不敢独卧。爪甲干者，胆亏也。无惧者，胆洪实也。无故泪出者，胆虚也。好食苦物者，胆不足也。发燥者，胆风也。毛燋者，胆热也。颜色青光者，胆无病也。梦见与人斗争鬼交者，胆衰也。胆有病用嘻以去之。平旦叩齿九通，以鼻引清气，轻嘻三十遍，以去胆之病，过多则损也。

三尸名

彭居、彭质、彭矫，每夜呼其名七遍，卓然虚净，朗然不寝，尸亦潜形而游，无得再宅于人身也。又能以身谕国，心神自然王也。经曰：候王能守之，万物将自化。则三尸其如予何？是以身安而家国可保，心定而性命可全也。若淫于酒色，嗜于腥荤，乃千变万化，随欲而归，诸患自生，乃于道情而疏矣。

后　序

　　人察阴阳之气，以成四大之形。一身之中一国之象，胸肋位同宫室，四肢亦类郊坰。神犹君也，血犹臣也，气犹百姓也。君能化及百姓，而天下晏然；身能血气调和，则四肢宣畅。是以圣人治未病之身，宝不泯之寿，任情舒卷，屈迹随时，恬淡炼神，举措畏慎，为本也。经曰：人不畏威，大威至矣。摄生若无畏，则心乱而难理也，形躁而不宁，神散而气昏，志荡而意逸。老子曰：善摄生者，陆行不过兕虎，入军不被甲兵，乃喻畏慎也。又云：五音令人耳聋，五味令人口爽，宜在恬淡也。摄生之法亦甚多途，则有焚香开经、步虚蹑斗、危冠短褐、茹柏餐松、炼汞烧丹、草木丸散、千岐万路，不可遍穷，殊途同归，百虑一致，若丹恳久著，虔诚岁深，真君可知，为之潜运乎？书曰：天监孔明，福善祸淫也。是以覆载长存，圣贤不灭。生者，天地之大德也。死者，天地之荼毒也。所以拂尘衣，去荼毒，静五脏，运三元，开黄庭之妙经。览紫房之秘诀，然后能存能亡，能晦能光，出化人之表，入太漠之乡，无心而朗鉴，无翼而翱翔，嬉明霞之馆，谯碧云之堂，长生可冀也。

　　经云：老子修身千二百岁，吾形未尝衰。又云：神将守形，乃可长生。长生之道，非贤不传。轻泄者获戾乎？天官信听者，记名于仙籍。殃庆逮于九祖，升沉止于一形，岂使世之愚凡悉闻悉见！自羲轩已来，广成、赤松、令威、安期长生之法晓然，何迷而难返？亦有混沌自然，体合变化，智周万物，道亚三清，即高玄皇人之流也。又有功成累劫，德被尘沙，神化无方，飞腾自在，即杜冲、尹轨是也。山居养气，无欲无为，守道守精，心澄碧落，即许由、巢父是也。远则名书竹帛，近即所在传闻。愚昧者如瞽如聋，智识者且荣且贵。陶隐居之书史满腹，毕而何有？长斋腹空，毕而何归？奇功绝代，毕而何用？乾象通神，毕而何知？老子云：金玉满堂，莫之能守？富贵而骄，自遗其咎！何不分灵台之毫末，入虚无之大门，天地坏而我全，万象尘而己在。积善余庆，保合大和；积恶灭身，而自伤何悔！斯乃道不负人，人能负道也。圣贤留教，岂可轻耶？

且身居浮世，万累劳华，不必绝粒居山，顿舍尘俗，但能顺时摄养，渐减骄奢，五味五声勿耽勿嗜，知其恬淡自然，得长生之妙道也。天主阳而动，地主阴而静。天动也而北辰不移，地静也而东流不息。故静者天之心也，动者地之气也。心静气动则道无不成也，疾无由生矣。学道者欲得广行阴德，慈心救人，重道轻财，不吝金玉，救人穷乏，谓之福田也。默然养气，恬和冲神，以善以谦，勿欺勿诈，少思少语，少欲少愁，勿信妖讹，勿杀生命，勿行阴贼，勿嗜五辛，勿与人传衣巾，勿与人争曲直，勿向北秽污，勿久视三光。六甲日勿食鳞虫，晦朔日思修善事，甲子庚申日别室静坐。寝卧处不欲虚堂高敞，匪唯风雾难防，亦令魂魄恍惚。卧不欲仰，枕不欲高，寝处不欲停灯。夜行须鸣天鼓。八节日勿行威令，秋分日尤须斋心。神人赞云：子欲升天慎秋分，事无大小皆上闻。以罪求仙诚甚难，知此学道为心寒。若眠梦不安，心中惊悸，此是七魄欲散，五神执争，疾祸将侵，必须慎护，晓夕端坐，叩齿三十六遍，咒曰：

九天上帝，四门八灵，七房三玄，三素九精，太一桃康，上诣三清，请告帝君，摄命黄宁，速召七魄，校实神庭，若有不祥，七尸鬼兵，但呼双真，流烛炼形，太微大神，斩伐邪精，三神和柔，血尸沉零，神归绝宅，触向利贞，使我神仙，永保劫龄。

神农忌慎法

黍米和葵同食，作症癖疾。大豆与猪肉同食，作壅气疾。青豆与鲊及鲤鱼同食，成瘦疾。经夏曝中干脯，令发虫疾。荞麦面与猪肉同食，成恶疾疮兼动风。赤小豆多食，令人枯瘦。甜粥与苍耳同食，成注气。诸酒浆临上不见影者，杀人。经宿葵，食之发五种瘤癖疾。葵和鲤鱼鲊，食之害人。芥和兔肉同食，成恶疾。白苣和酪同食、成寸白虫。生葱和蜜同食，害人生。葱与鸡子、雉肉同食，兼白犬肉，作癫邪疾。发症癖。韭和牛肉食，发瘦疾。野苣勿与蜜同食，作痔疾。槿花不宜多食，发痰饶睡。凡果子生食，多发宿疾。李子与蜜同食，和水多成痰。桃食了入水，成淋疾。诸生果子停多日，食之皆发宿疾。放入水沉者，不可食，成外癣疾。

夫摄生之事，忌食父母及己身本命之物，令人寿不永也。诸肉自死者不可食，损害人生。肉与牛乳同食，成苗虫。驴马肉与猪肉同食，发霍乱。诸脏及胴如水洗之状，不染尘土，有大毒，不可食。马肉共苍耳、仓米同食，害人。羊肉与生鲙及酪同食，皆有所伤害。诸饮食上有游蜂停住者，皆有毒，勿食之。诸色肉不得用桑拓枝刻划，食之成恶虫病。羊肝不得入生椒同食，破人心肝。猪肝不得与鲙同食，作痀疽。兔肉与生姜同食，作霍乱。猪、牛肉共酪同食，作气癖。鸡肉与鳖同食，害人。壬子日忌杀一切黑色生命物。丙午日不得食鸡等肉，虑被火烧厄。庚申、甲子日宜斋戒，心祭祀鬼神，馀物不得食。若诸色肉煮炙赤色不变者，皆害人。新热疾瘥，忌食一切肉，但疾病未平复，忌食煮韭等。

自按摩法

以手左拓右拓，上拓下拓，前拓后拓，瞑目叩齿，摩手热摩眼，拔耳捩腰，震动双作，只作反手为之，然复掣足，仰展覆展，都数约至七八十而止。徐徐作之，仍想空中太和气渐下入顶，如云入山，入皮入肉，入腹入四肢，五脏皆受其润，则觉腹中有声，意专存思，勿念外缘，则元气达于气海，须臾自达于涌泉，但日引一通至三通，令人力健，耳目聪明，百疾皆去，无限年月长存不忘，得满千万通去仙不远矣。

（底本出处《正统道藏》洞神部灵图类。）

彭祖摄生养性论

神强者长生，气强者易灭。柔弱畏威，神强也。鼓怒骋志，气强也。

凡人才所不至而极思之，则志伤也。力所不胜而极举之，则形伤也。积忧不已，则魂神伤矣。积悲不已，则魄神散矣。喜怒过多，神不归室。

憎爱无定，神不守形。汲汲而欲神则烦，切切所思神则败。久言笑则脏腑伤，久坐立则筋骨伤。寝寐失时则肝伤，动息疲劳则脾伤，挽弓引弩则筋伤，沿高涉下则肾伤，沉醉呕吐则肺伤，饱食偃卧则气伤，骤马步走则胃伤，喧呼诘骂则胆伤。阴阳不交则疮痱生，房室不节则劳瘠发。

且人生一世，久远之期，寿不过于三万日。不能一日无损伤，不能一日修补，徒责神之不守，体之不康。岂不难乎！足可悲矣。

是以养生之法，不远唾，不骤行。耳不极听，目不久视，坐不至疲，卧不及极，先寒而后衣，先热而后解。不欲甚饥，饥则败气。食诫过多，勿极渴而饮，饮诫过深。食过则症块成疾，饮过则痰癖结聚气风。不欲甚劳，不欲甚逸。勿出汗，勿醉中奔骤，勿饱食走马，勿多语，勿生飡，勿强食肥鲜，勿沐发后露头。冬不欲极温，夏不欲极凉。冬极温而春有狂疫，夏极凉而秋有疟痢。勿露卧星月之下，勿饥临尸骸之前，勿睡中摇扇，勿食次露头，勿冲热而饮冷水，勿凌盛寒而逼炎炉，勿沐浴后而迎猛风，勿汗出甚而便解衣，勿冲热而便入冷水淋身，勿对日月及南北斗大小便，勿于星辰下露体，勿冲霜雾及岚气。此皆损伤脏腑，败其神魂。五味不得偏耽，酸多伤脾，苦多伤肺，辛多伤肝，甘多伤肾，咸多伤心。此并应于五行，潜禀四体，可理可究矣。

志士君子，深可慎焉。犯之必不便损，久乃积成衰败。是故心为五脏之主，气为百体之使，动用以太和为马，通宣以玄寂为车，关节烦劳即偃仰导引。若不营摄养之术，不顺和平之道，须臾气衰于不竟之际，形枯于声色之前。劳其渺渺之身，憔其戚戚之思。闻斯道，养深可修慎。是以真人常日淡泊，不亲狂荡，而愚者纵意未至，损身已先，败其神魂，伤其魄矣。悲夫！

（底本出处《正统道藏》洞神部方法类。）

显道经

老子曰：人有五心，面有五色。力壮气盛，肌肤充溢。骨涌面白，血涌面赤，髓涌面黄，肌涌面黑，精涌面光，气涌面泽。体性各异，刚柔难成。或有聪明，或有迷塞，或有诚信，得道诀法，或有强梁，反白为黑，令道不明，慎勿授与。老子曰：人有盛衰，自在兆身。年立十五，神驻丹田。年立二十，精气益强。年立三十，势力横行。年立四十，头神损，白发生。年立五十，目神损，无光精。年立六十，藏神损，五喉伤。年立七十，足神损，行梁张。年立八十，阴神损，茎不强。年寿百二十为天年有道者度，无道者凶。不须远虑损精神，安心守靖，虚无淡泊，自为真人。

老子曰：道成之法，其变非一，唯有五脏，道之所历。玄道有根，太虚中立。以无为本，不可止失。道有雄雌，相随不别。其神是魂，与魄并合，变成赤子，养人体骨，上下浮游，通利血脉，衰无所容，神不迷惑，精之道之，名曰淡泊。

老子曰：道生三部，各自有名。分为六腑，交会丹田。总揽百脉，制御阴阳。一吸一呼，有死有生。不得奢精，泄去符信。道成变化，登乎太玄。三合成德，与天交并。审而还丹，名曰自然。

老子曰：初入道室守玄元，玄中有玄是我命，命中有命是我形，形中有形是我精，精中有精是我气，气中有气是我神，神中有神是我自然变化太虚。审能存之，寿命自延。

老子曰：德以形为车，道以气为马，魂以精为根，魄以目为户。形动德散，气越道叛，精消魂损，目动魄散。是以圣人静形闭气，畜精爱视，道德凝滞，魂魄固守，形一神万，道成变化，临危不惧。子之修而得道大要。

老子曰：合道不言。得无文之真，头发茂盛。得道之根，手足汗气充盈，昼夜不卧，日月合光，不饥不渴，龟龙胎息，冬温夏凉。道士之服饮食玄丹，登于太清，还年不老，道之自然至道不远，近在己身。恍惚存亡，匿影藏形。洞浸万里，观于九天。持意如水，命乃久存。

老子曰：授道之法，必择柔仁，无暴无躁，行之立成。非有才巧，积习入神。得之者度，失之者伤。毫厘之初，玄道幽深。驱马万里而不遇观，骸骨之中，无不异者。但修身守道，道自归子。

素道解

老子曰：初入道室，法先以破除之日，解五过七污，东流水上沐浴，斋戒，令身鲜洁，五脏平安，志意和适，除损万事无为，淡泊，则可治道，明受师法。

或问：初入道室，高燥鲜洁不？老子曰：先以生炭著于室中，令逐湿气。无令有虫鼠。振帏帐床席，无令有尘垢。昼夜烧香，令内中皆香。无令有器物，有器物则意不专一。

或问：初入道，先斋戒不？老子曰：先五日沐浴兰汤，身干发燥，饥饱适意，精气和悦，乃可入室也。

或问：道欲闻百鸟音不？老子曰：常使人远逐飞鸟及鸡犬，四邻无喧哗，以清静为本。

或问：道时手足间有尺寸度数不？老子曰：以意适之，各有尺寸，不相干错，名为之淡泊矣。

或问：道枕席有高下法不？老子曰：枕高肝缩，枕下肺骞，以四寸为平枕，席令柔软，其息乃长。

或问：道卧当偃，或有数者不得正偃，云何？老子曰：正偃身安，其气易行，无倾无侧，无屈无伏。正偃者，道之大法。

或问：初道气息未习，欲长反短，欲散反疾，欲留反还，云何？老子曰：初道务清务静，无强无长。或问：息得时何以为验？老子曰：气初至时，肠鸣脉动手足痛，气之故也。

或问：气至身何如？老子曰：气至身，身渐寒，欲惊安心定志，无使之惊，听气之所为也。

或问：道气出入常从何来？老子曰：气出丹田者，人之命门，元气之本根，五脏得之，以鲜明精气之所出入也。

或问：道气生丹田，出入何脏？老子曰：吁入肺心，吸入肾肝，吁吸相逢，交会太仓，三焦和引，拘制魂魄，自然之气，道之命长，审而行之，必为真人。

或问：道行气有昼夜不？老子曰：昼存气府，夜存神宫。气府者，名曰丹田。神宫者，名曰明堂。昼不存气府，元气不行；夜不存神宫，目不睹神。

或问：道气未至当如何，须起欲卧及倦得动摇，可不？老子曰：倦须复起欲卧自恣，气未至时，为之无数。或问：道气或有能者，或有不能者？老子曰：要在体性，有精者道之易，无精者道之难。要当心专，亦有相禄。

或问：道气男女同法不？老子曰：丈夫精者，二三日得气；妇人精者，四五日气通则有所闻见。道之证验，精气之大效。

或问：道有老少不？老子曰：年少者气易行，年老者气难行，用日为迟，要少气休矣。

或问：道自以筹长三寸柱丹田者，何？老子曰：初道气时，教恐妄其丹田，气不流行，故乃以筹柱丹田，举其柱，令气到其处。

或问：道时丹田久昼明，日可因之，不将更久乎？老子曰：数明久，田无发绝，久久自见其田，明如日光，气到如涌云。

或问：道时可衣小衣不？老子曰：初道尽解衣去之而淡卧手足，扰被去身不寒，恐后伤人，衣小衣为善。

或问：道已解可得起不？老子曰：手足定系槃鼓，呼侍者取衣，则起，步引以举槃鼓者，重爱其气，不欲令气得越泄矣。

或问：一日可数道不？老子曰：道时一日三四为之，百日后道成且为之不数道，夺人气息。

或问：道绝久复为之，可得饮酒不？老子曰：可，或有自恣，贪酒者而不常道，后复为之，气行如故。

或问：道无室可于外不？老子答之曰：初于室成，百日后自恣，要不如密室鲜洁为善。

或问：道有轻举，何等轻举？意将梦之其形自举乎？老子曰：道气久精神振之，其形自举，此道将欲成之。

或问：道求度世，欲止民间成可不？老子曰：民间多欲，令意不专，入山潜处，守志自然，功满形变，则得长生。

或问：道成后，可得入房室不？老子曰：欲得飞仙度世，勿入房室，不欲度世者，百日之后可自恣矣。

或问：冥夜可道不？老子曰：禁之。夜为死气，邪鬼并行。昼为生气，以用鸡鸣、平旦日出，令气易行。

或问：道常以鸡鸣为始，秋冬云何？老子曰：春夏以鸡鸣或至平旦，秋冬以日出或至食时，要取密室和温，早晏无所在。

或问：道所见怪，何物乎？老子曰：道数十日，有白头老妪从一女子常侍左右，有顷去，忽不知所在，是其怪也。

或问：道见怪手足扰，口妄言，瞑目顾念田不？老子曰：专心一意，瞑目念田，行气如故，勿醒勿疑，久久怪自休。

或问：道常瞑目，念田何容见怪？老子曰：意未专，志未定，则见怪，无自是，无恐起为他事，无与之语，与之语则将人俱去矣。

或问：道未至时，手足扰，口妄言，岂故为之，将自然乎？老子曰：是自然气之所为，非邪所教。

或问：道手足扰，口妄言不止，云何？老子曰：远者二时，近者一时，气定意专则自休矣。或问：道见怪者，告人已不？老子曰：告人者，神后不复来，怪者真人之媒驿，勿骂呵瞪为善。

或问：道已解，得讲诸缪恶不？老子曰：讲诸不祥则致凶伤，恶梦恍惚，众邪合同，正气难致，邪气往从。

或问：道已解，何时饮食乎？老子曰：道已起步，步已则食。不步，气合含饮食则消矣。

或问：道欲何食乎？老子曰：食之干轻之物，梗粮、麦面、脯腊、枣栗，令息条长，养生之道。

或问：道已后几日可得食重物薰菜不？老子曰：道成后百日，欲得为食，以要节少为本。

或问：道欲少食饥云何？老子曰：虽饥气息安靖，食饱者五脏交格，令气难行。

或问：道常道气可绝谷不？老子曰：将欲度世离俗，急当绝之以气息，久久不饥不渴，道之大要。

或问：道欲习精思，不欲绝谷可不？老子曰：食谷满腹，腐污盛粪神不居形，但道不止，久久自不饥。或问：道人生从小至大，以谷自长，何为绝谷乎？老子曰：谷唯生人长大，不欲使人食之至老，老死皆由于谷矣。

或问：道绝谷可得度世不？老子曰：合无者自知，自然不食，但存气炼形，何忧不长存。

或问：道欲绝谷，五脏有微病云何？老子曰：且勿绝谷，节食为之。又百日之后，断谷稻米粥及饵清物。

或问：道成后可饮酒不？老子曰：酒令人迷惑，气脉烦结，百脉不通，留生热，不如不饮，可为清洁。

或问：绝酒可以道不？老子曰：不可伤人血脉，欲道先吸气，满腹吐之数十，则可以道。

或问：道饥饱有所伤不？老子曰：大饥气不藏，大醉气越，大怒气竭，大乐气飞扬，大惊还伤神。

或问：道动止有法禁不？老子曰：久视伤明，久听伤聪，久卧伤气，久劳伤精，久住伤骨，久行伤筋。

或问：道五味有所伤不？老子曰：咸伤血，酸伤髓，甜伤肺，辛伤心，苦伤精。夫五味，各有所伤，要取入口，味和为甘。

或问：风寒雨湿，可以道不？老子曰：禁之。无以闭目，豫而避之，积道气盛，邪气无所从伤之。

或问：灸刺若创，服药可以道不？老子曰：禁之。灸刺及创，令气越泄。服药伤五脏。

或问：道坐起有法度不？老子曰：坐常平膝，垂阴曳腰，直脊昂头，内视含气安息，形充气盛，精神不越。

或问：道意常不乐，惆怅不安，何所存思？老子曰：常念善则善，气来，若尝思念恶，邪来伤人。但专心守道，邪无以干。

或问：道时有所存呼？老子曰：先呼五神名，心神名呴呴，肝神名监监，肺神名严严，脾神名卑卑，肾神名抚抚。从次呼之，以处丹田，气则至矣。

或问：道入室，阳气所从生，本命何所系属？老子曰：气所生者生于胆，命所属者属于目，知此二者则可入室，不知此二者，道必迷惑。

或问：道气成积年，以何为证？老子曰：积年道日久，洞浸万里，日月星辰、明镜炬火、辉辉日光来照形兆，诸神营卫，不召自来，是道之证，慎勿妄语。

或问：道成时有限度不？老子曰：六十日为中度，百日为大度，其已道成，身不复老，数有日久气行如风雨。

或问：道身有规矩，为何处所？老子曰：规矩之房中有纪纲，圆则为规，方则为矩，安规击矩谁知之者？而知规矩父子相与耳。

老子曰：无卖吾道，以行求钱；无衔吾道，强授豪荣；无损吾道，以与诡伪。吾道秘重，万金不传。有圣则出，无圣则藏。传得其人，令道清明；

传非其人，还受其殃。藏之金室，闭以玉阙，含口结舌，无泄吾文，以血为盟，上谒元先。

老子曰：凡世俗人求道德，先存其神，其正白如明珠，平旦存在鼻下人中；食时在发际中；日中在头；上晡时在颈项上二者中，下晡在腰；日入在龟尻；夜半在玉英；头过在胃间；向晨在脾；鸡鸣在肺，过喉入中；平旦复在鼻下人中。饮食行步出入，意当常念之。是谓存神长寿，种道德之根。

绝谷食气法

凡欲绝食、升虚求仙之道，当安处静室，先呼三神之名，然后服气。

一、元先帝卿，守上丹田，使我求得所从，送给行厨，令气充足。

二、子丹光坚，守中丹田，使我求得所从，送给行厨，令气充足。

三、元阳谷玄，守下丹田，使我求得所从，送给行厨，令气充足。

呼三神已，晨朝空腹正卧，东度，手脚离身相去五寸，卷两手如婴儿握，头下却枕，合口闭目，口含一椒，取其津液，鼻饮气，一咽灵泉已，口中微去其气。如是饮气三百六十，名为一顿。九十饮，事须一息，调定气力，更从一始，复满九十咽。如此四息，得成一顿。日中、日入，饮服亦如前。日满十旬，药力始备，当息之间，具行六法，除却六病矣。

一嘘去身极，二呵去热气，三吹去风，四啸去冷，五咳去气，六吹去烦。

禁目不得久视，行不得过远，语不多，立不久，眠须少，又不得骑乘。当服气时，若渴饮水及蜜浆，欲服前先绝食想药必易成。若不堪，服过时不得食冷热食，五味不得过分，不得顿食饱，必损人。初过时，先食少粥，渐减气数，经数日方食饭，亦不得饱。服气转少，食渐转多，至复日然后乃饱，服气方止。此是安全之道。绝谷三日小极，十四日复小极，头眩慎勿怪怖也。休粮一旬，精气力初微，颜色痿黄。二旬之时，动作眩瞀，支节梁张，大便微难，小便赤黄而已，或时下利，前唐后强。三旬之时，身体消瘦，重难以行。四旬之时，泊色转悦，心志安康。五旬之时，五脏调和，精气内养。六旬之时，肌体如故，机关调畅。七旬之时，心恶喧哗，志愿高翔。八旬之时，淡泊寂寞，信明术方。九旬之时，荣华滑泽，音声洪章。十旬之时，精气皆至，其效日昌，修之不止，年命自长。三年之后，灸瘢除灭，颜色有光。修至六年，髓填肠韧，预知存亡。经历九年之后，役使鬼神，玉女侍傍，脑实胁并，不可复伤，号曰真人，上佐上皇，与天同寿，日月合光。传非其人，身受灾殃。

神仙图曰：子常念道，道亦念子。忧患思道，疾病思道，贫贱思道，穷困思道，富贵思道，饮食思道，入山泽思道，涉河海思道，卧起思道，常行思道，道与子并。道之所出，万物皆生，万神皆成，无所不护，无所不荣。忘道须臾，道入八冥。念道行气，子则长生。道者，吾也。吾与子并，欲为长生之术前，当存之。行止、饮食、坐起、卧息，便皆思念之，昼夜不忘，然乃保全，精气神不离身，则长生矣。

（底本出处《正统道藏》洞神部方法类。）

道生旨

谷神子裴铏述

钟陵郡之西山，有洪崖坛焉。坛侧有栖真子杨君，知余有道，诣予请述道生之宗旨。余曰：子不听《西升经》云，人徒知天地万物，而不知生之所由。又曰：吾与天地分一气而治，自守根本，非效众人。是知修道之士，若不知生之所由，道之根本，则茫茫然罔测道之来矣！欲求长生，先修所生之本。子能晓耶？杨生曰：未悟。予告曰：欲晓则速具誓戒。

杨君再拜具词曰：某才器琐微，行能幽晦。将荤血为滋味，以艳容为欢娱。罪根既深，神彩益浊。岂三魂之宁谧？被五贼之战争。以恍惚而畅怀，极其喜乐，俄悼亡而感物，过甚悲伤。振荡命门，坏堕元气。虚羸渐逼，岂异尸居？枯槁欲来，何难骨立？盐梅销铄，寒暑煎熬。既非金石之身，须示风霜之鬓。大患拟作，微躯岂安？实为聋瞽之徒，岂觉幽玄之理？步步就死，兀兀不知。人间或有道高河上，术入壶中。霓服羽衣，一游而缩其地脉，珠幢玉节，一举而登其天门。变瓦砾于金丹，改容仪于玉液。造化由己，修行在心。鱼纵涸而重波，骨虽枯而再肉。

伏以小子蝼蚁之命，纤芥之躯，昏浊无知，败亡有日。忽神凿其窍，天启其心，善达玄关，志求道要。慕真仙而汲汲，如饥渴中肠；陋浮世之悠悠，若烟埃满眼。欲冀希夷之质，长含囊籥之间。摆去尘机，冥搜真朴。推无形于恍惚，见有物而萌芽。至此时则万象空摇，寸诚不挠，敢匍匐恳请，誓戒深词。存归太上之清坛，靖想虚皇之宝座。仙童握节，侍女焚香。既得事之证明，岂将心而犹豫？疑愦冰泮，端倪渎流。荷重德而便顶丘山，感探恩而已铭肝膈。若非人妄泄，得士不传，则触景罪殃，动足受祸。指陈白日，契约丹诚，无任惊魂泣血之至。

予即告之曰：子既诚恳如是，予当语子生生所由。

人之根本者，男精女血既凝，有道自然而生，为水一点，今膀胱之水，是其余也。水中有气，郁郁然未有所著。欻然感天地纯阳真精之华，入于气而相依凭，气遂养之，是谓之神。神之甚微，虽得水气养之浇溉，惧气强而见迫。若水之浇溉，物之甲拆，又不可以浸之，浸之则其甲即死矣。仍于水中，纯阳真精之华生为二肾也。二者，以应阴阳之数，遂隔水擎捧其神与气，乃得焘与肾神之灵，是谓气为母，神为子。道干既育，万物成体。子母既长，不可同处。须放其子之造化，成其窟宅，然母亦安矣。神又须物引而离其母，乃借水之两点气，如肾之数。神以阳光守而凝之，然又虑水之盛，兼五行不足，无以成物，而假土来克其水。虑土克其水尽，又假木来克其土。虑木克其土尽，又假金来克其木，虑金克其木尽。又假火来克其金。火若克其金尽，即内以水救之。是谓转相生，转相制成物，是谓人之眼。眼者，与天地合体，五行足矣。所以眼当中黑，水也；次黄，土也；次青，木也；次白，金也；次赤，火也；其事明也。五色既成，阳神乃寄光于其上，是谓神光焉。阶之位属肝者，缘光明如日，日出东方，肝在东方而属木，故肝脏得而管之。《黄庭经》云：肝神龙烟字含明。注云：日出东方，故曰含明。神者，纯阳也，势长飞动，如天之日月而转动也。其眼渐上升，须照烛其外，为神之枢机。而神则合居其内，而主其中。神专盱其眼，渐渐不觉已离其母。若眼者，只要引神而离其母，后居外与神相应，不可附其眼，则依前不成造化矣。

其气母虽离其子，终须养其子成长安稳，若中途而废，则彼此不能安矣。即须假木来生火，是为心焉，使心而盛其神。心之内空方寸，乃受神而居，其神曰灵也。故谓心为灵台。神是阳也，心为火焉，故神得而居其内。盖水流湿，火就燥之义。道书曰：心为神之都是也。所以心灵于诸脏者，缘神之故，非心独能灵焉！若无神之在内，则与诸脏何异？但缘心属阳之故，势多飞动，因兹便乃不得停尔！目但确然而定其神，则心亦不动矣。盖须修道习熟，不然者，大难不摇动其心耳。其次肝、肺、脾、六腑、五体、九窍、毛发之类，皆神得而造化焉！盖取眼之规则耳，即眼为五脏之苗也。如此三九二百七十日，则应阳之数极，人之体备具矣。

然神自离其母后，更不复到本来凝结之处。盖人渐被五味沉之而不清泠，神虽同用，炁虽同行，终不解却相养、却相成，但相反尔！今以子母相离本者，盖缘未有窟宅，诸体尚阙，所以事须相离而各造化。及其彼此安稳，更不相吊省，岂有子母得为顺序哉！今言心为气马，但意到则气到。今人或偶使气到诸处，则不解到根本从来相合处耳。修道之士，不可不留意焉。脾去肾近者，若眼中黑，与赤远矣，足可明之。其神虽都于心，亦寄位于精中，养其体，润其性，保其骨髓，使其坚强，人之寿考，神亦得久安于人体中矣！凡人临危险而毛发寒竖者，是神恐伤其窟宅尔。若人之暴横而死者，元气犹强而未弱，还元返本不得，或为匿鬼而凭陵于人。盖元神不病，器用不销耗使其然也。则《春秋》云：匹夫匹妇，强死魂魄，凭依于人是焉。于强死中，其神或渐耗未尽，却被炁盛将去为人，则分明记得前生事也。则鲍靓记井，羊祜识环之类，大约记得前生事者也。童子暴横而死，精气未散使其然尔。所言精者，积津气而成，若动摇而出，则神不安，为滑而决泄，减耗神之用也。精之既竭，神亦耗尽，微微然渐与初来相类。然心气既壮，水气又盛，人体坚强，五味薄铄，则气与神不相当。既而无恋，求住不得，欻然而去归空，却成旧时真精之英华，附之于天，所言泄性不灭是也。则《礼记》云：骨肉化为土，魂气归于天。元神如主，千神如臣，元神既去，千神无主，国之空耳。所以谓心为帝王。水气既无阳气管摄，亦便散也。二物既去，则人体倾去，谓死即无所知也。

举世人皆为好道修道，不知道是何物而修耶？凡人好酒，必知是麴米所作，凡人好色，必知是西施洛甫，凡人好财，必知是金玉宝货耳。且押韵从东字起首，至于法字数万，皆著切脚，人尽能辨认之，唯至道一字，则懵然不会。或云虚无自然，修心行善，竟不能知其旨也。既不知之，则向何门而修哉？殊不知：道，水也，在人身曰气也。所以云道生一，盖水藏也。一阴一阳谓之道，盖水火也。一阳既去，一阴亦散，是不成道也，人须死矣。夫天地生于道，盖浮世界耳。是谓道去则人死，水干则鱼终。所以阴气为母者，是内阴之根本，非外阴邪之气也。所说阳神者，是纯阳之精英，是元神也，非五脏诸体之神也。元神能生其三魂七魄及诸体之神尔！

《黄庭经》云：肾神玄冥字育婴。注曰：肾精为子，故曰育婴。二肾之中，男为精门，女为子宫。精门既开，肾气亦泄，不独内阳而散，内阴亦竭。所以肾为阴之都，心为阳之都。凡生化先从阴而入阳，是万物从湿而生也。盖精亦从肾中而出，其子亦从肾中而成，是不离肾脏耳。大约心之元神，俱借其体而共治之，三魂亦助成尔。但专为害者，乃七魄三尸向外，阴邪之气而贼身，往往神气多不敌，则人死矣。人死，则三尸七魄畅焉！夫元神，君也，尸魄之类，亦臣耳。若狡蠹之臣，乱其国而迫其君也。若修养其气，壮其神，则七魄三尸终不能胜，寿自长生耳。夫不疾暴死者，盖脉偶然蹶涩，不到一脏，其脏既弱，遂为五行递相克，至于火尽阳脉绝，则神去人自死矣。盖脉蹶涩不行而阻之，亦中有伤败使其然也。昔扁鹊治虢太子病云，所谓尸蹶也。以阳脉下坠，阴脉上争，会闭气而不达，上有绝阳之脉，下有破阴之经，绝阳之气，色气管于脉，故形浊如死状。夫阳入支兰藏，蹶者生；阴入支兰藏，蹶者死。此数事者，皆五脏之中，时时暴作者也。良工取之，拙者疑殆。信有之矣！

于戏！目营万象，心虚异端，神被牵驱，身无管摄，则室家无主，国邑倾颓，固其宜矣！主人不修舍宇而外经营，则舍宇日有危坏矣！夫人若知神之所主，子母运行，则修身了达之门可见矣！若无所主，但任呼吸喉中，主通理脏腑，消化谷气而已。终不能还阴返阳，填补血脑。又众人之呼吸，与真人之呼吸殊矣！《南华真经》云：众人之息以喉，真人之息以踵。注云：从根本中来。又云：其息深深。此其义也，岂容易哉！若但信其自呼吸，未有得道哉！夫一呼一吸不得神宰，则不全其呼吸耳。真人曰：若神能御气，则鼻不失息。斯言至矣，又能咽其津，以意送之至气海中，则直灌其灵根矣！

吁！今之人不会神与体彼此是非邪？人能算尽万物，而不能算其神与体，何感而相成？但记三岁之后事，而三岁已前昧无所知也。若到算归其尽处，即自见神与体元气配合之根由，则了然无二物。知神与真气同体假名，则一存一想，归其真矣！此所谓深根固蒂。

夫复气者，复于本生之处，如《周易》☷复卦云：一阳生五阴之下。若还丹之义，非伏与服也，其义明矣！天为受气之始，气是有形之根。气不得形，无因而立；形不得气，无因而成。二物相资，乃能混合。圣人知外用之无益，所以还元返本，握固胎息，洞明于内，调理于中，取合元和之大朴，不死之福庭。夫神和则可以照彻于五脏，气和则可以使用于四肢。道经云：三月内视，注一心，守一神，则神光化生，缠绵五脏。凡人劳神役役，无一息驻于形中，而希长生，不亦远乎！若能胎息道成，精气有主，则使男子茎中无壅精，妇人脐下不结婴。万化之用，莫先乎气。至人之用，莫妙乎神。虚无之中，有物谓之神；窈冥之中，有精谓之气。吁！其神与气，来既恍惚，去无朕兆。其来也则难，其去也甚易，是以圣人悲痛而惜之。于戏！世人何容易而驱其气也。不知形者，不可与言气；不知炁者，不可与言神。知神者，则资道矣。

《易》曰：精炁为物，游魂为变。变易不节，人不长生。所以王母有金璫玉珮之道，轩辕行内视返本之术，不可不信之。

吁！万物有终，而天地长久。人民有死，真人长生，乃俱阴阳交感之气矣。人能守其阴阳，阴阳亦能守人矣。天地不死，而人自死，化腐于其间哉！夫崩墙毁堞，土能填之；老木衰果，以枝接之；破车漏船，木能补之；折鼎穿釜，铁能固之；人遇衰老，返神活之；皆上仙成败之言，不可不知也。夫阳丹可以上升，阴丹可以轻举。阳丹即大还之丹，阴丹即是内修返本之理。黄帝问道于广成子，广成子曰：无劳尔形，无摇尔精，少思寡欲，可得长生。夫道之最要，以精为根，以炁为蒂。经云：躭养灵根不复枯。夫含真之道，御养之术，诀之在口，不传之于牋翰也。但能寂然不动，感而遂通，泯灭万虑，久久习熟，用晦而明，必得道矣。

（底本出处《正统道藏》太玄部。）

养生辨疑诀

栖真子施肩吾述

一炁无方，与时消息。万物生死，共气盛衰。处自然之间，而皆不知所以然而然。其所禀习，在覆载之下，有形者先须知其本，知其本则末无不通；修道者先须正其源，正其源则流无不应。若弃其本而外求，背其源以邪究、虽躐尽百家，学穷诸子，徒广虚论之功，终无摄养之效。得者观之，实为自悟耳！

今历观世间，好道之流，不可胜数。虽知恬淡以自守，全不知恬淡之中有妙用矣。虽知虚无以为理，全不知虚无之中而无不为矣。若不知虚无恬淡妙用之理，徒委志于寂默之间，妄作于形神之外，是谓无益之用，非摄生之鸿渐也。且神由形住，形以神留，神苟外迁，形亦难保。抑又服饵草木金石以固其形，而不知草木金石之性，不究四时顺逆之仪，久而服之，反伤和气，远不出中年之内，疾害俱生。使夫轻薄之流，皆谓击风捕影，不可得也。翻以学者为不肖，以真隐为诡道，不亦伤哉！或人以此事而讥余曰：吾闻学道可致长生，吾自童年至于暮齿，见学道之人，已千数矣。服气绝粒者，驱役考召者，清净无欲者，修仙炼行者，如斯之流，未有闻其不死者也。身殁幽壤之下，徒以尸解为名。推此而论之，盖得者犹灵骨耳！非可学而得之。余闻斯论，不觉心悯然于内，神恍惚于外，沉吟之间，乃太息而应之曰：观子向来所说，实亦鄙之甚矣！迷之尤矣！今世人学凡间之事，犹有成与不成，岂况妙本玄深，昏

373

昏默默，胡可造次而得之？且大道无亲，感之即应，苟云灵骨，无乃疏乎！然夫服气绝粒者，道家之所尚，人苟得之，皆有不食轻举之效。便自言肠胃无滓，立致云霓，形体获轻，坐希鸾鹤。采饵者复以毛女为凭，呼吸者又引灵龟作证，曾不知真炁暗减，胎精内枯，犹执滞理于松筠，守迷端于翰墨，良可嗟矣！宁不怪乎？至于驱役考召之流，盖是道中之法事，研讨至精，穷其真诰，诚为身外之虚名，妄矣！且元和之气，非时长而有之，未有此形，天地之间已有之矣。经曰：先天地而生，即元气矣。此身有者，父母交合，施其元气。元气者，真精矣。何以明之？精留于身则身生，精施于人则生人。移此精气，结彼元气，彼既成于形，此则受损耳。

《内景经》云：长生至慎房中急。此在乎妙用之道，元气结之为精矣。身中之精，元气之本。能使气一溯精，移之上元、下元之中，又采新气，旬日还为精矣。如彼釜熟其物，则出之，更添新者，回还无穷，天地不足为久寿矣！上元充满，百节自实，老者反丁，丁者反婴。斯得上元下元，我能经络运度，宽猛是则。审修我官，神仙必得，不修我官，死之必克。人在气如鱼在水，沉浮东西，莫不由己。修炼经时，百节尽畅，炅若阳春，久乃自知。若有不通及疾病之处，注意中元，发火以焚之，乃自通，通则愈矣。心为绛宫，绛宫者赤色，犹火也。存心炎火，亘乎一身，非特为气道流通，抑亦销其邪也。凡欲行气之前，但焚之一度。

经曰：广成子积火焚五毒。五毒，五味矣。五谷五味不焚之，必能壅遏气道。焚之或久，令人烦热。存之才通，即须行气。行气之法，但泯思虑，任神庐微微，元气自然遍体。夫炁者，百节毛孔，皆自有之，能以意行之，是贤臣化百姓矣。何以明炁之在身？但以一丈之竹通其节，以扃一头，口向中吹之，气忽然达于筒中，自有元气相撑而出。人身中亦犹此筒，思虑既绝，元气遍身。遍身之后，兀然而定。其取定之术，具载《下元篇》中，审而行之，万不失一矣。

（底本出处《正统道藏》太玄部。）

下元歌

　　契真之道飘飘易，动不动中如有寄。那知有无可超忽，去住玄机此其义。

　　此篇调下元之诀，契真之要，甚不难，人自强难。飘飘，犹闲暇矣。能闲暇其身，澄心绝想，三元俱通，仙则近矣。动不动者，玄珠矣。谓存下元之中，作一珠可弹丸许大，焰焰然如动又不动。动中寄者，注意于下丹田之中，有炁海，使炁细细于海，绕珠四合，炁入足，动中寄有其珍珠矣。中元注下元之珠，元炁乃定，定则外炁不入，内气不出，兀然与天地同和，命无涯矣。天地自倾，我长自然矣。黄帝于赤水求玄珠，赤水则赤血矣。如玄珠在于气中，求此珠，珠得必生。故使罔象，则无思无虑，冥然之后，乃自得此珠矣。欲知超忽飞升之道，切在去机。机去身存，机住身死。无机胸中纯白，自处得失之要。此其义矣。

后　序

　　冲和子云：余少学道，长乃尤益。天下名山，靡不寻览。跻危蹑险，敢惮乎劳！意有殊观，不远千里。乙未岁，步青城之燕谷，幽邃百里，松萝上蔽于天。偶逐樵人，步入石窟。窟内有真人。云姓李氏，不知何许人也。垂发过腰，姿容冰雪。余再拜之，怡怡如矣！良久，问从何而来？余因述诚素，愿处机履之傍，天幸见录。俄经四十三载，忽授《三元之术》。如诀修之，俾昼作夜。一纪之后，往往自飞。玄之又玄，难于数载。受之者可三十一年，传非其人，灾罚可见。行此道者，五辛陈臭并宜损之，损之在渐，不宜顿。一年之后，气道充实，自不食矣，大要在乎泯机，机绝则炁不召而至，不谋而成。躬自行之，一一神效。今为注解，庶无后迷。高尚之徒，幸秘斯诀矣。

（底本出处《正统道藏》太玄部。）

第二编

修真

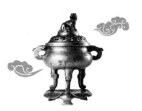

诸经旨要

黄素内法

　　凡精诚密向，耽味玄真，清斋苦志，感慕神仙，忽自遇此三品之经，而不师受者，其人皆玄会宿感，列籍帝乡，真人密授应得此经，其人异挺以标世功，依《太上黄素四十四方》，听得隐盟玄誓神科也。当以甲子之日，清斋入室，夜半生气之时，眠坐任意，临目仿佛，叩齿二十四通，心拜四方。毕而微祝曰：

　　太上九灵，三素元精，仙都大神，四极三清。昔奉法化，遇会上经。玄师冥远，靡览真形。乞山隐盟，誓以神明，玉童侍卫，玉华扶生。八愿九合，妙慧通灵，愿神愿仙，飞行上清。祝毕，又叩齿二十四通，咽液十过，心拜经前，因此而寝。亦可起坐诵经，必有吉感。常能行之，三年之中，得为经师，成其真人大夫之任矣。此是黄素内法，不烦复经营师及歃血之盟也。真人虽已受经，亦常行之。

八朝三元内礼隐法

　　凡为道士，受三真品经雌一、洞玄、隐玄羽章者，当勤慕上契，感会神明，精心斋净，专道固生，孜孜不替，味景玄清。若此人者，必获上仙。依《太上黄素四十四方》，得行八朝三元内礼隐法，当以甲寅、丙寅、戊申、庚申、丁巳、己巳、癸亥、乙亥之日，平旦入室，烧香左右，临目仿佛，叩齿二十四通，心拜四方。微祝曰：

太上太灵，三素元精，谨以吉日，内朝真经。神童玉女，散香虚庭，使我神仙，天地相倾。祝毕，疾闭两目，使内外冥合，不相闻见。又叩齿三七通，咽液三过，开目，都毕也，此名为八朝三元内礼隐法。常能行之，令人通灵彻视，精应三元真会，妙感陟降太玄。侍经玉女，奏子求生，神仙不死，天地相倾。诸未受经者，行之三年，得为经师，灵瑞吉祥。

内除罪籍

凡修受《大洞真经》雌一奇文者，皆当别寝一室，不交人物，常置经于机格洁净之处，旦夕烧香礼拜，陈愿人间，内除罪籍。常以月三日、七日、二十一日，侍经玉女乃奏人罪过于三元与太一帝君，共详子之云为，是其日也，当入室烧香，叩齿三七通，冥目，微祝曰：

太上神方，《大洞真经》，昔以有幸，遭遇神明，启荫七图，受会三清。若有阴罪，帝君散灵，二象开明，上帝合形，令我飞仙，神真长生。祝毕，又叩齿二七通，心拜四方，开目，都毕。常当行之者，则三元密感，帝君赦过，诸有奏子之罪者，皆不见用也。

三元隐谢解秽内法

凡道士存思上法，及修学太一之事，皆禁见死尸血秽之物。若兆见之者，得听三元隐谢解秽内法，当以朱砂一铢散内水中，因以洗目、漱口，并洗手足。毕，入室正寝，交手心上，叩齿二七通，心拜四方，乃微祝曰：

三元上道，太一护形，司命公子，五神黄宁，血尸散灭，凶秽沉零，七液灌注，五脏华生，令我神仙，长亨利贞。祝毕，因疾闭两目，并气自持，使内外冥合，不相闻见。良久，觉身中小热为候。竟又叩齿七下，咽液三过。都毕，诵此三元隐谢解秽之内法也。

大帝开结经法

凡道士修受上法，欲有所看省，诵读经文发箧之时，皆当烧香左右，心拜经前，叩齿三通，乃微祝曰：

玉帝上法，上闻三清，吉日斋戒，敢开神经，万试隐伏，所向皆成。玉童侍卫，玉华散馨，上告三元，与我长生。祝毕，开经，然后乃得诵读之。此名为大帝开经之法。令玉女、玉童侍守烧香，启降神灵，上闻九天。

祝太一帝君法

凡道士受学《洞经》，修行太一之事，不得宣泄太一帝君之名字，以语于不同志之人。泄则犯太玄阴考，兆三犯之者，则五神废宅，不得复为仙矣。过三以往，死为下鬼，已无仙冀。

凡道士受经以后，常晨夕存祝太一帝君之名字，先叩齿三通，微祝曰：

凌梵履昌，七灵丈人，太一务猷，五神黄宁，上升九天，与帝共并。乞愿飞仙，七祖胎婴，解愆释罪，上登玉清。毕，又啄齿七通，咽液三过，此为存神释罪，请帝求仙也。行之七年，则神明感会，帝君喜欢，玄母注生，五神常存，七祖罪释，受胎南仙，长生不死，白日升晨。

慎忌法

凡修太一之事，及行上法，存神之道，慎不可见尸及血秽之物，见一死尸，则一年不得行事，又却倾一年之功。然此帝一之科，常却罚于既往，又进塞于将来。若一年三见尸者，则罚功断事各三年也；若遇见二十四尸者，皆不得复修太一求仙也。

帝君捕神祝

凡道士独宿山林，而多为山精恶鬼所犯试者，当叩齿二七通，闭气咒曰：

吾昨被帝君召，摄领真元，令我封掌此五岳，摧割酆山山精。万灵受事，俱会帝前，七神所引，三元司真，若有小妖，即时枭残。山精泽尉，速来奉迎，神师口命，上闻三清。一如大洞之法，不得稽停。咒毕，又叩齿三七通，此为帝君捕神祝伐山精百鬼法。诸山神地祇，房祠正气之神，闻此之咒，皆来执鞭奉迎，神兵侍卫，若与万人同宿矣！

遏邪大祝

《大洞真经高上内章遏邪大祝上法》曰：每当经危险之路、鬼庙之间，意有疑难之处，心有微忌者，乃当返舌内向喉，咽液三过。毕，以左手第二、第三指，捻两鼻孔下人中之本，鼻中嵒孔之内际也，三十六过，即手急按，勿举指计数也。鼻中嵒之际，名曰山源，一名鬼井，一名神池，一名邪根，一名魂台也。捻毕，因叩齿七通，毕。又进左手心以掩鼻，于是临目，乃咒曰：

朱鸟凌天，神威内张，山源四镇，鬼井逃亡，神池吐气，邪根伏藏，魂台四明，琼房玲琅，玉真巍峨，坐镇明堂，手挥紫霞，头建晨光。执咏《洞经三十九章》，中有辟邪龙虎，截岳斩岗；猛狩奔牛，衔刀吞枪；揭山玃天，神雀毒龙；六头吐火，啖鬼之王；电猪雷父，掣星流横；枭嗑驳灼，逆风横行；天禽罗阵，皆在我傍；吐火万丈，以除不祥；群精启道，封落山乡；千神百灵，并首叩颗；泽尉捧垆，为我烧香；所在所经，万神奉迎。毕，又叩齿三通，乃开目，徐去左手。手按山源，则鬼井闭门；手薄神池，则邪根散发；手临魂台，则真神手阙。于是感激灵根，天兽来卫，千精震伏，莫干我真。此自然之理，忽尔而然也。鼻下山源，是我一身之灵津，真邪之通府。背真者所以生邪气，为真者所以遏万邪，在我运摄之尔，故吉凶兆焉。

三天正法祝魔神

凡道士隐迹山林，精思感应，或读《洞经》发响之时，多为北帝大魔来试败兆。每至昏夜，当叩齿三十六通。毕，乃咒曰：

北帝大魔王，受事帝君前。泉曲之鬼，四明酆山，千祅混形，九首同身。神虎放毒，瓝灭雷霆，神公吐咒，所戮无亲。太微有命，摄录山川，鸣铃交掷，流焕九天。风火征伐，神锋十陈，凶试伏灭，万精枭残。祅毒敢起，受闭三关，请依洞法，莫不如言。咒毕，又叩齿三十六通，此名为三天正法咒魔神方。常能行之，则神兵侍卫，山川摄精，千妖受闭，万试不干。

思三台厌恶法

上台虚精、中台六淳，又作六停、下台曲生。

上三台内讳知者，众恶悉除，诸善备至。凡于静房端坐，思三台覆头；次思两肾气，从胸中出，与三台相连。久久思毕，二七啄齿，二鼻微微内气，闭口满便咽之。咽毕，乃咒曰：节节荣荣，愿乞长生，太玄三台，常覆我形。出入行来，万神携营。步之五年，仙骨自成；步之七年，令药皆精；步之十年，上升天庭。急急如律令。

步台日：

正月三日，二月二日，五月五日，九月九日，十月二十六日法在本经。

帝一烧香祝

凡修行洞法，及太一、帝一之事者，常至黄昏时入室烧香，心拜经前，因叩齿二七通，乃微咒曰：

太一帝尊，帝一玄经，五云散景，郁彻三清。玉童玉女，烧香侍灵，上愿开陈，与我合形，使我神仙，长亨利贞。咒毕，又叩齿二七通，此名为帝一烧香，开陈上愿，与灵合形之道也。常能尔者，则玉华侍卫，神灵辅真，郁散香云，上彻九天。将来三年，则玉童玉女，都见于子矣。

魂胎受馨祝

凡道士入室斋戒之时，临食当以左手持筋，琢科三过，乃微咒曰：

二玄上道，四极清泠，太一帝君，百神黄宁。受粮三宫，灌溉脾灵，上飨太和，餐味五馨。魂胎之命，七液流停，百关通和，五脏华明。双星合景，飞行上清。食毕，又啄齿三通，此名为魂胎受馨，百神飨粮之道。常能行之，令人神明气和，魂魄安宁，群恶除试，常保利津。

理发祝

凡道士理发及沐头，将散发之时，先啄齿七通，乃微咒曰：

太帝散华，玄归大神，今日吉日，理发沐尘，辟恶除病，长生神仙。咒毕，乃髻髻竟，叩齿一通，都毕。此名为太帝散华理发内法。令人终年不病，耳目聪明，头脑不痛。理发常向本命，既栉发之始而阴咒曰：

太帝散灵，五老返神，泥丸玄华，保精长存。左拘隐月，右引日根，六合清炼，百神受恩。毕。行之使人头脑不痛。

《太极缘华经》曰：理发欲向土地，既栉之始而微咒曰：

泥丸玄华，保精长存，左为隐月，右为日根。六合清炼，百神受恩。毕，咽液三过。能行之，使发不落而日生。当数易栉，栉之取多而不使痛。亦可令侍者栉，取多也，于是脉脉不滞，发根常坚。

大帝隐祝

凡道士入室烧香，有所修愿，皆先啄齿三通，乃微咒曰：

玉华散景，九炁含烟，香云密罗，径冲九天。侍香玉女，上闻帝前，令我长生，世为神仙。所向所愿，莫不如言。祝毕，心拜精念，亦适意所陈矣，此名大帝隐祝。散香九天，降灵寝室，愿会神仙也。

厌恶梦咒

若人梦寤不真，魄协百气以校其心，欲伺我神之间伏也。每遇恶梦，但北向启：

太上大道君，具言其状，不过四五，则自消绝也。青童君口诀曰：夜遇恶梦非好，觉当即返枕而咒曰：

太灵玉女，侍真卫魂，六宫金童，来守生门，化恶返善，上书三元，使我长生，乘景驾云。毕，咽液七过，叩齿七通而更卧，如此四五，亦自都绝也。此咒亦返恶梦而更吉祥也。

挥神内咒

凡道士行来独宿山林庙座之间，或有魔精、恶鬼之地，当先啄齿三十六通，闭气微咒曰：

太帝阳元，四罗幽关，千妖万毒，敢当吾前，巨兽重吻，刳腹屠肝，神公使者，守卫营蕃。黄衣帅兵，斩伐妖魂，翦灭千魔，摧落凶奸。绝种灭类，取令枭残，玉帝上命，清荡三元。咒毕，又叩齿三十六通，此名为太帝挥神内咒塞灭万魔之法。常能诵之，则神兵见卫，万鬼受事，千妖死伏。

太帝寝神灭鬼除凶咒

凡道士临眠解衣之时，先啄齿三通，立而咒曰：

受命太帝，上升九宫，百神安位，列侍神公。魂魄和炼，五脏华丰，百醴玄注，七液虚充。火铃交焕，灭鬼除凶，上愿神仙，常生无穷。咒毕，又叩齿三通，脱衣而卧，此名为太帝寝神灭鬼除凶之法。令人精明不病，魂魄常存，数有吉感。

又灭鬼除恶咒

本命之日，及有心震之地，闭关精思，叩齿三通，安气呼吸，正身北向，而心存微祝曰：

罗勒那朝，方奈关炼，班目勃队，惮汉巨蛇，赫察白鼠，丹利大魔，真馥广敷，虚灵峙霄。总揽吉凶，发洞畅幽，儛昈众品，领括繁条，百方千涂，莫不豁寥，天地齐度，孰云能雕。

澡秽除凶七房祝法

凡道士沐身，及洗手之时，先临水，啄齿三通，乃微祝曰：

四大开朗，天地为常。玄水澡秽，辟除不祥。双皇守门，七灵安房。云津炼灌，万气混康。内外利贞，保兹黄裳。咒毕，又叩齿三通，乃洗沐手面，此名为澡秽除凶七房咒法。常能行之者，使人神明血净，解诸凶恧。

除六天隐咒

凡道士夜行之时，及有所畏恐震之地，叩齿二七通，乃咒曰：

　　吾是小有真王，三天师君，昔受太上神方，杀邪之文。夜行游尸，七恶妖魂，九鬼共贼，千魔成群。赫柏图兵，巨兽罗千，挥割万妖，当我者残。龙烽七烛，逐邪无闲，玉帝神咒，挥剑东西，灭凶除邪，万鬼即悬，三天正法，皆如我言。咒毕，又叩齿二七通，此名为三天正法除六天之隐咒也。鬼有被此咒者，皆目盲脚残，自然死灭矣。凡行来有恐之处，但按如此，不必须夜行事也。常能诵之，则万魔伏试，千妖灭形。

太帝制魂伐尸神咒

　　凡道士祝灭三尸之法，常以月晦、朔之日，及甲寅、庚寅、庚申之日，兆身中七魄游尸、诸血尸之鬼，上天白人罪过，自还中伤于身，或游走他乡，召呼外鬼，协进为妖贼，是以恶梦交于寝魂，痾眚缠于神室。人所以恶梦疾病者，皆七魄游尸之所为也。至其日，常当沐浴净服，烧香入室，精思勤恳，不营他事，以夜半生炁时，或黄昏时，正寝东首，按手心上，先叩齿三七通，乃微咒曰：

　　七灵八神，八愿四陈，上告灵命，中皇双真，录魂炼魄，塞灭邪精，血鬼游尸，秽滞长泯，利我生关，闭我死门。若有真命，听对帝前，使我长生，劫龄常存，太帝之法，敢告三元。毕，又叩齿三七通，咽液十过，都毕。此名为太帝制魂伐尸神咒之法也。血尸七恶，被此咒者，皆得灭于死尸之下。魂明魄柔，受化于三宫之中，辟恶除病，令人神明不死。常能诵之，则终身不被魇昧。凡存念上道咒，除三尸之时，常当采取白芷草根及青木香，合以东流水，煮取其汁，以沐浴于身，辟诸血尸恶气，亦常可和香烧之，以致神明。若无青木香香，亦可单用白芷。凡庚申、甲寅之日，是血鬼游尸直合之日也。天炁交合，七魄竞乱，淫秽混真，邪津流焕，明法动精，七神飙散。每至、其日，当清斋别处，不杂他席，慎不可与夫妻相见，及同床而寝，又不可争竞财色，所行非道之方也。每当烧香感炁修行之时，消咒之法，亦可诵经混神。若思洞房帝一之事，唯使精真以为意也。

太帝辟梦神咒

　　凡道士忽得不祥之梦，或梦与人斗争，或相收录者，此亦七魄游尸所为也，或导将外鬼来入本宅；或三魂散翳，五神战勃；或被束缚不得来还。故使恶梦非祥，将有祸败之渐也。卧觉之时，即正寝上向，接手心上，叩齿三七通。毕，微咒曰：

　　九天上帝，四门八灵，七房二玄，三素元精，太一桃康，上诣三清，速告帝君，摄命黄宁，速召七魄，校实神庭。若有不祥，七尸鬼兵。从呼双真，流烛炼形，太微大神，斩伐邪精，三魂和柔，血尸沉零，神归绝宅，触向利贞，使我神仙，长保劫龄。咒毕，又啄齿二七通，咽液十过。此名为太帝神咒辟梦除凶之法。能行之者，则三魂和炼，七魄受制，神明气正，尸秽散灭，而向所咒之鬼，即已受考于地狱矣。经三咒之后，自非灵感吉应，不复梦于非常也。

三元八节朝隐祝

　　凡道士礼愿神明，精思上法，行诸隐咒之时，皆当烧香，心拜密咒而已，勿使得耳闻之也。若欲咒伐六天灭诸凶鬼者，乃可小发声耳，亦不得绝大高响，使傍人闻解之也。若读诵之时，乃任意耳。凡八节之日，皆三天仙灵，朝宴礼会之日也。兆修行礼愿，朝礼之时，皆当斋用此日。至于朔、望朝礼，非上法也。凡是其日，欲行礼愿陈祝之时，当先叩齿七通，心拜四方，乃微祝曰：

　　上清玉帝，三素元君，太上高灵，仙都大神，今日吉日，八愿开陈。

上愿飞霄，长生神仙；中愿天地，合景风云；下愿五脏，与我长存；次愿七祖，释罪脱愆；又愿帝君，斫伐胞根；六愿世世，智慧开全；七愿灭鬼，臧斩六天；八愿降灵，彻听东西。上愿一合，莫不如言，愿神愿仙，上朝三元。祝毕，又拜如初，亦适意所陈，求解脱七祖之愆，及首己之罪状，一续于行事之后也。此名为三元八节朝亿祝上愿神仙之要法也。行之三年，七祖父母及己之罪都解释矣。然后，玉华降卫，感会神明，八愿开陈，必获灵仙之要契。

杂 法

凡行来畏恐，常鸣天钟，于左齿三十六通。先闭气，左嘘之，叱叱五通。常行之，辟精邪恶物、不祥之气。常夜寝临欲眠时，以手抚心，叩齿三通，闭目，微咒曰：

太灵九宫，太一守房，百神参位，魂魄和同，长生不死，塞灭邪凶。咒毕而寝。此名为九宫隐咒寝魂之法。常能行之，使人魂魄安宁，常保吉祥。

凡传授上法之时，有经之师，当先求感应，然后传之。乃入室烧香，密愿神明，即心拜经前，微咒曰：

太上元君，仙都大神，今日吉日，八愿开陈，欲传某上法，敢告灵元，未知可否？须应乃宣。祝毕便寝，必获灵应。子自知其善否之心，审可授之方也。

凡经师授经之法，先心拜四方，以感神明为宗师之主，余乃执经起立，仰天而祝告，誓神灵以为玄科之约。当说受经者之姓名，并启天神，陈受经之品目为之科条，名策告誓，合丽文传，讳而陈之。祝毕，弟子再拜跪，受毕，又再拜。此真人告神之盟内法，不必尽存割血为敢漏之约也。

凡经师传授之时，皆当依如上法，清斋别处，不交人事，先启告神明，求请密感，即乃传之。若真应横错，所感非祥者，此皆天灵显报不使传也。若弟子不顺神明，违而传之，依黄素之科，受子冥考，七祖魂魄，长闭地狱，身亦将亡，仙安所冀？

凡存修太一之事，欲有所礼愿，不可叩头。叩头者，则倾九天，动千真，神官回覆，泥丸倒悬，天帝号于上府，太一泣于中田。数如此者，则存念无益，三真弃宫，七神漂散，玄宅纳凶，是为太上五神之至忌也。故古之真人，但心存叩头，运精感而行事，不因颊颡以祈灵也。

凡修行太一之事，真人道士，不得有所礼拜，亦帝君五神之所忌也。若有所精思，行礼愿之时，但心拜而已，不形屈也。自不修受上法者，不得同于外学之夫矣。

凡道士登斋入室，忽有灵感妙应，当有吉祥之梦，皆道之欲成，兆当勤修苦志，感慕上会，如是不替，则真灵玉女将憩子之寝矣。卧觉之时，当正身上向，叩齿三七通，闭目，微咒曰：

上一赤子，丹皇运珠，太一帝尊，凝天伯无，七灵上感，五神归游，灵童玉女，豁落双符。七星同升，上登晨丘。咒毕，又叩齿三七通，咽液三过，开目，都毕。此名为太一留神感会仙贤之咒也。如此者三年，则九天诸神，及太玄玉女将降卫于兆身。

凡道士入室斋戒，有存修而数有不祥之物，及奇怪血光，诸鬼精恶气，来恐试人者，兆当行北帝咒鬼杀邪神方。先叩齿三十六通，乃咒之曰：

二象回倾，玄一之旌，七灵护命，上诣三清。双皇驱除，赫柏罗兵；三十万人，侍卫神营；巨兽百丈，吐威摄精；挥剑逐邪，馘落魔灵；神伯所咒，千妖灭形。咒毕，又叩齿三十六通，此名为北帝咒鬼杀邪神方。诸神灵、正气，闻此之咒，皆来奉卫于子，而向不祥之气，得即死灭矣。

诸类咒诀

安魂魄咒 出《北帝经》

纠绝标帝晨，谅事构重阿，炎如霄中烟，敔若景耀华。武城带神锋，恬照吞青阿，阊阖临丹井，云门郁嵯峨。七非通奇盖，连宛亦敷魔，六天横北道，此是鬼神家。急急如律令。

著衣咒

旦起，叩齿，著衣咒曰：

左青童玄灵，右青童玉英，冠带我身，辅佑我形，百邪奔散，鬼贼摧精，敢有犯我，天地灭形。急急如律令。

栉发咒

凡欲栉发，先叩齿三通，咒曰：

上清朱雀，不得动作，勿离吾身，勿受邪恶。六丁七星，邪魔分形，敢有当我，北帝不停。急急如律令。毕，闭目，存想发神苍华，字太元，如婴儿之形，在己发上。然后解栉之，当令三五百遍为佳，然经中唯须一千五百遍。毕，成髻。两手握固于膝上，闭目，微咒曰：

泥丸玄华，保精长存，左为隐月，右为日根，六合清炼，百神受恩。急急如律令。

《三洞奉道科》曰：凡梳头，先洗手、面，然后梳之，皆不得使人见，增寿八百二十。

又凡梳头发及爪皆埋之，勿投水火，正尔抛掷。一则敬父母之遗体；二则有鸟曰鸺鹠，夜入人家取其爪、发，则伤魂。若能勤行，增算六百二十。讫，即入靖或殿堂朝礼，便于寝卧之处焚香左右，叩齿二十四通，存思如图。下床蹑履之际，三称大吉，得所愿微言，言不可使人闻却。当存斗星在头上，斗合于顶，指于前，闲和其心，使虚静恬然。心动，必思立功济物也。

将卧之际，焚香东面，长跪，叩齿三十六通。诵卫灵神咒曰：

东方九气青天，明星大神，焕照东方，洞映九门，转烛扬光，扫秽除氛。开明童子，备卫我轩，收魔束妖，上对帝君，奉承正道，赤书玉文，九天符命，摄龙驿传，普天安镇，我得飞仙。

南方丹天，三气流光，荧星转烛，洞照太阳。上有赤精，开明灵童，总御火兵，备守三宫，斩邪束妖，剪截魔王，北帝所承，风火入冲，流铃交焕，靡有不从。正道流行，我享上功，保天长存，亿劫无终。

西方七炁之天，太白流精，光耀金门，洞朗太冥。中有素皇，号曰帝灵，保神安镇，卫我身形，断绝邪源，王道正明，宫殿整肃，三景齐并。道合自然，飞升紫庭，灵宝符命，普惠万生，功加一切，天地咸宁。

北方玄天，五气徘徊，辰星焕烂，光耀太微。黑灵尊神，飞玄羽衣，备卫五门，检精捕非，敢有干试，豁落斩摧。玉符所告，神真八威，邪门闭塞，正道明开。映照我身，三光同辉，策空驾浮，举形仙飞。

中央黄中理气，总统玄真，镇星吐辉，流焕九天。开光童子，一十二人，元气阳精，焰上朱烟，洞照天下，及得我身，百邪摧落，杀鬼万千。中山神咒，普天使然，五灵安镇，身飞上仙。

此咒摄五方、五星真气，入人五脏中。每经恐畏之处，及欲卧时，面向东，正立拱手，叩齿三十六通，诵之一遍。欲卧时，又存斗星，依前横在头。

洗手面神咒

凡道士浴身及洗手、面时，先临水叩齿三通。咒曰：

四大开朗，天地为常，玄水澡秽，辟除不祥，双皇守门，七真卫房，灵津灌练，万气混康，内外利贞，保兹黄裳。毕，又叩齿三通，乃洗手、面，浴身。此名澡秽除凶七房咒法。常能行之，目明血净，辟诸凶气。

耳鸣祝

道士闻耳鸣祝出《大有妙经·中卷》。凡闻耳鸣者，错手掩耳，祝曰：

赤子在宫，九真在房，请听神命，示察不祥，太一流光，以灭万凶。以手指捻耳门一七过。毕，当觉面热，即佳候也。若觉头颈间索索寒者，恶气入也。当急卧，临目，存玄丹宫太一真人，以流火之铃，焕而掷之，令恶气即出身外，光亦随之在后，炯炯然以照己身，良久，平复矣。

审耳鸣吉凶法

凡耳中忽闻滩水、雷电、鼓鸣声者，是身中劳损心脏极，不能昧真注生，而淫放丧乱，使六腑失摄，魂哀魄号，盖将结疾，致死亡之兆矣。是以泥丸流纵，九宫失常，悲忧错乱，鸣鼓乱行，将欲写其居馆，以弃一身也。闻之者，当精念不怠，还专其心；若罪未深者，自听改也。所以耳鸣者，神亡之故也。耳中忽闻金声玉音者，真气入，道欲成也；忽闻弦歌之声者，六丁玉女，来卫子道也。当隐静专修，所行勤至之，心愈弥强也。真人因是，遂有形见之渐也。自非尔师，且勿言于他人也。

耳中闻箫角之音，吉贵象至也；闻号呼之声者，凶败之象也；闻恶气者，必有殡秽之事，急更沐浴烧香，扫除寝室，此是帝君戒劝于人也。若闻血气者，及无故见聚血者，兵凶也，急遁人间，急守三元，帝君求救，自藏斋三月，祸方止也。此皆是帝君先告人吉凶，以令惧畏，戒其祸耳。

夫见凶恶，当行阴德，营施惠救，为人所不能为，免乎必死之兆也。子厌之勿犯，守常而已。修道得真，天差玉女来护也，于人有记，记即道者，鼻头以玉为记也，其鼻上如黍米一颗，白如玉也。

末食咒

凡道士临于盛饥，皆正心存一，目想一，先饮食，然后兆乃食，食之毕，心微咒曰：

百谷入胃，与神合气，填补血液，尸邪亡坠，飞登金阙，长生天地，役使六丁，灵童奉卫，真气来前，邪气远退。

道士三时食饭咒 出《北帝经》

琼浆玉液，北帝降来，王母亲示，玉童捧杯。五脏受正真之气，双眸朗耀，一顾百神，变作尘埃，敢有当我，太上灭摧。急急如律令。

斋见不祥之物解法 出《四十四方经》

道士斋，入室有不祥之物者，常行北帝咒，南向，叩齿三十六下。咒曰：

二象回倾，玄一之精，七灵护命，上诣三清。双皇驱除，赫奕罗兵；三十万人，侍卫神营；巨兽百万，威摄千精；挥剑逐邪，域落魔灵，神伯所咒，千袄灭形。毕，又叩齿三十六通。

行道见死尸法 出《精要经》

《紫书诀》云：凡上学之士，游行忽见死尸、秽物气干身者，兆当行二十四步止，北向，叩齿九通。男尸，思玉童三人，女尸，思玉女七人，来请兆身玉谷之中，皇芝素水以灌死尸之上，斯须存死人尸化成生人，便阴咒曰：

已枯复荣，已灭复生，得生上天，更禀太灵，九天之劫，反复胎婴，秽累荡灭，白尸返生。以手拭目二七过，止。如此，秽气即解，死人更受化，后为灵人。兆遇二十四过，行炼咒毕，功满得加，名标上清，二十四年，克升素虚轮，飞行九玄也。

道士既见死尸上经解殗法 出《四十四方经》

凡道士见死尸、血秽之物，当以朱砂一铢，散内水中，以洗目、漱口、洗手足。毕，入室正寝，交手心上，叩齿二十四通。咒曰：

三元上道，太一护形，司命公子，五神黄宁，血尸散灭，秽焘流零，七液缠注，五脏华生，令我神仙，长亨利贞。毕，闭目，逆气。良久，觉热为候。竟，又叩齿二七通，咽液三七过。此三元解秽内法。

练祝死尸法 出《青要紫书金根众经》

《紫书诀》云：凡修上清之道，兆身父母、伯叔、兄弟于世上死亡，兆身未得绝迹，故在人中身履死殗者，三日当取清水一盆，真朱一两投水中，兆于中庭，南向，临水上，叩齿九通。咒曰：

气化成神，尸变入玄，三化五练，升入九天。九天之劫，更度甲身，甲身更化，得为真人。男尸，思玉童三人；女尸，思玉女七人，盆盛水以灌死人，取水自洗手、面，仰天喷噀，又阴咒曰：

天气已清，人化已生，得生上天，九变受形，五苦三涂，断落死名，超度穷魂，还向帝庭。如此亡人更受化，生于九天之上，九年得升玉清之宫。其法妙于大洞度七祖之法。玉帝所秘，不传非真，有金名帝图，录字紫文者，得见此文。勿轻施用，妄传于人，七祖父母，长闭鬼官，三涂五苦，万劫不原。四极明科，七百年有真者听传。

修行咒诅诀

夫身者神之宅，神者身之器。若不安宅以全道，修身以养神，则精气为物，游魂为变，以成万类，宜常拘咒矣。故须存乎守一神器，研精道心，则众神备矣！邪气去矣！《太上宝神经》曰：每日早起早起，每至鸡鸣时也，平坐，东向王，或春夏东南、秋冬西北，任所宜。先以两手摩拭面目；次将两手第二、第三指，于眼下横手摩三七遍，次将左手中，指从眉逆拓上至发际，三七遍，此名为手朝三元；次将两手二、指三指，各摩眼后脰中，三七遍，此名为真人荣莹府；又将左手第二、第三指，入鼻孔，中摩三七过，名为开山源；又将两手持耳。毕，叩齿三十六通微祝曰：

太上四明，九门发精，耳目玄彻，通真达灵。天中之台，流气调平，骄女云仪，眼瞳英明。华聪晃朗，百度眇清，保和上元，徘徊九成。五脏植根，耳目自生，天台郁素，梁柱不倾。七魄澡炼，三魂安宁，赤子携景，遥与我并。有敢掩我耳目，太上当摧以流铃，万凶消灭，所愿必成，日月守门，心藏五星，真皇所咒，群向敬听。此名真人常居之道。故《真诰》曰：子欲夜写书，先当修常居也。修天真，旦、暮咽液三九过，以手举，急按天真天真，在眉内角者也、山源在鼻下人中人谷里也、华庭在两眉下，凹中是也。各三九过。按而咒曰：

开通天庭，使我长生，彻视万里，魂魄返婴，灭鬼却魔，来致千灵，上升太上，与日合并，得补真人，列象玄名。此道令人致灵彻视，杜遏万哀。如此亦可以次按，亦可一时俱按行咒之。

道士被天魔所试即诵拂魔咒 出《消魔经》

先存思头上圆光如日，左朱凤，右玄武，紫霞之盖，光明身形，仙童玉女，执五色之节，从三界万神，前啸九凤，后鸣八鸾，白帝启道，太极参轩。叩左齿三十六通，叩右齿二十四通，叩天鼓十二通。微咒曰：

罗天毒兽，备巨四门，吞流割胆，山丑万群，张喉玃天，猛卫高声。毒龙奋爪，金头横吞，威兵巨万，受符接山。六天不悀，合玉成群。妖魔波洋，秽气纷纷，谣歌空洞，礼帝障云，水鬼贾形，当人生门。神王所告，无幽不闻，上摄六气，下检河源，五岳四渎，善恶速分。万万千千，来对我前，五帝校录，有功者原。凶魔千群，束形帝君，敢不从命，所诛无蠲，屠割刳腹，斩首灭根。北镬渍汤，南陵火焚。金真录气，流铃捕魂，妖爽无遗，极尽形元。身佩天书，宣行正文，涤荡九气，清明三元，玄举天真，上合自然，莫有干试，改动上闻。引气十二咽，止。

玉帝卫灵咒鬼上法 出《消魔经》

玉帝咒曰：

九天有命，上告玉清，促召千真，俱会帝庭，太一下观，双皇翼形，监察万邪，理气摄生。若有不祥，干试神明，清帝之道，整救神兵，七神秉钺，天锋右征，挥剑前驱，焕掷火铃，檄命甲驹，武卒天丁，风火齐战，伐邪狡精，上威六天，下摄魔灵，既威既摄，万凶灭形，神戈电扫，奸祅无生，仙皇秉节，有命敢停，拒节违令，是诛汝形。各惊各慎，保兹皇宁，九天告命，万神敬听。急急如律令。

若夜恐怖，梦想魔鬼试人，干犯真气欲病者，急念此咒，心存至道，求请于帝。乃向北，叩齿三十六通，闭气，密念前咒。咒毕，又叩齿三十六通，咽液十过。于是百恶魔邪伏灭，七神缠绵，太一监摄，万灵卫真。亦可日日诵，卧寝念之，以塞百邪也。

治急病法

凡受三五法，在存识三天真名、三师真名，有急灾困病，三大唤天名，密呼三师名，即灾病皆消。

上清微天真名防中；

中禹余天真名元；

下大赤天真名德丘。

上三天真名也。

左无上真名猋。

右玄老真名众；

中央太上真名魁。

上三师名。

反舌塞喉法

凡守一者，身神常安。若体中不宁，当反舌塞喉，嗽漏醴泉，满口，咽之。讫，又如前，咽液无数，觉宁乃止。止而未宁，重复为之，须臾之间，不宁之痾，即应廓散，自然除也。当时有效，觉体中宽软，都平便，以逍遥复常。太极众真、太虚真人，南岳赤君、妙行真人，莫不修此，以成圣真矣。

金仙内法

　　金仙内法，感降灵舆，常以月五日，夜半子时，存日乌从兆口入，住在心中，使光照一心，一心之内，与日同光，共相合会，赫赫炯炯，当觉心暖，霞晖映暖。良久有验。乃密祝曰：

　　大明育精，内练丹心，光晖合映，神真来寻。毕，咽液九过，叩齿九通，止。到十五日、二十五日、二十九日，复作如前。一月之中，四度如上，使人开明聪察，百关解通，万神洞彻，面有玉光，体有金泽。行之十五年，太一遣宝车来迎，上登太霄，游宴紫极。行之务欲数，不必一月四辰也。

　　（以上"诸经旨要"篇目，底本出处《正统道藏》太玄部。）

行持要领

老君明照法叙事^{誓法附}

　　老君曰：金水内景，以阴发阳。能为此道，分身散形，以一为万，立成六军，千亿里外，呼吸往还，乘云履水，出入无间，天神地祇，邪鬼老魅，隐蔽之类，皆可见也。审其精思，逆见方来，子能守之，为仙王也。

　　老君曰：欲行明镜，勿入丧家、产乳之中，精澄万虑，沐浴五香，当饮兰桂之液，无食荤辛之物，绝弃腥臊，无近妇人，于密靖之地，幽室之中，不闻车马之声、金鼓之音、鸟兽嚣噪，乃可为之。此道之忌，莫甚于惊，一往不复反，一败不复成也。当其时，心不欲复有所存，耳不欲复有所听，注心正目，仿佛想念，至精不怠，乃可成矣。

　　老君曰：当得明镜九寸，无令面有偏缺、毁渍、疵瑕，务欲清明周正，不失人容色者善。昔我先师，以尺二寸镜，前后左右一焉，名曰四规。行此道者，甚难速成，易得惊败，惊则有大殃，少能成也。又容成皆以一尺镜一枚，正置其前，亦见以神，而不能长生也。商子云：以九寸镜各一枚，侠其左右，名曰日月，亦以延年矣。若欲分身散形，坐在立亡，上升黄庭，长生不死，役使百灵。入水、入火、入金、入石、入木、入土，飞行在意者，当用吾四规之道。若但欲逆知吉凶日月，即用此矣。

　　老君曰：立规之法，皆去已一尺五寸，令与眉齐，各垂紫青钱，下有华水，务令平也。昼夜不闭目，以得为效。不可闭目者，恐当闭目之时，神明忽见，而不即见之，或失神以去，或卒开目，见之不渐，致惊惧而败也。

老君曰：四规之道，必见尊神，非上士至真，勿以此示之。吾道至密，世无其人，宁见道门！

老君曰：欲行四规者，皆令去己一尺五寸，高三尺。

老君曰：东规当见仙二人，冠丹缙之冠，面貌狭小，耳高，其头身皆生黑毛。见之勿惊。

老君曰：西规当见西王母，玉女侍之。

老君曰：南规当见中和无极元君，一身十一头，冠自然之冠，衣赤色。

老君曰：北规当见天皇君，十三头，衣冠之色，如其时也。

老君曰：或见一人，衣黄衣，冠黄冠。白须者，即延寿君也；少者，受命君也。

老君曰：或见一人，赤衣赤帻。年少者，禀命君也；老者，司命君也。

老君曰：或见二人，羽衣黄色，玄冠，察行君也。

老君曰：或见三人，羽衣赤色，青冠，听响君也。

老君曰：或见一人，大冠朱衣，执笔扎者，司过君也。

老君曰：或见一人，黄衣冠，掩面者，增年君也。

老君曰：或见二人，赤裳者，视形君也。

老君曰：或见玉女，青衣者，名曰惠精玉女。

老君曰：或见玉女，黑衣者，名曰太玄玉女。

老君曰：或见玉女，赤衣者，名曰赤圭玉女。

老君曰：或见玉女，黄衣者，名曰常阳玉女。

老君曰：或见童子三人，青衣紫下裳，俱来者，一名常在；一名绝洞；一名五德。

老君曰：或见九玉女，衣服五彩，俱来者，一名上；一名虎；一名扶；一名灵阙；一名孔林；一名凭；一名住；一名多；一名元。

二老君曰：或见一人，目下径三寸，黄衣，青下裳者，同目君也。

老君曰：或见婴儿，长二三尺，向人笑者，是九都童子也。

老君曰：或见童子，长五六尺，立而笑，其左上有自然盖者，日中童子也；右上有自然盖者，月中童子也。

老君曰：或见人头鸟身，五色玄黄者，上上太一君道父也。

老君曰：或见九人，皆衣青而白首者，无极太元君也。

老君曰：或见一人，长六尺五寸，冠角冠，白衣赤领，或虎文凤章者，姓李，名耳，字伯阳。见之常以平旦。

老君曰：或见一人，长六尺七寸，冠重华冠，白衣青禄者，名李㻂字伯阳。见之常以日出时。

老君曰：或见一人，长六尺九寸，冠重华冠，五色衣者，名李□□[1]字伯光，见之常以食时。

老君曰：或见一人，长七尺二寸，冠辟邪冠，衣罗袿，形像龙蛇者，名李石，字孟公。见之常在禺中。

老君曰：或见一人，长七尺三寸，冠飞龙冠，衣朱衣者，名李重泉，字子文。见之常以日中。

老君曰：或见一人，长七尺五寸，冠三杰冠，朱玉衣者，名李定，字元阳，见之常以日昳。

老君曰：或见一人，长八尺，冠皮毛冠，衣黑衣者，名李元，字伯始。见之常以日晡。

老君曰：或见一人，长一尺五寸，冠自然冠，衣龙蛇者，名李愿，字元生。见之常以日入。

老君曰：或见一人，长九尺五寸，冠自然冠，衣青紫者，名李德，字伯文。见之常以黄昏。

老君曰：凡为明镜之道，上士为之七日；中士一旬；下士一月，成矣。

老君曰：紫青为里，合之九寸规者，一尺二寸镜也。

老君曰：上士为之，先见己形；次见宅中鬼神；次见天神也。

老君曰：见神，或见有一身，不能见之多，不过六神、七神来也。但熟视规中物，熟所见，即见神也。亦勿语，亦勿拜，急自定，无惊恐。

老君曰：为此道者，春无伐木；夏无水灌灭火；四季之月，无握土；

---

［1］原文缺字，下同。

秋无铄金；冬无遏水抒井。

老君曰：为此道者，春无食肝；夏无食心；四季之月，无食脾；秋无食肺；冬无食肾。五脏神怒，则令人不明不寿。

老君曰：为此道者，长不怠。七日得者，七十日一施之，必如初日见也。

老君曰：此道可以还年却老也。

老君曰：见神之后，更施之，可问以长生之要，则具以告人耳。

老君曰：为此四规之道既成，可握一规之道施之，不复用四也。

老君曰：幽阙二童，齐著绿帻，上入北极，下入玄宫，以镜其事。

老君曰：为此道，常当上朱鸟，高三尺；下玄武，高五尺；左青龙，高九尺，右白虎，高七尺。又当履日月耳。

老君曰：不唯己也。又当令朱鸟衔九寸镜；玄武背员尺二镜；青龙衔日；白虎衔月。己形象龙蛇，须能分形，坐见四海之外乃止者，真物来也。

老君曰：夜则以烛灯，麻油为火，大善。

老君曰：欲理病人及入大山，恐山神及百鬼试人者，以一规著户上，一器盛华水著户下，用刀剑横水上，以刃外向，百鬼不敢前，老魅直入户者亦不得过水，即死，血在水中。秘之勿示俗人。

老君曰：欲辟五兵百邪者，以三寸规一枚，铸圆天符著其背，怀之，阴日右，阳日左。入大众所以为胜人，人皆畏之，吾道秘矣。

誓　法

某州、某县、某乡、某里、某宫观、道士某，以老君四规明镜要诀，授学者某州、某县、某乡、某里、某人，以白绢四十尺、米一斗、薪一束、盐五升，为盟：某不得不告要言，兆若不奉行，身入黄泉。一同先师科律盟誓，专勤一志，某与兆共画一为信，三年有功乃得传，不得传非其人，身谢天、地、水三官，永不得仙，及不得有背本之言。

明照法

照镜欲见形之法，当小开户，居暗向明，暂闭目思，想见面形，初时若殊无所见，中宿之后渐渐洞远，自见面目、巾帻，心中了然开明。平旦及日入，此时最好。若日盛明，当小开户，在灼灼中窥镜，无所见也。若火下照镜，当以火自远，勿得逼近火。欲开目照镜，自视形体，当在灼灼明中，无若若。欲闭目思见面形，当居暗向明，然后形耳。照镜大要，当安卧，思想精诚，未卧之间使身体条条，须臾之顷，当有赤黄从额上出，照耀一室中，于是仿佛恍恍，如觉如卧，便自见面形，在光中对共相视，如顷，即便消灭，卧觉之后，辄复照镜。欲卧，思之如前法，当夕夕自见也。或外觉两面相对见；或己形两人相并坐；或卧寐之间，见好神童玉女，年十五六，好衣服，头额正见，辄再拜；或耳边闻语声，天下吉凶、万事皆预知之；或在壁东见壁西；或暮卧梦照镜；或还光内视五脏。当以申始。明镜君官属将吏百二十人，住开阳宫，主人两目童子。童子精光相视，见景知吉凶。明镜有三童、九女侍之。三童长六尺，九女长五尺。

三童：[1]

九女：青腰青衣、当闻紫衣、内子青衣、素女白衣、皇女黄衣、帐上衣缃、道女黄衣、女婴衣红、曾女衣绿。

---

[1] "三童"条目下原书无内容。

宝照法

夜半存神讫存道一竟，仍起坐为之，未可别行余一事。起向王，平坐，握固，临目，又存两目中有白气，如鸡子大，在面目前存目中忽出白气，悬在目前，乃如鸡子大，须臾变成两明镜，径九寸，以前后照我一体上二十四神，使洞鉴分明。良久，镜形既成，仍存左镜当前照，见神前面；右镜当后照，见神后。其鉴二十四神，各安其所，虽不呼名，而存形色、长短，历然示于镜中。乃心祝曰：

大明宝镜，分形散化，鉴朗元神，制御万魔，飞行上清，披云巾罗，役使千灵，封山召河。毕，镜忽然光变小，还入眉目中，奄然而灭。仍以卧之。常能行之，灾害不生，而位登仙。

摩照法

昔有摩镜道士，游行民间，赁为百姓摩镜，镜无大小，财责六七钱耳。不以他物摩也，唯以药涂而拭之，而镜光明不常。有好事袁仲阳者，知其有道，乃要留使宿，为好设主人礼，乃拜而请问之，道士告仲阳曰：明镜之道，可以分形变化，以一为万；又能令人聪明，逆知方来之事；又令人与天上诸真相见。行其道德法，则天上诸神仙皆来至，道士自见己身，则长生不老，远成少童。又道士入山，山精老魅多来试之，或作人形，故道士在石室之中，常当悬明镜九寸于背后，以辟众恶。又百鬼老物，虽能变形，而不能使镜中形影变也，见其形在镜中，则便消亡退走，不敢为害也。是以道士有摩镜之药，药方出于帛子方，用锡四两，烧釜猛下火，令釜正赤与火同色，乃内锡末，又胡粉三两，合内其中。以生白杨刻作人，令长一尺，广二寸，厚一寸，其后柄长短在人耳。以此搅之，手无消息，尽此人七寸，又复内真丹四两，胡粉一两，复搅之，人余二寸，内摩照锡四两，搅令相得。欲用时，末如胡豆，以唾和之，得腒脂为善。又以如米大者，于前齿上嘘之，复以唾傅拂其上，以自拂之，即明如日月。欲作药，先斋戒七日，乃为之作清静密室，勿令人见之也；其火欲猛。秘之，勿妄传非其人。

拂童法

拂童之道，彻见二十四神之法，常以甲子旬、庚午日，日中时，取清水一升东流水为佳，亦用古井，以一铢真丹极精、末细者，投水中，搅之，左行三七过当以上物向月建，左旋搅一周，为过也。微祝曰：

玄元水精，生光八明，身神众列，并来见形，彻视万里，中达九灵。祝毕，向东，以左手洒目二七过祝则随月建，洒目常东向，流余水，仍留以洒目，不复更祝也。

神枕法并叙

叙曰：昔泰山下老翁者，失其名字。汉武东巡，见老翁锄于道，背上有白光，高数尺。帝怪而问之有道术否？老翁对曰：臣昔年八十五时，衰老垂死，头白齿落。有道士者教臣，服枣饮水绝谷，并作神枕法，中有三十二物。其三十二物中，二十四物善，以当二十四气；其八物毒，以应八风。臣行之，转少，白发返黑，堕齿复生，日行三百里。臣今年一百八十矣，不能弃世入山，顾恋孙子，复还食谷，又已二十余年，犹得神枕之力，往不复老。武帝视老翁颜状，当如五十许人，验问其邻，皆云信然，帝乃从受其方作枕，而不能随其绝谷饮水也。

方用：五月五日、七月七日，取山林柏以为枕，长一尺二寸、高四寸，空中容一斗二升，以柏心赤者为盖，厚二分，盖致之令密，又当使可开闭也。又钻盖上为三行，行四十孔，凡一百二十孔，令容粟米大。其用药：

芎䓖　当归　白芷　辛荑　杜衡　白术　藁本　木兰　蜀椒　桂　干姜　防风　人参　桔梗　白薇　荆实一云壮荆实　肉苁蓉　飞廉　柏实　薏苡子　款冬花　白蘅　秦椒　麋芜凡二十四物，以应二十四气，加毒者八物，以应八风乌头　附子　藜芦　皂荚　菵草　礜石　半夏　细辛

上三十二物各一两，皆㕮咀，以毒药上安之满枕，中用布囊以衣。枕百日，面有光泽；一年，体中所疾及有风疾一一皆愈，瘥而身尽香；四年，白发变黑，齿落更生，耳目聪明。神方验秘，不传非其人也。藁本是老芎䓖母也。武帝以问东方朔，答云：昔女廉，以此方传玉青，玉青以传广成子，广成子以传黄帝。近者，谷城道士淳于公，枕此药枕耳，百余岁而头发不白。夫病之来，皆从阳脉起，今枕药枕，风邪不得侵人矣。又虽以布囊衣枕，犹当复以帏囊重包之，须欲卧枕时，乃脱去之耳。诏赐老翁疋帛，老翁不受曰：臣之于君，犹子之于父也。子知道，以上之于父，义不受赏；又臣非卖道者，以陛下好善，故进此耳。帝止而更赐以诸药。

神杖法

神杖用九节向阳竹，取择具别有法。凡用之，斋戒沐浴，焚香再拜，讫，叩齿三十六通，思五帝，值符吏各一人，衣随方色，有五色之光，流焕杖上，五帝、玉女各一人，合卫杖左右。微祝曰：

太上之仙，元始上精，开天张地，甘竹通灵。值符守吏，部御神兵，五色流焕，朱衣金铃，辅翼上真，出幽入冥。招天天恭，摄地地迎，指

鬼鬼灭，妖魔束形，灵符神杖，威制百方，与我俱灭，与我俱生，万劫之后，以代我形。景为吾解，神升上清，承符告命，靡不敬听。毕，引五方气二十咽，止。以杖指天，天神设礼；以杖指地，地祇司迎；以杖指东北，万鬼束形。

帝君明灯内观求仙上法

　　南极上元君，授于帝君。帝君居朗玄之宫，金房紫户之内，明玄灯以自映，通霞光于照窗，念太真于五形，披三愿于帝房，灵上降以紫盖，元皇给以金童，自然号我位，总掌于玄宫。太品生乎始，妙道在微芒，今以相告，子勤奉焉。告南极上元君曰：子学神真之道，处灵宫之上，琼房之内，而不知明灯以自映，通玄光于五脏，五脏之内罔得明矣，形体之神因得归也。子若能暮明灯于本命，朝明灯于行年，常明灯于太岁上，三处愿念，即体澄气真，光明内照，万神朗清。元君奉受法度，施行三年，即致夜光童子二十四人，玄光自然而明，不须明灯而通光也。然此上真之妙法，亦不传于下世。若其金名玉字玄格者，得吾此道，行之九年，身体光明，彻视万里，朗观自然。夜光童子，降子之房，授以真书，白日登晨。

　　法曰：常明灯于所住静室，本命之上，暮入室向灯长跪，叩齿十二通，祝曰：

　　玄光映太阴，八达且朗明，澄神曲室里，仰彻曜上清，五晖发朗台，玉芝自然生，洞照通太真，万神监我形，削灭九阴气，记上东华名，保我无终劫，体与日月并，拔度七玄荣，明光启玉皇，上受内观经，天降飞霄辇，腾空御绿轩，得谒太皇馆，进拜玉皇庭。毕，再拜向本命，仰头，咽液七过，止。

　　又常明灯于行年之上，朝灯，叩齿十二通，咒曰：

明灯照行年，散光焕八方，婴婴色象澄，内观朗空洞，披释朗神袨，子与玉真通。仰高宗上道，渺邈无行综，思得玄云降，整辔御飞龙，却我百年期，还返婴儿容。赐我西华女，给我金晨童，侍香履年命，稽首玉帝房，神泰道亦畅，欢适香烟中。整心注太玄，精感洞虚无，室招神霄降，冥目瞩仙公，拔过七祖难，度形还南宫。毕，再拜，向灯咽气二七过，止。

常于太岁上，明灯以通神，礼愿以求真。满三年，则玄光内映，神真下降，授子不死之方。当时，自有感应也。当朝夕烧香，叩齿十二通，向灯祝曰：

灯火映太真，明光彻玄虚，披朗无上道，心注玉帝庐，洞达空洞内，神睹形自舒。积感致灵降，心恬理潜居，朝礼太帝堂，夕诵金真书，逍遥玄都里，万岁返婴孩。天符紫霄霞，帝给玄琼舆，浮游五岳巅，适一得所如，七祖免三涂，福庆有盈余。毕，再拜，咽液二七过，止。

若能常于三处，明灯不灭，七玄九祖，即得去离十苦，上升南仙。一身神明澄正，目视万里，耳聪远听，心智逆知未然，神真来降，夜光童子当教子求仙之道。九年如此，灵光自表通于里也。

按天庭法

天庭，是两眉之间，眉之角也眉内角，两头骨凹处。山源，是鼻下人中之本侧，在鼻下小入谷中也鼻中隔之中内际，宛凹处。华庭，在两眉之下眉下虚骨凹处。旦、中、暮，向其方平坐，临目，咽液三九，急以手阴按之三九以两手中指，急按其处。急，谓痛按之，非急速之急也。按而祝曰：

开通天庭，使我长生，彻视万里，魂魄返婴，灭鬼却魔，来致千灵，上升太上，与日合并，得补真人，列象玄名。此为常人致灵彻视，杜遏万邪之道也。

服雾法

常以平旦，于寝静之中，坐卧任己，先闭目内视，仿佛如见五脏。毕，因口呼出气二十四过，临目为之。使目见五色之气相绕缠，在面上郁然，因又口内此五色气五十过。毕，咽唾六十过。乃微祝曰：

太霞发晖，灵霞四迁，结气宛屈，五色洞天，神烟合启，金石华真，蔼郁紫空，炼形保全。出景藏幽，五灵化分，合明扇虚，时乘六云，和摄我身，上升九天。毕，又叩齿七通，咽液七过，乃开目，事讫。此道神妙。又神洲玄都，多有得此术者，尔可行此法耶，久行之，常乘云雾而游。

守 一

一在人心，镇定三处

《太上智慧消魔真经》云：一无形象，无欲无为，求之难得，守之易失。失由识暗，不能进明；贪欲滞心，致招衰老。得喜失嗔，致招疾病；迷著不改，致招死殁。衰患及老，三一所延，治救保全，惟先守一，非一不救，非一不成。守一恬惔，夷心寂寞，损欲折嗔，返迷入正，廓然无为，与一为一，此乃上上之人，先身积德所致也。中中已上，先善未积，积而未极，皆由渐升。当存三元，谛识神炁状貌，出入有无，生镇三宫，三尸必落，尸毒既去，炼暗成明，智慧神通，长生不死，真圣神仙，随因受果。

《太平经》云：何以为初思守一也？一者，数之始也；一者道之生也、元气所起也、天之纲经纪也。又《五符经》云：知一者，无一之不知也；不知一者，无一能知也。一者，至贵无偶之号也。

《上清三天君列纪经》云：柏成欿生，请问云房之道、三真之诀？二玉皇曰：三真者，兆一身之帝君、百神之内始真也。若使辅弼审正，三皇内宁，太一保胎，五老扶精。一居丹田，司命护生；一居绛宫，紫气灌形；一居洞房，三炁合明。于是变化离合，与真洞灵。明堂云宫，紫户玉门、黄阙金室、丹城朱窗，皆帝一之内宅，三真之宝室也。于是云房一景，混合神人，上通昆仑，下临清渊，云盖嵯峨，竹林葱蒨，七灵回转，五色缠绵，层楼万重，三气成烟，玉阙虚静，七门幽深，金扉玉柜，符籍五篇。公子内伏，外牵白元，浑一成形，呼阳招阴，上帝司命，各保所生。微哉难言，非仙不传。

三一诀

《升玄经》曰：仙人窦子明问云：向闻法师咨请真一、太一，未闻三一之诀，当复云何？既为一而复言三，为一有三耶？为三有一耶？昔虽奉行，未能晓了，愿为究尽，使后来末学得知真要。法师曰：三一者，正一而已，三处授名，故名三一。所以一名三一者，一此而三彼也，虽三常一，故名三一。三一者，向道初门，未入真境，得见一分，未能舍三，全一是未离三，虽未离三，少能见一，故名三一。分言三不离一，故名三一。子明曰：此一者，何所有也？答曰：无所有而有。问曰：无所有而有，何名为有？答曰：以无为有。又问：无何而有？答曰：得无为有。又问：得而无为者何所义？答曰：形声虚伪故。又问：何为虚伪？答曰：不住故。又问：云何不住？答曰：速变异故。又问：虽速变异，非无所有，既云变异，果是有物可变，安得云无邪？答曰：向日变异者，亦不言都无，如虚空故，但言一切皆有伪非真。生者必死，有者必无，成者必坏，盛者必衰，少者必老，向有今无，寒暑推变，恍惚无常也。

玄门大论三一诀 并叙

夫三一者，盖乃智照无方，神功不测，恍兮为像，金容玉质之姿，窈兮有精，混一会三之致。因为观境，则开众妙之门，果用成德，乃极重玄之道。《道经》云：三者不可致诘，故混而为一。《洞神经三环诀》云：精、神、炁也。

《释名》云：三一者，精、神、炁，混三为一也。精者，虚妙智照之功；神者，无方绝累之用；气者，方所形相之法也。亦曰希、微、夷。希，疎也；微，细也；夷，平也。夷即是精，希即是神，微即是气。精言夷者，以知万境，均为一照也；神言希者，以神于无方，虽遍得之，甚疏也；气言微者，以气于妙本，义有非粗也。精对眼者，眼故见明，义同也；耳对神者，耳空故闻无，义同也；鼻对气，触于体，义相扶也。

孟法师云：言三言一，不四不二者，以言言一即成三也。今谓明义，各自有宜，少多非为定准，如六通四达，岂止三耶！若教之所兴，无乖此说。然三义虽异，不可定分，亦一体虽同，不容定混。混亦不混，故义别成三，分不定分，故体混为一。混三为一，三则不三；分一为三，一则不一。不三而三，不一而一，斯则三是不三之三，一是不一之一。不三之三，非直非三，亦非非三；不一之一，非止非一，亦非非一，此合重玄之致也。

出体之义，略有四家：

一者大孟法师解云：三一之法，以妙有为体，有而未形，故谓为妙，在理以动，故言为一。引经言：道生一。又云：布气生长，裁成靡素，兼三为用，即一为本。今不同此，果法若起，故非未形之妙。经云：生，岂是常在之本！

二者宋法师解云：有总有别，总体三一，即精、神、气也；别体者，精有三智，谓道、实、权；神有三宫，谓上、中、下；气有三别，谓玄、元、始。今谓此判三一之殊，非定三一之体。

三者徐素法师云：是妙极之理，大智慧源，圆神不测，布气生长，裁成靡素，兼三为义，即一为体。此解虽胜，语犹混通，未的示体，如极理之与大智，此即是境智之名；慧源之与裁成，即是本迹之目。故未尽为定也。

四者玄靖法师解云：夫妙一之本，绝乎言相，非质非空，且应且寂。今观此释，则以圆智为体，以圆智非本非边，能本能迹，不质不空，而质而空故也。今依此解，更详斯意者，既非本非迹，非一非三，而一而三，非一之一。三一既圆，亦非本之本，非迹之迹。迹圆者，明迹不离本，故虽迹而本；本不离迹，故虽本而迹。虽本而迹，故非迹不迹；虽迹而本，故非本不本。本迹皆圆，故同以三一为体也。三一圆者，非直精圆，神气亦圆。何者？精之绝累即是神；精之妙体，即是气；神之智，即是精；气之智，即是精；气之绝累，即是神也。斯则体用圆一，义共圆三。圆三之三，三不乖一；圆一之一，一不离三。一不离三，故虽一而三；三不乖一，故虽三而一。虽三而一，故非一不一，亦虽一而三，故非三不三。三一既圆，故同以精智为体，三义并圆，而取精者，名殊胜也。

义有九条，用有五迹。义九条者，三一各三，合成九义：精有三，正、实、权也；神有三，空、洞、无也；气有三，始、元、玄也。精三者，具如境智科解；神三者，无是豁然之名；洞是通同之目；空是虚容之理也。气三者，《正一经》云：太无变化，三气明焉。黄气为玄，白气为元，青气为始也。论其相生者，正智生实智，实智生权智，无生于洞，洞生于空，空生于始，始生于元，元生于玄也。然自一之三，从三至九，千应万变，同归本一，不殊而殊，殊而不殊也。用五迹者，《洞神经》云：大道无极，极乎自然，变化无极，其中要妙，三五八九。三者，精、神、气也。五者，精有二君，精、气也；神有二君，神、炁也；精有二君，赤气名曰太阳，化为元阳子丹，变为道君，是二君也；神有二君，赤气变黄，名曰中和，变为老子，又为黄神，是二君也；气有一君，黄气变白，名曰太阳，变为太和，是一君也。以五当法，体义不分，二分三一之变，有此五君。以三就五为八，三内有一成九也。斯亦一途应用，示此五身，然化迹多端，尘沙莫辩。

孟法师云：用则分三，本则常一。今解论其正意，体一义三，本迹而言四句变九。四句者，一者本一迹三；二者本三迹一；三者本迹俱三；四者本迹俱一。本一迹三者，妙本圆一，分应开三；迹一本三者，应气为一，本体俱三。第三、第四两句者，望前两句不知本迹不殊，故同三同一，其义具显前章也。九变者，三一之化，号精、神、气。精、神、气中，又各相生，三三相续，遂为九变。故从一之九，从九反一。《上元真书》云：一曰源一；二曰元一；三曰太一；四曰玄一；五曰真一；六曰雌一；七曰雄一；八曰三一；九曰正一。源者，至道之根，众妙之本；元者，众善之长，万法之先也；太者，极大之名，包含为德；玄者，不滞为用，妙绝高虚也；真者，去假除惑，即色皆空也；雌者，安静柔和，观空照实也；雄者，刚动能化，方便善权也；三者，精、神、气也；正者，治邪灭恶，去暗就明也。此明至道垂迹，有此九条，摄会归本，同为一致。故《三天正法》云：从九返一，乃入道真。《辩教》曰第一出众经不同。

孟法师云：涉学所宗，三一为本。故七部九结，皆有图术，今列如下：

第一，洞真三一上元泥丸宫，天帝、帝卿；中元绛宫，丹皇君、辅皇卿；下元丹田宫，黄庭元王、保镇弼卿。出《三元真一经》；

第二，洞玄三一治三丹田，元先、子丹、元阳子也。出《太上真一经》；

第三，洞神三一南极老人，中极道元，北极玄妙。出《洞神太上三一经》；

第四，皇人三一始青、元白、玄黄。出《皇人秘旨》；

第五，太清三一赤子、真人、婴儿。出《太清上中经上卷》；

第六，太平三一意神、志神、念神。出第一卷自占盛衰法；

第七，太玄三一夷、希、微。出《太存图》及《道德经》；

第八，正一三一闿、阘、阘。即治三元；

第九，自然三一虚赤光、元黄光、空白光。

合有九经，所明三一，并治三宫，其条守体仪，具如彼经所辩。然洞神所出三一之变，亦云精、神、气、虚、无、空等、具如彼经第十三卷所明也。今三一者，神、气、精；希、微、夷；虚、无、空。所以知此为三一者，以其明义圆极故也。昔正一、三一等，是以其明义浅迹故也。

《升玄经》太上告道陵云：汝昔所行，名为真一道者，是则阴阳之妙道，服御之至术耳，非吾所问真一，此昔教也。下文云：汝以堪受吾至真平等要诀无上妙经，乃至第四辩不一之一，此之教也。其外六经所辩三一，既不彰言辩空，而但为气观之境，可属于昔。故涓子修上清，仅得地仙而已。若言三气三色，并是界外之事。三洞三一，本意皆为入空，此则摄属于今也。能伦圣教，本不有无，何曾今昔！故可九经所辩，皆不有无，并非今昔，但逐物情，不了滞教，为昔物情，若悟晓教成今也。更二义往分今昔，一就大小乘分，二就因果义分。大小乘分凡有三义：一约定有分；二约偏并分；三约待绝分。定有者，昔小乘以三一为定境，义极于有；今大乘，以三一为智慧，义在于空。何者？昔小乘，入定则舍于有，故在空之时无复三一也；今大乘，为观群色是空，故虽于空，不失三一也。故《洞神经》释守三一云：知守虚无空者为大乘也，守神炼形为中乘；守气含和为小乘也。二偏并者，昔小乘学偏，今大乘能并。小乘舍色入空，故不能并；大乘即色辩空，故能并也。三待绝者，昔因三一以入于无，得无之时，谓为真一，此之无一，犹对于有之无，是为挟二，故为待也；今之三一，即体非有，亦复非无，非有非无，故无所挟，既无所挟，故为绝也。二就因果义分，亦有三义：一约近远别，二约方便究竟别，三约常无常别。一约近远者，昔以三为气，观果则近极三有，今以一为神，观果则远极道场，故极果圆智成，今三一义如前也。二约方便究竟者，昔开方便，果极三界，今开究竟，故果极常一，故《升玄经》云，是为究竟？究竟者，功业成，罪行毕，则常一也。三约常无常者，昔三有之果，为灾所成，故是无常；今一常之果，疑然不动，故为常也。

金阙帝君五斗三元真一经口诀

涓子受之东海青童君。至春分日夜半时，起坐东向，冥目，存身中三宫、三一、三卿及我合七人，我在中央也，俱乘紫气之烟，共登北斗阳明星。阳明星者，北斗之东神也。于是存入星中共坐，吞紫气三十过，行之久久，自见阳明星东元太上宫，宫中有青玄小童，授子真光也先当存北斗星，紫炁大如弦，从上直流我前，然后乃存三一也。

周君口诀云：存七真人并北斗七星，而共登阳明雁行，我居中央也。巾七星者，以魁覆头，杓柄前指也，我存吞紫气三十过而咽之也；又思三一、三卿并同吞之也。吞毕，更存七真人缘向从紫气空中来下，还兆三宫中。良久心祝曰：

三尊上真，太玄高神。阳明主春，万童开门；丹元主夏，朱紫含烟；阴精主秋，天威六陈；北极主冬，万邪塞奸。五土乘王，戊己天关，所指皆灭，所向莫干。炼我七魄，和我三魂，生我五脏，使我得真，登飞上清，浮景七元，长生顺往，啸吟千神。毕，亦可眠存之，四节共此一咒尔。

夏至之日夜半时，起坐南向，冥目，存我身中三宫、三一、三卿及我合七人，我在中央也，俱乘紫气之烟，共登北斗丹元星。丹元星者，北斗之南神也。于是存入星中共坐，吞紫炁三十过，行之久久，自见丹元星南极太上宫，宫中有朱阳灵妃，授子绛书、宝衣也。

秋分日夜半时，起坐西向，冥目，存我身中三宫、三一、三卿及我合七人，我在中央也，俱乘紫炁之烟，共登北斗阴精星。阴精星者，北斗之西神也。于是存入星中共坐，吞紫炁三十过，行之久久，自见阴精星西元太上宫，宫中有白素少女，授子玉章虎书也。

冬至之日夜半时，起坐北向，冥目，存我身中三宫、三一、三卿及我合七人，我在中央也，俱乘紫烟之烟，共登北斗北极星。北极星者，北斗之北神也。于是存入星中共坐，吞紫烟三十过，行之久久，自见北极元星北元太上宫，宫中有玄精真人，授子金书秘字，三五顺行。

六月一日或十五日，令与秋分、夏至日相避也，夜半时，坐西南向，冥目，存身中三宫、三一、三卿及我合七人，我居中央也，俱乘绛、紫、青、黄，四烟之烟，共登北斗天关星。天关星者，北斗之中神也。于是存入星中共坐，并临目，各吞四色气各十过，先吞绛气，以次行之。久久自见天关星中元太上宫，宫中有太上威真，人授子灭魔符、镀邪钺、黄衣兵箓。

八节日各守八日耳，以节日夜半为始，余唯存在三宫中安坐而已。据精想，使有至仿佛耳。

守五斗真一经口诀

道士志学，山林隐静，久遁岫室，远迹人间，为之者益精，而神速至也。或多不知推算度分数，作历日也。如不知历日之道，则二十四气、八节之日，不可得知；又复不能年年出入世间，寻问求写，亦是学人之疑也。今谨按北帝自然之经云：法用正月三日，当立春；二月十五日，当春分；四月一日，当立夏；五月十六日，当夏至；七月七日，当立秋；八月二十二日，当秋分；十月五日，当立冬；十一月十一日，当冬至节。山林道士，当用此法。若晓外历日之八节，自宜按之。历八节，盖璇玑之正度，万真灵仙神明朝宴之日也；北帝自然发月数之中日；二景气相随之日，亦大吉时也，宜以修道建思，并而论之，吾从唯一。

外国以月一日为建，二日为除，以次数之。今穷山无历日，此乃可用。

匈奴国以正月一日为甲寅，朔六甲周而复始。正月小，二月大，三月小，四月大，五月小，六月大，七月小，八月大，九月小，十月大，十一月小，十二月大。若穷景深林，外迹名绝者，亦当按此可也。

每至建日，或月一日平旦，存三一从己三宫中出，坐己前，乃心起再拜，若如见之，仿佛在目，心咒曰：

天尊三帝，守我命门，出游虚中，六气互分，养我五神，正我三魂，五脏自生，长生飞仙。毕，又存从虚中还三宫。良久，咽液三十过，十过为良。夜当见三一及三卿也，或梦见白鸟、白鹄、白虎、金玉之物，皆三一之化景示象也。如此守之勿殆，则相见之象也，对面之渐也。每至除日夜半时，密起北向，仰视北斗七星之内象，见三一从辅星中下来，入己三宫中。毕，还寝，精思存之，仿佛似见，乃微咒曰：

太上天辅，三帝所游，三卿扶持，与真合俱。下入我身，安寂坐无，吐精灌形，魂魄和濡，使我飞仙，云车行浮。毕，咽液二十七过，月取一除日尔。

每至开日夜半时，起坐东向，去巾亦可散发，更梳栉结之结令通，良久，毕，祝曰：

上元三真，真中婴儿，散发开烟，上通天台，泥丸坚凝，与天同时，使我飞仙，交行洞台。毕，咽液十九过，毕，乃巾而寝，精思存三一、三卿，各安其宫，帝与卿相对而坐；存三一呼气宫中三十过，己存时亦自呼气三十过也。呼者，开口吐气之谓也。其时亦当觉一体热，则和神凝魂之验也。存三一，皆当临两目，内视神宫也。

存一之道，使太上三素气见三宫中。三素者，紫、青、绛三沓色炁也。紫在上也，则存守三一在其中，目想见北极紫房、玉宫，使天官序列，思我将在帝前对坐，所乞所求，乃心拜焉。太上，是上清之帝，极贵者也；北极紫房，帝之房耳。亦存己三一，与帝谕；飞真生生之道。

凡临盛馔，皆正心存一，目想一先饮食，然后兆乃食之也。常如此，则邪气远退，真气来前。饮食毕，心祝曰：

百谷入胃，与神合气，填补血液，尸邪亡坠，长生天地，飞登金阙，役使六丁，灵童奉卫。

守一之法，以甲午、甲辰、甲寅日夜半，扫除静寝之庭，方圆一丈，布席烧香，北向再拜，亦可心拜而已。因仰视北斗七星，使紫炁从斗中出入兆身中三宫之内，北向接手两膝上，心存三一、三卿，与兆俱乘紫气上登太极。太极，北极星也。存令忘身失体，恍焉如升天之状。如此，则仙道近矣。仙人谓之大静也。阴雨可于寝床上为之，亦可预作坛于盛处，使方圆一丈，篱四面，使高数尺，至日常当修之，此大静之道也。

守一之法，道当伺月初出时，向月再拜，毕，心祝曰：

太阴玄精，明月夫人，初生流光，照我三宫，神仙上飞，高游八方，所向所愿，皆与福会。

守一之道，常存七星覆头上，柄指前。如此，百邪之不干，凶气之灭亡，要诀也。

守一人忌食五辛、猪犬肉、履产妇家、甲子日。思存又忌大醉及诸殗臭，皆避而慎之，遣之勿疑矣。又勿抱婴儿，大不可耳，不与人共衣履、同床席，而存一也，思真静神，念道招灵，皆欲别处，非徒此事而已。

后圣金阙帝君，昔受《三元真一经》、《太极帝君真符》、《五斗真一经》、《太一帝君宝章》，凡此四诀，以传仙人涓子，涓子钓河川获鲤鱼，剖得青玉函，发视获二符、二经法是也。此太上内隐法，地真之上道，亦得朝宴上清，游盼太极，飞遨崆峒，寝息昆仑矣。

三一九宫法

夫三一者，乃一身之灵宗，百神之命根，津液之山源，魂精之玉室。是以胃池体方以受物，脑宫员虚而适真。万毛植立，千孔生烟，德备天地，混同太玄，故名曰泥丸。泥丸者，形躯之上，神所居也。兆唯知吞炁咽津，鸣齿纳液，不知此所因者，乃泥丸之末流，脑家之边枝尔。

今将告子三一之诀，上真之妙法也，闭口奉修，慎勿宣传，负违盟誓，身没鬼宫，考延七祖，长闭河源。两眉间却入一寸，为明堂宫；却入二寸，为洞房；却入三寸，为丹田；丹田直上辟方一寸，为玄丹脑精泥丸魂宫也。

明堂宫左有明童真君，右有明女真官，中有明镜神君。明童真君，讳玄阳，字少青；明女真官，讳微阴，字少元；明镜神君，讳招精，字四明。此三君共治明堂宫，并著绿锦衣，腰锦裙，带四玉铃，口衔玉镜，镜铃并如赤玉也，头如婴儿形，亦如之对坐俱向外面，或相向也。此明堂之道也。若道士恐畏，存三神使鸣玉铃，声闻太极，使口吐玉镜，赤光令万丈。存之俱毕，因三呼三君名字，叩齿九通，则千妖伏息，万鬼灭形也。若道士饥渴，亦存三君，并口吐赤炁使灌己口中，因吸而咽之，须臾而饱也。若道士夜行，暗不见路，又存三君，使口出火光照前，须臾路自朗明也。若行凶处，厄难之中，有刀兵之地，急存三君，使鸣玉铃，精而想之，敌人自然心骇意慑，不复生害心也。若道士欲求延年不死，及疾病临困求救而生者，当正心安寝，存明堂三君，并向外长跪，口吐赤炁，使光贯我身，令匝我口傍，咽赤炁无数，当闭目微咽之也。须臾，赤炁绕身，都变成火，火因烧身，与火共作一体，内外洞光，良久乃止，名曰日月炼形，死而更生者也。又暮卧常当为之，则必长生不死也。又数存咽赤炁，使人颜色返少，色如童女，此不死之道，明堂之要诀，毕也。且起皆咽唾三十过，以手拭面摩目以为常，存唾色作赤津液。

洞房中有三真，左为无英公子，右为白元君，中为黄老君，三人共治洞房中，此为飞真之道，别自有经，事在《金华经》中。

丹田宫有上元真一帝君、帝君之卿合三人，共治丹田宫，守三元真一之道是也。此真地之要路，控乘龙车之经也。天真多官位，乐欲为地真人，地真人隐遁于官位，不劳损于朝宴，故从容任适，随时而游，坐七舆以造步四炁也。至于天真，虽差阶小异，俱一真矣。地真人亦各安其所之，不愿为云中官也。

流珠宫有泥丸太一真人，在丹田后却入一寸为流珠宫，流珠真神自别有经，司命之所行也，其道妙大，发誓用珠帛结盟，乃能付之。此经三百年一传，满五授止，不得复出。此太极公卿司命之道也。

玄丹宫在丹田之上，正方一寸，紫房绿室、朱烟满内，其中有泥丸太一真君，治玄丹之宫。太一真君，貌如婴儿始生之状，坐在金床玉帐之中；著紫绣锦衣，腰带流火之铃，流火之铃者，无质而赤光，动之声闻十万里，盖上清中太一真人之宝铃也；左手把北斗七星之柄；右手把北辰之纲，北辰者，北极不动之星，谓之为辰纲也；正坐玄丹宫向外，左右无侍者，所以名之为太一真君也。且夕守诸三一，讫，独后乃末存之，末存之者，先造其轻，后行其重也。

夫头有九宫，请先说之。两眉间上，其里有黄阙紫户、绛台青房，共构立守寸之中，左右耳守寸。左面有绛台，右面有黄阙。其九宫真人出入，皆从黄阙、绛台中间为道，故以道之左右置台阙者，以伺非常之炁，伺迎真人往来也。紫户大神，名平静，字法王；青房大神，名正心，字初方，形并如婴孩，各服衣如其方。房户之神，手执流金火铃。守寸者，却入三分，名为守寸也。暮卧及旦存思之时，先存二大神，仿佛存见，仍呼其神名字。毕，微咒曰：

紫户青房，有二大神，手把流铃，身生风云，侠卫真道，不听外前，使我思感，达利灵关，出入利贞，上登九门，即见九真，太上之尊。祝毕，乃可存思三一洞房，九真诸要道也。守寸二大神，唯听九宫中真官，在九宫内者，出入耳目，上帝信命及玉童灵真，往来诸帝轩，二大神听以进，其余非真，此二大神皆不听进也。此中黄太一法度也。于是赤子帝君，乃命两耳神娇女、云仪使引进之，故人觉耳鸣者，外使入也。云仪时扣磬钟，以闻九宫，使知外人来入，令警备也。磬钟者，是今耳鸣之声音也。其闻之者，错手掩耳而祝曰：

赤子在宫，九真在房，请听神命，永察不祥，太一流铃，以灭万殃。祝毕，以手拍耳门二七遍，毕，当觉面热，即佳候也。若觉头项颈间索索寒者，恶气入也。当急卧，临目，内存玄丹宫

太一真君，以流火之铃，焕而掷之，恶气即出身外，火光亦随之在后，炯炯然以照已一身。良久，平复也。其明堂、洞房、丹田、流珠四宫之经，皆神仙为真人之道传于世。其玄丹宫经，亦真仙司命之要言，四宫之领宗矣。此一经，须太极帝君告可与乃与之也，亦时出授尔。

凡合五宫之道，行乎世上，有真名者，遭值之矣，自非骨相挺命，不闻此言也。又有玉帝宫，玉清神母居之；又有天庭宫，上清真女居之；又有极真宫，太极帝妃居之；又有太皇官，太上君后居之。此四宫，皆雌真一也，道高于雄真一也。并有宝经，以传已成真人者，未得成真，非所闻也，雌真一之要，亦自不授之矣。太上所以出极八景，入骖琼轩，

玉女三千，侍真扶辕，灵妃侠唱，神后执巾者，寔守雌一之道，用以高会玄晨也。此太上之宗根，虚皇之所传也。此四宫，人皆有之，但不修此道者，宫中空耳。夫不尽修于九宫，九宫者宫中亦空尔，非但雌家而已。至于丹田宫中，常有帝君，守寸常有大神，不复问之，须修乃见在宫中尔。修之者神仙，不修者以寿死矣。雌雄一神者，男女并可兼修之，无不在也，唯决精苦之至，乃获益矣。

守玄丹太一真君之道，暮夕静寝，去诸思念，卧坐任意。先存北极辰星，紫炁来入己玄丹宫中，须臾满宫，溢出耳外，使匝身通洞内外，与紫炁合体。毕，又存日来，入玄丹宫中，日满宫内，在紫炁中央，望视如暗中视火珠之状。毕，乃存上清中黄太一真君，从北极紫炁中来，下入玄丹宫日中坐，君讳规英，字化玄，衣貌色服如上。又存己一身，忽然升上入玄丹宫日中，在太一真君前对坐，服色任意，因心起再拜。稽首膝前，问道求神仙长生，随意言之。因存乃吞紫炁三十过，次咽液三十。毕，又存北斗七星，内有一赤炁大如弦，径下直入玄丹宫中，于是太一真君，及己俱乘日入行赤炁道中，直上诣北斗魁中，寝息良久，自因此寝也，亦即有真应。十四年行之，则与太一同游，俱到七元纲也；十八年诣上清宫，受书佩符，役使玉童、玉女各十八人。一夕一存之，唯数而已，勿令脱夕。亦可专修此道，不必须守三一也，兼之益精，致感速尔。月一日、三日、七日、十一日、十五日夜半之时，存玄丹宫太一真君，正坐向外，口吐青炁，下入我口中，我随咽之，凡五十过。毕，乃咽液五十过。毕，微祝曰：

太一真皇，中皇紫君，厥讳规英，字曰化玄。金床玉帐，绣帔锦裙，腰带火铃，斩邪灭奸，手把星精，项生日真，正坐吐炁，使我咽吞，与我共语，同宴玄丹，炼灌七魄，和柔三魂，神灵奉卫，使我飞仙，五脏自生，还白童颜，受书上清，司命帝君，所愿所欲，百福唯新。又存己上入宫中，在太一前寝息，因以取眠，亦当梦感妙应矣。日为此而数精至，即相见之阶渐也。

四宫雌一内神宝名玉诀

凡学上真之道，而不知雌真之一内名，亦万不得仙也。学者受师口诀，然后奉行，每以正旦月朔，太岁本生之日，入室东向思存：

玉清神母，姓廉名衔，字荒彦。长九寸九分，著玄黄素灵之绶，头戴七称珠玉之髻，冠无极进贤之冠，居无上之上，太极珠宫，七宝府，五灵乡，玄元里，下治兆身玉帝宫中。

上清真女，姓厥名回，字粥类。长六寸六分，著青宝神光锦绣霜罗九色之绶，头戴玉宝飞云之髻，冠玄黄进贤之冠，居无上之上，昆仑太幽中宫，明堂府、九光乡、大化里，下治兆身天庭宫中。

太极帝妃，姓玄名虚生，字伯无。长七寸七分，著玄罗流光五色凤文之绶，头戴七宝玄云之髻，冠无极进贤之冠，居元景之上，太清极玄宫中，玉房府，三丹乡，丹元里，下治兆身极真宫中。

太上君后，姓迁名含孩，字合延生。长三寸三分，著七宝飞精玄光云锦霜罗九色之绶，头戴九玄玉精颓云之髻，冠玄黄无极三宝玉冠，居太清九玄之洞，无极真宫，丹精府，云光乡，玄玄里，下治兆身太皇宫中。

行玄丹之道，守三一之诀，当常存四宫雌真一之神，衣服、形影、名讳、乡居所在，此宝经之上篇以传见成真人者。始学不得参问其要，素灵所秘，不行于世。凡受上真之法，《三宝神经》虽通灵究幽，不知雌真一之法，亦万无成矣。故太上标其重禁，格于轻泄，不载于纸墨。有者宜审实内心，然后受焉。每以正旦月朔，及太岁本生日，沐浴清斋烧香，入室东向，存思四宫雌真一之神，乡居、姓名、服色、长短，如上法。毕，当叩齿十六通，祝曰：

太阴真神，号曰女灵，含景九玄，乘真隐冥，日吉天朗，告斋上清，心念目瞩，洞鉴神形。还守宫宅，玉华芳盈，五色变化，流黄紫青，运致飞霞，上造帝庭。毕，咽气三十六过，止。如此，则九年面生玉华，金真映光，神见躯形，与兆共言。子既见神，心知而已，慎勿妄传也。

此四宫雌真一之神，是天元始生之阴官，受号帝妃也。始其元气未立，五政未开，光景未通，气极虚无，无上无下，无外无内，无左无右，无前无后，太上之元精，玄始之妙真，虚极之先，结气而凝，混化万物，天地得存，皆由于四真也。能有至心存思者，千龄不知老，九天之中，万神同寿也。

金阙帝君三元真一经诀

涓子受之东海青童君。太上曰：真人所以贵一为真者，上一而已。一之所契，太无感化；一之变通，天地冥合。是以上一为一身之天帝；中一为绛宫之丹皇；下一为黄庭之元王，并监统身中二十四炁。炁以受生，生立一身，上应太微二十四真，真炁徊和，品汇成形，玄神混分，紫房杳冥。

夫气者，结虚烟而成神也；神者，托三一以自生也。变化者，三一之所造，得化者，皆由神之自隐，混黄相成，得玄之极，故三一元君，各有真炁。真炁结成，自为千乘万骑，云车羽盖，常以内入紫宫，以登玉清，列录元图，化胞保胎，三一养身，得为真人，飞行九霄，受事高上。所以，一之所济者，乃生乎天地，非但行飞蠕、动小事而已。子若能守之弥固，则精应感畅，精应感畅则三元可见，三元可见则白气郁变，白气郁变则混分自生，混分自生则千乘万骑，忽然至矣。于是羽盖可御，云车可乘，白日升天，上造太微，实三一之玄功，精感之所会也。太微中有二十四气，混黄杂聚，结炁变化，有时忽尔而分，觉然而生也。化炁中有二十四真人，结虚生成，不由胞胎，皆三一帝皇之神炁，所以致分道变化，托玄立景矣。既能守身中三一，则天上太微中三一帝皇之真君，而降见于外，与子面言矣。身中复有二十四真人，亦身精光爽炁，所分化而变万化，若云车来迎。合炁晨景，以登太微，二十四真人俱与身中神明，合宴于混黄之中，共景于紫房之内，托形炁于千涂，回老艾以返婴，改死籍于北酆，寿长存乎帝乡，出入玉清，寝止太微。又兼行帝一、太一、五神，及三五七九之事，兼行之者，一神之感易致也。紫房须守一为根本，守一须守紫房为华盖。故三一、三素相须也；而紫房、六合相待也。虽其居不同，而致一之用俱济也。子善思而存之，则三一之事毕矣。若单得受一道者，则三元不备。但注心于一，亦可长生不死，得入太清而已，不得游宴太极，北登上清之宫也。上一，真帝之极也；中一，真皇之至也；下一，真王之妙也。天皇得极，故上成皇极；地皇得至，故上成正一；人皇得妙，故上成众妙之君。三皇体真以守一，故一无藏形；仙人寻真以求一，故三一俱明，一无藏形，其真极也。三一俱明，得一而明已。其真既极，三一既明，得一而生也。夫真守一者，当令心寂神凝，体专求感，所以百念不寻，精意不散，但三月内视，注心一神，则灵光化生，缠绵五脏。若其注念不散，专炁致和，由朴之至也，得一之速也。若华伪僭起，竞心乱生，故一不卒见，神不即应，非不卒见，即应由存之者，不专思之者，不审是故，积年之功，罔有仿佛也。若能心济远感，纵心无劳，亦必三月之精思，与一混合者也。

太上告曰：三元者，九天之玉真，太上之正道也，胎根之所生，六合之所存。故正一大道，以出真帝，正道玄真，以生大神，离合五化，万化忽成，三元解变，则一之所生也。故变气布结，神得以灵，众真归一而玄功成焉。此正道之宗祖，元气之根始也。散之于无，则白气杳合；养之于形，则长生永久。夫三一之法，观道备于三元。其道奇妙，总括灵篇，天人仙皇，握宝神经。第一之诀《大洞真经三十九章》，第二之诀《雌一合变大有妙经》，第三之诀《洞真玄经》，三五七九，号太上素灵。是故上一帝君宝《洞真经》，中一丹皇宝《雌一大有妙经》，下元一王宝《太上素灵洞玄大有妙经》，此之三文，真道之至精，一神之玉章，并是天真之禁诀也，高上之秘篇。兆守三一，得吾三经，即能乘云，上升太清，洞观无穷，游宴紫庭，微哉深矣！难可文宣。守一所生，三一见矣。既见三一，可求此经，当必授守三一之法，皇天上清，金阙帝君，真书之首篇，众真之妙诀。子而守一，一亦守子，子而见一，一亦见子。一须身而立，身须一而生，子身进退，千端万事，常当念一。饮食念一、喜乐念一、哀戚念一、疾病念一、危难念一、履水火念一、乘车马念一、有急念一、人之念一，举止瞩目念亦多矣。思念必专，不专无冀矣。患人有志不固，固不能久；知一名字而不能守，守不能坚志，志不能苦。思念无极，多有夸心，不能常守，故三一去则正气离失，失正气者故气前，故气前死日近也。俗人学道，多寻浮华，不信真一为贵，初有其志，后必变败。由用志不一，邪气来入故也。守一之戒，戒于不专，专复不久，久不能精，精不能固，固而不常，则三一去矣，为空宅尔，空宅无主，其身安久矣。

太上告曰：气结为精，精感为神，神化为婴儿，婴儿上为真人，真人升为赤子，此一真之旨也。天有三玄，谓日、月、星也，亦为三精，是用长生；人有三宝，三丹田也；亦为三真，是用永存。《灵宝经》曰：天精、地真、六宝常存，此之谓也。两眉间上，却入一寸为明堂、却入二寸为洞房、却入三寸为丹田泥丸宫。却入者，却就项后之背向也。丹田泥丸宫，正四方，面各一寸，紫气冲天，外映照九万里，北斗七星以魁为盖，以杓柄前指，外向也，变化大小，飞形恍惚，在意存之。上元赤子居中，在斗盖之下，赤子讳凝天，字元先，位为泥丸天帝君，其右有帝卿一人，坐相对，是齿舌脑之精神化而生也。上入为帝卿君，讳肇精，字玄生，此二人共治泥丸中，并著赤绣华衣，貌如婴孩始生之形。天帝君执上清神虎符，帝卿执《大洞真经》，坐俱外向或相向也。内以镇守泥丸、面目、齿舌、两耳、鼻、发之境，外以振威六天万鬼凶恶魔也。三魂七魄五日一来，朝而受事焉。心为中丹田，号为绛宫，镇心之中央，正四方，面各一寸，朱烟参天，外映照三万里，变化恍惚，在意存之。中元真人居其中，讳神珠，字子丹，位为绛宫丹皇君，其右辅皇卿一人，是五脏精神之结化也。入绛宫为辅卿，讳光坚，字四灵，此二人共治绛宫中，并著朱锦衣，貌如婴儿始生之形。丹皇君左手把《太清经》，辅卿君执《大有妙经八景章》，坐俱外向或相向也。内则镇守筋骨、五脏、血肉之境，外以震折万邪之不祥，养炁安神，长生久视，飞仙太霄。三魂七魄三日一来，朝而受事焉。脐下三寸，号命门丹田宫，下元婴儿居其宫，四方各一寸，白气冲天，外映照七万里，变化大小，飞形恍惚，在意存之。下元婴儿，讳胎精，字元阳，位为黄庭元王，其右有宝镇弼卿一人，是津气津液之神，结烟升化也，入在丹田宫。弼卿讳归明，字谷玄，此二人共治丹田下元宫，并著黄绣罗衣，貌如婴孩始生之状。黄庭元王左手把太白星，右手执《玉晨金真经》，弼卿执《太上素灵经》、九庭生景符，坐俱向外或相向也。内以镇守四胎、津血、肠胃、膀胱之腑，外以消灾散祸、辟却万邪。三魂七魄一日三来，朝而受事于王矣。

守一之法，立春之日夜半之时，正坐东向，服气九过，咽液三十五过，毕，乃存北斗七星冉冉来下我顶上，却向天以杓柄正向，前指东也。存阴精、真人二星，亲泊头顶上，阳明、玄冥二星，却在上也；阳明、阴精二星，在后面；玄冥、真人在前面。于是仿佛存念位定。又思三一之尊君，忽见变生，共出在斗魁之中；须臾，三卿君复坐如三尊，须臾，见六人俱登玄冥，纲行东去，达天关而止，俱向我口。又存见上元手扶上卿；中元手扶中卿，下元手扶下卿也。我乃咽气一通，良久，上元二人从气中来，入我口，上升还泥丸宫。次咽气一通，良久，中元二人从气中来，入我口中，归绛宫；次咽气一通，良久，下元二人从气中来，入我口中，归绛宫。次咽气一通，良久，下元二人从气中来，入我口中，咽入下丹田中。存天关星，令去口七尺，星在口前，三元入我三宫中。都毕，乃精念真一，各安所在，坐卧思之在心，心有所愿，事事心启之。所求者，亦心启求之。存思惟令静寂，若寝室内，昼日亦可存思。

立春存三一，东向，如立冬精思；

立夏存三一，南向，如立春精思；

立秋存三一，西向，如立夏精思；

立冬存三一，北向，如立秋精思。

存思三一，各安其宫。毕，乃微祝曰：

五方命斗，神致七星，三尊凝化，上招紫灵，六神徘徊，三宫丹城，玄通大帝，下洞黄宁，天真保卫，召引六丁，神仙同浮，乘烟三清，四体坚炼，五脏自生。

八道命籍

《八道命籍》，一名《八间》，一名《八达》，又名《八解缠绵释结谢罪延福妙经》。太素三元君受于自然之章，封于太上灵都紫房之内，金章玉华三百人侍卫典香，东海小童、四极真人、西城王君封于峨嵋之山西室之中，万劫一传。有玄名帝简紫、字青宫玉藏之人，千年之内听得三传。上学之子不得此文，虚困山林，终不得道。所谓八道者，日月四时八节所行也。日行赤道，月行黄道，黄赤二道，阴阳之所恒行。至于立春、春分日，月行青道二；出黄道东立夏、夏至日，月行赤道二；出黄道南立秋、秋分日，月行白道二；出黄道西立冬、冬至日，月行黑道二，出黄道北此八道也。日月行八道之日，各有变化。翾飞蠕动，含炁之流，草木飞沉，随缘感应，改故易新，轻者或更重，重者或更轻，善恶回换，炁象之运，自然而然。上学真人，因变行化，习吉除凶，进善黜恶，申明弃暗，入正治邪，练伪成真，厉思登圣。其法高妙，兹道玄通，故曰八达，至极无穷矣。

一道命籍，立春清朝北望，有紫绿白云者是太上三元君三素飞云也。正存之，叩头搏颊各九，心礼四拜，再密咒曰：

曾孙名今日幸遇三元君出行，愿得长生，侍给轮毂。余所言随人意也。某病乞瘥，某厄乞度，某灾乞消，某事乞果，三见云輿白日升仙，不须复存思千百所施为，行此必有仙录，是故谓之八道命籍也。

二道命籍，春分夜半子时东北望，有玄青黄云是太微天帝君三素云也，存思密咒皆如上法。

三道命籍，立夏清旦北望，有紫青黄云者是太极上真君三元内宫真人三素云也，存思密咒皆如上法。

四道命籍，夏至清旦南望，有赤白青云者是扶桑大帝君三素云也，存礼密咒皆如上法。

五道命籍，立秋清旦正西望，有白赤紫云者是太素真人天皇白帝君三素云也，存礼密咒皆如上法。

六道命籍，秋分清旦南望，有素赤黄云者是南极真人上皇赤帝三素云也，存礼密咒皆如上法。

七道命籍，立冬清旦西南望，有绿紫青云者是上清真人帝君皇祖三素云也，存礼密咒皆如上法。

八道命籍，冬至清旦正东望，有朱碧黄云者是太霄玉妃太虚上真人三素云也，存礼密咒皆如上法。

上八道命籍之日月未至一二日，先沐浴烧香以待至日，依时出望，一食顷还室，阴雨则不望。非其日忽见此云，礼咒如上三倍，胜于其日也。凡先身今身、前世今世，罪结不除，谩谢不的，原恕赊迟，功行难进，魔试不知，多致退落，衰老易至，求升难期，一去长夜，幽苦未央。上学之士，悟此惊心，誓志仰慕，感玄彻灵，能得命籍，的断罪根，解释恶结，滋长善源，群邪不敢干，得真必速。谛念密修，即有验矣。

八道秘言

闲心静室，寥朗虚真，逸想妙观，腾跃玄人。苟诚感上会，精悟辉晨，亦将得见丹景之氛，三素飞云，八舆朱辇，紫霞琼轮，上清净昈，徊辔三元，高皇秉节，灵童攀辕，太素拥盖，南极临轩。于是冥光外映，濛蔚龙颜，象烛太虚，流逸七观也。子能见之，则白日升晨，不烦凝霜濯华，玄映金丹也。

一道秘言曰：以八节日清朝北望，有紫绿白云者是为三元君三素飞云也，其时三元君乘八轮之举，上诣天帝。子候见之，当再拜，自陈，乞得侍给轮毂之祝矣。三见元君辇者则白日升仙。

二道秘言曰：以八节日夜半东北望，有玄青黄云者是为太微天帝君三素云也，其时太微天帝君乘八景之举，上诣高上玉皇也。四见天帝之举者，则白日有龙举见迎而升天也。

三道秘言曰：以甲子上旬戊辰、己巳之日清旦西北望，有紫青黄云者是为太极真君真人三素云也，其时太极真君太极真人乘玄景绿举，上诣紫微宫。九见太极举者，则白日升仙。

四道秘言曰：以甲戌上旬戊寅、己卯之日清旦东北望，有赤白青云者是为扶桑大帝君三素云也，其时扶桑公大帝君乘光明八道之辇，上诣太微宫。七见之者，则白日有云龙见迎而升天也。

五道秘言曰：以甲申上旬戊子、己丑之日清旦正西望，见白赤紫云者是为太素上真白帝君三素云也，其时太素上真人白帝君乘翛条玉辇，上诣玉天玄皇高真也。十四过见之，则白日升仙。

六道秘言曰：以甲午上旬戊戌、己亥之日清旦正南望，有素赤黄云者是为南极上真赤帝君三素云也，是时南极上真赤帝君乘绛琳碧辇，上诣阆风台。十过见之，则白日升仙。

七道秘言曰：以甲辰上旬戊申、己酉之日清旦西南望，见绿紫青云者是为上清真人三素云也，其时上清真人乘玄景八光丹辇，上诣高上九天帝君。四见之者，则太一来迎，白日升仙。

八道秘言曰：以甲寅上旬戊午、己未之日清旦正东望，有朱碧黄云者是为太虚上真人三素云也，其时太虚上真人乘徘徊玉辇，上诣太微天帝君。十五见之者，则白日升仙。

上八道秘言，见者当再拜自陈如上法。三素云各自有色，色气上下相杳积，如所次说也。假令八节日见三元三素云者，则紫云在上，绿云次之，白云在下，共相杳也，子谨视之。上旬者，谓甲子之日初入月上十日之内有甲子日是也。非其时日而见此云者，亦当拜祝，则三倍于其日见也，他日效于甲子矣。行九真司八道之事者，则天人卫护，真皇守其命骨矣。夫非有仙名玉籍者，亦不能遇此经。见之者，皆玄书宿名，应为仙人，故也七百年内听得三传。施行此道者，勿令人犯其履屐，弄其巾褐也，七魄变成龙虎，守人地关，伏于屐履之下；三魂化成灵光之云，映其巾中。若有犯之者，则心震意惕，惕然自失，所以神亏魂散，精光翳滞也。常慎之侍书，有玉童玉女各七人，言白有经者之功过，摄万邪之不祥。若子视文，皆烧香于左右面也。传授之时，对斋四日，立誓委盟，为不漏不宣之约，须得其人，然后乃可付耳。违科负盟，七祖父母受拷于玄都地狱，身死下鬼，如四极明科。太虚真人南岳赤松子曰：此经或名《九素上书》，或名《太极中真玉文》，或名《八道金策》。按四极明科受书，皆立誓约盟不传泄，以代歃血割发之信验也。其受九真太上真文峱白素九十尺；其受八道秘言黄老隐法，赆素丝八两；其受太上镇生五脏云腴之法，峱金纵容珠二枚，以为闭密藏之誓。若有违盟泄露，如神州四极法。晋永和七年岁在辛亥十月四日丁巳夜，受刘君九真中经八道秘言，斋盟如法。

太上曲素五行秘符

太极左仙公撰

太上告后圣金阙帝君曰：元气分判，天地开张，阴阳贯位，三五成官，玄置六甲，化生五行，金木水火土，总御中元，以凭相生，混合成真。后学求仙，不知道源，徒劳存思，损疲形神，积涉无感，望道泯泯。夫欲寻本，当归其根，失根求生，万不得全。今欲抄集上皇玉文，出以相告，子择贤而传。其法宝秘，望不在言，可依明科承而奉焉。

太上五行秘文，与天地同生，混仙万真，总御神灵。天无五行，则三光不明；地无五行，则山崩岳倾；人无五行，则身朽零。故五行混合，相须而生，若有志心，当寻真名。既受其法，天地同根，呼魂招魄，保命役神，修之九年，克登上仙。夫受曲素诀辞，学上真之道，当知五行父母，真君内讳，存以招魂，召以制魄，魂魄长存，真神总归宫宅，备守形身，便得反于自知。若此，克遂游宴玉清，与凭合真矣。

凡修此道，当以甲乙之日入室烧香，东向存思甲父乙母二真之神。

父讳青婴，冠九玄碧宝玄冠，衣翠羽章衣，手执青精保命秘符；母讳浩先，头作颓云之髻，著飞青锦裙，手执化生丹霞符。二人以玄符授我身，便叩齿九通，咒曰：

真君父母，化生二灵，三五反真，与元合冥，外摄游魂，内固魄精，长居宫宅，无离我形，长与三元，同保玉清。毕，服符。又叩齿九通，咽液三过止。修此九年，洞睹无穷，彻视远闻，逆知吉凶。

丙丁之日入室烧香，南向存思丙父丁母二真之神。父讳枢户，冠朱阳通天宝冠，衣绛章之衣，手执朱明保身长存秘符；母讳纳灵，头作飞云之髻，衣丹罗飞裙，手执中原黄精秘符。来授我身，便三呼二真内讳，咒曰：

阴阳变化，二景生真，玉灵反魂，拘魄镇神，三五混合，无离我身，得保日月，三景齐晨。毕，服符。又叩齿九通，咽炁三过止。修此八年，真灵降见，云举来迎。

戊己之日入室烧香，向西南存思戊父己母二真之神。父讳长御，冠黄华三宝玄冠，衣黄章单衣，手执中元度命秘符；母讳来生，头生二角颓云髻，著黄锦飞裙，手执金兕自然秘符，来授我身，便三呼二真内讳，咒曰：

中元玄纪，摄御四方，化生五炁，混合帝房，拘魂御魄，与形合同，长保天地，历劫无穷。服符毕，又叩齿九通，咽液三过止。修此十二年，彻见八方，身化金光，乘虚太空。

庚辛之日入室烧香，西向存思庚父辛母二真之神。父讳启明，冠九元碧宝玄冠，衣素羽衣，手执素灵召神保命秘符；母讳德神，头作飞云之髻，衣素锦飞裙，手执玄阴生形上化秘符。来授我身，便三呼二真内讳，咒曰：

金精玄注，结炁九灵，流真混合，灌养身形，使我魂魄，安镇黄宁。饥食三元，渴饮玉精，乘虚驾浮，游宴紫庭。仍服符毕，又叩齿九通，咽炁三过止。修此六年，得驾景霄晨，出入紫房。

壬癸之日入室烧香，北向存思，壬父癸母二真之神。父讳朔灵，冠玄晨之冠，衣皂执单衣，手执通灵长命秘符；母讳法劳，头作颓云髻，衣玄锦飞裙，手执飞仙腾化秘符。来授我身，便三呼二真内讳，祝曰：

上有九元，化生阴阳，五行参差，金刚反强，三晨宝耀，冠我衣裳，五色流黄，天关开张，上升玉清，出入帝房。乃服符毕，又叩齿九通，咽炁九过止。修行五年，洞视无涯，逆知吉凶，乘虚驾浮，上升霄晨。

玉珮金珰黄衣童附

上灵元年正月一日，六元合庆，甲子直辰，元始天王与太帝君共乘碧霞流飙紫辇，上登九玄之崖无色之端，徘徊洞天，逍遥极元，流眄纵体，适意浮轮。有青鸟来翔，口衔紫书，集于玉轩。奉受记文曰：玉珮金珰，大极金书，玄真洞飞，二景宝经。二君以金青盟天，禀受上真。铸金为简，刻书灵文，使龟母按笔，太一拂筵，盛以云锦之囊，秘于郁森之笈，封以玉清三元之章，付仙都老公侍仙羽郎，藏太素瑶台玄云羽室。

玉珮者，九天魂精，九天之上名晨灯，一曰《太上隐玄洞飞宝章》，处于玉清之馆太霄之中，结青阳之炁，灵照九天，青光沌沌，洞照三元之台，色如青玉，形如月圆，内有空玄玉台紫殿，则魂精帝君处在中央。《太霄隐书》云：玉珮，玄台南轩之文。经曰：欲求长生，宜先取诸身。月华月精，日霞日精，左回玉珮，右把金珰，二景缠绵，双神安康，上行太极，下造十方，坚存玄真，宝固灵根，玄谷华婴，灌映沉珍，漱月咀日，以入天门。金珰仰注，玉珮执关，青白分明，适我泥丸，宝液闭精，炼柔身形，三君备卫，丹绛之裙，珠绣华帔，飞锦青裙，带月衔日，首建紫冠，安坐明堂，阴以七元，黄庭戊己，塞镇邪源，恭司二子，无英、白元，桃康三老，当我生门，通彻五府十二之纶，吐纳六宫，魂魄欢欣。却此百痾，辟热除寒。二景缠络，万神内欢，有明其文，飞升南轩。把金珰玉珮，八景玄光，九天同灵，玄母齐房，阴哺阳导，明色鲜容，位刻丹室，名题帝宫，三周九度，与运混同。此玉珮宝文，太极玄真之经也。能修之者，皆飞行太虚，逸放九清，白简结录，东华书名。西王母令刻书此于昆仑之山玄圃之室，自非清虚之质，不得窥参。

夫欲腾九清、宴南轩，回玉珮于明堂，引金铛于泥丸，降魂真于晨灯，招飞景于帝君。凡行此道，常以暮卧，两手抚心，闭目在景，存玉珮青阳之气，光色沌沌，如月之圆，灵映兆身，洞达一形。魂精帝君姓开明，形长九寸，头建紫冠，披珠绣华披，衣飞锦青裙，带月衔日，乘御青鸟，在青光之中下降兆身，安镇泥丸。兆当叩齿九通，咽液二十七过，阴咒曰：

玄元太灵，九天魂精，晨灯朗映，结炁光青，号曰玉珮，洞耀太明，带月衔日，建符执铃，华光流焕，普天郁冥，乘空控翮，丹辕紫轸，先晏三元，回降我形，镇在泥丸，下流黄庭，检魂束魄，万鬼安宁，五脏结络，九穴华荣，八景腾飞，升入玉清。毕，以手相摩令热，拭目二七过，咽炁三过止便卧。如此则魂安魄宁，万神镇宫，内固灵气，外塞邪源，八景变化，炼真变仙。行之九年，克能洞睹幽冥，逆究未然，坐在立亡，与神对颜；一十八年道成真降，飞行上清。学无此法，则三魂不守，七魄不宁，三尸飞翔，九虫奔惊，攻伐形内，来邪通精，神炁散游，体不洁清。徒劳咽液，损炁丧灵。有得此道，克成长生，宝慎密修，命胡可倾？

金铛者，九天魄灵，九天之上名曰虹映，一曰上清华盖阴景之内真，处上清之馆太霄之中，结白烟之炁，灵映九天，白光奕奕，洞观上清，色如白云，形如玉山。上有琼林之宫，则魄灵帝君所处。《太霄隐书》云：金铛之经，于玄台北轩之内。文曰：欲求飞仙，当炼魄灵。魄灵魂精，九天俱生，二景缠绵，双神洞明，右回金铛，左旋玉铃，流光紫虚，耀真上清，飞行太极，下造八冥，坚存玄真，保固华婴，日月交溉，玄谷益盈。玉珮金铛，青白分明，镇我明堂，魂安魄宁，是谓华盖。九天帝灵，紫绣珠帔，飞罗丹裙，带日衔月，首建华精，安坐明堂，阴以七星，上降陵梵、务猷、黄宁三老帝尊，固我长生，通彻胃管六腑五庭，虹映缠络，万神卫形。有得其文，飞升上清。此金铛宝文，上清阴景之内真，能修之者，皆上步霄霞，遨游太极，寝宴九空，游行紫虚也。西王母令刻书此文于昆仑山积石之阴，自无玄图帝简、录字丹台，此文不可得而披也。夫欲腾景九霞之上，运身上清之中，回金铛于泥丸，引玉珮于明堂，降华盖于虹映，招飞景于帝君者，常以鸡鸣天光未分之时，叩齿二十四通，思金铛白云之气，光色奕奕如玉山，映灵兆身，洞达一形。魄灵帝君姓晖，讳阆元，形长九寸，头建华冠，披紫诱珠帔，飞罗丹裙，带日衔月，乘白翮之鸾，在白光之中下降兆身，入明堂之中。便引炁二十四咽，阴咒曰：

九天魄灵，元始上真，虹映峨峨，白光玉山，号曰金铛，天帝之神。带日衔月，迅辔白鸾，上宴玉清，出入三元，回降我形，安镇灵关，拘魂御魄，万神自欢，五内生华，灵秀玉颜，策云飞行，上升帝晨。毕，摩两掌令热，拭额二七过，捻两目后二七过，咽液二七过止。此则金铛下映，帝君安镇，万神总归，身生光明，行之九年之内，飞行上清矣。

又当以月一日及甲子太岁本命之日，清斋入室，白书九天魄灵太霄阴符于青纸上，夜半向东方，叩齿二十四通，诵金铛之经一遍，存金铛白气之光，当奕奕洞明如玉山，灵映兆身，洞匝一形。兆引白光二十四咽止，服太霄阴符，微咒曰：

玄阴七云，九天魄精，玉山奕奕，虹映上清，金铛玉珮，与天同生，二景缠绵，下降我形，列奏丹台，刻书紫名，得乘飞舆，流黄郁冥，飞空腾虚，升入洞庭，上享无极，与天齐灵。毕，摩两掌，拭额三九过，手接月外眦一七过，又咽气三七过止。

黄衣童

《华阳诸洞记》曰：黄衣童者，即玉珮金珰之宫耳，凡坐上常有一人共坐眆眎者，即太极真人也，时或往来。盖受行玉珮金铛经者，自然致太极真人耳。喑云：服九灵日月之华，得降我太极之家，此之谓也。凡修太霄之道，存回金当玉珮之法，当兼日月之精，以炼五胎之神，招日中五帝，月中五夫人，二景玄映，下降我形，使面有玉泽，体发奇光，内外洞朗，心聪目明，于是玉珮可抱，金珰可旋也。魂魄帝尊将憩子之房，晨灯虹映之光将可立升也。

流金火铃 ^{振威大祝附}

流金火铃，以太上大道君游宴之圆光，上激九天之威，下灭六天之
凶，玄光灵映道君之项，流照八极四十万里，三天立正之初，罢除六天
之始，以传太微天帝君神文，藏于琼宫玉房之内，灵光自明，焕赫上清，
飞龙毒兽翼其侧，紫云玄晖盖其巅，玉华之女、金真之童各三百人典卫
灵文，散香虚庭，积七千年化生五符，光彻八方，因有五方营卫之官。
太微天帝君以传金阙后圣道君，后圣道君以付上相青童君，使授诸为真
人者，佩游上清。学真之夫，而无流金火铃项生圆光。皆不得上登三光。
若有金骨玉质，玄名青宫，得受此文，佩之而行，诸天诸地、四海五岳，
率天众圣仙官，莫不稽首来迎，净光骇动，所制不轻，三元立遣玉女玉
童三十六人侍卫其身。佩之九年，得乘八景玉舆，飞行太空。流金火铃者，
九星之精，一名圆光太上之威幸，生于九天之先，结气成文，光明焕赫，
彻照十方，悬精垂映太上之项，积七千年化生五铃神符，玄降太微天帝君，
威摄八极天之魔神，布之霞庭，率天以下莫不总统。太上大道君宝秘此
道，告下普天主司真仙纠察轻泄。有真仙之才得佩此符。不依玄科而轻
付非真，秽慢灵文，皆七祖受殃考，及先师同充鬼官。以紫缯二尺二寸，
朱书戴之头上。若有金名玉骨，得佩此文，皆宿命应仙。佩符之身，出
入游行，恒当存想己身项上有圆光，映照四十万里之外，九年之中勤心
念真，清斋笃志，克得真灵下降，圆光自明，乘空而行，坐在立亡。

五铃登空虚保仙上符 ^{在本经}

流金火铃内存振威大祝
修佩流金火铃，出入远近，经履危险，冠病之中，厄害之下，当存

真光以自卫，开道万里之路，发行之始，正向其方，叩左齿二七通，咽炁三十六过，思所在之处形象，山林、草木、人民、禽兽、神灵，分明朗然，皆来朝拜我身；思北斗七星覆我头上，仍存我左目为奔星，右目为迅电，其光焕赫，奔星九万里外所见之道路随光开通，山林、草木、人民、屋宅、兵寇、鬼炁尽令消灭，无复孑遗，四道豁然。因祝曰：

前开后闭，天平地昂，神公出游，四道开张。当令天地，通我桥梁，前后左右，洞达八方，我左掷奔星，右迅电光，流火万里，何妖敢当？太一将送，万神来迎，有所之向，靡不吉良。乘云驾虚，上升太空。毕，引二目之精，各还其宫，左取七炁，右取七炁，咽之，毕。如此可以冒险涉艰，攻鬼伐兵，炁无不应，应响荡然，其法至妙，不得妄传，口口相授而已，明慎之焉。

五帝流铃五符，威制极天之魔，召摄五方神灵，上应五晨参落七元，下应人身九孔七明，周天竟地，靡有不关，无幽不测，无细不鉴。有符则光见，掷符则振威。子若佩之，口受师言，若在人间遇恶鬼之地，当作振威大祝。北向闭炁十二息，思五方炁覆冠一身内外，晻冥眊无所见，因叩齿三十六通，咽五方炁，方各三咽，炁徐尽入兆身，存我两目童子，光如流星，焕落五方。便祝曰：

天元七精，五帝流铃，焕掷电光，如天奔星，光耀十方，照鬼真形，有何小妖，当我生门；太上有命，诛戮无亲，屠肝刳腹，绝鬼灭精。千千皆摧，万万皆倾。神威吐祝，摄录无停。便咽炁三十六过止。如此一祝，则五方神官皆保甲命，卒摄录所在有灵之炁，束缚诣庭。三祝，则鬼王灭种。若入五岳，周游山川，冒险履峻，皆当未及其处五步，叩左齿三十六通。若之东岳，便存东方青帝希林珠官属九千人，卫我前后左右，以青霞之炁覆冠我身；若之南岳，当存赤帝丹玄子官属八千人，卫我前后，以绛云之炁覆冠我身；若之西岳，当存西方白帝少皓灵官属六千人，卫我前后，以素霞之炁覆冠我身；若之北岳，当存黑帝玄冥皓官属五千人，卫我前后，以皂云之炁覆冠我身；若之中岳，当思黄帝执中元宫属万二千人，卫我前后，以黄云之炁覆冠我身。毕，祝曰：

乾元耀灵，七星玄精，五斗华盖，绕络我形，五色飞霞，混合交并，身佩七元，流金火铃，焕掷无方，极天郁冥，五帝神官，驱策天兵，为我摄制，山川土地，千鬼万灵，皆来束首，自送真形，前诛后戮，所捕无停。毕。如此一祝，天魔灭迹，万鬼来朝，游行五岳，履涉山川，无复试观之患，五岳仙官自奉送五芝玉英来给子身。若在军寇之中，悬白刃之下、厄难之处，当叩右齿十二通，存七星覆我，玄光洞映，周匝一体，存肝为木星出在左，肺为太白星出在右，心为荧惑星出在前，肾为辰星出在后，脾为镇星出在胸，上令五星精炁，缠绕前后，我身居斗魁之中、五星之下。又思五帝神官卫我左右。祝曰：

天为我屋，地为我床，五岳山河，为我桥梁，玄斗元精，为我衣裳。藏身七元之内、流火之乡，度我者太一务猷，过我者白元无英，灾不能干，兵不能伤，当令我身上诣金阙九老之京。毕。如此在屈厄之中，垂终之命，便得解脱矣！

（以上"行持要领"篇目，底本出处《正统道藏》太玄部。）

符图事法

九真行事诀

三月三日、五月五日，以东流水沐浴、烧香于左右。毕，向王气再拜，心祝曰：

太上高真，九灵之精，使某飞仙，登于紫庭，沐浴华池，身神澄清，精通太虚，五脏自生。

第一真法：平旦按手两膝上，闭气瞑目内视，存天精君著朱衣、巾丹冠，坐在心中，口出紫炁，以绕心外九重。因叩齿九通，咽液九过，祝曰：

天精大君，来见心中，身披朱衣，头巾丹冠，左佩神符，右带虎文，口吐紫华，养心凝神，赤藏自生，得为飞仙。

第二真：辰时按手如法，存坚玉君著素衣、巾白冠，入坐诸骨中恍惚分形存之，无的所行也，口出白气，以绕骨九重。乃叩齿九通，咽液九过，祝曰：

坚玉大君，来入骨中，身披素衣，头巾白冠，左佩龙书，右带金真，口吐白气，固骨凝筋，白骨不朽，筋亦不泯，百节生华，使我飞仙。

第三真：巳时按手如法，存元生君著黄衣、巾紫冠，周旋血脉，津液之中，口吐黄气，缠薰孔脉之外九重。乃叩齿九通，咽液九过，祝曰：

元生大君，周灌血枢，身披黄衣，头巾紫芙，左佩虎篆，右带龙书，口吐黄津，固血填虚，精盈液溢，九灵俱居，使我飞仙，天地同符。

第四真：午时按手如法，存青明君著青衣、巾翠冠，坐肝内，口吐青气，绕肝九重。乃叩齿九通，咽液九过，祝曰：

青明大君，来入我肝，身披青衣，头巾翠冠，左佩虎章，右带龙文，口吐青气，养肝导神，青藏自生，上为天仙，太一护精，抱魄捡魂。

第五真：未时按手如法，存养光君著绿衣、巾莲冠，坐脾中，口吐绿气，绕脾九重。乃叩齿九通，咽液九过，祝曰：

养光大神，来入脾中，身披绿衣，头巾莲冠，左佩玉铃，右带威神，口吐绿华，养脾灌魂，薰藏自生，上为真人。

第六真：申时按手如法，存白元君著龙衣、巾黄晨华冠，坐肺中，口吐五色气，绕肺九重，乃叩齿九通，咽液九过，祝曰：

白元大君，来坐肺中，身披龙衣，黄晨华冠，左佩玄书，右带虎文，口吐五气，理肺和津。白藏自生，飞仙紫门。

第七真：酉时按手如法，存玄阳君著紫衣、巾芙蓉冠，化形并入两肾中，口吐苍气，绕肾九重。乃叩齿九通，咽液九过，祝曰：

玄阳大君，入坐肾中，身披紫衣，头巾芙晨，左佩龙符，右带凤文，口吐苍华，灌肾灵根，黑藏自生，身为飞仙，北登玄阙，游行大关。

第八真：戌亥时按手如法，存含景君著锦衣，巾紫冠，坐胆中，口吐五色气，绕胆九重，乃叩齿九通，咽液九过，祝曰：

含景大神来坐胆中，身披锦衣，头戴紫冠，左佩神光，右带玉真，口吐五气，养胆强魂，和精实血，理液固身，使我上升，得为飞仙。

第九真：子时按手如法，存无英君著龙凤衣、巾紫华冠，坐洞房中，口吐紫色气，绕头九重，又吐紫气，绕两目内外九重，又吐紫气，绕舌九重，又吐紫气，绕齿九重。凡四过，炁各各绕合乃叩齿三十六通，咽液三十六过，祝曰：

天昌祖君、帝皇元神，镇守紫房，宫在泥丸，黄阙金室，混为九真，龙衣凤帔，紫华青缘，手把黄符，头巾华冠，左佩金瑛，右带虎文，下坐日月，口吐紫烟，周气齿舌，朝溉眼辰，出丹入灵，呼魄召魂，凝精坚胎，六合长欢，上登太微，列补仙官。

凡行九真之道四十年，五脏自生，上登上清。若长静山林，可日日行之也。

升玄行事诀

一日、三日、五日禺中，若夜半入室，北向正坐，按手定气，临目存北斗九星星紫色，纲赤色，形大小随意忽来入头泥丸中，偃魁向上，杓指前，魁中有鬼神，名奇剑字灵纲，著紫羽帔丹锦裳，巾芙蓉冠，手把流铃，坐向外。良久乃咽液五十过，叩齿九通，以左手第三指捻两眉中央，微祝曰：

太上紫晖，九通之尊，华盖七落，回曜万晨，动御高灵，静和景云，阴阳流灌，三气中分，游济无外，焕朗众天，令月启辰，来登泥丸，元精结感，化为大神，名曰奇剑，厥字灵纲，正坐斗中，游我明堂，凤羽紫帔，虎锦丹裳，左带玉珮，右腰金珰，手把流铃，头巾神光，吐气概精，泥丸以康，魂魄凝和，植华柱梁，使我飞仙，超虚蹑空，上造上清，策虎命龙，北朝玉帝琼林上宫，西竭太素，稽首三元。更按手，咽液三十过，叩齿九通，又祝，乃起，北向再拜，次西向，再拜。

七日、九日、十三日禺中，若夜半入室，北向正坐，按手定气，临目存北斗七星，来下入心绛宫中，魁在下向外，杓指上，魁中有神名旋度，字素康，著绛羽帔，龙带虎裳，巾芙晨冠，项有圆光，坐向外。良久乃咽液五十过，叩齿九通，以右手第二指微捻，心祝曰：太上紫真，九气中灵，包括万度，璇玑焕明，飞霞流曜，晖烛玉清，玄盖众辰，阴阳判成，四和交降，七纬顺生，肇月吉辰，来映心庭，飞光落景，中元充盈，六府启开，华液泯平，魂魄制炼，得真之精，感至触变，亿化立成。忽见大神，正坐安房，整气朝津，百节开通，攀斗据魁，晒邈百方，其名旋度，厥字素康，绛羽华被，龙带虎裳，身充宝曜，项负圆光，首巾飞晨，芙冠低昂，使我飞仙，超浮太空，上造紫阙，北朝玉皇，役使万神，众灵奉迎，心上生华，庆云永昌，凤箫泠泠，鸾吹锵锵。更按手，咽液三十过，叩齿九通，又祝，乃起，南面再拜。

十五日、十九日、二十三日禺中，若夜半入室，北向正坐，按手定气，临目，存北斗九星，来入脐下丹田中，魁在下向外，杓指上，魁中有神名抗萌，字流郁，著黄羽帔，龙衣虎带，巾绿芙冠，坐向外。良久乃咽液六十过，叩齿九通，以左手第三指捻鼻人中，祝曰：

太上紫皇，焕朗中枢，九璋炳霭，光透太霞，万灵仰镇二千神植牙，七度用明，九烟芬葩，制阳表顺，执阴以和，其晖启阵，玄根物罗，肇月惟吉，观映脐内，紫气发霄，飞光纵坠，炼我魂魄，华精萦蔚。忽见大神，上宫灵贵，名曰抗萌，厥字流郁。正坐脐中，乘斗九气，吐纳云液，平血理胃，黄凤羽帔，龙衣虎带，手启日根，头巾绿芙，腰流火铃，焕电映无，使我飞仙，超空蹑浮，上造玉房，携带霄虚，役使万神，天地同休。更按手，咽液三十过，叩齿九通，又祝，乃起，向本命再拜。

八节日，夜半入室，北向正坐，按手定气，闭目内视，存身冉冉起上，飞升斗魁中思念良久，如觉我身已在斗魁中也。又存向三神名字服色，貌如婴儿，并与我同坐，我心拜之。又存斗中玉妃，名密华，字璘蒨，披锦帔，凤光鸾裙，巾紫芙蓉冠，在我前坐，口吐紫烟，入我心中。良久咽液八十过，叩齿九通，左手抚心，微祝曰：

太上丹灵，玄光飙焕，九绦启璇，晖气澄散，晨幽朗烛，七曜蔚灿，二景奏明，阴阳以判，四度用昌，云津回灌，八节气启，上升九元，据斗攀纲，奉见三晨，问我稽留，何不升仙？我即稽首，畏思已前，帝乃赫庄，口衔日根，左破六天，右黟酆山，流铃上焕，万魔碎分。遂和我魄，强我三魂，藏斗内曜，九精在心，紫霞洞映，飞光万寻。和魄制魂，六胎调炼，感精变跃，玉妃忽见，坐当我心，俯视仰晖，其名密华，厥字璘蒨，吐纳朱气，和平百关，身服锦帔，凤光鸾裙，腰带虎录，龙章玉文，手执月华，头巾紫冠，腾跃太霄，驾景盖天，书名太素，我得飞仙，超浮崆峒，乘琼太元，上造朱房，役使万神，纪均二度，遂返婴颜，北帝溉电，南帝火陈，东苍启烛，赫赫雷震，西流双拚，鸣音唱钧，四举超跃，荐我玉真，遂乘八景，邀宴九烟。更按手，咽液三十过，叩齿九通，更祝，乃起，向西北再拜毕行此九真升玄存九皇之道一十四年，超浮虚无，上登上清。若长静山林，可日日行之。

方诸洞房行事诀

暮卧，平枕偃卧，小举左手，垂右手，正心，阴祝曰：

第一太星精，名玄枢，愿某飞仙，乘虚驾浮存下一室，著左足前小远安之。

第二元星精，名北胎，愿某飞仙，游行洞台次下，著左手前把之。

第三真星精，名极上真，愿某飞仙，得治三玄次下，当头下。

第四纽星精，名璇根，愿某飞仙，列为玉名次下，著右手前执之，令成魁形。

第五纲星精，名天平，愿某飞仙，登行上清次纽星右。

第六纪星精，名命机，愿某飞仙，名书太微次纲星右。

第七关星精，名玄阳，愿某飞仙，得使玉童次纪星右。

第八帝星精，名高上玉皇，愿某飞仙，登后圣之堂次下还魁中，当右足前，纲连纽星。

第九尊星精，名太微帝君，愿某飞仙，得入丹瑶玉房次下，当左足前，太星内纲连帝星。九祝毕，更分明审，存如斗形令一五七、二四六皆相应也，安卧其中，乃叩齿三七通，阴祝曰：

九星太精，北极真君，益我精胎，强我三魂，左引日华，右拘月精。辰中黄景，元虚黄真，使我飞仙，上登紫烟。神气玉符，当守生门，万邪伏法，受形斗君。

又存斗星，分精别为小斗形，从斗户入洞房中，杓左右，魁中有黄老君魂，衣黄华绣衣，坐在中央，己魂如己服色坐在右，相对赤子衣赤绣华衣坐在左黄赤子并如婴儿之色。使斗星精光照彻，五内百节皆令赤光赫然。祝曰：

洞房元精，赤子太尊，斗光华盖，来照泥丸，宝炼骨血，制魄拘魂，使某飞仙，乘云登晨，上朝玉帝太上元君。

若月旦存之者，当兼思北辰六星，起真纽星间右列；又思华盖二十二星，以十一星为纲连，真星右列，小曲；起以十一星为盖，前近关星，曲荫后对纲星。旦欲起，先叩齿二七通，咽液二七过，阴祝曰：

天元上一斗中七童，上清紫精，在兆身中，华衣紫盖，太素玄宫，后圣灵气，下入洞房，使我飞仙，行太极金堂。

凡行洞房道七年，除死籍，上生名，刻方诸府；十八年，九精来下，云车见迎，白日登晨。常以月三日、二十七日夜，窃候北斗魁中第八帝星高上玉皇神、八景灵元君，第九尊星太微玉帝君神、太素七晨元君，此星紫光焕焕，甚大。见者各随见之名呼之，再拜，叩头请乞见一星增年三百，见二星增年六百。慎勿传之，道之所秘也。

五神行事诀

鸡鸣时，向东平坐，临目，存青炁从日中来，忽入头泥丸中。泥丸中有两青烟，复各从目中出，变成二童子如婴儿，上下青衣，左目名飞灵在我左，右目名晨婴在我右，各吐青炁灌绕我身，洞彻内外。极念良久，叩齿九通，咽液九过，微祝曰：

东方上灵，日炁焕青，旦入泥丸，炼脑保形，左变右化，得道之名，使我上朝太素紫清。

午时向日平坐，临目，握固，存日中有两赤气来，各入手掩中，变成赤童如婴儿，上下赤衣，左手名按生在我左手中，右手名方盈在我右手中，各吐赤炁灌入我口中。极念良久，叩齿咽液各九过，微祝曰：

太阳正真，赤云运烟，玉灵化生，与我相亲，按生方盈，日中之神，理仙护形，延命亿千，举体合景，升为高仙。

晡时向日平坐，临目，存日中有两白气来，入两足跖心中，变成二白龙，一名飙精在我左，二名欱亭在我右，各吐白烟，入我两鼻孔中，遥达肺。肺中有一童子如婴儿，上下白衣，名素明子，从鼻孔中出，在我右立，口吐白烟，郁我面上。极念良久，叩齿咽液各七过，微祝曰：

玉皇飙欻，二龙降晨，入我两足，化生一身，素明童子，左回右旋，和摄真气，养育五神，负我上奔太素宝仙。

二十四神行事诀

平旦平坐，闭目内视，握固两膝上，叩齿二十四通，存乎脑神觉元子，字道都形长一寸一分，白衣，发神玄文华，字道衡长二寸一分，玄衣，皮肤神通众仲，字道连长一寸一分，黄衣，目神监生，字道童长三寸五分，青衣，项神灵谟盖，字道周长五寸，白衣，脊神益历辅，字道柱长三寸五分，白玉素衣，鼻神冲龙玉，字道微长二寸五分，青黄白色衣，耳神名梁峙，字道岐长七寸，衣赤衣，凡五过，存呼各安其所，乃叩齿八通，咽液八过，微祝曰：

上景八神，一合入身，举形遁化，流变适真，千乘万骑，俱升帝晨，八灵翼体，玉华卫身，恍惚十周，迳造日门。又存呼神三过止。

次存呼喉神百流放，字道通长八寸，九色衣，肺神素灵生，字道平长八寸一分，白衣，心神焕阳昌，字道明长九寸，赤衣，肝神开君童，字道清长六寸，青衣，胆神龙德拘，字道放，长二寸六分，青黄绿衣，左肾神春元直，字道卿长三寸七分，玄白色衣，五色无常，右肾神象他无，字道玉长三寸五分，衣白或黑衣脾神名宝元全，字道骞形长七寸三分，色正黄，凡三过，各安其所。乃叩齿九通，咽液八过。微祝曰：

中景八神，九变九飞，炼魂正身，明景同晖，得与八神合辈齐威，千乘万骑，上登太微。又存呼神三过止。

次存呼胃神同来育，字道展长七寸，衣黄衣，穷肠中神兆滕康，字道还长二寸四分，黄赤衣，大小肠中神蓬送留，字道厨长二寸一分，衣黄衣，胴中神受厚勃，字道虚长七寸一分，九色衣，胸膈神广英宅，字道仲长五寸，衣白衣，两胁神臂假马，字道成长四寸一分，赤白衣，阴左卵神扶流起，字道圭长二寸三分，青黄白衣，阴右卵神苞表明，字道生长二寸三分，青黄白衣，凡三过，各安其所。乃叩齿八通，咽液八过，微祝曰：

下景八神，散景化灵，紫烟郁生，含元守精，魂魄以安，真气以宁，千乘万骑，与我同并，先造太素，北揖上清。又存呼神三过止。

次存呼道一内神遁无马，字道极生长二寸三分，紫色衣。凡三过，令安坐心中，乃叩齿三十通，咽液二十四过，微祝曰：

玄上内真养形侍晨，总纽摄纲，九度八旋，出液内精，和灌众神，五脏生华，返老童颜，千乘万骑，与我升天，上朝太阶，高揖玉神。又存呼神三过止。

日中、夜半，亦更存如上法若人多事难专者，日中可存中景，夜半存下景，亦佳也。夜半存者，当去枕、平卧、握固、放体而存之。若月一日、六日、十一日、十六日、二十一日、二十六日夜半，存神讫，又存两目中，有白气如鸡子在目前，须臾变成两明镜，径九寸，以前后照我一体，并上二十四神，洞鉴分明。良久，心祝曰：

大明宝镜，分形散化，鉴朗元神，制御万魔，飞行上清，帔云巾罗，役使千灵，封山召河毕，可以开眼也。

常以庚午日日中，取清水一斗，真丹一铢，投水中，向月建左行三七过，搅之，祝曰：

玄流朱精，生光八明，身神众列，并来见形，彻视万里，中达九灵。东向洗目二七过，久行之，得见二十四神行五神、二十四神法十八年，千乘万骑来迎召，上造紫清。

五辰行事诀

夜半清静，坐卧任意，临目，视存太白星在玉铠紫阙在眉上一寸，直入一寸，阳日在左，阴日在右，次存辰星在天中帝卿玄宫，在眉间直上，来至发际五分，直入一寸，次存荧惑星在玉门华房在目内眦际五分，直入五分，阳日在左，阴日在右，次存岁星在洞阙朱台在目后一寸，直入一寸，阳日在左，阴日在右，次存镇星在金匮黄室长谷。在鼻人中中央，直入二分，星缀悬于上，良久，令五星出光芒，五色烟薰绕一身，洞彻内外五色各随其星之色。乃叩齿五通，咽液二十五过，微祝曰：

高元紫阙，中有五神，宝曜敷晖，放光衡门，精化积生，变为老人，首巾紫容，绿帔绛裙，右带流铃，左佩虎真，手把天纲，散绛飞晨，足蹑华盖，吐芒炼身，三景保守，令我得真，养魂制魄，乘飙飞仙。咽液三过，叩齿三通若别有所愿，于祝后续言之。

凡此五处，各方一寸，星如弹丸居中，照洞面体。鸡鸣时，存日月象在六合府中，日在左，月在右，光明洞形此在两目上角，小仰高空中接之，叩齿闻有四动在其中是也，直入一寸方九分。叩齿七通，咽液九过，祝曰：

大明灵神，九度郁青，招霞藏晖，灌炼五形，宫驾六合，七神调平，使我飞仙，登行上清。

上一条，南极夫人受于太上高真，名双景，翼形隐道。行此五辰双景法十五年，五方老人俱下来迎，俱升紫庭。

上五辰二十四神事，凡五诀。

回元行事诀

丁卯日夜半，于寝床平坐北向，按手，临目，叩齿七通，乃仰存七星，焕明北方。良久，微祝曰：

第一太星，玄枢阳明天枢魂神上玄君七过。愿得除某七世以来下逮某身阳罪阴过，皆令消除，所向如愿，万事合心，飞步七星，与天相倾，名刊斗晨，延纪亿千。

存阳明星，从斗飞入口，光芒回散，径在心中，内外光彻当存觉七星缺阳明星，余故悬于天地效也。

丁丑日夜半如上法，微祝曰：

第二元星，北极阴精天旋魂神上玉君七过，愿得除某七世以来下逮某身，阴罪阳过，皆令消除，六气盈满，四神用虚，飞行七元，名刊玉书，上登紫清，乘玄驾无，出入利正，与天同符。

存阴精星，从斗来飞入口，径在肺中，鉴洞内外。

丁亥日夜半如上法，微祝曰：

第三真星，北极上真人天机魄精上素君七过，愿得除某七祖以来下逮某身生罪死过，积恶私匿、犯违天地三官者，皆得消灭，目明彻视，鉴洞幽无，飞行七元，名书上清，役使万神，上登玉庭，驾景乘空，与天相倾。

存真人星，来飞入口，径在肝中，乃北向再拜，咽液九过亦可心拜。

丁酉日夜半如上法，微祝曰：

第四纽星，璇根玄冥，天权魄精上虚君七过，愿得除某七世以来下逮某身，无恩无德、不仁不孝、阴恶之罪数千万计，皆令消灭，服食纳精，日以进益，飞登七元，录刊太玄，上列玉皇，乘欻九天，役使神灵，日月同新。

存玄冥星，飞来入口，径在脾中。咽液二七过。

丁未日夜半如上法，微祝曰：

第五纲星，天平丹元玉衡魄灵上君玄皇七过，愿得除某七世以来下逮某身内外秽罪、表里沈过数千万亿、记在幽关者，皆令消除，当令体充气盈，黄镇胃庭中，上刻太素景紫宫，右侍玉女，左侍玉童，日月同晖，位为真王。存丹元星，来飞入口，径在胃中。咽液二九过。

丁巳日，夜半如上法，微祝曰：

第六纪星，命机北极阊阳魂灵上丹皇虚君七过，愿得除某七世以来下逮某身所犯所行贼恶罪过，奸逆乱妄，列记帝官，皆令消灭，百痾康愈，体气利正，名书仙台，刻金上清，役使万神，飞行大明。

存北极星，来飞入口，径在肾中阳日在左肾，阴日在右肾。咽液二七过。

月晦日夜半后，未鸡鸣，于寝床东向，平坐按手，叩齿七通，仰存七星，焕明于北方。良久，微祝曰：

第七关星，玄阳天关瑶光太明上皇道君七过，愿得除某七世以来暗昧匿罪，五罪五形身中之神数千万亿，纪在北帝鬼官者，皆令消灭，当令其神精八达，坐在立亡，耳听绝音，目生紫光，刊玉太素，洞览鬼形，名书帝轩，命均二明，飞行七元，寝宴紫庭。

存天关星，来飞入目瞳中阳日在左，阴日在右，通映两眼，内外自照，存见五脏分明。

六甲夜半于寝床坐卧，首向任意，握固闭气定神。良久，叩齿九通，存北斗九星，焕明于顶上，令光芒相映，祝曰：

第八帝星，高上玉皇神八景灵元君，第九尊星太微玉帝君神太素七神元君九过，愿得除某九世祖父母以来下逮某身诸丘山水源大小罪过、名上死籍者，阴匿贼恶、伏奸藏欺事有亿万，列在鬼帝邓山上死罪条列之愆，记在北上九元太极真人黑簿者，乞九天元太上帝尊王玄君皆令罪事消除，飞行七道，上登玉清，洞游太无，乘景晨生，北宴八素，与日相倾，总朝真妃，摄御万灵。

存帝尊二星，来飞入泥丸中，洞照五脏，内外通生紫光。咽液三九过若六甲、六丁日，与月晦日同者，重行之。

上回元事凡八诀。

五帝杂修行乘龙图

五脏神名：

肝东方青，其人姓为娄氏，字君明，衣青衣。

心南方赤，其人姓为张氏，字巨明，衣赤衣。

肺西方白，其人姓为文氏，字元明，衣白衣。

肾北方黑，其人姓为玄氏，字子真，衣黑衣。

脾为中央戊己土黄，其人姓为己氏，字元己，衣黄衣。知吾者生，不知吾者死知五脏神名字，与天地适等。晨暮有常呼之，与言语，有痛处，自令其神治之，即瘥也。不与相知、不与言语，则死矣。出黄书西方兵法。

肝神名为青龙，字蒽龙子方。

心神名为豪丘，字陵阳子明。

肺神名为方长宜，字子元。

肾神名为双以，字林子。

脾神名为黄庭，字飞黄子。

肝痛，思东方青帝君治之。不瘥，思身中所出将军悉治之。

心痛，思南方赤帝君治之。

肺痛，思西方白帝君治之。

肾痛，思北方黑帝君治之。

脾痛，思中央黄帝君治之。

东方甲乙者，木气，起于肝，其气青。中有神人，姓为娄氏，字君明，衣羽衣，戴绣冠帻。

南方丙丁者，火气，起于心，其气赤。中有神人，姓为张氏，字巨明，衣绛衣，戴绣冠帻，带龙头纽镆铘，常治太清之中，腰带紫绶，能与天皇语。

西方庚辛者，金气，起于肺，其气白。中有神人，姓为文氏，字元明，衣白衣，戴绣冠帻。

北方壬癸者，水气，起于肾，其气黑。中有神人，姓为玄氏，字子真，衣黑衣，戴绣冠帻。

中央戊己者，土气，起于脾，其气黄。中有神人，姓为己氏，字元己，衣黄衣，戴绣冠帻。

胆为长命宫，中有神人姓为吴氏，字元仙，衣黄衣，持北斗。此五内之神四面供养之，拘魂录魄，来附小臣某甲身。

上此五脏神，先当静思之，次以上静文，吏兵守宅次之。

太上隐书八景飞经八法

九天丈人受太空灵都金真玉光，元始天王名之《八景飞经》，广生太空名之《八素上经》，青真小童名之《黓落七元》，九天太上大道君名曰《素书玉诀金章》，同出于九玄之先。目其上篇，而四时名焉，其道高妙，众经之尊。凡行此道，不得冒殓入秽，触死生之污，犯此之禁，真灵高逝，返止上宫，施召不至，返误兆身。子得此法，慎此为先。法曰：

立春之日，三素元君上诣天皇大帝游宴之时，元景行道受仙之日也。兆修《金真玉光八景飞经》之法，当以其日沐浴、斋戒，清朝入室，烧香行礼，施按招灵，致其摄魔之符，置于四方，兆于中央东北向，叩齿十二通，仰思紫绿白三色之云东北而回，便心念微言：三素元君，乞回神驾，下降我身，右列我名，赐我神仙。毕，还思东方青微上府始阳宫中元景司空司录道君，姓葛，讳太兕献，形长七寸八分，身著玄黄之绶，头冠七色曜天玉冠，足蹑五色之履，手执威神之策，乘八舆之轮、飞龟玄云之车，骖驾青龙，从太和仙童二十三人，下治兆身泥丸宫中，乃微祝曰：

元景大神，玄道回精，上节告始，万炁混生，九微上化，回降我形，保固元宫，监总帝灵，招真制魔，我道威明，上致太和，玉芝充盈，通神彻视，洞睹三清，得乘飞景，俱升帝庭。毕，仰咽八炁止。此元景之道，行之八年，则三素之云八舆飞轮迎兆之身，上升帝晨。所谓八道元景招灵秘言，不传非仙之士。

春分之日，太微天帝君上诣高上玉皇游宴之时，始景行道受仙之日也。至其日，如上法，夜半东向，叩齿九通，仰思玄青黄三色之云东北而回，便心念微言：太微天帝君，乞回神驾，下降我身，上我帝简，赐我神仙。毕，还思东方青阳上府玄微宫中始景老子大道君，姓某，讳幽宛，形长九寸，身著紫青之绶，头戴九色通天宝冠，足蹑九色之履，手执命神之章，从太阳仙童三十六人，乘八景之舆、青云之车，骖驾苍龙，下治兆身明堂宫中。乃微祝曰：

始景上元，招灵致真，承气命节，法典帝先，回精玄盖，上宴玉晨，回灵下降，镇固我身，保精炼气，五华结鲜，紫气流映，洞得御神，骖乘飞景，上宴琼轩。毕，仰咽九炁止。此始景之道，行之八年，则玄景飞轮来迎兆身，上升太清。八道始景秘言，勿传非仙之人。

立夏之日，太极上真三元真人上诣紫微宫游宴之时，玄景行道受仙之日也。至其日，如上法，清旦东南向，叩齿九通，仰思紫青黄三色之云西北回，便心念微言：太极上真三元真人，乞回神驾，下降我房，书我玉名，使我神仙。毕，还思东南少阳上府太微宫玄景玉光无极道君，姓王，讳无英，形长八寸八分，身著丹锦之绶，头戴无极进贤玉冠，足蹑九色之履，手执招灵之章，乘玄景绿舆、五色云车，骖驾凤凰，从灵飞仙童三十九人，下治兆身洞房宫中。乃微祝曰：

玄景上灵，骖宴八气，造宴九玄，翱翔无外，回真下降，解我宿滞，荫以飞云，覆以紫盖，得乘八景，上升霄际。毕，仰咽八气止。此玄景之道，行之八年，则紫青黄三色之云玄景绿舆来迎兆身，上升太清。玄景八道秘言，勿传非仙之人。

夏至之日，扶桑公太帝君上诣太微宫游宴之时，灵景行道受仙之日也。至其日，如上法，清旦南向，叩齿八通，仰思赤白青三色之云东南而回。便心念微言：扶桑大帝君，乞回神光，下降兆身，记名东华，得乘飞烟。毕，还南向思太阳上府紫微宫中灵景太尉元先道君，姓玄，讳伯史，形长八寸八分，身著绛锦丹绶，头戴平天耀精玉冠，足蹑九色之履，手执制魔之章，乘光明八道之舆、赤云气之车，骖驾凤凰，从丹灵上宫从玉童三十六人，下治兆身中元丹田宫中。乃微祝曰：

灵景启灵，乘气旋回，迅驾八道，光明吐威，下降我房，映我丹辉，摄魔御神，万灵悉摧，使我洞幽，与景齐飞。毕，仰咽八气止。此灵景之道，行之八年，则致光明八道之舆来迎兆身，上升太清。灵景八道秘言，勿传非仙之人。

立秋之日，太素上真，白帝君上诣玉天玄皇高真，游宴之时，元景行道受仙之日也。至其日，如上法，清旦西南向，叩齿十二通，仰思赤白紫三色之云正西而回，便心念微言：太素真人，乞回神光，下降我身，奏名玉天，得为真人。毕，思西南少阴上府灵微阳宫之中元景太淡天道君，姓黄，讳运珠，形长七寸八分，著玄黄素绶，头戴七宝进贤之冠，足蹑九色之履，手执命神之策，乘翛条玉辇、五彩朱盖紫云之车，骖驾六龙，从黄素上宫仙童二十四人，下治兆身丹田宫中。乃微祝曰：

元景上真，八道玄景，上治黄母，下治兆身，徘徊神辇，流映紫清，历运御气，三元焕明，制神摄魔，我道洞精，长保上景，飞仙长生。毕，仰咽七气止。此元景之道，行之八年，则致翛条玉辇来迎兆身，上升太清。元景八道秘言，勿传非仙之人。

秋分之日，南极上真赤帝君上诣阆风台九灵夫人游宴之时，明景行道受仙之日也。至其日，如上法，清旦西向，叩齿十二通，仰思青黄赤三色之云西南而回，便心念微言：南极上真上皇赤帝君，乞回神光，下昞我房，赐书玉简，上奏九灵，得乘飞景，升入无形。毕，思正西太阴上府精思兑宫中明晨太和道君，姓浩，讳仁义，形长六寸八分，身著白文素灵之绶，头戴无极玉宝天冠，足蹑九色之履，手执度命保生玉章，乘绛琳碧辇、白云之车，骖驾白虎，从素灵上宫玉童二十四人，下治兆身华盖宫中。乃微祝曰：

明景道宗，总统九天，匡络紫霄，迅御八烟，回停玉辇，下降兆身，启以光明，授以金真，豁落招灵，身无稽延，得乘飞景，上宴霄晨。毕，仰咽七气止。此明景之道，行之八年，则致绛琳碧舆来迎兆身，上升太清。明景八道秘言，勿传非仙之人。

立冬之日，上清真人帝君皇祖上诣高上九天玉帝子游宴之时，洞景行道受仙之日也。至其日，如上法，清旦西北向，叩齿九通，仰思绿紫青三色之云西南而回，便心念微言：上清真人帝君皇祖，乞回神驾，下降兆房，赐书玉名，上奏上清，得乘飞景，升入无形。毕，思西北阴晖上府清微宫中洞景司录太阳道君，姓某，讳元辅，形长五寸八分，身著玄黄之绶，头戴九玄飞景玉冠，足蹑五色之履，手执摄杀之律，乘玄景八光丹辇、紫云之车，骖驾玄武，从太玄仙童二十四人，下治兆身仓命宫中。乃微祝曰：

洞景帝尊，玄灵阴神，乘霞御龙，骖驾飞烟，上游玉清，下治太玄，回降紫辇，来入我身，得乘八景，位同真人。毕，仰咽五气止。此洞景之道，行之八年，则致玄景八光丹辇下迎兆身，上升太清。洞景八道秘言，勿传非仙之士。

冬至之日，太霄玉妃太灵上真人诣太皇宫太微天帝君，游宴之时，清景行道受仙之日也。至其日，如上法，清旦正北向，叩齿十二通，仰思朱碧黄三色之云东北而回，便心念微言：太霄玉妃、太灵真人，乞回神驾，下降我房，赐书玉名，奏上太霄，得为真人，游宴上宫。毕，思北方阴精上府道微宫中谏议玄和道君，姓王，讳阴精，形长五寸八分，身著玄云五色之绶，头戴玄晨宝冠，足蹑五色狮子之履，手执招灵之策，乘徘徊玉辇、锦云珠玉之车，骖驾玄凤黑翩，从太玄上宫仙童二十六人，下治兆身玄谷宫中。乃微祝曰：

清景素真，元始洞灵，受化九元，含气朱婴，徘徊玉辇，逍遥紫清，转轮八节，纬度天经，削我死录，保命南生，得乘飞景，接辔绿轪。毕，仰咽五气止。此清景之道，行之八年，致徘徊玉辇下迎兆身，上升太清。清景八道秘言，勿传非仙之人。

行《八景飞经八道秘诀》，上皇玉帝告命诸天，十方众圣、五岳灵仙敬护兆身，降致玄舆飞辇，得与真人同升上清。真皇守兆之命，太一防兆之身，出入游行，无有凶横之祸。若有仙名玉籍，列图紫宫，幽冥亦不以此经启悟兆心。兆得此经，即东华注簿，位同真人。唯保唯秘，不可轻宣，妄泄秘言，死灭兆门。

太上丹景道精隐地八术

一名紫霄飞灵八变玉符

隐地八化玄真之术，一曰藏形匿影，二曰乘虚御空，三曰隐沦飞霄，四曰出有入无，五曰飞灵八方，六曰解形遁变，七曰回晨转玄，八曰隐景僄天。此乃上清金台玉室秘房妙术，藏之玉笈，封以金章，侍以玉童，卫以玉女，各八百人，太上玉晨高圣君受之于九玄，七千年乃传太极真人、东华大神方诸青童扶桑阳谷神王、清虚真人，告盟于上清，裂金以誓，身有其文者则隐沦八方，有修其术则乘虚驾空。口口相授，不得妄传，子不示父，臣不奉君，唯在刻字金简，书名玉篇，轻泄秘文，殃乃七玄，身为下鬼，充塞河源。按如神真，秘而奉焉。

第一藏形匿影之术，当以立春之日，平旦入室，向东北角上坐，思紫云郁从东北角上艮宫中下，覆满一室，晻冥内外，良久，紫云化为九色之兽如麟之状，在我眼前。因叩齿三十六通，而微祝曰：

回元变影，晚晖幽兰，覆我紫墙，藏我金城，与气混合，莫显我形。毕，便九咽止。闭目，云气豁除，便服灵飞玉符。修之一年，形常隐空。有难之日，立艮宫之上，取本命上土，撮以自障，按如立春之日祝思之，气自覆，人不见焉。

第二乘虚御空之术，当以春分之日，正中入室，东向冥目、思碧色之云郁郁如飞轮，从东方震宫中下，覆满一室，内外晻冥。良久，青气化为苍龙，在我左耳一缠绕我身。因叩齿三十六通，而微祝曰：

腾玄御气，输转八宫，坐则同人，起则入室，覆我碧霄，卫我神龙，映显我形，通幽洞冥。吞咽九灵，永得无穷。毕，便九咽气止，开目，服符。修之二年，乘虚驾空。有难之日，立于震宫上，取行年上土，撮以自障，按如春分之祝思，气自覆，人视如气。

第三隐沦飞霄之术，当以立夏之日，正中入室，东南向冥目，思赤云如烟之状，从东南巽宫中来，覆满一室，内外晻冥。良久，赤气化为玄兔，在兆胸腹之上。因叩齿三十六通，而微祝曰：

玄兔灵飞，启告三晨。披除嚣嶷，通我清津，景登云举，气降紫烟，万灵稽首，皆伏我前。毕，便九咽气止，开目，服符。修之三年，隐沦飞霄。有难之日，立于巽宫，左取十四气以自覆，则与气同行。

第四出有入无之术，当以夏至之日，正中入室，南向冥目，思赤气翁郁从南方离宫中来，覆满一室，内外晻冥。良久，赤云化为凤凰，在我头上。因叩齿三十六通，而微祝曰：

赤霞映玄，气液流通，九道之变，化为凤凰，授我真符，赐我玉浆，出自天门，入自离宫，招致云辁，驾虚乘光。毕，便九咽气止，开目，服符。修之四年，能出入无穷。有难之日，立于离宫，左取九气毕，便开目服符；又九咽气止，撮取月建上土以自障，按如立夏之祝思，赤气自覆，则身为火光。

第五飞灵八方之卫，当以立秋之日，晡时入室，西南向冥目，内思白气郁郁如天之雾，从西南上坤宫中来，覆满一室，内外晻冥。良久，白气化为麒麟，对在我前。因叩齿三十六通，而微祝曰：

仰注玄精，吞咽黄华，身生飞羽，轻举登霞，游宴八宫，万万不俎。毕，便九咽气止，开目，服符。修之五年，能升八方。有难之日，立于坤宫上，仰咽三十六气，左取今日辰上土以自障，按如立秋之祝思，白气以自覆，则身化为雾露，人不见也。

第六解形遁变之法，当以秋分之日，晡时入室，西向冥目，内思白云从西方兑宫中来，覆满一室，内外晻冥。良久，白气化为白虎，常在我右边。因叩齿三十六通，而微祝曰：

解形遁变，追飞蹑浮，先谒玉皇，退之八嵎，分身为万，适意如求，俄倾之变，八宫已周。毕，便九咽气止，开目，服符。修之六年，形化影变，纵横八方，任意所之。有难之日，当立兑宫之中，思火气来烧我身，仰咽气九过，取丙上土以自障，祝如上法，则人莫之见也。

第七回晨转玄之术，当以立冬之日，子时入室，西北向冥目，内思黑云从西北方上乾宫中来，覆满一室，内外晻冥。良久，黑云化为腾蛇，在我左足下。因叩齿三十六通，而微祝曰：

太微九玄，化为腾蛇。回轮五星，运转七机，上宴玄宫，八景同晖，吞精咽气，永无终衰。毕，便九咽气止，开目，服符。修之七年，能回转五晨，出入无间。有难之日，当立乾宫之中，思黑云来覆我身，仰咽三十五气，取天门上土以自障其身，祝如立冬之日，则人不见之。

第八隐景僻天之术，当以冬至之日，子时入室，北向，内思黑气叠沓相覆，从北方坎宫中来下，覆满一室，内外暗冥。良久，黑气化为玄龟，在我右足下，因叩齿三十六通，而微祝曰：

八道隐方，藏地僻天，逃以六阴，显身玉轮，骖龙御烟，上造帝晨。毕，便九咽气止，开目，服符。修之八年，则登玉清宫。有难之日，立在坎宫之上，思黑云覆身，仰咽三十五气，取地户上土以自障，祝如冬至之文，则人不见逃也。

太清玉霞紫映观上法

常以本生上旬之日，沐浴、清斋、净服，平旦入室，以内观开明玉符，清华之水便向洗眼，并漱荡口腹，令内外清虚，口无余味，腹无余熏，眼无余视，体无余尘，恬淡静默，唯道是身。然后还南向，平坐瞑目，内思紫气出兆头顶之上，勃勃冲天，气冠己身内外，郁冥。便引紫气，仰咽三十九过，觉气咽三十九过，气咽入兆口腹之中。咽讫，开眼，朗然豁除。便叩齿三通，仰祝曰：

上清流霞，晖真吉旦，紫云映灵，扬精交焕，内住金门，玉户受观，宝神和藏，魂魄无散，明皇九真，八道流羡，攀云招灵，灵降乐汉，洞彻幽元，三晨齐宴，游腾玉堂，上拜帝馆。毕，仰咽三过止。本生上旬之日，若甲子旬，生以甲寅日为上旬，他皆仿此也。

《紫书诀》云：修上清玉霞紫映内观之道，常以月生一日，取西流水三升，盛之以铜器亦佳，以真珠一两，内著水中，名曰金精石景水母王胎之瑛，露于中庭，至月十五日正中，日精玄映于石景水母，日象焕明水母之中，东向流霞，开明洞观，玉符投内石景水母中。转南向、叩齿十六通，仰呼曰：日魂珠景，照韬绿映，丹霞赤童，玄炎飙象。凡十六字毕，闭眼思日中，五色流霞，下冠兆身，洞焕一形，存见日中有一仙人，形长八寸，头戴朱阳赤冠，衣绛锦丹裙，下在兆身头顶之上，口引日中赤丹金精石景水母之瑛，以灌溉兆形，便临所盛水中映日光，而微祝曰：

耀罗丹阳，元景敷陈，赤炉大明，九气齐真，三五运精，二象交缠，玉胞石体，炼故返新，流霞玄注，水母凝神，和魂柔魄，内外同烟，仰餐丹华，口掇日根，灵芝盈溢，面发金仙，与气同躯，与日同存，乘景飞空，上造帝晨。毕，仰向日十六咽止。取石景水母之瑛，向日洗目，并沐浴形躯，余水放之西流。行此九年，面有金容，内外洞彻，与日同光，飞行玄虚，上造日间。此道高妙，不传下世，轻泄宝文，罚以鬼兵，身役鬼官，七祖获殃。

存玄白法

胎精中景黑白内法，常以旦旦坐卧任意，在泥丸中有黑气存，心中有白气存，脐中有黄气，三气俱生如云以覆身。初存气如小豆，渐大冲天，三气缠绕身，共成一混。因变成火，火又烧身，通明洞彻，内外如一内通外彻，支体共火一色。旦行之，至日中乃止。于是服气一百二十，都毕。行之三十年，遁形隐身，日行五百里。

三素云法

夜卧谓子后睡觉起时。又云：坐起可行之，不必夜也，要当以生气时如此，则子后午前皆可为之，然宜以丑后卯前为之佳矣。先闭目东向当东向平坐，以手大指后掌左右按拭目就耳门，使两手俱交会于项后，三九过，存目中各有紫青绛三色，并出目前，此是内按三素云以灌目童子也先存两目中，各有此三色云，仍各出目前凝郁，良久，按拭之。于按中每觉目外之云，还入目童子中，晖光莹彻。手过又出，拭之又入，以至数毕。而阴祝曰：

眼童三云，两目真君，英明注精，开通精神，大玄云仪，灵验篇篇，保我双关，启彻九门，百节映响，朝液泥丸，身升玉宫，列为真君。毕，因咽液五十过存液入肝中。行之一年，则耳聪目明；久为之，彻视千里，罗映神灵，听之于绝响也。

又法，《返胎按摩经》云：常以阳日，月一日为阳，每阳日之旦，夜之卧觉，旦将起，急闭目，向本命之方，以两手掌相摩，切令小热，各左右拭按两目笼耳门，令两掌交会于项中，九过，又存两目中各有紫赤黄三色云炁各下入两耳中。良久，阴祝曰：

眼童三云，明目真君，映明注精，开通帝神，太玄云仪，玉灵敷篇，保我双关，启彻九门，百节应响，回液泥丸，身升玉宫，列为上真。祝毕，咽液三过。毕，乃开目坐起。常行之，不如旦暮也。行之三年，耳目聪明。

五岳真形图

序 东方朔

　　《五岳真形》者，山水之象也。盘曲回转，陵阜形势，高下参差，长短卷舒。波流似于旧笔，锋芒畅乎岭崿。云林玄黄，有书字之状。是以天真道君下观规矩，拟纵趣向，因如字之韵，而随形而名山焉。子有《东岳真形》，令人神安命延，存身长久，入山履川，百芝自聚；子有《南岳真形》，五瘟不加，辟除火光，谋恶我者，反还自伤；子有《中岳真形》，所向唯利，致财巨亿，愿愿克合，不劳身力；子有《西岳真形》，消辟五兵，入阵刀刃不伤，山川名神，尊奉伺迎；子有《北岳真形》，入水却灾，百毒灭伏，役使蛟龙，长享福禄；子尽有《五岳真形》，横天纵地，弥纶四方，见我欢悦，人神攸同。黄帝征师诸侯，与蚩尤战于涿鹿之野，遂擒之，诸侯咸宗轩辕为天子，代神农氏，是为黄帝。天下有不顺者，从而征之，破山通道，未尝宁居。东至于海，登泰山及岱宗；西至崆峒，登鸡头；南至于江，登熊湘；北遂獯鬻，登符釜山，而邑于涿鹿之阿，迁徙往来，无有常处。察四岳，并有佐命之山，而南岳独孤峙无辅，乃章词三天太上道君，命霍山、潜山为储君。奏可，帝乃自造山，躬写形像，连五图之后。又命拜青城为丈人署，庐山为使者形，皆以次相续，此道始于黄帝耳。

　　东岳泰山君，领群神五千九百人，主治死生，百鬼之主帅也，血食庙祀所宗者也。世俗所奉鬼祠邪精之神而死者，皆归泰山受罪考焉。诸得佩《五岳真形》，入经山林及泰山，诸山百川神皆出境迎拜子也。泰山君服青袍，戴苍碧七称之冠，佩通阳太平之印，乘青龙，从群官来迎子。

南岳衡山君，领仙七万七百人，诸入南岳所部山，山神皆出迎。南岳君服朱光之袍，九丹日精之冠，佩夜光天真之印，乘赤龙，从群官来迎子。

中岳嵩高君，领仙官玉女三万人，道士入其中岳所部，名灵皆来迎拜。中岳君服黄素之袍，戴黄玉太乙之冠，佩神宗阳和之印，乘黄龙，从群官而来迎子。中岳五土之主，子善敬之。太上常用三天真人有德望者以居之。

西岳华山君，领仙官玉女四千一百人，道士入其所部之山川，神并来迎。华山君服白素之袍，戴太初九流之冠，佩开天通真之印，乘白龙而来迎子。

北岳恒山君，领仙人玉女七千人，道士入其所部之山川，神皆来迎。北岳君服玄流之袍，戴太真冥灵之冠，佩长津悟真之印，乘黑龙，而来迎子。

青城丈人，黄帝所命也，主地仙人，是五岳之上司，以总群官也。丈人领仙官万人。道士入山者，见丈人服朱光之袍，戴盖天之冠，佩三庭之印，乘科车，从众灵而来迎子。

庐山使者，黄帝所命，秩比御史，主总仙官之位，盖五岳之监司。道士入其山者，使者服朱绯之袍，戴平华之冠，佩三天真形之印，而来迎子，亦乘科车。

霍山南岳储君，黄帝所命，衡岳之副主也，领灵官三万人。上调和气，下拯黎民，阅校众仙，制命水神，是峻险之府，而诸灵之所顺也。道士入其境，储君服青锦之袍，戴启明之冠，佩道君之玉策而来迎子，或乘科车，或驾龙虎。

潜山储君，黄帝所命，为衡岳储贰，时参政事，今职似辅佐者也。道士入其山者，潜山君服紫光绣衣，戴参灵之冠，佩朱宫之印，乘赤龙之车而来迎子。

诸佐命山君，并辅弼岳君，预于位政。道士入其山，佐命服朱袍，戴仙华之冠，佩太上真形之章而来迎子，所乘无常。

东方朔言：古书《五岳真形》首目者，乃是神农，前世太上八会群方飞天之书，法始于鸟迹之先代也。自不得仙人译注显出，终不可知也。凡道士欲佩图，进取山象及书古文卷毕，以此题外面。

五岳真形神仙图记

《神仙图》曰：一切感到，妙应备周。或天或人，或山或水，或飞或沉，或文或质，皆是真精之信，有字总号为符。符验证感，皆由善功。功无妄应，其路莫因。因悟立功，其符必现。现而未得，兼者由功。行未充，方应修戒，积精存神，常想真形，受符佩服。妙气入身，智慧通达。达士通人，勤密遵崇。消灾厌恶，精则有征。征则神降，所愿必谐。是以三五，传用至今。但后人善少，得之偏颇。或时遇值，旨诀不明。明之者希，希故为贵。贵不可妄得，得不可妄行。臣择君而奏，君卜臣而传。传奏非人，两受灾害。下未达者，上行之宜。奏未通者，下修之宜。潜密则各保元吉，诣和则俱享利贞。君臣父子，男女师朋，更相晓喻，疑则勿行。了然无惑，正信同心，上下和睦，必通神明。玉帛钟鼓，礼乐外形。三牲百味，嗜欲之事。日损之教，止杀之科，明者惊悟，不复曲言。今录古迹记时，不因风移俗易；三牲可停。观妙之徒，勿拘文以翳理。缘本取悟，必守源以究流，源一生二，二为父母，不可忘常，当存念。

《老君中经》曰：东王父者，清阳之气也，万神之先。治东方，下在蓬莱山，姓无为，字君解。人亦有之在头顶，精气为日，在左目中，名伏戏，字偃昌。西王母者，太阴之气也。姓自然，字君思。下治昆仑之金城，九重云气五色，万丈之巅。上直北斗华盖紫房北辰之下。人亦有之在右目中，姓太阴，名玄光，字偃玉。人须得王父母两目中护之，乃能行步，视瞻聪明，别知好丑，下流诸神。如母念子，子亦念母，精明相得，万世常存。人之两乳，万神精气，阴阳之凑液，左乳下有日，右乳下有月，王父母之宅，上治目中，游戏头上，止于乳下，宿于绛宫，此阴阳之气。人欲长生神仙，务和阴阳之气。气中有神，神验有符。符次于神，神为符本。本是谁乎？太一父母也。太一祖宗，源本之主，父为东帝，母为西君。应感赴救，随念而来。来无所从而来，去无所至而去。众生大感，都应有方。寓昆莱，并立宫殿大会，集乎大岳，位居五岳之端。符信之始，始于此方。元气周回，北斗分下，天地交泰，父母转居。人能得者，混合玄黄，驱使六甲，正定五行。常以岁暮，三元之朝，诸王之辰，拜讯父母。练符建德，上乘玄元，制化一切，赏罚分明。始气荡涤，正之以符。常起王初，受符施行。应当拜者，皆回向日暮。

《五岳真形》、《神仙图记》，并出太玄真人。汉初，有司马季主师事太玄仙女太玄仙女，号西灵子都，居委羽石室大有宫中，有诸妙法，《五岳》备焉。咨受《五岳》，以奏孝文帝。帝不能勤行，又教贾谊。谊未练习，粗谙本源。文帝受厘，坐于宣室。未央殿前正室也，祠还至福祚曰厘。因问鬼神事，谊具道之。帝曰：吾久不见贾生，自以为过之，今不及也。虽有此言，犹斥远谊。谊既失志，法遂不行。后孝武好道，少君荐之，王母感降图文，宣明不能专修，俄复散逸。季主同学，道士季守及西门君惠，图谶兼精，知刘季当为天子，光武中兴，诣上此科，帝务未遑，信用疏略。建武七年此年日蚀，积雨为灾，阴阳变怪，四方多垒，寇逆纵横。及至八年，上自西征。颍川盗贼、河东叛逆，京师骚动，求福神明。方士道术，颇被信用。乃征道士郭宪，代张堪为光禄勋，从驾南郊，委以祭事，遍醮五岳，行戒立功，后不能从，兹法又绝。至桓帝时，仲甫卖算辽刀城市上，以供酒脯，为百姓祈福。外人斋礼，即皆设之，远近歌恩，昏朝所忌。李公嘉遁，左生微行。葛孝先为孙权修之，多诸效验。李方回为晋武修之，亦有休征。世尘难荡，善始少终。元帝过江，鲍太玄频奏，王丞相雅重之。鲍为广州长史，南海太守，化行丹天，传授葛洪。洪传滕叔，叔传乐玄真，条流稍广，约在至诚，修行唯密也。

王母授汉武帝真形图

　　西王母既降汉宫，武帝见王母巾器中有一卷书，盛以紫锦之囊。帝问：此书是仙灵方也。不审其目可得瞻盼否？王母出以示之，曰：此《五岳真形图》也。昨青城诸仙就吾请求，今当过以付之，乃三天太上所出。文秘禁重，岂汝秽质所宜佩乎？今且与汝《灵光生经》，可以通神劝志也。帝叩头，请求不已，王母曰：上皇清虚无年，三天太上道君下观六合，瞻海河之长短，察丘山之高卑，名立天柱，安于地理。植五岳而拟诸镇辅，贵昆陵以舍灵仙，尊蓬丘以馆真人，安水神乎极阴之源，栖大帝乎扶桑之墟。于是方丈之阜，为理命之室，沧浪海岛，养九老之堂，祖瀛玄炎，长元流生，凤麟聚窟，各为洲名。并在沧流大海玄津之中。水则碧黑俱流，波则震荡群精。诸仙玉女，聚乎沧溟，其名难测，其实分明。乃因山源之规矩，睹河岳之盘曲，陵回阜转，山高陇长，周旋透迤，形似书字。是故因象制名，定实之号，画形秘于玄台，而出为灵真之信。诸仙佩之，皆如传章，道士执之，经行山川，百神群灵，尊奉亲迎。汝虽不正，然数诣山泽，扣求之志，不忘于道，欣子有心，今以相与。当深奉慎，如事君父，泄失凡人，必致祸考也。

　　夫人语帝曰：阿母今以琼笈妙韫，发紫台之文，赐汝八会之书，《五岳真形》，可谓至珍且贵，上帝之玄观矣。子自非受命合神，弗见此文矣。今虽得其真形，睹其妙理，而无《五帝六甲左右灵飞之符》、《太阴六丁通真逐灵玉女之录》、《太阳六戊招神天光策精之书》、《左一混洞东蒙之文》、《右庚素昭摄杀之律》、《壬癸六遁地八术》、《丙丁入火九赤斑符》、《六辛入金致黄水月华之法》、《六巳石精金光藏影化形子午卯酉八禀十决六灵威仪》、《丑辰未戌地直曲素诀辞长生紫书三五顺行》、《寅巳申亥紫度炎光内现中方》。凡关此十二事者，当何以召山灵、朝地神、摄万精、驱百鬼、来虎豹、役蛟龙乎？子所谓适知其一，未见其他。

帝下席叩头，曰：彻，下土浊民，不识清真，今日闻道，是生命遇会。圣母今当赐与真形，修以度世。夫人方今告彻，应须六甲六丁六戊致灵之术。既蒙启发，弘益无量，唯愿告诲，济臣饥渴。使已枯之木，蒙灵阳之润。焦火之草，幸甘雨之溉。不敢多陈，帝启陈不已。

王母又告夫人曰：适《真形》宝文，灵官所贵。此子守求不已，誓以必得，故亏科禁，将以与之。然五帝六甲通真招神，此术眇邈，必须精洁至诚，逮非流浊所宜施行。吾今既赐彻以《真形》，夫人当爱之矣。吾当亿与夫人共登玄陇羽野及曜真之山视童子，王子就吾所请《太上隐书》。吾以三九秘言，不可传泄于中仙。夫人时亦有言见守，助子童之至矣。吾既难违来意，不独执惜。至于今日之事，有以相似。后来朱陵食灵瓜味甚好，忆此久而已七千岁矣。夫人既已告彻篇目十二事，毕，当匠而成之，何缘令主人稽首谢某乙流血邪？

夫人曰：环不苟惜，向不持来耳。此是太虚群文，真人赤童所出。传之既自有男女之别耳，又且宣得道者。恐彻下才，未应用此耳！

王母色不平，乃曰：天禁漏泄，犯违明科，传必其人，授必知真者，夫人何向下才而说灵飞之篇目乎？妄说则泄，说而不传，是为衒天道，此禁乃重于传耶！别敕三官司，直推夫人之轻泄也。吾《五岳真形文》，乃太上天皇所出。其文宝妙，而为天仙之信，岂复下授于刘彻也！直以彻孜孜之心，数请川岳，勤修斋戒，以求仙之应，志在度世，不遭明师，故吾等有下眄之耳。至于教仙之术，不复限惜而传。夫人但有致灵之方，能独执之乎？吾今所以授彻《真形文》者，非谓其必能得道，欲使其精神有验，求仙之不惑，可以诱进向化之徒。又欲令悠悠者，知天地间有此灵真之事，足以却不信之狂夫耳！吾意在此也。子性气淫暴，眼时不红，何能得成真仙，浮空参差乎？勤而行之，适可庶于不死乎！明科云：非长生难也，闻道难；非闻道难也，行之难；非行之难也，终之难。良匠能与人规矩，不能使人巧也。必何足隐之耶？

夫人曰：谨受命矣！但环蒙倒景君，无常先生，二君传灵文，约以四千年一传，女授女，男授男，太上科禁，以表于昭生之符矣。环以来并贤大女郎，抱简凡六十八女子，固不可授男也。顷见浮广山青真小童受《六甲灵飞》于太微中元君，凡十二事，与环所授者同。青真是环入火弟子，所受《六甲》，未闻别受于人，彼，男官也。今正敕取之，将以授彻也。先所以告其篇目者，亦是悯其有心，将欲坚其专气，令且广求，他日与之，亦欲与男，授男承科而行，使勤而方获，令知天真之珍贵耳！非徒苟执，衔泄天道矣。愿不罪焉！阿母《真形》之贵，愍于勤志，亦以授之，可谓大不宜矣！

王母笑曰：亦可恕乎！夫人即命侍女纪离容但到浮广山，敕青真小童出。若《左右六甲灵飞》致神之方十二事，当以授刘彻也。须臾，侍女还，捧八色玉笈凤文之韫，以出《六甲之文》，曰：弟子柯昌言，向奉使绛河，摄南真七源君，检校群龙猛兽事毕，过门授教，承阿母相邀，诣刘彻家。不意天灵至尊，下降于浊臭。不审起居，此来何如？侍女纪离容至，云：尊欲得金书秘字，《六甲灵飞左右策精》之文十二事，欲授刘彻，封一通付信。且彻虽有心，实非仙才，讵宜以此传泄于行尸乎？昌近在帝处，见有上言之者甚众，云：山鬼哭于丛林，孤魂号于绝域，兴师而族有功，妄兵劳而纵白骨，奢扰黔首，淫酷自恣，罪已彰于太上，怨已见于天气，嚣言玄闻，必不得度世也。值尊见敕，不敢有违耳。王母笑曰：言此子者诚多然，帝亦不必推也。夫好道慕仙者，精神志念，斋戒思愆，辄除过一百。克己反善，奉敬真神，存真守一，行此一月，辄除过一千。彻念道累年，齐亦勤矣。累祷名山，愿求度脱，校计功过，殆已相掩。但自今已去。勤修志诚，奉上元夫人之言，不宜复奢淫暴虐，使万兆劳残，怨魂穷鬼破掘之诉，流血之尸忘功赏之辞耳！夫人乃下席起立，手执八色玉笈凤文之韫，仰天向帝而咒曰：

九天浩洞，太上耀灵，神照玄微，清虚朗明。清虚者妙，守气者生，至念道臻，寂感真神。役神形辱，安精年荣。授彻《灵飞》，及此《六丁》，《左右招神》，《天光荣精》。可以步虚，可以隐形，长生久视，还白留青。我传有四万之寿，彻传在四十之龄，违犯泄漏，祸必族倾，反是天真，必沉幽冥，示其福祸，敢告刘彻。师主是青真小童，太上中黄道君之司直，元始十天王入室弟子也，姓延名陵阳，字庇华，形有婴孩之貌，仙宫以青真小童为号。其为器也，玉朗洞照，圣同万变，玄镜幽览，才为真俊。游于浮广，推此始运，馆于玄圃，治仙职分。子在师君，尔从所愿。不存所授，命必倾沦。言毕，夫人一一手指所愿用节文，以示帝焉。

凡十二事都毕，又告帝曰：夫五帝者，五方之真精，六甲者，六位之通灵。佩而尊之，可致长生。此书上帝封于玄景之台，子其宝秘焉。

王母曰：此三天太上之所撰，藏于紫陵之台，隐以灵坛之房，封以华琳之函，韫以兰简之帛，约之以紫罗之索，印之以太帝之玺，受之者，四十年传一人，如无其人，八十年可顿受二人。得道者四百年一传，得仙者四千年一传，得真者四万年一传，得升太上者四十万年一传。传非其人，谓之泄天道；得人不传，是为蔽天宝；非限妄传，是谓轻天老；受而不敬，是谓慢天藻。泄蔽轻慢四者，取死之刀斧，延祸之车乘也。泄者，身死于道路，受土形而骸裂；蔽者，盲聋于来世，命雕枉而卒殁；轻则祸终于父母，诣玄都而受罚；慢则暴终而堕恶，生弃疾于后世。皆道之科禁，故以相戒，不可不慎也。

王母因授以《五岳真形图》，帝拜受之。

五岳真形图法并序

弟子葛洪曰：夫至道无形，机妙难论，神仙之事，诚非小丑所宜缘寻。然世人不睹其门，皆谓之无。既见真验，复肯以语人。是以清浊乖体，香臭绝伦。若道士得秘圣之书，皆当吐于一人口者，则灵真之文，将坠于独见，何缘得存流于百代乎？洪谓传授当必得其人，岂可都蔽邪？自江东都无有此书，若郑君复秘而不出，则斯文永翳也。昔曾以此白郑君曰：道书人皆有之，始《三皇天文大字》，及灵书至妙，修勤求慕时，忽闻见《五岳真形》在目录之首，吴越之人，无有得传，将斯文之不出，文贵而不授乎？不审先生有此书与不悗，令鱼目之珠，映于九阳之光；洿丘瓦石，暂晒南和之肆。若遂仰瞻天真，则洪心坚愈深。郑君曰：此书吾似有之，传授禁重，不可妄泄，传非其人，罪咎必至。凡道士辈虽心希清正，而行多不备。不备则有虑祸诣，急令致祸之书而为刀锯乎？是以先流得之者，又不敢轻以授人，便自都绝，正如此耳。卿极有心，必能通玄畅昧，是故相告，且勿宣之。吾先此书受于青牛先生，自吾受《图》以来，未传一人。依仙科，当付一人，乃得绝身弃迹耳。世上波波，不可复停，行当以此文与卿。后复是一年许，七月闲夜见呼，告曰：吾方当去，可具素写《图》。洪乃斋戒祭受，今施用节度，皆出于郑君也。

郑君说：青牛先生，仙人封君达，本陇西人也。初服黄连五十余年，入鸟鼠山中，服炼水银百余年，还乡里，年如三十者。常乘青牛，故号青牛道士。行闻有疾殆死者，识与不识，便以腰间竹管中药与服之，或为下针，应手皆愈。世多得其验效，都不以姓字语人，人通识乘青牛为名耳。人间复二百余年，入玄丘山中，不知所在。青牛先生言：人家有《五岳真形》，一岳各遣五神来卫护图书。所居山川近者，山泽神又常遣侍官防身，凶逆欲见伤害，皆反受其殃，辟除五兵五瘟，可带履锋刃。又司人之奸秽，言人之不正。不正者祸身，奸秽者祸门，是以宜深忌慎。人有带此文及执持以履山林者，其山地源灵主皆出境拜迎。尊贵图信，鬼神犹执卑降之礼，何况凡人而可慢堕哉！

郑君言：在家一岁辄一祭《图》，令人居家富昌，宦身升隆，行来诣合，凶祸远逆，求欲得愿，长生延年。若山林独处，可亏祭也。所以然者，山林幽寂，栖心无邪，又非酒炙所出，唯当恭而已矣。家居混杂，有妇女、鸡犬、尘秽生于部界，堕慢出自言语，或污浊神炁，产乳堂宇。是故斋祭灵图，为谢灾属。以月建斋三日，又须夜半之时，出庭中，或密室中，西向，勿令人见。祭用白米糗脯二十五斤，清酒一斛，以十杯酒著一按上，无桉，新布巾上亦可。燔两炉香，大例祭，余酒以别罍盛座左，随杯奠糗花脯，余脯著拌盛座右。取可食菜覆祭上，令花脯在菜下，有果尤良，安施既毕，主人立而不拜，因以朱书章纸著按上，《图》著桉后。席上若别有所道，当令声载出口，祭食，须讫也。祭毕，即于祭所室中烧章文，烟尽，取灰，以杂水汤中，令举家各取少多，喷澡面目手足，令人目明无患，辟兵，却鬼，去尸，安神。若家富财丰，而歇尽珍宝，欲置脄于神明，益善也。亦如祠山川，务厚耳。古人祭多用大牢或少牢，饭粿之物，殆崇厚者也。其传授，祭用粿花脯五斤，酒二斗。凡祭胙唯得与同志人，若大祭馔多，得分一家饮食之耳。食胙者，除灾辟祸，禳诸恶气。《祭五岳文》，以好纸朱书之。

请五岳储佐等君 郑君所出

年月岁在某日，子男生州郡县乡里某甲，年若干岁，谨依道明科告斋，请五岳君、霍、潜储君、青城丈人、庐山使者、诸佐命八山神君：

东岳泰山君，罗浮括苍佐命。

南岳衡山君，黄帝所命霍山、潜山储君。

中岳嵩高山君，少室武当佐命。

西岳华山君，地肺女几佐命。

北岳恒山君，河逢抱犊佐命。

太岳众官君，千山百川诸墟陵真仙，地主源泽丘阜大神、有泰清三天玄录飞精称下土者，皆登游降于某郡县乡里村中斋盛处，某昔以某年月日受先师真像如千年，按《九都千明之科》，九㐱丈人昭生之符，五岳君共遣二十五神，千山百源，皆遣侍官，营卫图书，防扞某身。某身生长浊世，动多违离。才非通真，识浅术薄。未得远避风尘，游适林岫。抱持灵图，污染秽气，文禁深重，惧以抵触。谨告虔斋祠，诚照至心。当令某长生久视，所向无前。凶害藏匿，金石为开。精光神㐱，常在身中。愿欲如意，昌盛隆丰。谋议者反死，毁谤者反伤。令此二十五神、千灵侍官，长守某身，拥护灵文。日月代序，当复以闻。某居在郡县乡里中，因九光使者，威明大夫谨请祭文。如此细书，如道家章状。其所书山神郡县乡村，上叙年月姓字，当如常法。自从后应所道，斟酌出入随意耳。此是岁祭仪。若祭酒祭者，兼建道家之治位。郑君云：神飨下是太上道君致神符，仙人秘鲁女生所出，以付封先生者。

昔黄帝游观六合，后造神灵，见东、中、西、北四岳并有佐命之山，唯衡山峙立无辅。乃与昌宇、力牧、方明等章词，三天太上使霍山、潜山为南岳储君，拜青城山为丈人，署庐山为使者，令总衡岳，以鼎镇举德真而为主。储君者，衡山之副君也。吴越人或谓霍山为岳，其实非正也。

授图祭文

某以胎生肉人，白骨子孙。耽酒嚣恶，流浊世务。运遇有幸，得奉大化。涤荡秽俗，许以更始。修心慎违，希企灵真。夙夜驰竞，不敢宁舍。昔以某年月日岁在某处，受先师甲乙《真形》，按《九都千明之科》，许得传授。谨按道法，当付良密。今有同志道士，某郡县乡里男生某甲，年如干岁，小心勤翼，必能宣启灵化，敷正神炁。即以今年月誓书，授其真图，委缯告盟，禁以不泄。天亲同心，常相爱护，不得弃元崇末，要荣希利。其五八大约，祸福所期，量己审人，任之处焉。谨斋祭以符，唯即一列上。

受图祭文

某胎生肉人，枯骨子孙。生长浊世，染乱罪考。宿行积咎，祸高丘陵。天启其衷，得闻圣化。心开改迹，好生乐道。仰慕灵感，思求真应。庶蒙清荡，以延性命。常舍秽率善，愿为种民。钻求遐年，当须天启。登山履川，亦赖灵助。注心道门，不敢携贰。并仰贡方，物自辅信。诚以今即日，受《五岳真形》，藏戢一已，与之终始。五八有期，永无中泄。传授相亲，爱护同炁。蠲齐荣辱，天科所佑。不敢慢惰，抵犯禁纲。遵受法诀，付之于心。谨清斋告祭，以为其始，唯即一列上，三天章奏太上。除某三尸，登书生录。刻题玉札，缄之绛府。五方灵岳，各遣五神。千百山川，时差侍官。营守图，永防护。某身使长生永存，寿延亿千。

晋鲍靓施用法

靓按《黄帝九籥玉匮内真玄文》，此书是三天太上撰次所出。曾闻之于先达也，言西王母紫兰宫室，通画此象，在诸宫墉玉女仙人服衣，皆以此形画之。昔遣中黄太一，以此图下授名山隐逸有仙录者，结约五八之年而传也。自无运命之遇，莫见其篇目矣。如鲁女生山中，受之皆此也。仙人玄道士佩此类文，入山林川泽，所经诸灵神，皆出郊境奉迎焉。然五岳各有所部，东方之山则属东岳；其西岳、南岳、北岳亦同。唯平地、江河、淮水及中央之山陵，皆统之中岳之部。诸入山采八石、石象、石脑、流丹珠、飞节、黄子，石髓、桂英、芝草诸神药，自无《五岳》佩之，此仙物终不可得也。欲佩之法，以青为缯，或用白为缯，或盛以紫囊，或带之头上，或带之心前，或肘后。山无大小，皆有灵神。神来见形，自称某山某甲来迎拜也。是太上真人以为竹使策文，五岳卫此图书，如今世人二监司之章节状，所以丘山之神而来拜谒也。受付之法，限之四十年一传，歃血委誓而约。人有此文在家者，五岳君各遣五神来奉卫图文，所居山川源泽诸灵各遣侍人营护子耳。他人憎嫉，谋议口舌、凶逆贼害及官系子者，五岳所卫二十五神，及山川侍官，即白所居之部岳君，岳君即使鬼物反害彼人自中也。奉之者，不可不净身清神，若行邪乱慢，不尊所受，忽贱灵信，轻侮宗末者，祸至灭家，不可不慎。入山无其《真形》，则众精坏人；采药不得《真形》，则群灵蔽之；为道士不得《真形》，则魂炁不定，三尸乱干；术士不得此文，皆不成。但就有此文以佩身，乃是弥纶众神，横行天地。在家则神人奉卫，入山则群灵奉迎，采药服芝草则真仙营护，结疫涉害财妖灾自灭尔。乃虚往实来，真验祸福，将有道者，其秘而尊焉！汉元封元年西王母授孝武皇帝。

洞玄灵宝三部八景二十四住图

大运告期，赤明开光，三景朗焕，五劫始分。元始天尊与十方大圣、至真尊神、无极太上大道君、飞天神人、玄和玉女、无央之众，同坐南浮洞阳上馆栢陵舍中，清淡空泊，素语自然。灵音十合，妙唱开真，诸天欢乐，日月停轮。星宿默度，九天徊关。河海静波，山岳吞烟。龙麟踊跃，人神欢焉。是时，太上无极道君稽首作礼，上白天尊：今日侍坐，太漠开昏。无极世界，一切见明。法音遐振，泽被十方。过泰因缘，劫劫化生，转轮圣位，任居总真。方当玄御，部判六天。考劫理运，料度种民。推算长夜，检实三官。役劳任重，欢戚难言。敢附灵风，回响披心。前与元始天王俱于长桑碧林园中，闻天尊并告大圣尊神云：洞玄天文灵宝玉奥，有三部八景神二十四图，上应二十四真，中部二十四炁，下镇二十四生。灵章璀璨，妙绝空洞。睹之者，九天书名，金简记录，生死得仙，来运当促，三五伤丧。万兆短命，流泄八难。风刀痛体，五苦备婴。沦于长夜，不睹三光。无知受封，任运死生。抚之生化，痛感人神。今大慈道行，惠泽普隆。伏愿天尊，有以哀矜。冀发玄科，教所未闻。使未见者见，未成者成。福流一切，亿劫恩而蒙训授，辄当承神鼓风，因流阳波，清荡三界，肃检众魔，部正六天，鹹斩群邪，安国育民，使阴阳宁，明化既兴，道畅太虚矣。

于是天尊仰而含笑，有青黄赤三色之气从口中而出，光明彻照，十方内外，无幽无隐，一切晓明。金书紫字，玉文丹章，文彩焕烂，在三炁之中。三部八景神二十四真，各从千乘万骑，在空玄之上，辅卫灵文。诸天日月，流洒华光。众津交灌，飞香八缠。万圣称庆，一时礼真。天尊告曰：今生一切欢乐，难罄倾心露蕴，情无遗隐。当依玄科，七宝镇灵，黄金为坛，授子神真之道。道尊法重，四万劫一行，下世度人，秘则真降，泄则祸臻。今已相告，明识之焉。太上道君欣喜惶惧，唯北向而立，叉手听命。天尊登命九光太真、十方飞天、侍经玉郎，披九光玉蕴，出金书紫字玉文丹章，《三部八景二十四图》，盛以户玉立空之案，九色之巾，云精空结，飞文锦盖，悬覆经上。诸天大圣、无极天尊、飞天神王、三天真人，同时监盟，烧香散花，诵咏灵章，旋行官城，绕经三周，一依旧典，俯仰之格，自然威仪，付度道君。法事粗毕，三景复位，众真退席。是明赤明天中，是男是女，莫不范德，归心信向，皆得度世。

上皇元年九月二日，后圣李君出游西河，历观八方。值元始天王乘八景玉舆，驾九色玄龙，三素飞云，导从群仙，手把华幡，狮子白鹤，啸歌邕邕，浮空而来，同会西河之上，李君稽首请问天王：昔蒙训授天书玉字《二十四图》，虽得其文，未究妙章。虽有图赞，而无其像，修之庵蔼，妙理难详。今遇天尊，喜庆难言，愿垂成就，极其道真。于是天王口吐《洞玄内观玉符》，以授于君。使清斋千日，五香薰体，东向服符。子形神备见，自当洞达，诸疑顿了。李君稽首，奉承教旨，具依天仪，长斋千日，东向服符，三部八景神并见，口吐金书玉字，《二十四图》，空中而明，文彩光鲜，洞彻无穷，罗缕自然，是时，即命主图上仙而画图焉。金书紫字玉文丹章，于此成音。自南极上元、九光太真王夫人、东西二华、南北真公、五岳神仙、清灵真人所受真文并是，后圣所画图像，而各系之焉。

《真人沐浴东井图》上部第一真气颂

天河灌东井，石景水母精。圆光拂灵曜，玄晖莹高明。元始披重夜，天人逐月生。沐浴兰池上，龙负长庚瓶。金童洒香华，玉女流五星，冠带濯玉津，练度五仙形。体香万神降，乘景登高清。

《神仙五岳真形图》上部第二真气颂

妙哉元始道，五灵敷真文。上开龙汉劫，焕烂三景分。十部飞天书，安镇五帝神。灵岳承玄宫，郁勃吐宝云。上有不死炁，殖牙练五仙。玉芝玄中奥，体洁自生薰。精思高灵降，交游上帝君。

《通灵决精八史图》上部第三真气颂

三景吐灵华，晃朗八门开。中有智慧神，被服飞天衣。八史通灵气，玉符洞精微。宝云映玉字，巨兽振天威。焕烂八会宫，纷纷灵人飞。思精招真气，五符生光辉。八景策玉舆，上登入紫微。

《神仙六甲通灵图》上部第四真气颂

灵宫飞天女，六真宴常阳。抱日负明月，仰摄三晨光。通灵究幽微，洞观朗十方，招致自然厨，五芝六府昌。变化练万神，分形改正容。乘虚步玄都，高奔入空洞。时降金霄人，解衿三素房。携契策飞盖，逍遥升玉京。

《神仙九宫紫房图》上部第五真气颂

紫房映高清，宫室互相扶。香烟绕日月，飞天翳太虚。至真大圣众，萧条咏羽书。开度诸天劫，尘沙始一周。九气固灵运，长保天地居。精思安能远，紫宫生我躯。

《元始太清图》上部第六真气颂

太清无边际，青气郁紫微。灵风迅七宝，琳树何萋萋。紫凤鸣长条，龙麟交横驰，太上观十方，诸天整法衣。旋行绕宫城，三周长夜开。若能思灵气，自得乘景飞。

《神仙真道混成图》上部第七真气颂

荡荡元始初，混沌气未分。三色无中化，回合霭庆云。幽冥生真景，焕落敷灵文。谿朗长夜府，植立天地根。自然妙真气，淳淳气常存。运通九天界，开度诸天门。

《神仙西升宝箓图》上部第八真气颂

乘运迅灵气，驾景升西宫。之造玉那国，万乘来相从。神魔稽首伏，天王并归降。分金范正法，世恭道德王。故施正真气，别号度一方。是时有道世，称曰福德堂。

《灵宝神仙图》曰：《上部八真神图》，以洞天元始之气，化生自然八景上真在人身中，致上元生气。精心内思，八真见形，千乘万骑，运致景云，载人上升。

玉 符

第一景聪明神，名觉元子，字道都，色白。一景《玉符》，上元洞天炁部一景神符并朱书。

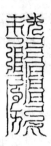

第二景发神，名玄父华，字道衡，色玄。《二景玉符》上元洞天炁部二景神。

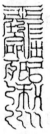

第三景皮肤神，名通众仲，字道连，色黄。《三景玉符》上元洞天炁部三景神。

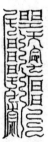

第四景目神，名灵监生，字道童，五色。《四景玉符》上元洞天炁部四景神。

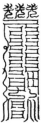

第五景项髓神，名灵谟盖，字道周，色白。《五景玉符》上元洞天炁部五景神。

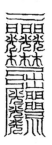

第六景膂神，名益历辅，字道柱，白玉色。《六景玉符》上元洞天炁部六景神。

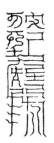

第七景鼻神，名仲龙玉，字道微，青黄白三色。《七景玉符》上元洞天炁部七景神。

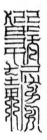

　　第八景舌神，名始梁峙，字道岐，色赤。《八景玉符》上元洞天炁部八景神。

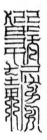

　　《神仙图》曰：《八景神真玉符》，上元洞天自然之气，以部上部八景，镇在人身上元宫中。服之八年，八景见形，为已通达幽微之事，洞观自然，坐在立亡。降致天仙，千乘万骑，云舆羽盖，白日登晨。
　　《神仙通微灵化图》中部第一真气颂
　　大道妙无像，运气凝高真。结空自然生，灵化表三神。朝引五星精，中噙日中津，夕食黄月华，寝卧练五仙。变景随空化，倏歘立自然。
　　《神仙蹑灵九天图》中部第二真气颂
　　萧萧九天气，清澄自高玄。庆云翳重虚，金阙承紫烟。中有太极官，道君罗大千。青林弥众梵，十方并飞天。南陵福德堂，四座皆须宾。散华庆我愿，逍遥无波津。
　　《神仙九变图》中部第三真气颂
　　妙化因空感，专思通至灵。上食九天气，导引五云精。三日练万神，一日九变形。脱身游九域，游戏三界庭。乘景望太素，灵风扇绿轩。飞烟绕十绝，黄旛召万灵。诸天降羽仪，郁郁入上清。

《神仙常存图》中部第四真气颂

默念招幽真，专静神自归。漏尽外应消，正气自夷微。积感妙真降，六府生光辉。玄会空相和，万物应向回。八景浮云盖，焕落迅羽仪。载我大梵外，逍遥乘空飞。

《神仙守一养身图》中部第五真气颂

导引九天气，摩手熨身形。遏断邪魔迳，莹饰练光明。凤翔通真气，龙超制万灵。辰旦众真会，养身觉神生。恬淡还守一，静思正气停。神备景自飞，高升入上清。

《神仙守神舍景图》中部第六真气颂

泥丸置魄营，中元抱一宫。丹田三灵府，混合生神王。二关统九天，呼吸日月光。五星奥玄滋，流演六胃充。静思万气归，神安形亦芳。三部八景真，携我入太空。长居天地劫，无始永无终。

《神仙寂嘿养精守志图》中部第七真气颂

清朝餐五星，专思守泥丸。正中咽日光，默念绛府薰。黄昏导月精，奥灌丹田君。三真生一景，变化形自分。一见万神归，摄气景高奔。上登日月宫，出入观八门。龙汉无终劫，妙哉《灵宝文》！

《芝英玉女图》中部第八真气颂

飘飘散灵气，芝英随风回。诸天洒香华，日月灌灵晖。玉女擎金盘，粲粲乘空飞。仰思真颜降，咽芝五神开。导引光明彻，万劫体不衰。

《灵宝神仙图》曰：《中部八景神图》，以元始灵宝洞玄之气，化生自然，中部八景在人身中中元宫，致中元生气。精思八年，八真见形，千乘万骑，运致神仙羽盖，飞行太空。

中真一景喉神，名百流放，字道通，九色。《洞玄中元一景》，真符部一景神。

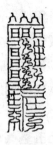

中真二景肺神，名素灵生，字道平，色白。《洞玄中元二景》，真符部二景神。

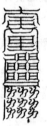

中真三景心神，名焕阳昌，字道明，色赤。《洞玄中元三景》，真符部三景神。

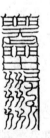

中真四景肝神，名开君童，字道青，色青。《洞玄中元四景》，真符部四景神。

中真五景胆神，名龙德拘，字道放，色青黄绿。《洞玄中元五景》，真符部五景神。

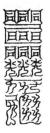

中真六景左肾神，名春元真，字道卿，五色衣。《洞玄中元六景》，真符部六景神。

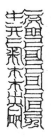

中真七景右肾神，名象他元，字道主，白黑色。《洞玄中元七景》，真符部七景神。

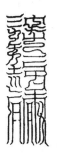

中真八景脾神，名宝无全，字道骞，正黄色。《洞玄中元八景》，真符部八景神。

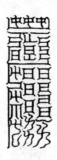

《神仙图》曰：《灵宝洞玄中元八景真符》，以部中部八景神真，镇在人身中元宫中。服之八年，中元八景见形，为已通灵达神，洞观八方，神芝玉浆，五气云牙，身中光明，神仙乘骑，飞行太空。

《神仙六阴玉女图》下部第一真气颂

灵飞秀太微，玉女翠朱琼。窈窕飞空出，飘飘乘空生。玄妙自然气，六阴安常形，遐念希良会，仰眄降六丁。携景金房内，嬿婉娉精神。玄感自相求，岂期形与名。变化因款发，应向神自灵。

《神仙九元导仙图》下部第二真气颂

玉清辉玄都，十圣回紫微。神仙披云出，纷纷流羽衣。香华随风散，十天乘空飞。丹霄映轻盖，日月灌灵晖。仰思妙真降，神感因心归。

《神仙导引图》下部第三真气颂

郁郁五云芝，玄晖吐玉光。凝津洞灵府，徘徊日月宫。五色理高真，流津灌十方。吸吸不觉疲，飞天并金容。导引餐灵气，玄哺六胃充。精思易致感，安坐睹空洞。

《神仙洞中皇宝图》下部第四真气颂

澄气理太玄，萧萧群真居。下治诸名山，洞房清且虚。五色焕日月，列号众仙厨。上统紫微宫，总录天宝书。中有守一士，精思待洞开。五老监魔试，心端情自灰。身度水火宫，名入九天庐。苦哉有衿人，遂得乘景舆。

《神仙变化隐侧图》下部第五真气颂

变化空无中，五行兆身形。洞思自然气，金木水火精。土为隐侧府，六戊合景庭。玉女变衣裳，老壮应响生。细入毫鹜里，大包山岳灵。种殖通神草，身与八史并。万化随所欲，逍遥可娱情。

《神仙采芝开山图》下部第六真气颂

灵岳郁嵯峨，翠阜凌景霄。五芝秀玄岭，仙草茂霜条。上有采芝人，被服乘羽飙。灵洞万劫开，一焕诸天交。得妙安觉淹，尘沙如一朝。

《神仙明镜图》下部第七真气颂

妙铁生威光，流焕照八冥。洞彻方圆内，通真别鬼精。自然观重阴，照耀诸天形。伏魔致神仙，变化入紫庭。

《神仙无极太一图》下部第八真气颂

焕烂帝一真，身生龙凤文。威光动九天，焰照天囿圆。上御诸天气，总为万仙君。巍巍至道宗，落落大范门。

《灵宝神仙图》曰：《下部八真神图》，以元始灵宝，洞玄之气，化生自然。下部八景在人身中下元宫中，致下元生气。精思八年，下元八真使千乘万骑，运致神仙，羽盖载人，俱升七宝林中。

下真一景胃神，名同未育，字道展，黄色。《洞神下元一景》，灵符部一景神。

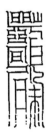

下真二景穷肠神，名兆腾康，字道还，黄赤色。《洞神下元二景》，灵符部二景神。

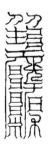

下真三景大小肠神，名逢送留，字道厨，赤黄色。《洞神下元三景》，灵符部三景神。

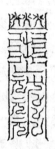

下真四景胴中神，名受厚勃，字道虚，九色。《洞神下元四景》，灵符部四景神。

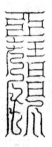

下真五景胸膈神，名广映宅，字道仲，白色。《洞神下元五景》，灵符部五景神。

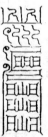

下真六景两胁神，名辟假马超，字道成，赤白色。《洞神下元六景》，灵符部六景神。

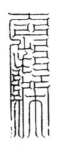

下真七景左阳神，名扶流起，字道圭，青黄白色。《洞神下元七景》，灵符部七景神。

下真八景右阴神，名包表明，字道生，青黄白色。《洞神下元八景》，灵符部八景神。

《神仙图》曰：《灵宝洞神下元八景灵符》，以部下部八景神真，镇在人身下元宫中。服之八年，下元八景见形，为人养精补气，炼髓凝真，身生光泽，八景云舆，载人飞行。

《玉清七宝神仙图》总三八部真气颂

萧萧三清上，凝真大罗天。琼林翠玄台，日月焕灵轩。飞天梵绿气，驾景乘紫烟。郁郁披云出，纷纷灵宝仙。逍遥七宝林，五色焕金银。振响众真会，灵歌庆万神。精思三八景，超步登霄门。

五称符二十四真图

案《五称符上经》云：

子欲求道法，先沐浴臭秽，当得《东井图》。

子欲定五帝，役山精，当得《五岳图》。

子欲通神灵，洗先诀八精，当得《八史真形图》。

子欲通吾行厨，当得《六甲通灵图》。

子欲存吾身，致天神，当得《九宫紫房图》。

子欲奉道法，当得《太清图》。

子欲奉顺道，当得《混成图》。

子欲通道机，当得《西升宝箓图》。

子欲通变化，当得《灵化图》。

子欲蹑大道，当得《九天图》。

子欲脱身形，当得《九变图》。

子欲隐存身守神，当得《常存图》。

子欲定身心，守身神宝，当得《含景图》。

子欲恬淡守一以存身，当得《养身图》。

子欲寂默养其志，当得《精诚守志图》。

子欲清静洁白致芝英，当得《芝英玉女图》。

子欲娉六丁，当得《六阴玉女图》。

子欲致仙录，当得《九元导仙图》。

子欲食道气，当得《导引图》。

子欲治道术，当得《洞中皇宝图》。

子欲为变化，当得《隐侧图》。

子欲临炉定九丹金液，当得《太一图》。

子欲登五岳求神仙芝药，当得《采芝开山图》。

子欲保神形，别邪精魔魅，当得《明镜图》。

凡二十四真图，天之灵宝也。子能得之，必得长生，萧萧高仙，飞步太清也。

元览人鸟山形图

太上曰：无数诸天，各有人鸟之山，有人之象，有鸟之形。峰岩峻极，不可胜言。玄台宝殿，尊神所居。林涧鸟狩，木石香花，芝草众药，不死之液，又难具陈。陈之无益于学，学者自应精寻。得一知万，了然究知。教须题名，是故标文。妙气结字，圣匠写之，以传上学，不泄中人。妙气之字，即是山容，其表异相，其跦殊姿，皆是妙气，化为成焉。玄达之思，闭目见之，周览既毕，行久有征。妙气既降，肉身能飞，久炼得妙，肉去妙充。其翔似鸟，出游三界之外；其神真人，入宴三清之中。总号人鸟。学者游山，缘山至道，永保常存。自非至精，勿妄叩也。

人鸟山形图

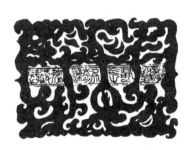

太上曰：人鸟山之形质，是天地人之生根，元气之所因，妙化之所用。圣真求其域，仙灵仰其神。敬而事之，存而念之，受而带之，精而行之，和而密之。无致懈怠，三气调均，生身赤子，为道种民。在世行化，入山研方，出处自在，魔不敢当。于是朝致五岳，使役八溟，从三天之君，佩日月之精。知之不死，习之永生，谛之合智，究之同神。其山之上，元始天王所居；其山之下，众圣真仙所处。其山之气，生五色之水，名反魂流液，成脂名震檀之香。西王母初学道，诣元始天王。三千年道成德就，应还昆仑之山。临去，辞元始天王，共刻铭人鸟山上，虚空之中，制作文字，字方一丈，悬在无中，以接后学，于今存焉。九老仙都君，九炁丈人图画山形，佩之于肘。天帝写空中之书，以附人鸟之体。百年一出，以传真人。道士有此山形及书文备者，便得仙度世，游宴昆仑。能读此书万遍，修行不负文言，天帝君即遣使云车羽盖来迎。不须服御丹液，无劳导引屈伸，精之不休，自获升天矣。

太上曰：凡能清斋三月，别于静室修行，仙人当降，自以文字语人。受之密遵，速得成真。道士佩之，役使万神。正月有甲子，二月有壬申，三月有戊子，一年之中，唯取三日，祭醮山形于金镜之上。相传口诀之事，慎勿妄泄书文。若年中无此三日，或有而避近，趣得甲子一年三醮也。醮时皆斋，清严禁断，明月之夜，露出中庭，不须坛纂，不可他知。密自洒扫，净席南向，兆敷别席，向北施礼。先以明镜九寸面者置座中央，紫纹复伞以罩座上，紫锦囊巾覆藉山图，正安镜中。清酒三碗置图之前，香脯枣果圆施镜外。酌酒半碗漱口，捻香即位，闭目叩齿三通，存思依常。鸣鼓发炉亦如常法。又三捻香，临目见太上大道、十方天尊、元始真王、人鸟山元气生神、大帝君，云驾罗列，布满空中，同来向座。良久，仍密称名位臣妾姓名，奉请太上大道、十方天尊、元始真王、人鸟山元气生神、大帝君一切诸灵官，今日吉时，良散荐芬芳，表献至诚，仰希垂降。臣妾某等稽首礼拜仍礼三拜伏地，闭目存神降座，良久乃起。又三招酒，长跪称位臣妾姓名，上启：

太上大道君、十方天尊、元始真王、人鸟山元气生神、大帝君一切神明，臣妾叩恩，得见今日，奉对尊神，喜惧交集。唯愿大慈开度，当使臣妾学道得道，求仙得仙，神通自在，永保长存。小丑贱臣妾，不敢多陈，不胜踊跃屏营，谨稽首礼拜三拜毕，三招酒，招毕，又启如此。三招三启都毕，三捻香，启起倚送神，称位臣妾姓名上启：太上大道、十方天尊、元始真王、人鸟山元气生神、太帝君一切灵官，缘恩上请，纡回云仪，神驾已整，还升三清，臣妾恋慕，俯仰屏营，唯愿大慈，流布洪恩。臣妾得道，谒见王官。后宜有请，仰希重降。臣妾某稽首礼拜。讫，起复炉。某复炉毕，东一碗酒，泻浸四周毕，依次敛之也。同志者还房进胙，不得妄与非法之人。夫妻接待，皆同此法。不同，不得交会。此禁至重，明各慎之！清斋千日，丹书山形于薄纸上，方三寸至五寸，玉池之泉，向王吞服。一服长生不死，二服神仙飞行，三服升登尊位，与道合同。清斋起图，佩之三年，晨夕诵文，吉日修事，慎终如始。一千日限足，游行山泽，威制五岳，三河四海，八溟九地，一切神灵，奉迎拜谒。功德流布，五年七年，不过九年，超登三清矣！

　　（以上"符图事法"篇目，底本出处《正统道藏》太玄部。）

安守魂神

说魂魄

正一真人居鹤鸣山洞，告赵升曰：夫人身有三魂，一名胎光，太清阳和之气也；一名爽灵，阴气之变也；一名幽精，阴气之杂也。若阴气制阳。则人心不清净；阴杂之气，则人心昏暗，神气阙少，肾气不续，脾胃五脉不通，四大疾病系体，大期将至焉。旦夕常为，尸卧之形将其奄忽而谢，得不伤哉？夫人常欲得清阳气，不为三魂所制，则神气清爽，五行不拘，百邪不侵，疾病不萦，长生可学。

赵升稽首、再拜、叩头，伏问：何以制御得阴杂之气，使清和之气降矣？升欲谨敬行之，导接生灵牢固，朽败之徒，免幽魂所侵逼矣。

真人曰：复坐告汝。夫人身最贵，天地委形三元真气之所戴，若合三气百神，而不至于死。夫三魂者，第一魂胎光，属之于天，常欲得人清净，欲与生人，延益寿算，绝秽乱之想，久居人身中，则生道备矣；第二魂爽灵，属之于五行，常欲人机谋万物，摇役百神，多生祸福灾衰刑害之事；第三魂幽精，属之于地，常欲人好色、嗜欲、秽乱昏暗、耽著睡眠。爽灵欲人生机，生机则心劳，心劳则役百神，役百神则气散，气散则太清一气不居，人将丧矣；幽精欲人合杂，合杂则厚于色欲，厚于色欲则精华竭，精华竭则名生黑簿鬼录，罪著，死将至矣。夫人重色欲，必昏邪秽乱，不避三光、四明、雷霆、神察，为四司所录，五帝所责，延累九玄七祖、父母长居幽途，荣禄长生不可睹矣。

赵升惊起，请始其源状，则得尸败之徒见乎全生之道。

正一真人曰：胎光本生始清元君圣母之宫，每降正月七日；爽灵本生于太一之宫，降于七月七日；幽精生于太极阴宫，降于十月五日。皆以本降之日，上诣本宫受事，送人善恶，谓之三魂会日。此日，是本会之日，亦更小攒会三日。胎光以甲子日上，爽灵以庚申日上，幽精以本命日上，言人善恶灾难非祸。若三魂不相制御，归本宫，各言人清净不生恶状，则魂常不离人左右，神气雄壮，百神随从，所为无不从其善愿，幽蔼绝对，四司莫能书其罪状，灾害、阴邪、疾病不敢辄近其形体，吾为汝备述，谨而行之，真道立见。

正一真人曰：夫修道摄生，常以清旦日未出时，叩齿，三呼三魂三遍，夜欲卧，亦三呼，咒曰：

胎光延生，爽灵益禄，幽精绝死，急急如律令。每日如此，魂不离人左右，飞灾横祸、恶鬼凶神不能为害，游梦变怪杜绝房寝。每于此前上三日、下三日，隔宿洁净恭肃，清斋三日，沐浴拜章，言功谢罪著善，即爽灵幽精不能强制真一元气，道可易求。

正一真人告约赵升曰：行之勿得不常，存之勿得不精，常精者，道人之志也。

正一真人告赵升曰：夫人身有三魂，谓之三命。一主命，一主财禄，一主灾衰；一常居本属宫宿，一居地府五岳中，一居水府。以本命之日，一魂归降，人身唯七魄常居不散。若至本命日，一魂归降，检行生人，与魄合察衰败壮健。若三魂循环不绝，则生人安稳无病。其日可清净身心，不酒，不色，著新衣，焚香习善。至本命日，若欲睡则睡少时，魂与魄合即去。若其日淫醉昏乱，魂归，去身三步取合不得，秽气冲射，魂遂去而不归。如三度魂归不合，魄即去身，神毙矣。魄者阴也，常欲得魂不归；魂若不归，魄即与鬼通连。魂欲人生，魄欲人死。魂悲魄笑，曰：归无我舍，五鬼侵室。三魂绝而不归，即魄与五鬼为徒，令人游梦怪恶，谓之游魂；身无主矣，令人行事昏乱，耽睡好眠，灾患折磨，求添续不可得也。一年六旬，魂六度归身中，制御阴魄，令不与阴邪通好，百神交会，形体灾难不侵；若六旬不返，魄得其便，与阴鬼谋，人将亡矣。

每本命日，一魂从本宿降下，二魂虽非巡次，其日亦随从母魂，有本司官吏四人，都十二人。其日本生父母亦与魂降。当须以钱财酒脯一十二分，取本命时，祭之。后，本司不与魄为留难，及时降下，福莫能尽。常为之，长生之门。

王真人曰：吾闻先师真人之言，夫混沌元始，本一气化散，三万六千神气者皆流约为其数。夫天地神气，新旧交续，岂有数而限之？百川因气而不绝，天地因气而长久，维斗得之而不穷，绵绵接续而生焉。圣人指一气为归，交接降约，令人不死；而凡约者不知，苟取其死。天地昼夜一周三万六千炁候，交接不惩，则月月贞明，风云不昧，泽及四时，万物资生；若气候惩时，不相接续，数有阙少，上下不应，即雷霆震怒，日月失道，星宿失位，惩阳水捞，万物失生。人身法天象地，每日一周时，肾气上至脾胃，昼夜三万六千喘息不绝，上下相应，通流经络，传溉五脏，滋泽荣卫，即人轻健、精明、强记、无病，学道易成。若三炁、五炁、十炁不续，即人病传于经络，令人壮热，饮食不下，魂魄惊怖，神气错乱，一脏容受，即病得其土地分野，疗之不及，则人困矣。是以修真之人，采新安故，添续不绝，即神气常坚，精华不散，则人不衰不老，病疾不侵，鬼神畏惧，五灵镇守，精气充塞，外制百邪阴毒之气。气既精锐，禁无不伏，言其神气壮锐，摧伏五兵，如猛大将军，故以神气为将军也。

拘三魂法

月三日、十三日、二十三日夕，是此时也，三魂不定，爽灵浮游，胎光放形，幽精扰唤。其爽灵、胎光、幽精三君，是三魂之神名也。其夕，皆弃身游邀，飙逝本室。或为他魂外鬼所见留制，或为魅物所得收录，或不得还返，离形放质，或犯于外魂，二气共战，皆躁竞赤子，使为他念，去来无形，心非意闷，道士皆当拘而制之，使无游逸矣。拘留之法：当安眠向上，下枕，伸足交手，仰上，冥目，闭气三息，叩齿三通，存身中赤气如鸡子，从内仰上出于目中，出外赤气转火烧身，使匝一身，令其内外洞彻，有如燃炭之状。都毕矣，其时当觉身中小热，乃叩齿三通。毕，即存三魂名字，胎光、爽灵、幽精三神急住，因微祝曰：

太微玄宫，幽黄始青，内炼三魂，胎光安宁，神宝玉室，与我俱生，不得妄动，鉴者太灵。若欲飞行，唯得诣太极上清；若欲饥渴，唯得饮徊水玉精。

制七魄法

月朔、月望、月晦之夕，是此时也，七魄流荡，游走秽浊，或交通血食，往鬼来魅，或与死尸相关入，或淫赤子、聚奸伐宅，或言人之罪、诣三官河伯，或变为魍魉，使人魔魅，或将鬼入、呼邪杀质、诸残病生人，皆魄之罪；乐人之死，皆魄之性；欲人之败，皆魄之病。道士当制而厉之，陈而变之，御而正之，摄而威之。

其第一魄名尸狗，其第二魄名伏矢，其第三魄名雀阴，其第四魄名吞贼，其第五魄名非毒，其第六魄名除秽，其第七魄名臭肺。此皆七魄之名也，身中之浊鬼也。制检之法：当正卧、去枕、伸足，两手搓掌心，次掩两耳，指端相接，交于顶中，闭息七通。存鼻端白气如小豆，须臾渐大以冠身九重，下至两足，上至头上。既毕，于是白气忽又变成天兽，使两青龙在两目中，两白虎在两鼻孔中，皆向外，在心上向人口；苍龟在左足下，灵蛇在右足下；两耳中有玉女著玄锦衣，当耳门，两手各把火光，良久，都毕。又咽液七过，叩齿七通，呼七魄名，毕，乃祝曰：

素气九迴，制魄邪奸，天兽守门，娇女执关，七魄和柔，与我相安，不得妄动，看察形源。若汝饥渴，听饮月黄日丹。于是七魄内闭，相守受制。若常行之，则魄浊下消，返善合形，上和三宫，与元合景一。人身有三元宫神，命门有玄关大君，及三魂之神，合有七神，皆在形中，欲令人长生，仁慈大吉之君也。此七魄亦受生于一身，而与身为攻伐之贼，故当制之。道士徒知求仙之方，而不知制魄之道，亦不免于徒劳也。

其三元宫所在，其上元宫，泥丸中也，其神赤子，字元先，一名帝卿；其中元宫，绛房中，心是也，其神真人，字子丹，一名光坚；其下元，丹田宫，脐下三寸是也，其神婴儿，字元阳子，一名谷玄。

此三一之神矣。欲拘制魂魄之时，皆先阴呼其名，存三神皆玉色金光，存婴儿之貌，中上二元皆赤衣，下元衣黄，头如婴儿始生之状也。

对日存三魂法

太虚真人曰：先师教以五建之日，日出三四丈许，正立，以心对日，存三魂神与日光俱入心中。良久，闭气三息，咽液三过，祝曰：

太阳散晖，垂光紫青。来入我魂，照我五形。却鬼试心，使心平正，内彻九气，外通胎命，飞仙上清，玉箓以定。咒毕，以手拭目二七，叩齿二七，都毕。此法使人三魂凝明，丹心方正，万邪藏术，心试不行，真要道也。常当行之者，以五建日向日，辄令嚏，若不得嚏，以软物向日引导鼻中，亦可嚏也。嚏，即祝曰：

天光来进，六胎上通。三魂守神，七魄不亡，承日鸣嚏，与日神同，飞仙上清，位为真公。祝毕，拭目二七。是内精上交日光，三魂发明于内，使人心开神解，百精流转于内府也。若非五建日，可不须尔也。以五建之日北向，五再拜，心呼上真皇君夫人名字三过，毕，叩齿五通。毕，解巾，长跪，谨启：

五星日月上皇高皇道君夫人，玉清太上上清上皇上帝，大道圣君几前，因自陈七祖父母以下及一身千罪万过，上世以来，乞愿得解脱三官，告下天帝，使罪名离释，削除黑籍，乞愿得与五星之真俱奔华晨，上登上清，交行玉门。

朝礼九天魂魄求仙上法

常以月三日、九日、十六日，平旦向日，九拜九揖，亦可心拜，仰头叩齿二十四通，祝曰：

天魂九缠，上帝尊神，太阳日精，金门变仙，小兆某甲敢奏微言，今日上吉，八愿开陈，请施礼愿，仰希玄恩，苍龙朱凤，策辔紫轩，五云交荫，六气扇尘，高上曲晞，三光降真，二景缠络，我道欣欣，心朗耳聪，目明色鲜，体轻骨升，面发华颜，羽服生形，飞造帝晨。祝毕，仰天引日精四十五咽止。行此三年，目明彻视，洞睹无穷，面有金容，体生玉津；九年，能行身外无影，飞空玄灵也。若天阴无日，于密室心存心行，亦感于自然也。又以月五日、十五日、二十五日，此三日皆人定向月，九拜九揖，亦可心拜，仰向月叩齿十六通，祝曰：

魂精魄灵，九天同生，石景水母，太阴朗明，徘徊月宫，冶炼金庭，二景合原，上吉时清，八会交带，我愿克成，愿光愿容，愿鲜愿荣，愿神愿仙，飞行上清。祝毕，仰引月精四十五咽止。

魂精法

魂精帝君，即九天司命，部九天之魂，下统后学算命也，帝君镇在日门金庭之内。魄灵帝君，即九天丞相，九天之魄灵下统后学之录籍也，镇在月宫琳琅之都。凡修上道，旦夕坐起卧息，常当存念日在头上、月在口中、魂精帝君在泥丸、魄灵帝君在明堂，心存目想，常使仿佛然。行之逾年，真形见矣，青白分也；九年能乘空飞行，上登晨灯之馆，游宴虹映之山也。

上清飞步七星魂魄法

太素真人口诀曰：北斗第一星天枢魂神，第二星天璇魂神，第三星天机魂精，第四星天权魄精，第五星玉衡魄灵，第六星闿阳魄精，第七星瑶光大明。

上七星，魂魄之名，号曰七元之灵明，步星魂魄行星之上，皆心存之，此名曰飞仙，飞仙步斗，魂魄三匝。毕，于是向阳明星上，又闭气，而心祝曰：

阳明大魁，祝毕。第一左足蹑阳明星，第二又进右足蹑阴精星；祝毕，第三次左足蹑玄冥星；祝毕，第四次右足蹑丹元星；祝毕，第五次左足蹑北极星；祝毕，第六次右足并蹑闿阳星；祝毕，次左足并蹑瑶光星。乃通息，大祝曰：金木水火土，五行相推，七星焕焕，天纲最威，辅星镇盛，弼星扶衰。九真太上、太极、太微三府，玉帝三尊辟非，天动地转，魂魄相随，使我飞仙，真光徘徊，名入金房，玉门乃开，乘龙陟空，日月同辉，游行太清，鸣铃翠衣，左蹑流电，右御奔星，地上万邪伏死，敢追恶心视我，使尔斩摧。帝命玉女劳侍以归，魂真魄神合形升飞，毕。

思神诀

夫道者，有形之父母也，寂然不动，至虚无也；感而遂通，至神明也；视之不见，无形容也；听之不闻，无音声也。故无形无名，言象莫能得也；有情有信，变化有以生也。生之来神，气聚也；身之有阴，阳结也。两仪以分，万象以成也；天地回薄，日月以明也。莫不由至道神用，而元一以灵。且人为物灵，貌为事真，智虑纯白，耳目澄清，外周六气，内运五行，形自寂寞，神生窅冥。然则至道无形，应生元气，谓之一也；一之所剖，分为三也。三者，清、浊、和，结为天、地、人也；亦曰三元，上、中、下也；在天为三光，日、月、星也；在地为三宝，金、玉、珠也；在人为三生，耳、目、心也；在道为三气，玄、元、始也；又为三天，清微、禹余、大赤也；复为三境，玉清、上清、太清也。又曰：清气上浮为天，浊气下凝为地，和气中结为人。夫天阳地阴，阴阳变化而成五行，谓木、火、金、水、土也；亦曰五气，谓九、三、七、五、一也；在天为五星，谓岁、荧、白、辰、镇也；在地为五岳，谓岱、衡、华、恒、嵩也；在人为五脏，谓肝、心、肺、肾、脾也；又为五色，青、赤、白、黑、黄也；又为五音，角、征、商、羽、官也；又为五味，酸、苦、辛、咸、甘也；又为五德，仁、义、礼、智、信也。总之为三五，行导布化，生成万物也。各有神明，即天地之至用也，而天以之动，地以之静，人以之生，皆赖其神明也。天有五亿五万五千五百五十五重天，天皆有天尊、太上、天帝、天师也；地有三十六重地，地皆有土皇、将军、金刚、神王、灵官也；人有三宫、五神、三魂、七魄也。天地各有神仙吏兵不可称计，且神明变化皎在目前，愚者莫知。隐显无方，运转难识，辅物立象，灵用在焉。故天得一以清，地得一以宁，神得一以灵，谷得一以盈是也。日者天之魂，月者地之魄，谓之神明。人则左目为日，右目为月、目者神明之堂也。故神明所托，依于日月，隐于阴阳。且日出于卯，阳也；月出于酉，阴也；主变成德。日初变于卯，其数六，以五乘之，五六三十也；中变于辰，其数五，五五二十五；终变于巳，其数四，四五二十也，故上仙七十五将军阳神也。月初变于酉，其数六，五六三十也；中变于戌，其数五，五五二十五也；后变于亥，其数四，四五二十也。故上灵七十五将军阴神也。三元五德，合数为八，各有上仙上灵阴阳二官，合为一千二百也；三元各八，为三千六百也；而阴阳皆五，合为三万六千也。其万八千阳，阳为外景、为外神也；其万八千阴，阴为内景、为内神也。而内由外发，阴以阳明，所以一身有一万八千神曰本分神也，一万八千神曰影照神也。无阳也，阴不能成；无阴也，阳不能生。是以阴以阳成，阳以阴生，亦内由外明，外由内清，清明相得，而后生成也。所谓神明者，由神故明也。故三光在天而万物彰，百神在己而五气昌，其耳目适用，气力体康，是其神也。天宝之以致浮，地秘之以致安，五岳享之而安镇，一人则之而太平。人身上部八景，以应于天；下部八景，以应于地；中部八景，以应于空。三部八景七十二神，景皆有五，三万六千，与天地合，有一十万八千。自此以往，虽神不极，由斯数矣。则三洞诸经神仙，将吏侍奉灵官，高下品格，未有不因兹始也。既知其数，当识其方，既识其方，须知表里，表里既见，阴阳审焉。内外不同，左右亦别，而象分五色，位列四方，男女可以阴阳求，文武可以刚柔取。凡诸存念，身为之主，身有三魂、七魄、三元、五真、一神、百神、三万六千神，皆在于心也。心正则神正，心邪则神邪，邪之与正，由悟不悟，悟则入正，迷则归邪，悟者由得其门，迷者由失其路，则沉沦黑夜，处至暗冥室。学道之士宜详究之，始乎数息历藏，终乎常住湛寂，诚在尔心矣。

存身神法

面东坐，叩齿三十六通，每九下一咽液。而祝曰：玉清高上，九天九灵，化为玄玄，下入胃清，金和玉映，心开神明，服食日精，金华充盈。便咽液，想喉中有赤身童子，仰头开口承液，下入胃中。

毕，又存四神：想肺中童子著白衣冠，口吐白气于右，变作白虎；次想肝中童子著青衣冠，口吐青气于左，变作青龙；次想心中童子著赤衣冠，口吐赤气于前，化为朱雀；次想肾中童子著黑衣冠，口吐黑气于后，化为玄武。祝曰：

青龙孟章甲寅，白虎监兵甲申，朱雀陵光甲午，玄武执明甲子，四兽前后围遶，勿令外邪来干。急急如律令。

次存心肺气作圆光宝盖盖头，讫，次握固冥目，念敕身祝曰：

谨敕身中五体真官、五脏六腑、九宫、十二宫室，四肢五体、筋骨髓脑、肌肤血脉、孔窍荣卫、一百八十关房、三百六十骨节、一千二百形影、一万二千精光、三万六千神气，左三魂幽精、爽灵、胎光，各守本宫，右七魄卫从尸狗、伏矢、雀阴、吞贼、非毒、除秽、臭肺，青龙扶迎，白虎扶送，朱雀导前持幡幢，玄武从后司钟鼓。臣身不受邪，肝不受病，肺不受奸，肾不受甘，脾不受化，胆不受怖，胃不受秽，心不受触，神气汾溢，吏兵神将侍卫侧立。急急如律令！

次叩齿五通，念五脏神名。先存肺神，著白衣冠，在肺，肺神皓华，字虚成三呼；次存心神，著赤衣冠，在心中，心神丹元，字守灵三呼；次存肝神，著青衣冠，在肝中，肝神龙烟，字含明；次存胆神龙曜，字威明；次存脾神常在，字魂庭；次存肾神玄冥，字育婴。又瞑目内视，五脏分明，了见肝中童子著青衣冠，口吐青气，从左胁出，化为青龙；次存肺中童子著白衣冠，口吐白气，从右胁出，化为白虎；次存心中童子著朱衣冠，口吐赤气，从心中出，化为朱雀；次存两肾中童子著黑衣冠，坐两肾上，口吐黑气，从肾中出，化为玄武；次存头巾七星，下坐青黄白三色云上，七星在头，下有金光盖顶，一身并作黄金色，面是金容；次存肺中白气，右出绕顶，有圆光。左右日月在眼前，洞焕一室，吏兵玉女，执节持幢，捧香献花，遍满前后。心常念飞仙，同升金阙帝前，永为帝臣。

受生天魂法

夫人受生于天魂，经成于元灵，转轮于九气，挺命于太一，阙开三道，积神幽宫，所生玄液七缠，流津敷泽，日月映其六虚，口耳运其神气，云行雨施，德拟天地。胞胎内匝，五因来具，立人之道，其如此也。故五因者，是五神也；三道者，是三真也。

天尊言曰：气气相续，种种生缘，善恶祸福，各有命根，非天非地，亦又非人，正由心也。心则神也，形非我有。我所以得生者，从虚无自然中来，因缘寄胎，受化而生。我受胎父母，亦非始生主父母也。真父母贵重尊高无上，今所生父母以我寄备因缘，禀受育养之恩，故以礼报而称为父母焉。故我受形，亦非我形也，寄之为屋宅，因之为营，以舍我也。附之以为形，示之以有无，故得道者无复有形。及无身，神一也，身并一则为真身，归于始生父母而成道也。凡人不知存神，动止任意，意愚事僻，神散形枯；仙真圣人守神无替，常存自身，名在左契。志学之士当知人身之中自有三万六千神，左三魂右七魄，阴阳配合，共辅护识神、五行相王之君，周卫体内一千二百形影、一万二千精光，备守体外，日日存之，时时相续，念念不忘，长生不死。不能常存，八节勿替，能念身神，康强无病。病，三呼之，常卫子身。欲卧之时，左手抚心，右手抚脐，各二七，阴祝曰：

欲具身神，从头起，经历四肢，至踝子。祝竟，存之。委悉乃眠，必得吉梦，仿佛见神。若有罪过，应致灾厄，神来语人，或示形象，倚托物类，使人思惟，自解意趣，吉凶善恶，了然知之，避祸就福，所向谐也。

三魂：第一胎光，第二爽灵，第三幽精。

精　神

精神者，君臣也《玉清秘录》云：夫神者君也，气者人也，心神动则精摇，精摇则使形不安，若三事各令清净无为，则万事自安也。又曰：夫修身之道，乃国之宝也。然一身之根有三：一为神，二为精，三为气。此三者，本天地人之气也，神者受于天精，天精者受于地气，地气者受于中和，相为共成一道也。故神者乃乘气而行，气者神之辇也，精者居其中也，三者相助为理。故人欲寿者，乃当爱气、尊神、重精也。精转为神，神生于明夫气生于精，精生于神，神生于明，故人生本于阴阳之气，气转为精，精转为神，神转于明。是故不欲老者，当念守其气，含精神也，令不出其形，合而为一也。即縿縿自见，身益轻，意益精也，此神光欲生也，心中大安，欣然若喜也。但宜闭目而卧，著志意于身内，身意不出，则身炼形变也。如此，则理身已得也，太平自应矣。神哉，此道也。内已致寿，外以安理，不用筋力，自然致也。神智之泉夫神智之泉也，神清则智明。智者，心之府也，智公，即心平。人莫鉴于流水，而鉴于止水，水性欲清，沙尘秽之，人心欲清，嗜欲则生，岂能善之？故鉴明则尘垢弗集，神清则嗜欲不入。是以圣人轻天下，即神不累；细万物，即心不惑；齐死生，则意不慑；同变化，即明不眩。

入室思赤子法

老子曰：吾道生于惚恍而无形，视之不可见，听之不可闻，随之不见其后，迎之不见其首。包含于天地之表，还入于毫毛之里，分之为日月阴阳，含之为夫妇。演布于八卦，乾坤为头首。胞胎转相生，变化有前后。处任为十月，结定神备有，虚无把录籍，司命往奉寿。阳精为室宅，包形立相待，阴阳相感溉，开闭藏其里，清转上为头，精凝成童子，璇玑与玉衡，鼻为其梁柱。合观于八极，两半共为友；合精于子午，藏形于卯酉。明堂开四仲，洞房在其后，丹田著后宫，自口王父母。丙午拜真人，丁巳伏命受，戊寅衔丹录，光曜所藏止。精明合且离，出规还入矩，钧明照神后，往来有配偶。皇制有其阶，自然如云雨，阳出真人阴。学之为师父，栖宿有常处，正在洞房里，三五运返覆。甲癸邀辰巳。子午都集会，吾道自索子，邀之于南极。真人自告子，安之令审谛，枯木不烦扰，乙壬于寅卯，午申亦相须，丙辛于亥酉，未戌邀中野，吾道已见矣，忽然无所有，丁庚子与午，戊己卯与酉，失候不相睹，吾道去万里，周旋天地间，伤命还害子，观吾阴与阳，交精相哺乳，此谓养赤子，勿失其时矣。甲癸邀辰巳，注云：子丑者谓甲癸日也，时加于辰、加巳、加子、加丑也，到此时道未养已，常当念之矣；乙壬之日时，加寅、加卯、加午、加申也，当复俟之，勿失其候矣；丙辛之日时，加亥、加酉、加未、加戍也，为老公见之勿惊也，道之化见矣；丁庚之日时，加子、加午也；戊己之日时，加卯、加酉也。失此四仲之日候，而不相睹，吾道去万里。慎之。

老子曰：为吾道者，当先安牝牡。牝牡者，肾也，肾门元气也，元气气常下行，元常上升。元者赤，气者白，元上到心中，心中当动，动即元下矣。

老子曰：元者，安雌雄。雌雄者，心也，一名明堂，得元因共养，合成赤子；赤子，自然也，念令上升，升于真人；真人者，宿卫之臣。赤子到，则因安心定意，泊然安意洞房中矣。

老子曰：赤子到，因还意于洞房。洞房者，两目间，有真人不衣而到，住下视赤子，赤子到，真人乃立。真人所以到住，何也？欲令赤子得升耳。赤子升，真人复；赤子不升，真人不复，不复早已。

老子曰：夫赤子初欲升时也，形似丹蛇，其光照人，忽然到著人面，若炬火声矣。此即赤子到矣。

老子曰：夫赤子之欲升时，形似丹蛇，安意如故，须臾当忽然不见矣。

老子曰：丹蛇者，日之精也，日精作火形来著人。欲来著人，人心动；人心动，即赤子不得升，遂令后难致，难致则冥冥绝矣。

老子曰：丹蛇来到、心不惊不恐者，当与真人共语。时目中忽然见正黄浩浩而无形，兆身体因变化，见西王母乘凤凰之车，后驾六赤龙，车前三朱雀。见之，忽惊也，有顷，忽然去矣。

老子曰：当见西王母到时，但恍惚而已，虽乘凤凰之车者，忽然恍去矣，前三朱雀，后六赤龙亦然也。

老子曰：当见西王母之时，与人语，慎勿答也。不答，当复有所告问于人，慎勿答。不答，恚怒，勿恐怖也，恚不止，真人自代子与语，毕，自去矣。

老子曰：西王母去后，大道来见矣。当大道见时，身形乃旷然，昭浩而无形兆，上见日月星宿，若有若无。当有天师与真人来见，倡乐万端慎勿视也，仙人玉女慎勿观也，龙虎禽兽慎勿惊也。

老子曰：此倡乐、天师、仙人、玉女、禽兽，皆非真也，但自子形中五脏六腑都精神耳，非真道也。

老子曰：天师真人来见子之时，安心定意，善与人语言。吾见子信，告子道，张罗其纲，具见子矣！

老子曰：参乘戊子入室，百日神明相睹乃止。精神通洞，举足万里。精之毕熟，少食，为有斋戒，洗心沐浴，往来急疾，状若风雨。

老子曰：人头者，道之所往来解止处也，号阴阳。阴阳者，两目也；阴阳者，道一之臣人也，道之所尊器也，主调御两目精光者，故曰两半成一也。一正在明堂中、两半所处也，阳精光于子午，收明于卯酉。子午者洞房也，卯酉者明堂也，亦方圆一寸，正在两眉间；明堂却入一寸，名洞房，亦方圆一寸；又却入一寸，名丹田，此三者，道之往来变化常处也。

上清元始谱录太真玉诀

凡二门又名解形遁变流景玉光三恶门。

三尸三恶门

第一门名色欲门，一名上尸道，一名天徒界。

第二门名爱欲门，一名中尸道，一名人徒界。

第三门名贪欲门，一名下尸道，一名地徒界。

此三恶之门，一名三尸之道，一名三徒之界。常居人身中，塞人三关之口，断人三命之根，遏人学仙之路，抑人飞腾之魂。为学之本，而不落尸于三道之上，去欲于三界之门，真何由降？道何由成？夫学上法，宜遣诸欲，灭落尸根，道自然成。克得飞腾，上升三清。

三尸五道门

第一门名色累苦心门，一曰泰山地狱苦道。

第二门名爱累苦神门，一曰风刀苦道。

第三门名贪累苦形门，一曰搋山负石苦道。

第四门名华竞苦精门，一曰作江河苦道。

第五门名身累苦魂门，一名吞火食炭镬汤苦道。

此五苦五道之门，常居于人身，系人命根，遏人招真之路，断人修仙之门。为学之本，而不解形于五道之上，灭迹于五苦之下，众累不断，沉沦罪门，何由得脱？腾身遁变，流景玉光也！夫欲上学，当先断诸累，绝灭苦道，真自然降，神仙自然成。克得变形，游宴诸天。

落上尸之道，当青书《上玄灭欲斩尸变景流光玉符》著头上，当于色欲之门，北向衔刀，请一杯清水，面临水上，师于弟子后，叩齿九通，咒曰：上尸青欲，自号彭倨，变化九种，鸟头蛇躯。混沌无心，或沉或浮。贪欲滋美，华色自居。走作魂魄，司人过咎。断人命根，气散神游。放浪三宫，小虫无劬。真人甲乙，佩箓带符。色欲已断，死路已除。元始有命，请斩尸头。三台监形速出无留。灭根绝种，勿使遗余。甲乙练真，三宫清虚。五帝监暎，太一定书。北元沐浴，冠带行畴。飞度天界，流景玉舆。遁变上清，乘空遨游。毕，取所衔刀，师以绕弟子头结九过，下所卷玉符，埋于色欲门下，以杯水灌上。行此之道，上尸即灭，色欲自除，身过天徒之界，形魂无复苦恼之患。太真上道，慎勿轻传。

以次进中门，而落中尸。落中尸当黄书《中元灭欲斩尸变景流光玉符》著心前，于爱欲中门，向王捉刀向腹，请一杯清水著前，师于后，叩齿十二通，咒曰：

中尸彭质，号曰中黄。爱欲自居，依腹逃藏。沉浮变化，形无常方。执人魂魄，走作三宫。赤子驰竞，使人发狂。欲性丧神，罪由小虫。真人甲乙，上帝已征。身佩玉符，丹文金章。列名元图，三欲已忘。元始符命，斩灭尸形。断根绝种，勿得飞扬。甲乙受练，五符休粮。真仙安镇，藏内生光。五帝监暎，太一列行。中元沐浴，冠带衣裳。解形遁变，流景玉光。飞升上清，食息太空。长保自然，天地无穷。

毕，以次进下门而落下尸。落下尸当白书《下元灭欲斩尸变景流光玉符》著两脚上，于下贪欲门，向南横刀于两足上，请一杯清水著足下，师于后，叩齿三通而咒曰：

下尸彭矫，贪欲自荣。白色混沌，体无常形。依人两足，讥动人情。言白得失，走作魂灵。三宫扰乱，赤子不宁。贪欲小虫，贾备幽冥。真人甲乙，三炼已清。欲门断塞，不受邪精。元始急令，三台临庭。速出无隐，及汝弟兄。九种子孙，一时斩形。五帝度真，太一记名。下元沐浴，冠带羽青。玄度三界，上饮元精。解形遁变，流景上清。飞玄步虚，三界齐明。毕。三界既度，便度五苦之道。

《解形遁变飞度五道之法》，当作新衣一通，巾履并新，于第一色累苦心门上，黑书《解形遁变灭度地狱流景玉符》置两足下，北向平立，师叩齿五通，咒曰：

解形遁变，落尸五难。三欲已清，神津内灌。脱故炼新，体香气兰。玉符灭迹，地无拘挛。飞度天界，超凌云端。魔王保真，气合自然。七祖同升，飞步天门。五帝监暎，万神咸关。毕，脱中解结，埋符于两足下，脱履而去。

次进爱欲苦神门，于爱欲苦神门上，白书《解形遁变灭度风刀流景玉符》置两足下，西向平立，师叩齿九通，咒曰：

云行飞步，遁变玉光。解形脱迹，散发翱翔。人界无拘，乘虚空行。天魔已保，五道开通。越度风刀，形升上宫。毕，埋符两足下，去之勿顾。

论庚申存童子去玄灵诀凡五法

《颍阳经》曰：童子者，心神也，众神之主。玄灵惑人耳目鼻口身意。玄灵者，三尸六甲神，同游内外。其神咸有色象，触物皆欲，令人重车马玄黄，声利饮食，多有求欲，不知止足，行妨身辱也。先锻炼其心，使欲者不欲，令不欲者欲。观欲如道，志道如欲。大底苦于色味。其色味者，情欲之府，丧乱之原。不得求言，亦勿求有。至道人云：欲者不欲，不欲者欲或云，至人惜言，以制欲物。心因有而生欲，有者欲之主，言者，道之筌，道契则言忘，欲无则事息。此语无不如在，至人乃消息之。消一百刻，息一百刻。息减消加，稽古之道也刻遍也，每遍为一欲。肇启一门，就万欲中窥离去声一门。知至至之，知终终之。动用消息，必嗅其迹注云：嗅为委气，练心根无为。有欲情广施，至敬无私念。故文曰：敬胜欲者昌，欲胜敬者亡，审自训难，专气致柔。每寻一刻，皆以谦道而寻之。觉昏沉睡生，寻理不出，乃凝然内省。大丈夫恳责其心，节慕圣贤，兴谕洗零历迳切。故经云：少则得，多则惑。注云：少谓退，方寸之源，本来无事，则可应万物而不乱也。天道恶盈，神道托灵。知心惟微，达理至静。积习有常，自成广大，贞一会道之谓也。常思往者、来者、今者之事，注曰：往谓已过之事，来谓未然之事，今谓即日消息之事，了然自知，动无二过。常于欲者，擘不欲之，欲于心尤苦。当如割截肌肤、叩物悬解，乃可超生死之门，浴澄净之境。研之不止，声参太极，大无不包，细无不入，以息情欲，节滋味，清五脏，通神明，至真久寿之要道。

制六欲神法

舌者，荣辱之机，祸害之阃乱之所生者，必言语以为阶，故君子慎言语，节饮食也。六神各主其欲，断欲断识，于理成宜用平，若并平之，则弱尘生矣。是以对境，先从欲制六神谓六欲门，耳、目、鼻、口、身、意，泄乱神机之路也。意从内发，寄在于物，物从外入，经自何门？应接之时，心尽知见，常起悲敬，性本不生，此应物之义。文子曰：万物之总，皆阅一孔；百事之根，皆出一门。当豫断之，肇启一门，消之于未形，息之于未乱，令心壮于欲用壮处谦，壮乃全也。《黄庭》曰：负甲持符开七门，备豫之谓也。夫性者本乎心，情者本乎性，情动则性乱，性乱则心荒，心荒则移神伐性，亡无日矣。故对物识交之际，于中不有情欲欲至识动，物之常情。若对心真无形，欲何用？能止而顺，动不穷也。启妙一门，复其生源。本无流动，神用澹泊。喘息安徐，令魂魄和通，意虑精密养之以忘，欲之以生。若物应心摇，动乱而惑我，我乃息机深敬，介如石焉，不可转也。久当委顺遗形，言忘理析。言忘理析，故积其弱以为强，舍其美而自康矣。如觉物去情余，进退未决谓不欲之欲也，宜息心谦下，洁诚责己，超然离欲，气静安神。候心见欲如朽木虚空，是欲者不欲也。道之相应，必有所因。信乃心师，安为动主，动识生于无地，无地自是宜安。正寻理之时，万绪躁心，乘念飞越，昏机内应，真兴不彰。为尔心神，传习成妄，浊气熏灼，世业坚深。正用决邪，邪神恋欲谓玄灵也。交战于内，而致斯也。若不誓心惕虑，反伪还真，乃随欲居心，是滋泄慢以一柔之性驭六刚之情。情与物亲，性与道合。坚正自理，去邪勿疑之也。又言：念玄灵，欲我懈怠。当建志弘愿，苦节安贞。如谋必成，如战必克。仁而能武，正以杀情。大丈夫天地同心，清宁无事。常自激励，若对严君。肃然一门，谦以养德。烦结都尽，欲境不生，是不欲者欲也欲不生，则神不死也。斯乃静胜，欲消诸难，将解恒退，藏于密焉夫能解难，释险以处安也。险必处安，宜其对境悟心，为难于易，视无前欲，往有功也。功成身退天之道。得鱼忘筌之道也。《黄庭》曰：经历六腑藏卯酉，转阳之阴藏于九，常能行之不知老。其此之谓乎！凡心者，公平之司，非亲于欲，而疏于道。玄灵，习之然矣。欲心躁滑，道性深微。不自执为，任其浮动，情之所变，物莫能全，人有心识，不觉变动，得非潜慎玄灵之运哉！宜加恳倒也。至人哀其迷方，示其生理，见于不见，知于不知，感通神明，是谓道用。言之者甚众，行之者罕及，实志之不至耳！且亡丧犹影响，履真岂独远哉！其三尸者，托阴气以为灵，感私欲而致用，邪蕴脏腑，变生乱习，世相组织，流落贪昏，非天机清明至叹沉浊者，不能易其心矣！观我生无，无能彰有。色为空影，欲是影宾。欲生则三尸生，欲灭则三尸灭。古人云：欲者不欲，不欲者欲。反覆自明之谓也。去尸成道之速者，先外制声色名利，内平喜怒爱恶，退心自察，彻底真无真为实，无余欲。动静能知，身世不碍。宛其见情类，殉物而死。圣人兴悲，于物兼济。为心者，以此苦心零于情，卓然虚静，尸乃无处潜留，则遁迹而逝。常思正道，朗然不寐，尸亦无再宅于心仍心。私言曰：所欲者玄灵之欲，不欲者玄灵不欲也。严心王而使之零以身喻国，心则王也，王侯能守之，万物将自化三尸其如子何？故君子存而不忘亡，理而不忘乱。身安而国家可保也，神定而性命可全也。若荒怠不敬，冒于寝寐，贪于饮食，尸乃千变万化，随欲而归，令人世患日深，多愚早亡《道书》曰：勿与争曲直，当减人寿算也，争尚如此，其况大者！沦于世务，非达者之莫弃。玄灵飞去，心神凝定，则五方秀气入于灵台，滋于童子。经曰：惚兮恍兮，其中有象。恍兮惚兮，其中有物。惟恍惟惚，而童子生焉。《黄庭经》曰：窥离去声天地有童子窥犹欺也，因欺其心，敬于天地之间，不欲一物，则神气不丧也。夫天地者，阴阳列位也。童子者，人神至精也。非精无以崇其圣，非荡无以长其愚。是故圣人修之以真，行之以勤。若能克己励志，不出三年，道成矣！乃心中有白气，拂拂然生光明，久习弥广。

六甲存童子去玄灵法

又有甲子日辰，其人年月命算日减，被玄灵伐命。至夜半，起坐端策，私诵玄灵名彭倨、彭质、彭矫七遍，无令耳闻也。依守清净法，动用消息之宜，继昼不睡，六甲庚申日守之亦耳。《黄庭》曰：昼夜不寐乃成真。此之谓也。

《颍阳书》下篇略例

容成公曰：凡等，先扣上古变日，六甲积日辰，变见天地甲子诸神，算心清静而应之，以十二律扣之。声同于律者，先存童子，童子可以听之。若存童子，先去三尸，可以合道。

治脾肾舌术

甲子旬玄灵多游黄庭幽关灵根之内，令人好色、极欲、意乱、精施、贪滋味、妄言笑。

上旬内日辰及年月日，命算日结，舌正言，闭目思神，依经肇启一门，欲者不欲，不欲者欲。他旬仿此。即于灵根，却味保气，静意全真脾脏主意。意者，气之帅也，意宁即脾泰。其旬正五方秀气，应律于心，而玄灵自化矣。其道闭精尤急，宜啄齿咽液，令灵根坚固。灵根，舌本也。其下有华池，通肾，池不欲枯竭，津液同源，肾舌相固耳。若人依法守之，心乃清零。去呼。其神日生。故经云：藏养灵根不复枯，闭塞命门如玉都藏谓无言，养谓咽液。肾宫主寿，故曰命门。玉者，津液之状，都犹聚也。容成公曰：凡人两肾，有日月命门，左男戴日，右女戴月，虚无相生，寒暑相成，男女相形。中有二神，皆衣青，子能见之可长生。昼敬玄光，夜履真迹，久视道也。

治鼻口喉咙术

甲戌旬玄灵多游神庐天阙气管之内，令爱香憎臭，入鼻触心也。

上旬，依肇启一门于神庐，用平香臭，治中毛，专气寡言，养精饮液，消气管，口吐浊，鼻引清，绵绵若存。如此，玄灵不复入人脑，则上元清静矣。故经曰：神庐之中当修治，玄膺气管受精符，急固子精以自持。人生而静，天之性也。天假其生，地成其形。天地造化，有为物性。清者能久，浊者多咎。则知本乎天真，可谓至人。亲于地利，曷足为贵？形有三关之号，鼻与天通，用之不穷，余可知也。

治肺心耳术

甲申旬玄灵多游玉堂灵台神牖之内，令人贪欲乱神，忧惊伤魄，叛道离德，轻燥烦劳也。

上旬，依肇启一门于灵台，不妄是非，不妄察听，除色去味，吐纳宽舒，斯乃乾坤合气之所，谓玉堂灵台也。必在内视无形，反听无声，则其神各守司舍。故经曰：六腑五脏神体精，皆在心内运天经，昼夜存之自长生。闭守三关，勿令邪气得入，玄灵无所施其巧。上关，口也；中关，手也；下关，足也。关者，闭固之异名，邪谓心摇，物感也。洗五脏，有节度。修六腑，令洁清。能调三关，则为洗五脏、修六腑矣。五脏者，心、肝、脾、肺、肾也；六腑者，大、小肠、胃、胆、膀胱、三焦也。脏为阴，府为阳，迭相生也。不求道而道自至，不求有而有自来。不出三年，坐见万里之外，豫观成败，辩天下笔数，如响之应声也。

治两眉间脑舌中神术

甲午旬玄灵多游明堂、泥丸、灵根、赤宅之内，令人妄视昏寐，重味轻言也。

上旬，依肇启一门于三丹田，收视养心，精诚自保，屏其寝梦，节其言语饮食。静于关，润于舌。二府相得，命门自开。润，谓饮其华池，二府，肾、舌也。精液相得，元气开通，阳净阴凝，幽关洞见矣。明堂者，正室也。真一常游其间。一气含三，周流变化，未始有极。天地之气，禀于真一。真一之气，从道而生也。故经曰：明堂四达法海员，真人子丹当我前。固守一门于三灵，不求道令道自见。三灵者，三丹田也。眉间入三寸为上丹田，心为绛宫中丹田，脐下三寸为下丹田。守为精神不散，合三以为一也。所思则存，不思则亡。攻之不止，通天合道，天人玉女六甲诸神，自于左右，而与人言，玄灵灭矣。

治肝目身中阳气术

甲辰旬玄灵多游兰台，寸田阳气之内，令人喜怒忘魂，沉迷思寝，恐惧懈怠，鄙吝矜夸也。

上旬，依肇启一门于身中，莫敢懈怠，端心默念，含垢黜聪。令魂魄太平，志气不慑。息喜怒哀戚，节五味色音。前此者，皆乱正气也。修炼心关，童子清净，则玄灵不能为祟也。左目为日，王父治其中；右目为月，王母治其中。人能守之，与天地相保，日月齐明，外本三阳，自去，内阳三神自生。外本者，玄灵也；内阳者，三关神也。故经曰：魂欲还天，魄欲入渊，还魂返魄道自然。此之谓也。真性自然，非所造作，退藏于密，不系有无，则还魂返魄之道也。

治两手足术

甲寅旬玄灵多游四关之内，令人手欲妄持，足欲妄行也。

上旬，依肇启一门于四关，握固，思手不妄持，足不妄行，严策其心，动用清静，玄灵不复得安，便飞去。故经云：口为天关精神机，足为地关生命扉，手为人关把盛衰。关门杜籥阖两扉，丹田之中精气微两扉谓双肾门，连于下关也。籥动则扉开，精流则命竭。善闭藏者，真气会于丹田，化为赤子矣。

三尸中经一名去尸驻色得不死之道

《太上三尸中经》曰：人之生也，皆寄形于父母胞胎，饱味于五谷精气，是以人之腹中各有三尸九虫为人大害。常以庚申之日上告天帝，以记人之造罪，分毫录奏。欲绝人生籍，减人禄命，令人速死。死后魂升于天，魄入于地，唯三尸游走，名之曰鬼。四时八节企其祭祀，祭祀既不精，即为祸患，万病竞作，伐人性命。上尸名彭倨，在人头中，伐人上分，令人眼暗、发落、口臭、面皱齿落。中尸名彭质，在人腹中，伐人五脏。少气多忘，令人好作恶事，嗷食物命，或作梦寐倒乱。下尸名彭矫，在人足中，令人下关搔扰，五情勇动，淫邪不能自禁。此尸形状似小儿，或似马形，皆有毛长二寸，在人身中。人既死矣，遂出作鬼，如人生时形象，衣服长短无异。此三尸九虫，种类群多。蛔虫长四寸五寸或八寸，此虫贯心人死。白虫长一寸相生甚多，长者五寸，躁人五脏，多即杀人，兼令人贪食烦满。膈虫令人多咳嗽。胃虫令人吐呕不喜。膈虫令人多涕唾。赤虫令人肠鸣虚胀。蛲虫令人动止劳剧，则生恶疮颠痫，痈疽疽瘘，癣疥痫癫，种种动作。人身中不必尽有，亦有少者，其中有十等就中，妇人最多也。其虫凶恶，好污人新衣，极患学道，欲调去之即可矣。凡至庚申日，兼夜不卧守之若晓，体疲少伏床数觉，莫令睡熟，此尸即不得上告天帝。

又《太上律科》云：庚申日，北帝开诸罪门，通诸鬼神诉讼，群魔并集，以司天下，兆人及诸异类善恶之业，随其功过多少，赏劳谪过，毫分不遗。

经曰：三守庚申，即三尸振恐；七守庚申，三尸长绝。乃精神安定，体室长存，五神恬静，不复搔扰，不迷不惑，不乱不淫，嗔怒平息，真灵卫佐，与天地相毕。每夜临卧之时，叩齿三七，以左手抚心上，呼三尸名，使不敢为害耳。

去三尸符法符并朱书

太上曰：三尸九虫能为万病，病人夜梦战斗，皆此虫也。可以用桃板为符，书三道埋于门阃下，即止矣。每以庚申日书带之，庚子日吞之，三尸自去矣常以六庚日书姓名，安《元命箓》中，三尸不敢为患也。

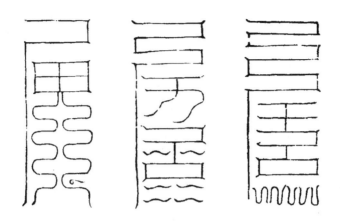

此符消九虫，当以六庚日，常以白薄纸竹纸书，服之。每庚皆如之，唯庚申书之，不限多少。从庚申日早朝服一枚，次庚午日吞一枚，值六庚勿失，虫皆不贯五脏，人身无病也。敕符咒曰：

日出东方，赫赫堂堂。某服神符，符卫四方。神符入腹，换胃荡肠。百病除愈，骨体康强。千鬼万邪，无有敢当。知符为神，知道为真。吾服此符，九虫离身。摄录万毒，上升真人。急急如律令！

三尸篇

《洞章》曰：太上三气，化为神符，号曰《三元无量洞章》，制命六甲，运使五行，率离还合，却死来生，消除三鬼，涤荡五神。五神一曰五尸，三鬼一曰三虫。虫尸互名，参神乱鬼。三尸，上尸、中尸、下尸也；五尸，青尸、赤尸、黄尸、白尸、黑尸。神祝曰：三尸、五尸，俱入黄泉。吾升清天保长生，乐史世世居天王。

神仙守庚申法

常以庚申日，彻夕不眠，下尸交对，斩死不还，复庚申日，彻夕不眠，中尸交对，斩死不还；复庚申日，彻夕不眠，上尸交对，斩死不还。三尸皆尽，司命削去死籍，著长生录上，与天人游或六月八月庚申弥佳，宜竟日尽夕守之。二守庚申，三尸伏没。七守庚申，三尸长灭。

庚申夜祝尸虫法

常以庚申夜中平坐，叩齿七下，击额呼彭倨；次叩齿七下，抚心呼彭质；又叩齿七下，扪腰呼彭矫。先两手心书太上祝曰：

吾受《太上灵符》、《五岳神符》，左手持印，右手持戟，日月入怀，浊气出，清气入。三尸彭倨出，彭质出，彭矫出。急急如律令！

用甲子日除三尸法

常以甲子日夜半时，披发东向坐，呼腹中伏尸名字。第一之名盖东，第二之名彭侯，第三之名虾蟆。一呼其名，以右手抚心三过，尸当应人，便不复去言人过也。又云：男用左手、女用右手抚心，留伏尸，即尸不离人，上言其过。人但能勤行气闭气者，身中神亦自安尔，久之消尸。

六甲除三尸法

法曰：清心扫除中庭，正向北用一案，三杯罗列案上，以井华水著中。甲子日夜半时，披发置后，三拜跪称，臣自某州郡县乡里曾孙某甲，奉请北极三台君、斗中真人，请以三杯水。除去三尸，令某修道得神仙。因饮三杯水，先从东起，饮时祝曰：

日月君水，除我头尸。次饮中央，祝曰：真人水，除我腹中尸。次饮西杯，祝曰：日月君水，除我足尸。毕，称臣三拜，左回还状外，当应梦见人辞谢去者止。不尔未去，未去者，后甲子日，当又如此，勿忘。

除三尸法

常以鸡鸣时，漱取醴泉，咽之，三而止。徐徐定气，勿与人言语。

祝去伏尸方

以正月五日，七月七日，取商陆根细切，以玄水渍之三日，阴干，可治为末。服方寸匕，玄水服下，日三服。百日，伏尸尽下，出如人状，醮埋之，祝曰：

伏尸当属地，我当属天。无复相召，即去随故道，无还顾常。先食，服之，禁一切血肉、辛菜物。

厌尸虫法

真人曰：江南多白芷草，掘取根，细捣末，以沐浴用之。此香乃三尸所憎者。

又 方

三月三日取桃叶，一云桃根，捣取汁七升，以大醋一升同煎，令得五六分，先食，顿服之。隔宿无食，即尸虫俱下。

上仙去三尸法

丹砂一斤细研飞过　淳大酢三升　纯漆二升

上合和令相得，于微火煎之，令干稠。可丸之如麻子大。日再服，从三丸渐加至二十一丸。经四十日，百病自愈，三尸自出；服之百日，肌肤坚固；千日，令人长生不死，与天地相保。不能俱言，后当自知。

下三尸方

贯众五分主伏虫　白藜芦十二分主长虫，欲得雄者　蜀漆三分主白虫
芜荑五分主肉虫　石蚕五分主蛲虫　厚朴三分主肺虫　狼牙子四分主胃虫
雷丸六分主赤虫　僵蚕四分主膈虫

上九味物，熬令黄，合捣筛之，炼蜜丸如梧桐子大。以粉浆服五丸，日三服之。渐加至十丸。十二日症聚下，六十日百病愈。服之，先从小起，若女人，如斋戒恭谨者，亦可服之。

仙人下三虫伏尸方

茯苓十斤，商陆根削去上皮，但取下白者五斤，清酒，麦麹各五斤，并炊酿之，酒置盆中封之，二十日药成。挤之，但淳。大豆熬之作末如

饴状，合丸如大弹丸。日服三丸，十日以去，稍益如鸡子黄。上尸者百日，中尸六十日，下尸四十日，当烂出。上尸如手，中尸如足，下尺如鸡子。上尸黑，中尸青，下尸白。此三尸与人俱生，常欲令人死。至晦朔日，上天白人罪过。每至其日，当拘制七魄，及守庚申夕，于是三尸不能得动矣。是庚申夕，人梦与他净斗者，是魂与尸魄鬼团。夫魂常欲令人身安，故静。魄常欲令人恍惚，盖欲人早死，故欲攻夺，此之谓也。

凡道士医师，但知按方治身，而不知伏尸所在。上尸好宝货千亿，中尸好五味，下尸好色，若不下之，但自欺耳。去之，即不复饥，心神静念，可得延生。真人贵其道，道士尊其药，贤者乐某法，愚俗笑其事。所以言人死为尸骸者，乃是三虫之号位也。当服当陆散者，乃自除去三尸，不必酒酿而服之也。槐子亦善。能服气者，不用此术。又真气是青牙五方之精，道士服之，二十一日，三虫走出矣。

神仙去三尸法

真人去三尸延年反白之方，宜服浮水玄云之髓。此自然能生，千岁一变，百岁一化。先变后化，药之精英也，故可服之而得长生也。丹光之母者，松脂也。浮水之髓者，茯苓也。能伏鬼神，却死更生。松脂流入地中，千年变为茯苓，茯苓千年化为琥珀，琥珀千年变为丹光。丹光之色，赫然照人。丹光千年变为蚩节芝，蚩节芝千年变为浮水之髓，浮水之髓千年变为夜光，夜光千年变为金精，金精千年化为流星，流星千年化为石胆，石胆千年化为金刚，金刚千年化为木威喜。夫金入火不耗，入水益生。夫松脂变化，盖无常形，故能沉沦无方，上升太清。此飞仙之法，勿传其非人。方曰：当取茯苓、松脂各十二斤，以水渍松脂七日，朝阳去水，以淳酒二斗与茯苓合渍之，日暴令干，月食一斤。欲不食用，练松脂去苦臭，以火温之，内茯苓中治合。和以白蜜，三物合服之，月各一斤。百日身轻，二百日寒热去，三百日风头眴目去，四百日五劳七伤去，五百日腹中寒癖饮症气去，六百日颜色住，七百日面黯除，八百日黑发生，九百日灸瘢灭千日两目明，二千日颜色易，三千日行无迹，四千日诸痕灭，五千日夜视有光，六千日肌肉易，七千日皮脉藏，八千日精神强，九千日童子薄，万日形自康，二万日神明通，三万日白日彰，四万日太一迎，五万日坐在立亡。日三食，慎勿忘。但过万日，仍自纵横，变名易姓，升天游岳，皆可耳。

神仙去三虫杀伏尸方 凡二方

　　章陆根，味酸，有毒，主胸中邪气，涂臃肿，杀精物，炼五脏，散水气，根如人形者神。生故墟田间，三月八月采。章陆一名夜呼，一名荡根，一名当陆，一名苋陆，一名长根，一名商陆草，一名神陆，一名白华，一名逐邪，一名天草，一名逐阴之精，此神草也。去三虫，杀伏尸，去面䵃黑，益智不忘，男女五劳七伤、妇人乳产余病、带下结赤白皆愈。

　　上用麴十斤，米三斗，加天门冬成末一斗，酿酒渍章陆六日。便斋服五日，食减，二十日谷绝肠肥，容气充茂，诸虫皆去，耳目聪明，瘢痕皆灭。以月宿与鬼日加丁时，取商陆服如枣，日三。道士常种此药草于静室之园，使人道神，令人不老长生，去三虫，治百病，毒不能伤矣。

又　方

　　取当陆根四十斤，削去粗皮细切之。以水八斗于东向灶煎之，令减半。去滓更煎之，令可丸。服如梧桐子大。丸蜜作之，勿令人见。又一方：章陆根三十斤，正月、二月、九月、十月、十一月、十二月采取，过此不中用。取章陆根净洗粗切，长二寸许。勿令中风也，绢囊尽盛，悬屋北六十日，阴燥为末，以方寸匕水服，日一先食。服十日见鬼，六十日使鬼，取金银宝物，作屋舍，随意所欲，八十日见千里，百日身飞行，登风履云，肠化为筋，久服成仙矣。

除去三尸九虫法 并药术

先生曰：夫三尸之鬼，变化无方，或见厉鬼，或假人形。虽千祆万怪，即黯而不神，不悟人言语，不能鉴其情。欲修法事，慎无发扬，心或默语，鬼闻人声。既闻人声，即为祸害，厌暴祟戾，其忧百端。审察灾源，急宜详解，逆为人之备，无令寝淫。故诀称：用建日修法，破日服符，及造药术，欲为消去，即其尸鬼亦常忌此日也。兼虑人用月晦庚日开执之日，故于此日能迷沦人意，俾耽眠睡，造作梦寐，颠倒非常。或缘人性之所畏恶，辄变此物，恐怖多端。或于眠中，唤人名字。或假吏卒，收录执缚。或托人父母兄弟，责詈于己。或梦妻子，困病死丧，使人惇惶，悲哀哭泣。或梦塚墓，狼籍尸骸。或若乘危，为其迫塞。或若犬来咋啮，或见牛马奔冲，往来号吠，仓卒抵踏。或鸟豕之形千状，或虫蛇之物万端。或颠倒其巾冠，或讦扬人过恶，比皆其所为也。可先期一二日间，收心敛意，以道自处，庶几行法而去之耳！《仙经》云：凡服仙药，先去三尸。其方如左：

附子七枚炮　芜荑二两炒　干漆二两炒令烟

上三物筛捣为散，常以空腹酒服一匕，日再服。七日而上尸去，九日中尸去，十二日下尸去。后当痢于盆中，即见三尸虫状。以绵裹之，葬东流水中，微哭之，咒曰：汝死属地，我得升天。别道而归，更勿反顾之。经三日后，或自于日中大哭，烦恼恍惚。勿自讶之，后当爽朗为道人耳。

刘根真人下三尸法

此方与前方稍类，但别出耳。

真人曰：欲求长生，先去三尸。三尸去，则志意定，志意定则嗜欲除。乃以神方五篇见授。云：伏尸常以月望晦朔日上天，白人罪过，故司命夺人算，使人不寿。欲去之法用此方。蜀狗脊，七枚。干枣二两。芜荑二两。

上药并皆依法事，持杵罗为散，以清水服一合，日再服。七日上尸去，九日中尸去，十二日下尸去。其形似人，以绵帛裹之，埋于东流水，咒曰：

子死属地，我当升天。易道而归，勿复回顾。三日之中当恍惚，后乃佳耳。

神仙古方传授所来二首

朱璜者，广阳人也。少病毒瘕，就睢山下事道士阮丘。丘怜之，言：卿除腹中三尸，真人之业可度教也。璜曰：病愈当为君作客，三十年不敢自违。丘因与璜七物药，日服九丸，百日病下如肝脾者数升乃愈。后数十日肥健，心意日更开朗。乃与《老君黄庭经》令读之，告曰：日三过，通之能思其意，当度世。丘遂与璜俱入浮阳山玉女祠，且八十年，复归故处，白发尽黑，须更长三尺余。过家食止，数年复去，至武帝末犹存焉。

沈文泰者，九嶷人也。得红线神丹，去土符还年益命之道，服之有效。往昆仑，留安息二十余年。以传李文渊，曰：土符不去，服药行道无益也。文渊遂受秘要，后亦升仙。今以竹根汁煮丹及黄白去三尸法，出此二人矣。

游稚川记

僧契虚姓李，其父开元中为御史。契虚幼好浮屠氏，年二十，髡发衣褐，居长安中佛舍。及明皇幸蜀，羯胡陷两京，契虚乃入太白山，食栢叶绝粒。遇道士乔君，清瘦高古，发鬓皎白，谓契虚曰：师神骨孤秀，后当寓游仙都。契虚谦谢之。乔君曰：异日师于商山，备食物于逆旅，有桦子必犒而馈焉。或有问师所求，但言愿游稚川，当有桦子导师去矣。

及禄山破，上皇还京，天下息兵。契虚即于商山旅舍备食膳，遇樵子而馈焉。近数月，馈樵子数百人，食毕辄去，无问者。契虚怠，为乔君见欺，将归长安。忽遇一樵子，年甚少，问契虚所诣。答曰：愿游稚川，积有年矣！樵子惊曰：稚川，仙府也，安得至乎？契虚曰：幼而好道，曾遇至人，劝游稚川，但不知其路耳！樵子曰：与我偕行，可以到也。于是与之俱至蓝田上，理行，俱登玉山，涉危睑，踰岩巇，十八余里至洞穴，水自洞侧而出。樵子与契虚运石填水，三日而水绝。俱至洞中，昏晦不可辨。遥见一门在十数里外，望门而去。既出洞外，风日恬炅，山水清丽。凡行百余里，登一高山，攒峰回拔，石径危峻。契虚眩惑，不敢前去。樵子曰：仙都近矣，无自退也。挈其手而登，既至山顶，缅然平坦，下视山峰川源，杳不可辩。又行百余里，入一洞中。又数十里，及出洞，见积水无穷，中有危径，才横尺余，长亘百里。樵子引之，蹑石而去，颇加悚慄，不敢顾视。即至一山，下有巨木，烟景繁茂，高数十寻。樵子遂登而长啸，久之风生林杪。俄有巨索自山顶悬竹崇而下，樵子与契虚入竹囊中，闭目危坐，势如腾飞，举巨絚引之，即及山顶，城邑宫阙，玑玉交映，在云物之外。樵子指而语曰：此稚川也。与契虚俱诣其所，仙童百辈罗列。有一大仙谓樵子曰：此僧为何而来？樵子曰：此僧愿游稚川久矣，故挈而至。一殿中，见冠冕大仙貌甚伟，据玉几而坐，侍卫环列，呵禁极严。樵子命契虚拜谒，且曰：此稚川真君也。既拜，召升阶，问曰：尔绝三彭之仇乎？契虚不能对。真君曰：此未知道，不可留此。即命樵子引登翠华亭，见亘空丹槛云蠢，内一人袒而寐，发长数十尺，凝腻黯黑洞莹人心目。又命契虚拜曰：此杨外郎，因隋室奔乱，入山得道。非其瞬目，乃彻视之。彻视者，寓目人世耳。拜请，忽寤而开目，光若日月之朗焉。又见一人卧石壁之下，樵子曰：此乙友君，名润，亦得道人也。既而樵子承真君之教，引契虚归人间，凡所涉历，皆是来时所经之路。契虚问樵子曰：真君问三彭之事，我所未了何？答樵：三彭者，三尸之姓也。常居人身中，伺人之过，欲令人死。每以庚申日，条列人罪目，奏于上天。学仙之士，不去三尸，无由得道，徒苦无益也。既及平地，在秦川矣，亦不知樵子所之。

契虚自此居太白山，未尝言稚川之事。贞元中，徙居华山。荣阳郑绅，吴兴沈聿自京出关，值契压见契虚绝粒，不置庖爨。郑异其不食，访其所遇，因话其事。郑甚奇之，自关东却回，诣其舍，契虚已遁去，不知所之，郑君述《稚川记》耳。

梦三尸说

《道书》曰言：人身中有三尸虫，居三丹田，好惑人性，欲得早亡，每至庚申日，上谗于帝，请降灾祸于人，故人多夭枉祸厄。修炼者，用术及药以去之，则年长不死。有广羊人，宋彦华，家于濮上，好儒文及术伎，因于道者处受术及药百计，求去三尸。忽一夕梦三人，古冠服而立堂合之内。彦华问曰：君何人乎？答曰：吾即是君身中三彭也。欲辞子，故来相告耳。彦华梦中责之曰：吾受生于天，天赋有命，命有短长，必自悉矣。闻君好居吾身中，谗贼幻惑恼乱吾神，使邪夭祸厄，则喜而去，吾何负于君辈哉！今吾师道术以杀汝，汝不速去，必遭楚苦。三尸曰：子能听我言，将以辨吾非罪，而以辞子，可欤。彦华曰：何也？答曰：吾之族，阴阳之精也。上系太虚，自无入有。凡人有生质，则上帝乃颁吾兄弟赋于人中，主其魂魄，护其性而保其中也。盖人中及壮，则百绪之为，贪财食，溺邪淫，矫诈欺诬，讦狡佞妄，外示正直，内趋僻违，不孝友，不慈惠，抑民掠财，逞形恃势，潜窥阴计，自丰其家，喜利忌贤，轻贫叶富，昼夜役使，兄弟甚劳苦哉！吾之疲倦，且录其尤以害之得速死，冀吾有暇耳。不如是，何得适哉！今子若好道，不必去吾兄弟。子但修中正，抛荣去味，远世弃欲，息役沉光，涤清三宫，凝定九府，日月内烛，星斗高临。则吾兄弟优游清闲，虽千万岁，与子周旋，宾护外物，吾无劳役，又何敢怠？况谗贼乎！今子且爱荣好奢，恋世情命，矫谋财色，既而返逐于我，我今去矣。若上彭去，则子言语倒错，耳室目暗，容貌滋味无复畅也；中彭去，则子规谋失算，治官乖政，荣业壮图、文词术艺无复适也；下彭去，则子风月荡绝，驰骋艰难，坐立无复强也。子孙废灭，魂魄飘沉，如此则子返为行尸，非人也。夫人之处世，赖我兄弟以为精识思虑。子不修中正，保元气，而诬我以罪，岂非戾乎！言讫，揖彦华将去。彦华梦中牵其袂而留之，曰：自古皆有死，民无财不活，今吾不能保其真矣。子且为我留居，共子谋财，不复反覆矣。三彭倏然跃入其鼻，悦而惊乃寤。自后但以积财为业，不复更言道术。

滇洪先生曰：吾闻大道虚无，无一物可辩。自无入有，盖赋形也。人禀中正，不可自邪也。中正则天地合，其神岂小虫能害乎？三彭诚有灵者，岂能制天地乎？亦信人自不端，阴役其内，则更有小于三彭者，固能致祸矣！是其说可深信欤！宋氏多金，能转货，尝余财。所慕道艺，今尽掷矣。与予话梦，故书以传之，笑其惑也如此。

（以上"安守魂神"篇目，底本出处《正统道藏》太玄部。）

日用方术

导引杂说

《文选江赋》云：噏翠霞。此谓导引服气，稍与枕中相类，俱用之。两手相捉，细捩，如洗手法。两手相叉，翻覆向胸前，如挽三石弓力，左右同。两手相重，共按䏶，徐徐捩身，以返捶背上十度，作拳向后筑十度，大坐遍倚，如排山，如托千斤石，上下数度。两手抱头，宛转胜上。两手据地，缩身曲脊三度。两手相叉，以脚踏中立地，反拗三举，起立，以脚前后踏空，大坐，伸脚，以手勾脚指。

上导引之法，深能益人延年，与调气相须，令血脉通，除百病，宜好将息，勿令至大汗，能通伏气，行之甚佳。

又导引法在枕中卷，与此导引消息，并宜相参作之，大佳。

诸服气要法并忌触杂录，如能服之，便成真人。忌阴寒雨雾热等邪气，不可辄服也。危执闭破除此等日，亦不可服。

凡日午已后，夜半已前，名为死气，不可服也。唯酉时气可服，为日近明净，不为死气，加可服耳。

凡服气，取子午卯酉时服是也。如冬月子时，气不可服也，为寒；如夏月午时，气不可服，为热。仍须以意消，大略若是。如腹中大冷，取近日气及日午气是。如腹中大热，服夜半气及平旦气。如冬寒，即于一小净室中生炭火暖之，服即腹中和，如夏极热时，取月中气服，即凉大冷。

每欲服气，常取体中安隐，消息得所。如安隐时，不住消息耳。消息住，先舒手展足，按捺支节，举脚跟向上，左右展足，长出气三两度，心念病处，随气出，病遂尽矣。如服气之时胸中闷，微微细吐之，闷定则掩口，勿尽，尽则复吸入，凡服气，入及出吐，皆须微微，吹绵不动，是其常候也。如入气太急，勿令自耳闻，则惊五神，招其损也。如出气太急，令自耳闻，亦然。如后腹内热及时节热，出入气太急，转转增热则盛也。如服冷及时寒，出入太急，令自耳闻，亦增冷甚也。

初入气之时，善将息，以饱为度。若饱后，即左右拓，更开托，左右揆及蹴空各三度，然后咳嗽耳。拔发，摩面，转腰，令四肢节、皮肉、骨髓、头面贯彻，腹中即空。如前服之取饱，更不须动作耳，自然安泰也。

神炁养形说

混元既分，天地得位。人与万物，各分一气而成形。动者禀乎天，静者法乎地。天地之间，最灵者人。能养人之形者，唯气与神。神者，妙万物而为言；气者，借冲虚以为用。至人之言，莫先乎气；至人之用，莫妙乎神。我先生得至人之道，见生死之机，常味于无味，用于无用，为于无为，事于无事。知神气可以留形，故守虚无以养神气；知窈冥可以致信，故入窈冥而观至精。则天地之间，其犹橐籥乎！至人之不死，其犹谷神乎！先生曰：虚无之中，有物谓之神，窈冥之中，有物谓之气。气者，结虚无以成妙。故大洞真人曰：三月内视，注心一神，则灵光化生，缠绵五脏，其理明矣！且气者，神之母；神者，气之子。欲致其子，先修其母。若神不受味于气，则气无以通灵。子不求食于母，则母无以致和。《道经》曰：既得其母，以知其子；既知其子，复守其母。《东华玉书》云：母繁子长，流心安宁。此皆谓修真之要言也。加以耳目者，神之户。《道经》曰：专气致柔，能如婴儿乎？《黄庭经》曰：仙人道士非有神，积精所致和专仁。正谓此也。后来学者，或纳四时五芽之气，或服引七宿二景之精，握固以象胎形，闭气以为胎息，殊乖真人之妙旨，盖是古来之末事。如此之徒，浊乱元气，尤损于形神。夫至人以心游于恬恢，饮漱于玄泉、胎息于无味，则神光内照，五气生灵，自然有紫烟上浮，玉彩交映。敬传先生之旨，化白为朱，积精成形，口衔灵芝，降于形中，是谓真仙之术，守中抱一，抱一勿失，与天地齐毕矣。

将摄保命篇

夫人禀二仪之气，成四大之形，愚智贵贱则别，好养贪生不异。贫迫者，力微而不达；富贵者，侮傲而难持；性愚者，未悟于全生；识智者，或先于名利；自非至真之士，何能保养生之理哉！其有轻薄之伦，亦有矫情冒俗，口诵其事，行已违之。设能行者，不踰晦朔，即希长寿，此亦难矣。是以达人知富贵之骄傲，故屈迹而下人；知名利之败身，故割情而去欲；知酒色之伤命，故量事而撙节；知喜怒之损性，故豁情以宽心；知思虑之销神，故损情而内守；知语烦之侵气，故闭口而忘言；知哀乐之损寿，故抑之而不有；知情欲之窃命，故忍之而不为。若加之寒温适时，起居有节，滋味无爽，调息有方，积气补于泥丸，魂魄守藏，和神保气，吐故纳新，嗜欲无以干其心，邪淫不能惑其性，此则持身之上品，安有不延年者哉！

明 补

凡质气碍，皆是妄想而所为，并由想效也。想成即变化无常，舍想则庶事空寂。以其取炼力，毛孔开流，所以须随而补之。其补之法，还舒脚手而卧息，想项上有酥团，融流注心，周遍四肢；又想身卧酥乳池中，心以澡沐，久为令人皮肤光泽。既取气炼补讫，欲起出行，体上有汗，当须少米粉摩，令汗、解燥，然后始得见风日，不然伤人。凡数章，是一时间所作法耳，恐后难晓，是以依序别勒成章焉。

禁 忌

夫盐能益肾，欲能伤肺，故须忌之。噉之取味，欲令人衰，故须禁之。夫因欲以生，因欲以死，譬于桃蹊李迳，紫带红葩，遇风而开，遇风而落。但人以身为国也，神为君也，精为臣也，气为民也。当须众戴元后，本固邦宁，君臣康强，所以治也。夫气化为精，精化为神，神化为婴儿，故男女构精，所以化生人形。若能蓄精，便得自育。夫育精为血脉之泉源，骨髓之灵冲，五脏伤而筋骨枯，即魂魄不守矣，特宜慎焉。犹恐欲性炽隆，陶染难割，虽自强抑，尚恐梦交，当须修习静观，以防遏之，是谓不死之道，还精补脑，延龄能益，名上仙籍，王母内传，若能终竟不唾泪者，亦可含一枣，噉咽津液也。

方 便

凡人之心，或迷不悟，故须方便，示以理矣。假令童子既获妙术，乃趋而出，遇博公子，因而问之曰：子免于八难乎？何以学道？对曰：何谓八难？曰：不废道心，一难；不就明师，二难；不托闲居，三难；不舍世务，四难；不割恩爱，五难；不弃利欲，六难；不除喜怒，七难；不断色欲，八难。童子曰：仆无此累矣！公子曰：凡人所患，皆多以气为主。或有背气、脚气、疰癖等，皆以气为根。今子乃咽气于腹中，能不为病乎？童子曰：鄙哉，言乎！良可哀耳。夫气起于太极，超乎万象之外，应清明以出入，仜神机以卷舒，澄浅碧于高天，淡轻红于落日。不干云雨，不犯尘埃，沉清汉而净漪澜，度危弦而蓄哀韵。呼吸玄牝之门，澡雪希夷之域，载营魄，修谷神，去三尸，消百病者，此乃清泠调和有道之气，故能生成灵命焉。至如起于空隙之间，因于燥湿之处，随腥臊之秽馔，逐徭役之奔喘，伺宴息之失序，俟剂和之乖宜，结泱涩而不敬，积勃郁而遂留，时结菑于胸鬲，或烦疼于骨髓，久而不消，将倾大渐，所谓垢浊沉溺之死气也。

公子曰：夫人身匪瓠瓜，焉能不食？是身即病，未或可除。故知食为养身之资，身乃有病之聚。今子乃去食养身，留身除病，岂不惑哉？童子笑而应之曰：善哉！或但疑者，常抱此疑；不疑者，因兹而得也。故天地因乎而生，天地灭而非灭，其疑者，迷而不悟也，但不知耳。又不闻乎，甘肥者，贪欲之本，即为得病之源也。调气澄心，离二入道者，斯仙之常也。真教不二，但至仁齐物，理合捐躯，非谓贤圣系之名实。夫百篇之义，一乘之典，或务理国之伦，或究虚寂之相，讵返入流之始，岂暇汾水之游哉！避于穿履去泥，伞盖除雨，未可得也，亦何怪哉？公子既闻此言已，童子泠然乘风而去，莫知所之也。

化身坐忘法

每夜人定后，偃卧闭目；然后安神定魄忘想，长出气三两度，仍须左右掠之，便起拗腰如前法，摄心入脐下，作影人，长三四寸；然后遣影人分身百亿，耸头而出屋，钻房而上，上至天，满法界皆是我身，便想中明，即自见之；既见之，便令影人入脐下，便大饱。其化身到来，亦战身动，大况似行气法。仍须正念，凝情于身，但用心无不动也。故老君曰：道以心得之。

胎息法

老君曰：人之不死，在于胎息矣。夜半时，日中前，自舒展脚，手拗脚，咳嗽，长出气三两度，即坐握固，摄心脐下，作影人，长三二寸，以鼻长吸引，来入口中，即闭，闭定勿咽之，亦勿令出口。即于脐下合气作小点子，下之米大。如下数已尽，却还吸引如前。初可数得三十二十点子，渐可数百及二百，后五百，若能至数放千点子，此小胎息长生却老之术。

影　人

分身作影人，长三四寸许。立影人鼻上，令影人取天边元空太和之气，从天而下，穿屋及头，直入四肢百脉，无处不彻。其气到来，觉身战动，每一度为一通，须臾即数十通，便大饱矣。人有大病，作之十日，万病俱瘥。当下气之时，作念之：我身本空，我神本通。心既无碍，万物以无障碍。何以故？得神通故。凡一切作法，一种即须下之。吐气法，皆须作蛇喙，莫动上颔[1]。其吸气之时，微叩齿令热。

服紫霄法

坐忘握固，游神囟头而出，钻屋直上，到彼天边，引紫霄而来，直

---

[1] 原文为"颌"。

下穿屋，而从头上入内于腹中，常含紫气，随神而来，向作解心：我本未悟之时，不知道体，今既觉悟，法本由来，不从他得。我知今来得自在者，更无别法，直作定心，心决定故。即得作意，见此气众多而来，并聚稠密，如赤云拯神上天。但作解脱，直以心往天上取亦得，即下方万物皆空，屋亦空，人性与道同，此神通久视也。

至言总

养生篇

老君《西升经》曰：伪道养形，真道养神。通此道者，能亡能存。神能飞形，并能移山，形为灰土，其何识焉？又曰：凡人之哀人不如哀身，哀身不如爱神，爱神不如含神，含神不如守身，守身长久长存也。故神生于形，形成于神。形不得神，不能自生；神不得形，不能自成；形神合同，更相生，更相成。神常爱人，人不爱神。故绝圣弃智，归无为也。

《雒书·宝予命》曰：古人治病之方，和以醴泉，润以气药，不辛不苦，甘甜多味。常能服之，津流五脏，系在心肺，终身无患。

《大有经》曰：或疑者云，始同起于无物，终受气于阴阳，载形魂于天地，资生长于食息，而有愚有智，有强有弱，有寿有夭，天耶？解耶？解者曰：形生愚智，天也；强弱寿夭，人也。天道自然，人道自己。始而胎气充实，生而乳哺有余，长而滋味不足，壮而声色有节者，强而寿；始而胎气虚耗，生而乳哺不足，长而滋味有余，壮而声色自放者，弱而夭。生长而合度，加之以道养，年未可量也。

颍川胡昭，字孔明，曰：常人不得无欲，又复不得无事，但当和心约念，静身损物，先去乱神犯性者，此啬神之一术耳。

《黄帝中经》曰：夫禀五常之气，有静有躁，刚柔之性，不可易也。

静者不可令躁，躁者不可令静。静者躁者，各有其性，违之则失其分，恣之则害其生。故静之弊在不开通，躁之弊在不精密。治生之道，慎其性分。因使抑引随宜，损益以渐，则各得适矣。然静者寿，躁者夭，静而不能养，减寿；躁而能养，延年。然静易御，躁难持，尽慎养之宜者，静亦可养，躁亦可养也。

凡贵权势者，虽不中邪，精神内伤，身必死亡非妖祸外至，直冰炭内结，则伤崩中呕血而已。始富后贫，虽不伤邪，皮焦筋出，委辟内挛为病贫富之于人，利害犹轻于权势，故疾病止于形骸而已矣。夫养性者，欲使习以成性，性自为善，不习而无不利也。性既自善，而外百病皆悉不生，祸乱不作，此养性之大经也。善养性者，则治未病之病。故养性者，不但饵药飡霞，其在于五常俱全，百行周备，虽绝药饵，足以遐年。德行不充，纵玉酒金丹，未能延寿。故老君曰：陆行不避虎兕者，此则道德之佑也，岂假服饵而祈遐年哉！圣人所以和药者，以救无知之人也。故不遇道者，抱病历年而不修一行，缠痾没齿终无悔心。此其所以歧和长游，彭附永归，良有以也。

嵇康曰：养生有五难：名利不去为一难，喜怒不除为二难，声色不去为三难，滋味不绝为四难，神虑精散为五难。五者不去，虽心希难老，口诵至言，咀嚼英华，呼吸太阳，不能回其操，不免夭其年。五者无于胸中，则信顺日济，道德日全，不祈喜而有神，不求寿而延年，此亦养生之大经也。然或服膺仁义，无甚泰之累者，抑亦亚乎！

岐伯曰：人年四十而养，阴气自半也，起居衰矣。年五十体重，耳目不聪明。年六十阴痿，气大衰，九窍不利，下虚上实，涕泣俱出。故曰：知之则强，不知之则老。又曰：同出而异者。智者察其同，愚者察其愚。愚者不足，智者有余，则耳目聪明，身体轻强，年老复壮，壮者益理。是以圣人为无为，事无事，乐恬淡，无纵欲快志，得虚无之守，故寿命无穷，与天地终。此圣人之理身也。

真人曰：虽当服饵而不知养性之术，亦难以长生也。养性之道，不欲饱食便卧，及终日久坐，皆损寿也。人欲少劳，但莫大疲，及强所不堪耳。人食毕行步，踌躇有所循为快也。故流水不腐，户枢不蠹，其劳动故也。

人不可夜食，食毕但当行步，计使中数里往来，饱食即卧，生百病也。

夫欲快意任怀，自谓达识知命，不泥异正，极情肆力，不营持久者，闻此言虽风之过耳，电之经目，不足喻也。故身枯于流连之中，气绝于绮纨之间而甘心焉，亦安可告之以养性哉！匪惟不纳，反谓妖讹也。而望彼信之，所谓明镜给于蒙瞽，丝竹娱于聋夫者也。

《抱朴子》曰：一人之身，一国之象也。胸腹之位，犹宫室也；四肢之列，犹郊境也；骨节之分，犹百官也；神，犹君也；血，犹臣也；气，犹民也。故能治民，则治国也。夫爱其民；所以安其国；爱其气；所以全其身。民散国亡，气竭人死。死者不可生也，亡者不可存也。是以至人消未起之患，治未病之病，医之于无事之前，不追之于既逝之后。民难养而易危，气难清而易浊，故审威德所以保社稷，割嗜欲所以固血气，然后真一存焉，三七守焉，百害却焉，年寿延焉。人年五十至于一百，美药勿离手，善言勿离口，乱想勿经心。常以深心至诚，恭敬于物。慎勿诈善，以悦于人。

禁忌篇

玉珉山人《养生方论》云：病由口入，节宣方也；生劳败静，养道性也；酸咸以时，礼医具也；补泻以性，草经明也。性调乎食，命延乎药，断可知也。芘蓼害筋，蒜韭伤血，生荤损气，葱臊炙神，理生之炯戒也。白蒿、笔音下苗地黄苗也、恶实牛蒡、苜蓿四物，济身之要也。退与不退，寡之于思虑；进与不追，在康之常志。凡一切五辛皆害于药力，又薰人神气。凡桃李芸薹蒜韭等，不宜丈夫，妇人亦宜少食渐断。

凡人年四十已下，不宜全食补丸散，为阴气尚未足，阳气尚盛之后也，特宜慎之，就补中有延缓和通者可矣。酉后不饮食，若冬月夜长及性热，少食温软物，食讫，摇动令消，不尔成脚气。入春不宜晚脱绵衣，令人伤寒霍乱，饮食不消，头痛。冲热汗出，不宜洗身漱口，令人五脏乾，少津液。外不用著灯及被覆面，兼不用开口。冬夏不用枕冷物铁石等，令人眼暗。

《抱朴子》曰：或问所谓之者，色欲之间乎？答曰：亦何独斯哉？然长生之要，其在房中。上士知之，可以延年除病；其次不以自伐。若年尚少壮，而知还阴丹以补脑，采七益于长谷者，不能服药物，不失一二百岁，但不得仙耳。不知其术者，古人方之于凌坯之拒盛阳，羽堂之中畜火者也。又思所以不逮而强思之，伤也；力所以不胜而强举之，伤也；深忧重恚，伤也；悲哀焦悴，伤也；喜乐过差，伤也；汲汲所欲，伤也；戚戚所患，伤也；久谈言笑，伤也；寝息失时，伤也；挽强弓弩，伤也；沉醉呕吐，伤也；饱食即卧，伤也；跳走乏气，伤也；欢呼哭泣，伤也；阴阳不交，伤也；积伤至尽，尽亡非道也。是以养性之方，唾不至远，行不疾步，耳不极听，目不极视，坐不至疲，卧不至懻懻居致切，强也，直也。先寒而衣，先热而解，不欲极饥而食，不欲极渴而饮。食不过多，凡食过多，即结积聚，饮过多则成痰癖。不欲甚劳，不欲甚逸，不欲甚流汗，不欲多唾，不欲奔车走马，不欲极目远望，不欲多啖生冷，不欲饮酒当风卧，不欲数沐浴，不欲广志远求，不欲规造异巧，冬不欲极温，夏不欲极凉，不欲露星下，不欲卧中见扇。大寒、大热、大风、大露，皆不欲冒之。五味不欲偏多，故酸多则伤脾，苦多则伤肺，辛多即伤肝，咸多则伤心，甜多则伤肾，此五行自然之理。凡言伤者，亦不便觉，谓久则损寿耳。是以善摄生者，卧起有四时之早晚，兴居而有至和之常制，筋骨有偃仰之方，闲邪有吞吐之术，流行营卫有补泻之法，节宣劳逸有与夺之要。忍怒以养阴气，抑喜以养阳气。然后先将草木以救亏缺，服金丹以定不穷，养性之道，尽于此矣。

黄帝曰：一日之忌，夜莫饱食；一月之忌，暮莫大醉；一岁之忌，暮莫远行；终身之忌，卧莫燃烛；行房勿得起恨于人，当以自怨仇也。一切温食及酒浆，临上看不见物形者，勿食，成卒病。若已食腹胀者，急以药下之。诸热食咸物竟，不得饮冷水、醉浆水等，令人善失声也。

凡人不得北首而卧，卧之勿留灯，令魂魄六神不安，多愁恐。亦不可北向吃食，北向尿，北向久坐思惟，不祥起。勿北向唾骂，犯魁罡神。勿北向冠带，勿怒目视日月光，令人失明。

凡大汗勿脱衣，得偏风半身不遂。

冬日温足冻脑，春秋足脑俱冻，此圣人之常道。旦起勿嗔恚，旦下床勿叱呼，勿恶言，勿举足向火对灶骂，勿咨嗟呼奈何声，此名请祸，特忌之。勿竖膝坐而交臂膝上，勿令发覆面，皆不祥。清旦作善事，闻恶事即于所来方唾之，吉。恶梦，旦不用说，以含水向东方噀之，云：恶梦著草木，好梦成宝玉。即无咎矣。

凡上床先脱左足履，或远行乘车马，不用回顾，顾则神去人。凡一切翾飞蠢动，不可故杀伤损。至于龟、蛇，此二物有灵，异于他族，或杀他有灵者，或阴精害人，深宜慎之。勿阴雾中远行。

凡行来坐卧，常存北斗魁罡星在人头上，所向皆吉。勿食父母兄弟及自本命肉等，令人魂魄飞扬，家出不孝悌子息。

凡旦起著衣，误翻著者，云吉利。便著无苦也。衣有光当三振之，云：殃去，殃去！则无害。勿塞井及水沟渎，令人目盲。向午后阴气起，不可沐发，令人心虚饶汗，多梦及头风也。

玄鉴导引法

《抱朴子》曰：道以为流水不腐、户枢不蠹，以其劳动故也—若夫绝坑停水，则秽臭滋积；委木在野，则虫蝎太半。真人远取之于物，近取之于身。故上天行健而无穷，七曜运动而能久。小人习劳而湛若，君子优游而易伤。马不行而脚直，车不驾而自朽。导引之道，务于详和，俛仰安徐，屈伸有节。导引秘经，千有余条。或以逆却未生之众病，或以攻治已结之笃疾。行之有效，非空言也。今以易见之事，若令食而即卧，或有不消之疾，其剧者发寒热症坚矣。饱满之后，以之行步，小小作务，役摇肢体，及令人按摩，然后以卧，即无斯患。古语有三疾之言，暮食太饱，居其一焉。暮食既饱，便以寝息，希不生疾，故无寿也。诸风痼疾，胙不在卧中得之。卧则百节不动，故受邪祟，此皆病然可见。近魏华佗以五禽之戏教樊阿，以代导引，食毕行之，汗出而已，消谷除病。阿行之，寿百余岁。但不知余术，故不得大延年。一则以调营卫，二则以消谷水，三则排却风邪，四则以长进血炁。故老君曰：天地之间，其犹橐籥乎？虚而不屈，动而愈出。言人导引摇动，而人之精神益盛也。导引于外，而病愈于内，亦如针艾攻其荥俞之源，而众患自除于流末也。导引一十三条如后：

第一、治短炁。结跏趺坐，两手相叉，置玉枕上，以掌向头，以额著地，五息止。

第二、治大肠中恶气。左手按右手指，五息；右手按左手指，亦如之。

第三、治肠中水癖。以左手指向天，五息；以右手指拄地，左足伸，右足展，极伸，五息止。

第四、治小肠中恶炁。先以左手叉腰，右手指指天极，五息止；右手亦如之。

第五、治腰脊间闷。结跏趺坐，以掌相按置左膝上，低头至颊右，五息。外左回左膝上，还右膝而转，至五匝止。右亦如之，谓之腰柱。

第六、治肩中恶炁。以两手相叉，拊左胁，举右手肘，从乳至头，向右转，振擿之，从右抽上，右振五过止。

第七、治头恶炁。反手置玉枕上，左右摇之，极，五息止。

第八、治腰脊病。两手叉腰，左右摇肩，至极，五息止。

第九、治胸中。以两手叉腰，左右曲身，极，五息止。

第十、治肩中劳疾。两手相叉，左右擗之，低头至膝，极，五息止。

第十一、治皮肤烦。以左右手上振两肩，极，五息止。

第十二、治肩胛恶注。左右如挽弓，各五息止。

第十三、治膊中注炁冷痹。起立，一足蹋高，一足稍下，向前后掣之，更为之各二七。无病亦常为之，万疾不生。

按摩法

按摩日三遍，一月后百病并除，行及奔马，此是养身之法。两手相捉纽缬，如洗手法。两手浅相叉，翻覆向胸。两手相叉，共按胜左右同。两手相重按胜，徐徐捩身，如挽五石弓左右同。两手拳，向前筑左右同。又如拓石左右皆同。以拳却顿，此是开胸法左右同。大坐，斜身，偏拓如排山左右同。两手抱头宛转胜上。此是抽脑法。两手据地，缩身曲脊，向上三举，以手杖槌脊上左右同。大坐伸脚三，用手掣向后左右同，立地反拗三举，两手拒地回顾，此乃虎视法左右同。两手急相叉，以脚踏地左右同。起立，以脚前后踏左右同。大坐，伸脚，当手相勾，所伸脚著膝上，以手按之左右同。凡一十八势。但老人日能行之三遍者，常补益延年续命，百病皆除，进食，眼明，轻健，不复疲也。

食气法

养生之家，有食炁之道。夫根植华长之类，趺行蠕动之属，莫不仰炁以然。何为能使人饱乎？但食之有法，道家秘之，须其人乃传，俗人无缘得之知。苟得其道，所甚易也。非唯绝谷，抑亦辟百毒，却千邪，百姓日用而不知。《仙经》云：食炁法，从夜半至日中六时为生炁，从日中至夜半六时为死气，唯食生而吐死，所谓真人服六炁也。

食气绝谷法

向六旬六戊，从九九至八八、七七、六六、五五而饱，或念天苍，或思黄帝，或春引岁星之炁，以肝受之其余四方皆然。初为之，颇有小瘦，行四旬已上，颜色转悦，体力渐壮，白发更黑，落齿更生，负重履崄，胜于食谷时。余见十余人，为之皆七八十岁，丁健体轻而耐寒暑，有真验，非虚传也。善其术者，可以攻遣百病，消逐邪风。及中恶卒急，尸注所忤，心腹切痛，瘟疟溪毒，引炁驱之，不过五六十通，无不即除。又行炁久多而断谷最易，唯有胎息之法独难。所谓胎息者，如人未生在胎之中时，炁久息也。习则能息鼻口炁，如已息鼻口炁，则可居水底积日矣。

又治金疮，以炁吹之，血断痛止。

又蛇虺毒虫中人，皆禁之即愈。或十数里便遥治之，呼其姓名而咒之，男呼我左，女呼我右，皆愈。此所共知。

孙先生曰：旦夕者，是阴阳转换之时。日旦五更初，阳炁至，频伸眼开，是上生炁，名曰阳息而阴消；暮日入后，阴炁至，凛然，时坐睡倒时，是下生炁至，名曰阳消阴息。暮日入后，天地、日月，山川、江海，人畜、草木，一切万物，体中代谢往来，一时休息，一进一退，如昼夜之更始，又如海水之朝夕，是天地之道耳。面向午，展两手于膝上，徐按捺肢节，口吐浊气，鼻引清气。凡吐者，去故炁，引生炁也。

《经》云：玄牝门，天地根，绵绵若存，用之不勤。言鼻是天之门户，可以出纳阴阳生死之炁也。良久，徐徐乃以手左拓右拓，上拓下拓，前拓后拓，瞋目张口，叩齿摩眼，抱头拔耳，挽须挽腰，咳嗽发阳振动也。双作只作，反手为之，然掣足仰展八十九十而止，仰下徐徐定心，作止息之法，见空中元和炁，下入鸠尾际，渐渐顷如雨，晴云入山，自皮肉至骨至脑，渐渐入腹中，四肢、五脏皆受其润，如流水渗入地，地彻即觉达于涌泉。腹中有声、汩汩然、意每存之，不得外缘，即便觉无冗若彻，即手体振动，两脚膝跃屈，亦令床有声拉拉然，则名一通两通，乃至日别得三通，觉身体悦怿，肤色滋润，耳目精明，令人养美力健，百病皆去。行之五年、十年，长存不忘，得满千万通，去仙不远也。

摄生月令

朝请大夫检校太子左赞善大夫上柱国姚称集

夫摄生大体，略有三条：所为吐纳炼藏，胎津驻容；其次饵芝术，飞伏丹英；其三次五谷资众味。终古不易者，生生性命，必系于兹也。气之与药，具标别卷。今所撰集，用食延生，顺时省味者也。

按《扁鹊论》曰：食能排邪而安脏腑，神能爽志以资血气。摄生者气正则味顺，味顺则神气清，神气清则合真之灵全，灵全则五邪百病不能干也。故曰水浊鱼瘦，气昏人病。夫神者，生之本；本者，生之真。大用则神劳，大劳则形疲也。

按彭祖《摄生论》曰：目不视不正之色，耳不听不正之声，口不尝毒粝之味，心不起欺诈之谋，此之数种，乃亡魂丧精，减折算寿者也。

按《枕中传》曰：五味者，五行之气也，应感而成，人即因五味而生，亦因五味而消。

按《黄帝内传》曰：食风者灵而延寿，食谷者多智而劳神，食草者愚痴而足力，食肉者鄙勇而多嗔，服气者长存而得道。

《孙氏传》曰：五味顺之则相生，逆之则相反。夫人食，慎勿愠怒，勿临食上说不祥之事，勿吞咽忽遽，必须调理安详而后食。

《黄帝内传》曰：春宜食甘，甘走肉，多食甘则痰溢，皮肤粟起。夏宜食辛，辛走气，多食辛则气躁好嚏。秋宜食酸，酸走骨，多食酸则筋缩、骨中疼。冬宜食咸，咸走血，多食咸则血涩、口干。多食苦则呕逆而齿疏。

《养生传》曰：凡人虽常服饵，不知养生之道，必不全其真也。

《小有经》曰：才所不胜而强思之，伤也；力所不任而强举之，伤也；深忧重喜，皆有伤也。

《抱朴子》曰：一人之身，一国之象；胸腹之位，犹宫室也；四肢之列，犹郊境也；骨节之分，犹百官也；神犹君也，血犹民也。

《养生传》曰：一日之忌，暮勿饱食；一月之忌，暮勿大醉；一岁之忌，慎勿远行；永久之忌，勿向西、北二方大小便，露赤也。

孟春䷊泰。斗建寅，日在虚，律中太簇，五将东方，月德丙，月合辛，生气子，天利卯，五富亥，月杀丑，月厌戌，九空辰，死气午，归忌丑，往亡寅，大败甲寅，血忌丑。

孟春，是月也，天地俱生，谓之发阳，天地资始，万物化生。夜卧早起，以缓其形，使志生，生而勿杀，予而勿夺，君子固密，无泄真气。其藏肝木，位在东方。其星岁，正月、二月、三月，其卦震，其地青州，其书《诗》，其乐瑟，其帝灵威仰，其神勾芒，青龙为九天，白虎为九地，其虫鱼，其畜犬，其谷麦，其果梅，其菜韭，其味酸，其臭腥，其色青，其声怒，其液泣。立春木相，春分木王，立夏木休，夏至木废，立秋木囚，秋分木死，立冬木没，冬至木胎。

仲春䷡大壮。斗建卯，日在室，律中夹钟，五将北方，月德甲，月合己，生气丑，天利辰，五富寅，月杀戌，月厌酉，九空丑，死气未，归忌寅，往亡巳，大败甲午血忌未。

仲春，是月也，号厌于日，和其志，平其心，勿极寒，勿极热，安静神气，以法生成。勿食黄花菜及陈菹，发宿疾，动痼气。勿食大蒜，令人气壅，关隔不通。勿食蓼子及鸡子，滞人气。勿食小蒜，伤人志性。勿食兔肉，令人神魂不安。勿食狐貉肉，伤人神。是月肾脏气微，肝脏正王，宜净膈去痰，宜泄皮肤，令得微汗，以散去冬温伏之气。是月六日、八日，宜沐浴斋戒，天佑其福。十四日忌远行，水陆亦不可往。九日忌食一切鱼鳖。二十日宜修真道。

季春䷪夬。斗建辰，日在娄，律中姑洗，五将西方，月德壬，月合丁，生气寅，天利巳，五富亥，月杀未，月厌申，九空戌，归忌子，往亡申，大败甲戌，斗阳，血忌寅。

季春，是月也，万物发陈，天地俱生，阳炽阴伏。卧起俱早，勿发泄大汗，以养藏气。勿食韭，发痼疾，损神伤气。勿食马肉，令人神魂不安。勿食獐鹿肉等，损气损志。是月肝脏气伏，心当向王，宜益肝补肾，以顺其时。是月五日，忌见一切生血物，宜斋戒静念真籍，不营俗务。十六日忌远行，水陆俱不可往。二十七日宜沐浴。是月火相水死，勿犯西北风。勿久处湿地，必招邪毒。勿大汗当风，勿露体星宿下，以招不祥之事。

孟夏乾☰。斗建巳，日在昴，律中仲吕，五将南方，月德庚，月合乙，生气卯，天利午，五富申，月杀辰，月厌未，九空未，死气酉，归忌丑，往亡亥，大败丁巳，斗阳，血忌申。

孟夏，谓之播秀，天地始交，万物并实。夜卧早起，思无怒，勿泄大汗。夏者，火也。位在南方，其藏心，其星荧惑，时四月、五月、六月。其六月属土，大王于此月，其地扬州，其书《礼》，其乐竽，其帝赤熛弩，其神祝融。朱雀为九天，玄武为九地。其虫风，其畜羊，其谷麻，其果杏，其菜薤，其味苦，其臭焦，其色赤，其声呼，其液汗。立夏火王，夏至火相，立秋火休，秋分火废，立冬火囚，冬至火死，立春火没，春分火胎。

仲夏☰☷。斗建午，日在参，律中蕤宾，五将东方，月德丙，月合辛，生气辰，天利未，五富亥，月杀丑，月厌午，九空卯，死气戌，归忌寅，往亡卯，大败丁酉，血忌卯，斗阳。

仲夏，是月也，万物以成，天地化生。勿以极热，勿大汗当风，勿曝露星宿，皆成恶疾。勿食鸡肉，生痈疽、漏疮。勿食蛇蟮等肉，食则令人折算寿，神气不安。慎勿杀生。是月肝脏以病，神气不行，火气渐壮，水力衰弱，宜补肾助肺，调理胃气，以助其时。是月八日，忌远行涉，水陆并不可往，宜安心静虑，沐浴斋戒，必得福庆之事。是月切忌西北不时之风，此是邪气，犯之令人四肢不通，致百关无力。

季夏☰☷。斗建未，日在东井，律中林钟，五将北方，月德甲，月合巳，生气巳，天利申，五富寅，月杀戌，月厌巳，九空子，死气亥，归忌子，往亡午，大败丁丑，血忌酉。

季夏，是月也，法土重浊，主养四时，万物生荣。增咸减甘，以资肾脏。勿食羊血，损人神魂，少志健忘。勿食生葵，必成水癖。是月肾脏气微，脾脏独王，宜减肥浓之物，宜助肾气，益固筋骨，切慎贼邪之气。六日沐浴斋戒，绝其营俗。二十四日忌远行，水陆俱不可往。是月不宜起土功，威令不行，宜避温气。勿以沐浴后当风。勿专用冷水浸手足，慎东来邪风，犯之令人手瘫缓，体重气短，四肢无力。

孟秋☷☶否。斗建申，日在张，律中夷则，五将北方，月德壬，月合丁，生气午，天利酉，五富巳，月杀未，月厌辰，九空酉，死气子。归忌丑，往亡酉，大败庚申，血忌辰。

孟秋，谓之审，天地之气以急正气，早起早卧，与鸡俱兴，使志安宁，以缓形，收敛神气。秋者，金也。位在西方，其星太白，时七月、八月、九月，其卦兑，其地蔡州，其书《春秋》，其乐磬，其帝少昊，其神蓐收，白虎为九天，青龙为九地，其虫虎，其畜鸡，其谷黍，其果桃，其菜葱，其味辛，其臭膻，其色白，其声哭，其液唾。立秋金相，秋分金王，立冬金休，冬至金废，立春金囚，春分金死，立夏金没，夏至金胎。

仲秋☴☶观。斗建酉，日在翼，律中南吕，五将南方，月德庚，月合乙，生气未，天利戌，五富巳，月杀辰，月厌卯，九空酉，死气丑，归忌寅，往亡子，大败庚子，血忌戌。

仲秋，是月也，大利平肃，安宁志性，收敛神气，宜增酸减辛，以养肝气。无令极饱，令人壅。勿食生蜜，多作霍乱。勿食鸡肉，损人神气。勿食生果子，令人多疮。是月肝脏少气，肺脏独王，宜助肝气，补筋养脾胃。是月七日宜屏绝外虑，沐浴斋戒，吉。二十九日忌远行，水陆并不可往。起居以时，勿犯贼邪之风，勿增肥腥物，令人霍乱。其正毒之气，最不可犯。是月祈谢求福，以除宿愆。

季秋☶☷剥。斗建戌，日在南斗，律中无射，五将东方，月德丙，月合辛，生气申，天利亥，五富亥，月杀丑，月厌丑，九空寅；死气寅，归忌子，往亡辰，大败庚辰，斗阳，血忌巳。

季秋，是月也，草木凋落，众物伏蛰，气清，风暴为朗，无犯朗风，节约生冷，以防厉疾。勿食诸姜，食之成痼疾。勿食小蒜，伤神损寿，魂魄不安。勿食蓼子，损人志气。勿以猪肝和肠同食，至冬成嗽病，经年不瘥。是月肝脏气微，肺金用事，宜减辛增酸，以益肝气，助筋补血，以及其时。勿食鸦雉等肉，损人神气。勿食鸡肉，令人魂不安，魄惊散。十八日忌远行，不达其所。二十日宜斋戒，沐浴净念，必得吉事，天佑人福。

孟冬☷☷坤。斗建亥，日在房，律中应钟，五将北方，月德甲，月合巳，生气酉，天利子，五富巳，月杀戌，月厌辰，九空亥，死气卯，归忌丑，往亡未，大败癸亥，斗阳，血忌亥。

孟冬，谓之闭藏，水冻地坼，早卧晚起，必候天晓，使至温畅，无泄大汗，勿犯冰冻，温养神气，无令邪炁外至。冬者，水也。位在北方，其星辰，其时十月、十一月、十二月，其卦坎，其地分冀州，其书《周易》，其乐箫，其帝叶光纪，其神玄冥，玄武为九天，朱雀为九地，其虫龟，其畜狝，其谷大豆，其果栗，其菜藿，其味咸，其臭腐，其色黑，其声沉，其液唾。立冬水相，冬至水王，立春水休，春分水废，立夏水囚，夏至水死，立秋水没，秋分水胎。

仲冬☷☷复。斗建子，日在箕，律中黄钟，五将北方，月德丁，月合壬，生气戌，天利丑，五富巳，月杀申，月厌子，九空申，归忌寅，往亡戌，大败癸卯，血忌午。

仲冬，是月也，寒气方盛，勿伤冰冻，勿以炎火炙腹背，无食焙肉，宜减咸增苦，以助其神气。无发蛰藏，顺天之道。勿食狟肉，伤人神魂。勿食螺、蚌、蟹、鳖等物，损人志气，长尸蛊。勿食经夏黍米中脯腊，食之成水癖疾。是月肾脏正王，心肺衰，宜助肺安神，补理脾胃，无乖其时。是月三日，宜斋戒净念，以全神志。二十日不宜远行，勿暴温暖，切慎东南贼邪之风，犯之令人多汗面肿，腰脊强痛，四肢不通。

季冬☷☷临。斗建丑，日在南斗，律中大吕，五将南方，月德庚，月合乙，生气亥，天利寅，五富申，月杀辰，月厌巳，九空巳，死气巳，归忌子，往亡丑，大败癸未，血忌子。

季冬，是月也，天地闭塞，阳潜阴施，万物伏藏，去冻就温。勿泄皮肤大汗，以助胃气。勿甚温暖。勿犯大雪。勿食猪狍肉，伤人神气。勿食霜死之果菜，夭人颜色。勿食生薤，增痰饮疾。勿食熊罴肉，伤人神魂。勿食生椒，伤人血脉。七日忌远行，水陆并不吉。一日宜沐俗。是月时藏气微，肾脏方王，可减咸增苦，以养其神。宜小宣，不欲全补。是月众阳俱息，水气独行。慎邪风，勿伤筋骨，勿妄针刺，以其血涩，津液不行。

沐　浴

《太上素灵经》云：太上曰：兆之为道，存思《大洞真经》，每先自清斋，沐浴兰汤。

《太上灵宝无量度人上品妙经》云：道言，行道之日，皆当香汤沐浴。

《黄箓简文经》云：奉经威仪，登斋诵经，当沐浴以精进。若神气不清，则魂爽奔落。

《紫虚无君内传》云：夫建志内学，养神求仙者，常当数沐浴以致灵气，玉女降祥，不沐浴者，故气前来，三宫秽污。

《仙公请问经》云：经涝不以香水洗沐，则魂魄奔落，为他鬼所拘录。

《三元品戒》曰：常以正月十五日、七月十五日、十月十五日平旦、中夜沐浴，东向以杓回香汤，左转三十二遍，闭目思日光在左目上，月光在右目上，五星缠络头上，五云盖体，四灵侍卫。讫，便叩齿三十二通，祝曰：

天澄气清，五色高明。日月吐晖，灌我身形。神津内澳，香汤炼形，光景洞曜，焕映上清。气不受尘，五府纳灵。罪灭三涂，祸消九冥，恶根断绝，福庆自生。今日大愿，一切告盟。身受开度，升入帝庭。毕，仰咽液三十二通止，便洗沐。毕，冠带衣服，又叩齿十二通，祝曰：

五浊以清，八景以明，今日受炼，罪灭福生。长与五帝，齐参上灵。祝毕，便出户入室，依法行道。夫每经一殄，皆须沐浴，修真致灵，特宜清净，不则多病。侍经真官，计人罪过。沐浴香汤，用竹叶、桃枝、柏叶、兰香等分内水中，煮十数沸，布囊滤之去滓，加五香，用之最精。

《太丹隐书洞真玄经》云：五香沐浴者，青木香也。青木华叶五节，五五相结，故辟恶气，检魂魄，制鬼烟，致灵迹。以其有五五之节，所以为益于人耶。此香多生沧浪之东，故东方之神人，名之为青木之香焉。又云：烧青木、薰陆、安息胶于寝室头首之际者，以开通五浊之臭，绝止魔邪之氛，直上冲天四十里。此香之烟也，破浊臭之氛，开邪秽之雾。故天人玉女，太一帝皇，随香氛而来，下憩子之面目间焉。烧香夜，特亦常存而为之。

《黄气阳精三道顺行经》云：上学之士，服日月皇华金精飞根黄气之道，当以立春之日清朝，煮白芷、桃皮、青木香三种，东向沐浴。

《西王母宝神起居玉经》云：数澡浴，要至甲子当沐浴，不尔，当以几音羁月日旦，使人通灵浴。不患数，患人不能耳。荡炼尸臭，而真气来入。

又云：太上九变十化。《易新经》曰：若履殗秽及诸不净处，当洗澡浴盥，解形以除之。其法用竹叶十两、桃皮削取白四两，以清水一斛二斗于釜中煮之，令一沸出，适寒温，以浴形，即万殗消除也。既以除殗，又辟湿痹、疮痒之疾。且竹虚素而内白，桃即却邪而折秽，故用此二物以消形中之滓浊也。天人下游既返，未尝不用此水以自荡也。至于世间符水，祝漱外舍之，近术皆莫比于此方也。若浴者盖佳。但不用此水以沐耳。

《三皇经》云：凡斋戒沐浴，皆当盥汰五香汤。五香汤法，用兰香一斛，荆花一斛，零陵香一斛，青木香一斛，白檀一斛。凡五物切之，以水二斛五斗煮取一斛二斛，以自洗浴也。此汤辟恶，除不祥氛，降神灵，用之以沐，并治头风。

《太上七晨素经》云：每以月一日、十五日、二十三日，一月三取三川之水一斛一经云，三川水取三江口水。一经云，取三井水亦佳，鸡舌、青木香、零陵香、薰陆香、沉香五种各一两，捣内水中煮之，水沸便出，盛器之中，安著床上，书通明符著中以浴，未解衣，先东向叩齿二十四通，思头上有七星华盖，紫云覆满一室，神童散香在左，玉女执巾在右。毕，取水含仰漱左右三通，祝曰：

三光朗照，五神澄清。天无浮翳，地无飞尘。沐浴东井，受胎返形。三练九戒，内外齐精。玉女执巾，玉童散灵。体香骨芳，上造玉庭。长保元吉，天地俱并。毕，脱衣东向，先漱口三过，次洗手面，然后而浴也。浴毕，转西向阴祝曰：

洗浊除尘，洗秽返新。改易故胎，永受太真。事讫，取符沉著井中。

天帝君沐浴上法，受之元始天王。按法修行，体香骨芳，得为帝皇。传付天帝君修行，得流精紫光，覆冠帝身。天帝君传南极上元君。上元君修行，得流芳上彻，香闻三清。传付太微天帝君修行，五方自生神芝，来会帝房。传付上圣金阙君，金阙君修行，面生玉泽，体发奇光。传付上相青童君，青童君修行，香充三清，光映十方。此之妙道，非世所行，秘在南极紫房之内。有分应仙，当得此经，按文修行三元紫房，体生玉泽，面发奇光，神聪奇朗，究彻无穷，能行其道，白日登晨。

《外国放品经》云：沐浴金门，冠带神辉，学同天人，寿极二仪。高上合欢，万仙总归，正虚结符，永无倾危。

沐浴七事获七福

《沐浴身心经》云：沐浴内净者，虚心无垢；外净者，身垢尽除。存念真一，离诸色染，证入无为，进品圣阶，诸天纪善，调汤之人功德无量。天真皇人复白。

天尊未审五种香汤，获七福因，何者为是？何所修行？有何胜业？愿更开晓。天尊答曰：五香者，一者白芷，能去三尸；二者桃皮，能辟邪气；三者柏叶，能降真仙；四者零陵，能集灵圣；五者青木香，能消秽召真。此之五香，有斯五德。七福因者，一者上善水，二者火薪，三者香药，四者浴衣，五者澡豆，六者净巾，七者蜜汤。此七福因，能成七果：一者常生中国，为男子身；二者身相具足；三者身体光明，眼瞳彻视，四者髭发绀青，圆光映项；五者唇朱口香，四十二齿；六者两手过膝；七者心聪意慧，通了三洞经法。

沐浴吉日

正月十日，沐浴，令人齿坚。

二月八日，沐浴，令人轻健。

三月六日，沐浴，令人无厄。

四月四日，沐浴，令人无讼。

五月一日，沐浴，令人身光。

六月二十七日，沐浴，令人轻健。

七月二十五日，沐浴，令人进道。

八月二十、二日，沐浴，令人无非祸。

九月二十日，沐浴，令人辟兵。

十月十八日，沐浴，令人长寿。

十一月十五日，沐浴，令人不忧畏。

十二月十三日、沐浴，得玉女侍房。

《洞玄真一五称符上经》云：黄帝曰：天老以小兆未知天炁，故受兆《灵宝五称符经》。按东井识清洁吉日，沐浴斋净，受灵宝符。

正月十日人定时。

二月八日黄昏时。

三月六日日入时。

四月四日日昳时。

五月一日日中时，二十九日巳时。

六月二十七日食时。

七月二十五日早食时。

八月二十二日日出时。

九月二十日鸡三鸣时。

十月十八日鸡初鸣时。

十一月十五日过夜半时。

十二月十三日夜半时。此皆当天炁月宿东井时，与神仙合会，此日兰汤沐浴已也。

《老君河图修身戒》云：

正月十日人定时沐浴，除过无极。

二月八日黄昏时沐浴，除过二千。

三月六日日入时沐浴，除过三百。

四月十三日夜半时沐浴，除过二十。

五月一日日昳时沐浴，除过二十。

六月二十七日日中时沐浴，除过六百六十。

七月七日日中时沐浴，除过七百三十。

八月二十五日人定时沐浴，除过七十。

九月二十日日出时沐浴，除过九百六十。

十月二十八日平旦时沐浴，头白返黑，寿同仙人，除过无极。

十一月四日鸡鸣时沐浴，除过二十三。

十二月三十日夜半时沐浴，除过三千。

《洞玄二十四生图经》云：天河灌东井，石景水母精，圆光拂灵曜，玄晖莹高明。元始披重夜，天人逐月生。沐浴澜池上，龙负长更瓶。金童洒香华，玉女流五星。冠带濯玉津，炼度五仙形。体香万神降，乘景登高清。

《洞真太上黄素四十四方经》云：凡存念上道，咒除三尸之时，常当采取白芷草根及青木香，合以东流水，煮取其汁，以沐浴于身，辟诸血尸恶炁。可和香烧之，以致神明。若无青木香者，亦可单用白芷。

清虚真人曰：每至甲子，必当沐浴。

紫微夫人曰：沐浴不欲数者，魄之性也。性违魄返，是炼其浊秽，魄自亡矣。

《真诰》云：南岳夫人曰：浴不厌数，患人不能耳，数则荡炼尸臭，而真炁来入。

《金房度命上经》云：修度命回年之道，每以六癸之日，取北泉之水一斛，就本命日取白芷、桃皮、柏叶各一筋，合煮令沸，正中而浴。临浴之时，向本命叩齿九通，思玉童三人执巾在左，玉女二人擎香在右，紫云华盖覆到前后，微祝曰：

天地洞清，洗秽除尘。炼化九道，返形太真。百关纳灵，节节受新。清虚监映，内外敷陈。日吉时良、度命回年。玉童玉女，为我执巾。玄灵紫盖，冠带我身。使我长生，天地同根。毕，便浴。浴讫，还入室，东首而卧。取粉自饰，通身令匝，仍摩两掌令热，拭面二七，又微祝曰：

天朗炁清，我身已精。尘秽消除，九孔受灵。使我变易，还返童形。引骨更生，体映玉光，面发金容。

《洞神经》第十二云：上元斋者，用云水三斛，青木香四两，真檀七两，玄参二两，四种合煮，一沸，清澄适寒温，先沐后浴。此难办者，用桃皮、竹叶剉之，水一二斛随多少，煮一沸，令有香气，人人作浴，内外同用之，辟恶，除不祥。沐浴室令香净，勿近圊溷，勿逼井灶，勿侵堂坛，勿用秽地，故厕牢狱，尸柩、堂居，皆不可用。

栉沐浴

道书云：凡道士理发将髻及沐头将散发之时，先叩齿七通，乃祝曰：

太帝散华，玄归大神。今日元吉，理发沐尘。辟恶除患，长生神仙。毕，乃髻之。竟，又叩齿七通，都毕。此名为太帝散华理发内法。令人终年不病，耳目聪明，头脑不痛。

凡道士浴身及洗手面之时，先临水叩齿三通，乃祝曰：

四大开朗，天地为常。玄水澡秽，辟除不祥。双童守门，七灵安房。云津炼灌，万炁混康。内外利贞，保兹黄裳。祝毕，又叩齿三通，乃洗手面。此名为澡秽除凶七房祝法。常能行之者，使人神明血净，辟诸凶气。

解秽 并叙

夫神气清虚，真灵所守。身心混浊，邪气害人。入靖思真，要须清洁。不履众恶，吉祥止焉。道士女官，受法已后，特忌淹秽。诸不宜者，不在履限。

《玄都律》曰：民家淹污，不过晦朔不得入，治哭亦三日秽。三年之丧，未满百日，并不得书符奏章，朝真入靖。违者，夺算一纪。

太极法师曰：道士女官，先无淹秽，哭亦不淹，唯须佩箓者身。或被县官击闭出后，香汤沐浴解淹秽。三日已后，始得入靖。夫淹忌临尸，入产妇室及丧家斋食。产家三日并满月及见丧车、灵堂、六畜、生产、抱婴儿、胎秽、哭泣，不得言死亡事及不祥事。午前忌之，不得见血肉、死禽兽。寝卧栉发、饮食、便曲，并不得向北，便曲不得视三光。餐十二辰肉、鱼脮、五辛，并忌。若妇人有经通，不得近亦不得与同房寝卧，并造醮食及近道场。如梦泄亦须解秽。若见死枢丧车，速存火从自己心中直出，往烧之赫然，死枢丧车并为灰烬，便想烈风吹之。又闭目内视，令火自焚，举体洁白，见秽气消灭即解矣。又存一真人头戴箓中九凤真冠，口中含水喷洒，秽亦消解。乃朱书解秽符符在本经。书时三叩齿，称合明天帝日，闭气书之。置水中，以刀子左搅水三匝，想见北斗星在水中，祝曰：

百淹之鬼，速走万里，不走斩死。西方白童子，急急如律令。则含水喷洒，秽气都散。岁除日不浴，元日不沐，寻常五日一浴，十日一沐皆用桃竹。

朝　礼

《朝真仪》云：每月一日、十五日、三元日、庚申、甲寅、甲子、八节、三会、本命等日，并须朝礼。若与戊辰、戊戌、天父、天母杀害日，常日杀同者，即不可为之。凡朝礼先一日，以桃汤澡浴如法在解秽篇中，并不得食葱、薤、韭、蒜、乳酪等。至其日，更洁衣服，执香炉，至靖户外，叩齿三通，微祝曰：

守靖玉女，四明功曹。今欲朝礼，愿通达上闻。便开门先进左足，至香案前置炉案上，执简平立，临目叩齿三通，存思玉童玉女在香案左右，即长跪三，捻香。讫，起，平立，又微偻身发炉，祝曰：

太上玄元五灵老君，当召功曹使者，左右龙虎君，捧香使者，三气正神，急上关启三天太上玄元道君。臣今正尔烧香朝真，愿得九天正真生气降臣身中，令臣所启，速达迳御太清紫微宫真玄元大道君凡前。毕起，存心若至金阙前，再拜讫。又长跪，叩齿二十四通，祝曰：

正一盟威，弟子某甲稽首，归身，归神，归命。太清玄元无极大道太上老君、太上丈人、天帝君、天帝丈人、九老仙都君、九炁丈人、百千万重道炁，千二百官君，太清玉陛下，臣幸资夙庆，得奉道真，窃不自揆，辄希长生，誓己立功修德，乞愿赦臣积生已来至于今日所犯元恶重罪，咸赐荡除，许臣自新，补复前咎，令九祖父母幽魂苦爽皆下拔九幽，上升天衢，令臣修道，克合诚精，削除死籍，注上玄箓。阖门之内，共保元吉，生成之惠，实在于此。臣某叩头便以简即叩头谨启若更有佗事任随意言之，但不得繁矣。讫，又再拜，便于礼处伏地，以简叩头抟颊。讫，复炉祝曰：

香官使者，左右龙虎君，捧香使者，三气正神，当令朝真之所，自然降金丹玉芝之英，百灵众真交会在此香火案前，令臣修道，克合至真，阊门受福，天下蒙恩，仙童玉女，侍卫香烟，传奏所启，径御至真帝前烧香时勿反顾，顾则忤真气致衰应，又勿嚣喧，使至平明须了矣。

太素真人隐朝礼愿上仙法

受大洞上诀，施行雌一，读《太丹隐玄五晨金华经》者，常月密朝太素三元君，以正月十日、二月九日、三月八日、四月七日、五月六日、六月五日、七月四日、八月三日、九月二日、十月十一日、十一月十二日、十二月十三日夜，于寝静之室，烧香北向，心存三君，再拜。讫，坐卧任意，稽首心祝曰：

谨启太上大道高虚玉晨太素紫宫三元帝君，中央黄老、无英、白元、玉皇大帝、五老高真、太极皇精玄皇玉君，某是大洞三景弟子，谨以吉日之夜，天关九开之间，上闻太上、太素、三元、玉皇真君前，乞得长生世上，寿无亿年，时乘黄晨绿盖龙辕，上诣紫庭，役使万神，侍卫四明太素帝君。毕，常当行之，勿令人知也。此太极真人隐朝三元夜礼愿之道也。昔常安季仲子不知他道，又亦不施行太丹之事，三元之法，唯偶得此隐朝之道，按行之三十年，得乘云驾欻，升入玄洲。仙人王履冰、赵双成、范叔友、管平阿、李明延、安生之辈，皆得此道而升昆仑之房，或在神州，或在三玄宫也。

朝 极

旨曰：月用一日一年有四日，不同常步日及上生日。不同者及同者并依常法竟，各依时王朝。若甲子日、八节日，与四时同者，亦止一步而为二朝，以王星为始。若欲各步各朝，以午时朝极，子时朝中元。旨曰：春正月一日、二月二十日、三月二十七日。旨曰：步纲毕，正身入斗魁中，东向，视岁星，象在肝中步毕，仍于弼上左回身，左足先下，入魁中，对天枢下阴精弼星之间，东向，右足并立，闭气临目，存岁星精象，圆如珠，青光照洞，从天来下，飞入我口，小开口受而吞之，逮在肝中，内外合映，良久乃通气开口。余星皆仿此，各依本色及所生之藏。旨曰：再拜好安处两足拜跪，勿令犯诸星纲。跪长极，并当以膝纲上，不尔不得也。旨曰：心祝曰：

太岁元神，木公九元，阳华玄气，尽来入身。旨曰：祝毕，叩齿九通毕起左回登天枢而出，若值六甲日，仍左行步三台。非六甲日，左行诣五星纲口，余四朝仿此。旨曰：夏四月八日、五月六日、六月十八日。旨曰：正身入斗魁中，南向视荧惑星，象在心中，再拜跪，心祝曰：

南上元神，火阳四光，仲离丹水，来入丹房。旨曰：祝毕，叩齿九通。毕起出。旨曰：秋七月七日、八月二十日、九月九日。旨曰：正身入斗魁中，西向，视太白星，象在肺中，再拜跪，心祝曰：

西上太玄，金精七通，玉元二帝，气回胎脑。旨曰：祝毕，叩齿九通。毕起出。旨曰：冬十月五日、十一月三日、十二月六日。旨曰：正身入斗魁中，北向，视辰星，象在肾中十月、十一月在左肾，十二月在右肾，再拜跪，心祝曰：

北玄紫辰，金车水元，龙胎化灵，来入一身。旨曰：祝毕，叩齿九通毕起出，甲子日、八节日，正身入斗魁中弼星，后入阴精弼星中间，对向真人星，令得拜跪。旨曰：向真人星，存镇星，象在脾中，再拜跪，心祝曰：

太极九真，流康阴根，飞一却盖，来入泥丸。旨曰：祝毕，叩齿九通。毕起出。若值六甲日，即步三台。非六甲日，乃便步五星。行之十四年，七星之精下化成神人，并乘流零八景，丹玄斑云，俱来诣子，拜子仙官，授子真符，道成皆登上清，升太微宫注云：五岳君、四极真人、太极真人，各有献送，具在经文。

朝玉晨君

正月四日、二月八日、三月十五日、四月八日、五月九日、六月六日、七月七日、八月八日、九月九日、十月五日、十一月三日、十二月十二日。

太上大道玉晨君常以此日中登玉霄琳房，四眄天下，有志节远游之心者，子至其日平旦日出时，北向再拜，亦可于中静出庭坛，烧香北望，乃拜雨雪于静室中，自陈本怀所愿曰：粪土小兆男某谨上启：

太上玉晨玄皇大道君，某以思真愿仙，归心奉朝，伏希眄鉴，矜允诚请，原赦某历劫之殃，考一生之罪咎，学道修身，克蒙感遂，长生度世，登侍霄房。毕，咽液三十过伏席叩抟，使心形慊极，良久，起跪，咽液也。

朝青童君

东海青童君，常以丁卯日登方诸东华台四望，子以此日常可向日再拜，日出行之。至其日时，出于庭坛，施香案，如法乃拜。若所居不早见日者，当视东方昕昕然，即可为之。其方诸山既在会稽东小近南。若夏月，日出东北，乃不可每正向日出，要当向山所在为之。值雨雪则于静室中存而朝之。长跪曰：

粪土小兆男生姓名谨上启：

九微太真玉明青保王金阙上相大司命高晨师东海玉明青华小童道君，某以尘浊罪秽，愿乐清虚，乞沾所望，仰蒙济拔。所以幽明考谴，并希赦荡业，预仙阶，侍谒灵景，因伏席叩抟，使心形慊极，又再拜。可因此以服日精。九月已后，正月已前，日出同在其方。非其月则拜毕转身正对日，行诸服飞华、水母、奔日、五帝等法，亦可正尔吸日精霞，九咽之。

隐朝胎元法

学生之法，不可泣泪及多唾泄，此皆为损液漏津，使喉脑大竭。是以真人道士常吐纳咽沫，以和六液。常以本命之日向其方面叩齿三通，心存再拜，而微祝曰：

太一镇生，三炁合真。室胎上景，母玄父元。生我五脏，摄我精神，下灌玉液，上朝泥丸。夕炼七魄，朝和三魂，右命玉华，左啸金晨。令我神仙，役灵使神，常保利津，飞行十天。祝毕，又心拜四方，叩齿三通。此名为泰山上咒生隐朝胎元之道。常能行之，令人魂魄保守，长生神仙。

朝礼九天魂魄帝君求仙上法

常以月三日、九日、十六日平旦，向日九拜九揖，亦可心拜，仰头，叩齿二十四通，微祝曰：

天魂九缠，上帝尊神。太阳日精，金门变仙。小兆王甲敢奏微言，今日上告，八愿开陈，请施礼愿，仰希玄恩。苍龙朱凤，策辔紫轩。五云交荫，六炁扇尘，高上曲陌，三元降真。二景缠络，我道欣欣，心朗耳聪，目明色鲜。体轻骨升，面发华颜，羽服生形，飞造帝晨。毕，仰天引日精四十五咽止。行此三年，目明彻视，洞睹无穷，面有金容，体生玉津。九年能行，身外无影，飞空玄虚也。若天阴无日，于密室心存行之，亦感于自然也。

又以月五日、十五日、二十五日，此三日皆以人定时向，月九拜九揖，亦可心拜，仰头向月，叩齿十六通，祝曰：

魂精魄灵，九天同生，石景水母，太阴朗明。徘徊月宫，治炼金庭，二景合原，上吉时清。八会交带，我愿克成，愿光愿容，愿鲜愿荣，愿神愿仙，飞行上清。毕，仰引月精四十五咽止。

魂精帝君，即九天司命，部九天之魂精，下统后学算命也。帝君镇在日门金庭之内。魄灵帝君即九天丞相，主九天之魄灵，下统后学之录籍也，镇在月宫琳琅之都。

凡修上道，旦夕坐起卧息，常当存念，日在头上，月在口中，魂精帝君在泥丸，魄灵帝君在明堂。心存目想，常使仿佛，将其踰年，真形见也，青白分也。九年能乘空飞行，上登晨灯之馆，游宴虹映之山也。

朝太素三元君

受行先进洞房之事者依此朝。若未修其道者，则不得为之。

正月九日、二月八日、三月七日、四月六日、五月五日、六月四日、七月三日、八月二日、九月一日、十月十日、十一月十一日、十二月十二日夜，用子时左右，于寝静北向，六再拜，讫，起跪施香案，具冠服，再拜，讫，更一拜，便长跪日。

谨启：

太上大道高圣玉晨太素紫宫八灵三元君，中央黄老君、无英、白元太帝、五老高真上仙、太极皇精三皇玉君、大洞三景弟子某谨以吉日之夜，天关九开之门；上闻太上玉皇真君，乞得长生世上，寿无亿年，时乘黄晨龙辕，上诣紫庭，役使万神，侍卫四明。毕，勿令人知。

太素三元君，女子也。德凝虚无，神高太上，教制天真，领理万炁。三元君乃一女子耳。积感琼琅，虚生霄晨，结烟散景，道陵玉真。夫三元君之出游也，则日月倾曜，烈烛拔根，八风扬波，飘荡幽源，连晖九万，高霄俪晨，绛霞郁敷，黄云九缠。于是五老启途，太帝扶轩，西皇秉节，东华扬幡，九天为之颠徊，太无为之起烟。幽炁隐蔼，八景连尘，顾眄罗于无上，俯仰周于百圆。大哉！高皇。是曰太素三元君。夜在密室，常存三元君来在室中，心拜心语，如是不替，则所向如愿，万事克和，此为真人致神仙之要法也。

太素三元君服紫炁浮云，锦帔九色。龙锦羽裙，建宝琅扶晨羽冠，腰流金火铃，虎符龙书，而坐空中焉。膝下常有绿丹青三素之云炁，郁然冠其形也。太素三元君常咏曰：太无连玉清，三曜洞高明。八素回晨风，散云蔼飞灵。圆轮掷崆峒，金映冠天精。玉华结五老，紫烟运霄辂。乘炁荡玄房，委顺扶所经，金姿曜九霞，玉质跃寒庭。幽童回孩眄，老艾还返婴。帝一固泥丸，九真保黄宁。视眄万劫外，齐此九天倾。若存念之时当讽此咏之作，云是玉清上宫之唱，以和于形魂之炁也。若存三元君者，首作颓云三角髻，余发散垂至腰中，髻上乃冠扶晨冠耳。子存感致若亦将见之于紫房及左右也。此者之间，当有太素玉女三宝真人来降于子矣。欲行此道，常当别寝独处，不杂他人。每事亦尔，非唯此一事而已。

（以上“日用方术”篇目，底本出处《正统道藏》太玄部。）

秘要法诀

序事 第一

道者，虚无之至真也；术者，变化之玄伎也。道无形，因术以济人；人有灵，因修而会道。人能学道，则变化自然。道之要者，探简而易知也；术之秘者，唯符与气、药也。符者，三光之灵文，天真之信也；气者，阴阳之太和，万物之灵爽也；药者，五行之华英，天地之精液也。妙于一事，则无不应矣。

性情 第二

夫生我者道，禀我者神，而寿夭去留不由于己，何也？以性动而为情，情反于道，故为化机所运，不能自持也。将超迹存亡之域，栖心自得之乡者，道可以为师，神可以为友。何谓其然乎？夫道与神，无为而气自化；无虑而物自成；入于品汇之中；出于生死之表。故君子黜嗜欲，隳聪明，视无色，听无声，恬惔纯粹，体和神清，希夷忘身，乃合至真，所谓返我之宗，复与道同。与道同者，造化不能移，鬼神不能知，而况于人乎！盖传受之者，多不能叩师旨、晓玄奥，滥参经法，不会修行之由，不知避忌、动静、进退、取舍之端，致于俯仰触于正真，虽然立功，功不足以补过。学仙之士，须探幽赜玄，制遏情性，性常静之，情无挠之，情性平和，方可以学道矣。

明正一箓第三

　　箓者，戒录情性，止塞愆非，制断恶根，发生道业，从凡入圣，自始及终，先从戒箓，然后登真。夫事悉两存，则理无不通。箓者，亦云录三天妙气、十方神仙、灵官名号，与奉道之人。《修行经》云：生无道位，死为下鬼。若高人俗士，有希道之心，未能舍荣禄，初门不可顿受，可受三五阶。若修奉有功，然更迁受《上古真人寻按经箓》，唯受一二阶，修行便登上真。多受不会至理，师又不明修行之由，于身未能有益。道在用心真而又正，修行契合于道，其应如神也。《正一箓》流传总二十四阶，今略云一二阶，以明正一之由。正一三五，百五十将军，箓有两阶，每一阶分为七十五将军。上阶云上仙，下阶云上灵，是人身中二仪正神也。正一三五，混沌元命，真人箓正一法中王也。正则不邪，一则不二，制伏邪伪，悉归正道。混沌者，我初生亦如天地混沌之初也；元命者，有身之元命也。知道修其元命，可为真人也。此元命之理稍长，事难具载，临坛受度，师合明示弟子，令识元命之由矣。万法悉有内外及两存，外以天中指事者，正一盟威，处乎星汉斗宫之中；若内以指事者，以身中三丹田为三气，正神变化，有千二百形影，万二千精光。经云：得三气之所生，能知六数之所因。即阳气化为龙车，阴气化为玉女，腾转无方，轮舞空玄之上。又气之所在，随神所生焉，神在则气盛，神去则气迁。气者，则二十四神之正气，气亦成神，神亦成气。散之为云雾，合之为形影，出为乱，入为真，上结三元，下生万物，静用为我身，动用为我神，故知道成动用悉在我身。修炼之人，阴气日消，阳气日隆，既无阴气，自然上升。吴天师曰：九天之上无阴也；九地之下无阳也。

避忌 第四

《正一箓》云：弟子遇大风雨时，皆不可朝真醮请，当默坐烧香，为真灵不降，候晴为之。

受道之家或遭疾病，唯思愆悔过，不得怨咎神明。可晨夕虔心焚香礼念、陈列章表，乞赎过尤，无不应也。

道士行法，为人治病，所受信物，分于寒栖之人，次充功德之用，若私用非道，则治病不验，罪考难解，殃流子孙。

凡人诣师受道，入靖启事，弟子皆应三叩头，搏颊再拜，受讫，三日谢恩。若师在远处，入靖室面向师所在方，至心再拜，焚修香火，不得用灶中灰火。

天师门下科令云：灶灰火，为伏龙屎，故宜忌耳。

经大丧一年，殟期丧四十日，殟限内不得入靖朝真，限满沐浴，然可朝真。犯者考病十日。

凡人入靖朝礼，启事言词章表，欲得质而不繁，约而不华，上真圣聪不在繁词。

凡欲入靖朝真，具衣褐，执简当心，定神存思，然后闭气入靖。经云：闭口入靖，百神畏惮，功曹使者、龙虎君，各可见与语，谓能精心，久久行之。

《登真戒忌》云：未见无功受赏而保安，有罪不罚而永全，兆心自然之感，犹影响之相应。

又曰：夫学道者，第一欲得广行阴德，慈向万物，救人危难，度人苦厄，轻财重道，施恩布德，最为上善。遵戒避忌，第一戒贪，第二戒杀，第三戒欲。守此，实学者之坚梯，登真之枢要。苟不依承，是求没溺之渐矣。

又云：淫为十败之首。可不慎乎！

殢秽忌 第五

科曰：忌临尸、产妇、丧家斋醮食。栉沐、饭食、便曲、不欲向北及不得见三光。妇人月经不得造斋食，近道场，不得见诸畜产、丧车、灵堂等。

解秽汤方 第六 出《真诰》

竹叶十两　桃白皮四两

上以水二斗，煎取一两沸，适寒温，先饮一盏，次澡浴，兼以水摩发，秽自散也。

《真诰》曰：既除殢秽，又避湿痹疮。且竹清素而内虚，桃即折邪而辟秽，故用些二物，以消形中之滓独。见尸及丧车，速存火从己心中出往烧之，令火赫然，与尸枢等并为灰烬，便想烈风吹之；又闭目内视，令火自焚，举体洁白，见秽气自灭。忽于街衢道中见诸秽，尤要此法也。

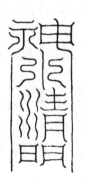

凡书符，叩齿三通，三度，称合明。

天帝日，闭口、闭气书之。置水椀中，以刀子左搅水三匝，想北斗七星在水中，咒曰：

北斗七星之精，降临此水中，百殄之鬼，速去万里，如不去者，斩死！付西方白童子，急急如律令。咒讫，即含水喷洒，秽气都散。当喷之时，存正一真官，朱衣，头戴箓中九凤之冠，口中含水喷洒，秽亦自解。

沐浴洗面，常用此咒，三呵水，即咒曰：

四大开明，天地为常，玄水澡秽，辟除不祥。双童守门，七灵安房，云津炼濯，万气混康。内外利贞，保滋黄裳。急急如律令。

旦夕烧香 第七

每日卯、酉二时烧香，三捻香，三叩齿，若不执简，即拱手微退，冥目视香烟，微祝曰：

玉华散景，九炁含烟。香云密罗，上冲九天。侍香金童，传言玉女，上闻帝前，令某长生，世为神仙。所向所启，咸乞如言。毕，叩齿；心礼四拜，亦云真礼四拜。

旦夕卫灵神咒 第八

每朝及临卧之际，焚香向王长跪，叩齿三十二通，诵卫灵神咒一遍。其咒在别卷[1]。

---

[1]辑要本作：咒曰：北斗七真，天中大神，上朝金阙，下复昆仑，调理纲纪，统制乾坤。贪狼巨门，录存文曲，廉贞武曲，破军辅星，大周天象，细入微尘，何灾不灭？何福不臻？玄黄正气，来合我身。天罡所指，昼夜常轮，隔居小人，好道求灵。常见尊仪，愿赐长生，高上玉皇，紫微帝君。

朝真仪 第九

　　每月一日、十五日、三元日正月十五日、七月十五日、十月十五日庚申日、甲子日、本命日、三会日正月七日、七月七日、十月五日八节日立春、春分、立夏、夏至、立秋、秋分、立冬、冬至，右此日，并须朝礼。若其日遇值戊辰、戊戌、戊寅，即不须朝真，道家忌此日辰。凡入靖朝礼，预先一日不食五辛、酥、乳酪，能常断尤佳。若未能常断，但修行日慎勿食之。可以桃竹汤沐浴。至其日五更，以洁净衣服，执简、香炉至靖户，叩齿三通，微祝曰：

　　四明功曹、通真使者，传言玉女、侍靖玉女，为我通达，道室正神，上元生炁，入臣身中。今日朝真，愿为通达，皆使上闻。

　　讫，便开门，先进右足，次进左足，至香案前，置炉案上，执简临目，叩齿三通。存思玉女童在香案左右，即上香。讫，起，执简当心平立，微偻身，发炉咒曰：

　　太上玄元五灵老君，当召功曹使者、左右龙虎使者、捧香使者、三气正神，急上关启三天玄元无上道君，臣今正尔入靖，烧香朝真，愿得九天正真生气，降入臣身中，令臣所启速达，迳御太清紫微君、玄元大道君几前，毕，再拜长跪。存思太上道君，著九色云霞之帔，戴九德之冠；左玄真人在左，右玄真人在右；龙虎君、玉童玉女并在左右；天师在西位，四面功曹使者，青云之气满堂。所存并坐紫云座，座如云之升。

　　毕，退身再拜，又长跪，叩齿二十四通，启曰：

　　正一盟威，弟子某稽首，归身、归神、归命。太清玄元，无上三天，无极大道太上老君、太上丈人天帝君、天帝丈人九老仙都君、九气丈人，百千万重道炁，千二百官君，太清玉陛下，臣某幸资宿庆，得奉道真，窃不自揆，辄希长生，誓将克己立功，改过修德，伏乞原赦臣，积生已来，至于今日所犯元恶重罪，咸赐荡除，许臣自新，补复前咎。令九祖父母幽魂苦爽皆拔九幽，上升天衢；令臣修道，允合至诚；请削臣死籍，注上玄录，阖门之内共保元吉。生成之惠，实在于此。臣某叩头，谨启再拜。

又长跪曰：臣某蒙师资受道，荷佩法箓。虽未明真理，志愿神仙，长生度世，自顷已来，辗轲病疾，注连沉滞，即日上请虚素天精君一人、赤衣兵士十万人，在天柱宫以制鬼灭祸，遏却六天之气，令臣某百病除愈，仰荷大道生育之恩，某稽首再拜叩头。

又长跪曰：臣某自顷已来，辗轲不宁，梦想不真，魂魄不守，上请收神上明君一人、官将一百二十人，主为臣某治之，令臣心安神定，与道合同，再拜。

又长跪曰：臣某身常有疾病，四大昏沉，有疾言之，虑恐一旦沉没泉壤，上请天官阳秩君一人、官将百二十人、左右吏兵一百二十人，为某治之，开生门，益寿命。当请南上君一人、官将一百二十人，在仓廪宫为臣某延年，长生不死。仰荷大道生成之恩，臣某诚惶诚恐，稽首再拜。

又长跪曰：臣某自居止此已来，梦想不安，及有凶强故气之鬼不忌太上道法，每来逼近身中，若不早请天官将吏削除，日月深远，恐为灾祸。臣今谨上请召仙君一人、官将一百二十人，乞制灭凶危故气之鬼，使真气降流，室宇清净，妖邪斥却，耳目聪明。仰荷大道罔极之恩，臣某诚惶诚恐，稽首再拜便于彼处地上，伏地以简叩头，搏颊讫，起立。复炉咒曰：

香官使者、左右龙虎君、捧香使者、三气正神，当令朝真之所，自然生金液丹碧芝英，百灵众真，交会在此，香火案前，令臣修道，克合至真，阖门受福，天下蒙恩。仙童玉女，侍卫香烟，传臣所奏，径至帝前。再拜便出，勿回顾。入靖预约家人，勿令嚣喧，毕须寂然。

已上五等朝仪，及魏夫人传嵩岳吴天师，亦常用此仪也。

入靖法 第十

《真诰》云，上清真人冯延寿诀曰：凡人入靖烧香，皆当对席心拜，叩齿阴祝，随意所陈，唯使精专，必获灵感。正心平气，故使人陈启通达上闻也。烧香时勿反顾，顾则忤真，致邪外应。又清虚真人曰：每入靖，当以水漱口，洗秽气；出靖漱口，以闭三宫故气。出靖户之时，亦不得反顾，顾则忤真，克致不诚。入靖户不得与外人言语，及不得脚踏门限，敕禁至重。

烧香法 第十一

太上教曰：夫烧香，不得以口啮香，灵禁至重。《登真隐诀》曰：夫朝奏之时，先烈火丰香，使一举便到了，不宜绵绵翳翳。

存思诀 第十二

天师烧香仪曰：入靖烧香，常存左青龙、右白虎、前朱雀、后玄武。陆先生思神诀曰：常存炉左金童、右玉女侍香烟也。李氏仪曰：存香火中有五色烟也。玄都入治律曰：呈章朝真，存五方气，及功曹使者、吏兵，左右分位森然，如相临对，侍左右前后。天师墨教篇曰：入靖烧香，皆目想仿佛若见形仪，不可以空静寥然，无音响趋拜而退也。

叩齿诀第十三

《九真高上宝书神明经》曰：叩齿之法，左相叩，名曰打天钟；右相叩，名曰搥天磬；中央上下相叩，名曰鸣天鼓。若卒遇凶恶不祥，当打天钟三十六遍；若经凶恶辟邪威神大咒，当搥天磬三十六遍，若存思念道，致真招灵，当鸣天鼓。当以正中四齿相叩，闭口缓颊，使声虚而深响也。

临目诀第十四

临目，目欲闭而不闭，欲开而不开，令幽显相关，存注审谛。今人入靖及呈章，可依此法。

稽首诀第十五

《登真隐诀》曰：稽首者，先一拜额至地，乃再拜。按先一拜而世相承不见，至于再拜犹不肯全，何况能先别一拜以行稽首？今或因坐仍额至地，稽首首至地，如因坐地，非稽首也。

再拜诀 第十六

夫再拜者，两拜是也，别起更坐，勿因拜便坐也。拜、坐，止一拜全，非再拜也。

诚惶诚恐诀 第十七

夫诚惶诚恐者，即握简低身，戢地两过，捧简长跪当心，少时复下戢地又两过止。若言顿首者，便以头顿也。陶隐居曰：道虽心存，亦须形恭，口宣词列，进退足蹈。并使应机赴会，动静得宜，内以冲神，外以协礼。

已上出《登真隐诀》。

明二人同奉 第十八

太玄都云：高人俗士，居家或有妻室，志有希道之心，心游道德之乡者，宜夫妻同修。若不同修，皆相贼害，以一人不知，故见一人修行，心有相阻，遂成相贼。可同奉朝修，入靖之日，男官立左，女官立右，一人启奏，二人虔心，同时再拜。女人至朝真日身有秽，亦宜止之，但有同奉心，即可合于玄感耳。

本命日第十九

夫本命日，可转度人，经一两过，即魂神澄正，万气长存，不经苦恼，身有光明，三界侍卫，五帝司迎，功满德就，名书上清。本命日早朝，焚香向本命位，叩齿三通，心存再拜，而微祝曰：太一镇生，三气合真，室胎上景，母玄父元，生我五脏，摄我精神，下灌玉液，上朝泥丸。夕练七魄，朝和三魂，右命玉华，左啸金晨。令我神仙，役灵使神，常保利贞，飞行十天。毕，叩齿三通，咽液三过，心礼四拜，此名太上祝生隐朝胎元之道。常能行之，令人魂魄保守，长生神仙。此法不用入靖室，可坐所，但少静无人即为之出《真诰》第三。

入室对席第二十

凡人入室焚香，皆当对席心礼，叩齿阴祝，适意所陈。唯使专精，必获灵感。

制三尸日第二十一

凡甲寅、庚申之日，是三尸鬼竞乱精神之日也，不可与夫妻同室，寝食可慎之。甲寅日可割指甲，甲午日可割脚甲，此日三尸游处，故以割除，以制尸魄也。

常存识己形 第二十二

凡人常存识己之形，极使仿佛对我前，存我面上常有日月，洞照一形。使日在左，月在右，去面九寸。日，紫色，光芒赤光九芒也；月，黄色，光芒白光十芒也。存了，叩齿三通，微祝曰：

元胎上真，双景二玄。右抱七魄，左拘三魂。令我神明，与形常存。毕，叩齿三通，咽液七过，名为帝君录形拘魂制魄之道。《黄庭经》云：摄魂还魄，永无倾也。

《真诰》曰：夫得道者，常恨不早闻道；失道者，常恨不早精勤。何谓精耶？专笃其事。何谓勤耶？恭缮其业。既加之以检，慎守之以取感者，则去真近矣。尔其营之勿怠也。

《真诰》曰：性躁暴者，一身之贼病；心闲逸者，求道之坚梯也。遂之者，真去；改之者，道来。每事触类，当柔迟而尽精洁之理。如此，几乎道近也。

紫阳真人言、沐浴不数，魄之性也。违魄反是，炼真浊秽，尸魄自去也。

寝卧时祝 第二十三

凡人卧床，常令高则地气不及，鬼吹不干，鬼气侵人，常因地气而逆上耳。人卧室宇，当令洁盛，洁盛则受灵气，不盛则受故气。故气之乱人室宇者，所为不成，所依不立。一身亦尔，当数沐浴洁净。

《真诰》云：世人有知酆都六天宫名者，则百鬼不敢害，欲卧时，常先向北祝之三遍，微其音也。祝曰：

吾是太上弟子，下统六天。六天之宫，是吾所部，不但所部，乃太上之所主。吾知六天门名，是故长生。敢有犯者，太上斩汝形。

第一宫，名纣绝阴天官，以次东行；

第二宫，名泰杀谅事宗天宫；

第三宫，名明辰耐犯武城天宫；

第四宫，名恬照罪炁天宫；

第五宫，名宗灵七非天官；

第六宫，名敢司连宛屡天宫。

毕，叩齿六下仍卧，辟诸鬼邪之气。如此凡三过也。此法亦出酆都记。

北帝祝法：北帝神祝之法，若非制鬼神，常持者，可微微而诵，自然除秽恶、灭三尸、消故气，鬼魅邪精永不敢近。久久持之，北帝每差天丁侍卫。若制伏用事，乃可高声诵，持法面北，叩齿三十六通，存五神，诵持四言一叩齿。祝曰：

天蓬天蓬，九元杀童，五丁都司，高刁北公，七政八灵，太上浩凶。长颅巨兽，手把帝钟。素枭二神，严驾夔龙，威剑神王，斩邪灭踪。紫气乘天，丹霞赫冲，吞魔食鬼，横身饮风，苍舌绿齿，四目老翁。天丁力士，威南御凶，天驺激戾，威北衔锋。三十万兵，卫我九重，辟尸千里，去却不祥，敢有小鬼，欲来见状，镬天大斧，斩鬼五形。炎帝烈血，北斗然骨，四明破骸，天猷灭类，神刀一下，万鬼自溃。急急如太上帝君律令。毕。皆四言一叩齿，以为节也。若冥夜、白日得祝，为常祝也。鬼有三被此祝者，眼睛盲烂而身灭矣。此上神祝，皆斩鬼之司名，北帝秘其道。若世人得此法，常能行之，乃不死之道也。男女大小皆得行之，此所谓北帝神咒杀鬼之法。鬼常畏闻，困病行之，立愈。叩齿，当临目，存见五脏，五脏具五神，自然在身。酆都中秘此咒法，令密耳不可泄非其人也。此咒出上清部，《登真隐诀》、《真诰》中并有，正一部中及《法事要诀》，皆有其文，《道教灵验记》亦录，上古及近世修持有效者甚多，略而言之。

服日月光芒 第二十四

服日月光芒：大方诸宫，青童君常治处，其上人皆天仙高真、太极公卿、司命在所也。有服日月光芒法，虽以得道为真，犹故服之。凡存心中有日象，大如钱，在心中，赤色，有光芒从心中上出喉，至齿间即不出，却回还胃中，如此良久，临目，存见心中、胃中分明，乃吐气，讫，咽液三十九过止。一日三为之，日出时，食时，日中时。行之一年，除疾；五年，身有光彩；十八年，得道。日中行无影，辟百邪千灾之气。常存日在心、月在泥丸中。昼服日，夜服月。

服月法：存月十芒，白色，从脑中下入喉，芒亦至齿而咽入胃。一云：常存月，一日至十五日已前服，十五日已后不服，月减光芒，损天炁，故言止也。又此方诸真人法，出《大智慧经中篇》。常能用之，保见太平。南极夫人所告。

行此日在心、月在泥丸之道，谓省易得旨，须勤行，无令废绝也，除身中三尸、百疾千恶，乃炼魂制魄之道也。日月常照形，即鬼无藏形。青童君云：故常行之，吾即其人也。今告子，子脱可密示有心者耳。行此道亦不妨行宝书，所以服日月法兼行有益也。仙人一日一夕，行千事不觉劳倦，勤道之至，生不可失出《真诰》第三。

上出西城王君告。

孟先生诀 第二十五

山世远受孟先生法：暮卧，先读《黄庭内景经》一过乃眠，使人魂魄自然制炼。常行此法，二十八年亦仙矣，是合万遍，夕得三四过乃佳。

北岳蒋夫人云：读此经年限未满，亦且使人无病，是不死之道也。

已上出《真诰》第三。

恶梦吉梦祝 第二十六

太素真人，教始学者辟恶梦法。若数遇恶梦者，一曰魄妖；二曰心试；三曰尸贼。此乃厌消之方也。若梦觉，以左手捻人中二七过，叩齿二七通，微祝曰：

大洞真玄，长练三魂。第一魂速守七魄；第二魂速守泥丸；第三魂受心节度，速启太素三元君。向遇不祥之梦，是七魄游尸来协邪源，急召桃康、护命上告帝君，五老九真，各守体门，黄阙神师，紫户将军，把钺握铃，消灭恶精。返凶成吉，生死无缘。毕，若又卧，必获吉应，而造为恶梦之气，则受闭于三关之下也。三年之后，唯神感应乃有梦者，皆有将来之明审也，无复恶梦不祥之想。若夜有善梦，吉应如梦，而心中自以为佳，则吉感也。卧觉当摩目二七过而祝曰：

太上高精，三帝丹灵。绛宫明彻，吉感告情。三元柔魄，天皇受经。所向谐合，飞仙上清。常与玉真，俱会紫庭。

已上出《太丹隐书》。

山源者，是鼻下人中之左侧，在鼻下尖谷中也。暮常咽液三九过，急以左手第二、第三指按三九下。常为之，令人致灵彻视，杜遏万邪之道也。且亦宜为之，按了，密咒曰：

开通天庭，使我长生。彻视万里，魂魄返婴。灭鬼却魔，来致千灵。上升太上，与日合并。得补真人，列象玄名。

明耳目诀 第二十七

《真诰》曰：求道要先令目明耳聪，为事主也。且耳目是寻真之梯级，综灵之门户，得失击之而立，存亡须之而辩也。今抄经相示可施用之道。日常以手按两眉后小穴中三九过，又以手心及指摩两目颧上，以手旋耳行三十过，唯令数，无时节也。毕，辄以手逆乘额三九过，从眉中始，乃以入发际中，仍须咽液，多少无数，如此常行，耳目清明，二年可夜书。眉后小穴，为上元六合之府，化生眼晖，和莹精光，长映彻瞳，保炼目神，是真人坐起之上道也。

青牛道士存日月诀 第二十八

青牛道士口诀：暮卧存日在额上，月在脐下，上辟千鬼万邪，致玉童玉女来降，万祸伏走，甚秘验。此即封君达也。沈羲曰：服神药，勿向北方；大忌亥子日；不得唾，损精失气，减折年命也。

栾巴口诀 第二十九

栾巴口诀：行经山野，及诸灵庙恶神之门，存口中有真人，字赤灵丈人，侍以玉女二人，一女名华正，一女名摄精，丈人著赤罗袍，玉女二人上下黄衣。所存毕，乃叱咤曰：

庙中鬼神，速来使百邪诣赤灵丈人，受斩死，众邪却走千里。此是三天前驱使者赤灵丈人捕鬼之法也。

服食忌第三十

女仙，程伟妻曰：服食灵药，勿食血物，使三尸不得去，干肉可耳。《凤纲诀》曰：道士有疾，内视心，使生火以烧身及疾处。存之要精，如仿佛疾即愈。凡痛处加其火，必验也。

（以上"秘要法诀"篇目，底本出处《正统道藏》太玄部。）

图书在版编目（CIP）数据

上药真诀：全三册 / 郑圆明整理. --北京：华夏出版社，2017.1
（2020.7 重印）

ISBN 978-7-5080- 9018-4

Ⅰ. ①上… Ⅱ. ①郑… Ⅲ. ①中国医药学－古籍－汇编
Ⅳ. ①R2-52

中国版本图书馆 CIP 数据核字（2016）第 264320 号

上药真诀（全三册）

编　　著	郑圆明
责任编辑	梅　子　罗　庆
责任印制	顾瑞清

出版发行	华夏出版社
经　　销	新华书店
印　　刷	三河市万龙印装有限公司
装　　订	三河市万龙印装有限公司
版　　次	2017 年 1 月北京第 1 版
	2020 年 7 月北京第 3 次印刷
开　　本	720×1030　1/16 开
印　　张	94.25
字　　数	1556 千字
定　　价	198.00 元（全三册）

华夏出版社　地址：北京市东直门外香河园北里 4 号　邮编：100028
网址：www.hxph.com.cn　电话：（010）64663331（转）
若发现本版图书有印装质量问题，请与我社营销中心联系调换。